정경침의길잡이 綜合版

常用
針灸 **快速針治療秘法**

박종갑 저

───
內容　① 經穴과 治療法
───　② 經穴學
　　　③ 針灸治療의 醫典
　　　④ 應急手段과 治療

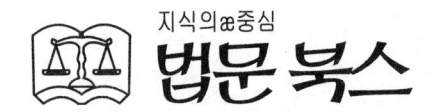

지식의ᅇ중심
법문 북스

머 릿 말

昨今 우리 나라 뿐만 아니라 歐美 各國에서도 東洋醫學, 特히 針灸術에 對한 認識을 터득하려고 애쓰고 있는 경향과 또한 이 學問에 對한 붐이 일으켜지고 있다. 이러한 現象이 일어나 이 學門에 對한 再檢討를 하게된 傾向은 무엇때문에 일어난 것일까.

原因은 많겠으나 무엇보다도 指摘하지 않으면 안 되는 것은, 西洋醫學의 免치 못하는 限界와 新藥의 藥禍에서 오는 不信으로서가 아닌가 생각한다.

東洋醫學은 西洋醫學과 다른 次元에서, 生命과 疾病을 다루며, 東洋人이 數千年以來, 疾病과 싸워서 累積된 醫療經驗의 總括인 것이다. 따라서, 西洋醫學의 손이 미치지 않는 곳에서 奇蹟的인 效果를 보여 주는 경우가 적지 않다. 本書는 東洋醫學中에서도 東洋人에게 普及 浸透되어 있는 針灸療法을 紹介하고 있다.

韓國에서도 李祖末 以前 醫學의 主流는 東洋醫學이 아니었던가. 西洋文化수입 以後에야 西洋醫學이 들어와 現今에 이르고 있는 것이다. 漢方으로서 針灸 硏究者는 少數에 不過했다.

이 醫學은 實地의 學問이다. 中國에서는 本書를 갖추어 놓고 國民學校 以上의 學力의 所

— 3 —

有著면 누구나 針灸術로서 治病을 하며 學習 修得하고 있는 段階에까지 이르러 針灸術을 더욱 素朴한 醫師로서 農漁村避地의 醫療制度로 展開시키고 있다。

本書로 針灸療法을 바르게 理解하는 견문과 우리나라 針灸 研究家들에게 도움을 주어 보다 向上된 이 學問을 硏究하여 鍼의 宗主國인 자세를 굳건히 했으면 하는 마음 간절하다。

總 目 次

알기쉬운 정경침의 길잡이

常用 鍼灸 快速治療講座

알아두어야 할 事項

　이 책은 정경침의 이모저모를 고루 紹介한 폭넓게 짜여진 책이며 우리 日常生活에 大端히 必要한 처방들이 많이 있는 重要한 부분전 4권의 책자를 合本한 針灸常用 綜合版입니다.

　現在 中共에서는 국교생 이상이면 일상 생활에 本書를 活用한다고 합니다. 그만큼 本書의 권위가 日常生活에 응용되고 있으며 本書의 特色은 針灸를 工夫하고자 하는 사람이나. 또는 施術을 能通하게 하는 사람일지라도 本書의 方에 많은 參考가 될 것이오니 本書로 하여금 여러분들의 시술에 活用이 있기를 바랍니다.

　　　　　　　　　　　　　　　　편집실에서

① 알기쉬운 강좌

經穴과 治療法

차 례

— 1 —

Ⅱ、常用穴位

— 5 —

— 6 —

一、 快速針刺療法의 特色과 一般知識

〈特 色〉

(1) 取穴, 用針이 적다.

각종의 질병에 대하여, 主要 矛盾을 찾아내어, 그 病狀에 기본을 두고, 한 두 군데의 經穴을 골라내어 治療를 해간다. 주요 모순이 해결되면, 그 밖의 모순도 一刀兩斷으로 해결된다.

(2) 進針이 빠르고, 根本的으로는 無痛

고통을 가볍고도 적게 하기 위하여, 우리들은 快速針刺法을 채용하고, 될 수 있는 限, 근본적으로 고통이 없도록 한다. (상세한 것은 「針刺手法」 참조)

(3) 進針이 깊고 透穴이 많다.

몇 군데의 常用 經穴로서 針을 놓는 깊이에 대하여 針灸學上의 종래의 『枠』를 打破하고 透穴針法을 많이 써서 치료의 효과를 높이고, 多針의 고통을 감소시켰다.

예컨대、 經穴의 하나인 曲池(팔꿈치의 바깥 쪽에 있다)에서 少海(팔꿈치의 안쪽)까지 찔르고、 一針으로 네 개의 經穴(曲池、尺澤、曲澤、少海)를 찌른다。 (透針法은 針刺手法의 部 參照)

(4) 强한 刺激、 留針(針을 찌른 채로)을 하지 않는다。

명확한 酸痛、 저림(마비)、 팽창、 또는 感電된 것 같이 느낀 뒤에 針을 뽑는 방법에 도달했다。

깊게 針을 찌르고、 자극이 강한 것으로 해서 치료 효과가 높아졌다。 留針을 않음으로 해서 보다 빨르게 치료할 수가 있다。

환자에 대해서는 구체적으로 분석을 하여、 몸이 약하여 강한 자극을 견디지 못하는 경우에는 가벼운 자극을 주고 針을 뽑으면、 다시 고통이 오고、 留針을 하면 고통이 사라지는 사람에게는 留針을 하여 구체적 상황에 따라 (적절한) 運用을 하고 있다。

快速針刺療法은 쉬워서 배우기 쉽고、 단기 훈련으로 익힐 수 있다。

— 12 —

一般的인 針의 知識

一、 針의 種類와 刺針의 角度

針의 종류는 대단히 많으나, 常用되는 것은 毫針(보통 針)과 三稜針(頭部가 三角)의 두 종류다。(그림 1)

三稜針

毫針

柄
根
針柄
針根
針体
針尖

(그림1 針)

毫針의 굵기는 일반적으로 二六號・二八號・三○號・三二號의 네 종류로 나누어지며、 號數가 적은 것이 굵고、 號數가 큰 것이 가늘다。이 가운데 二八號와 三○號가 널리 사용되고 있다。毫針의 길이는 五分・一寸・一寸五分・二寸・二寸五分・三寸・四寸 등이 있다。가장 常用되는 것은 一寸五分과 二寸이다。

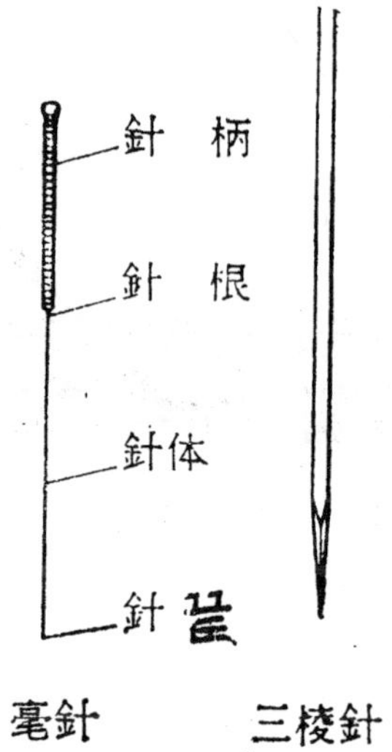

針을 놓을 때、 經穴에 적합한 각도를 쓰지 않으면 않된다(그림 2)。

▼直刺針을 피부에 수직으로 찌르는 것으로、 針과 피부는 九○度의 각도가 된다。

▼斜刺針을 비스듬이 찌르는 것으로、 針과 피부는 四五度의 각도가 된다。

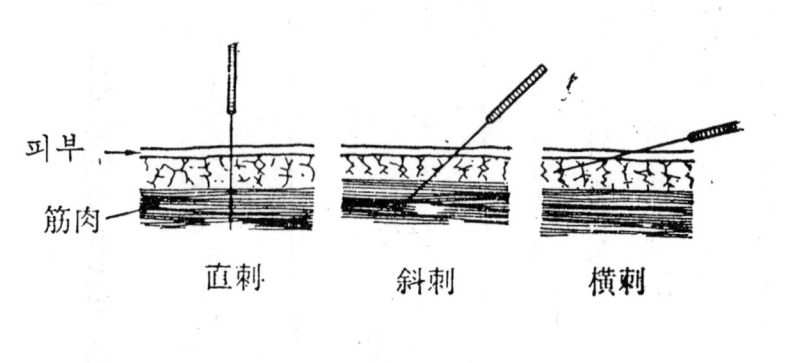

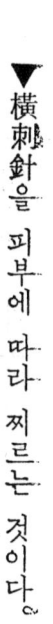

피부
筋肉

直刺　　斜刺　　橫刺

（그림2　針刺角度와 피부의 표면）

▼ 橫刺針을 피부에 따라 찌르는 것이다.

● 本書에서 말하는 針을 찌르는 깊이의 分과 寸은 자(尺)의 分과 寸이 아니고、針의 길이의 치수에 따르는 것으로、예컨대 五分의 깊이로 찌른다는 것은 一寸의 毫針으로 二分의 一을 찌르는 것이 된다.

二、 經穴을 찾아내는 方法

(1) 折量法(骨度法)

이 方法은 어른、아이、키가 크거나、작거나、肥滿型、여윈型을 막론하고、신체의 두 點을 약간 等分하여、그 一等分을 一寸으로 간주하여 산출해 내는 방법이다. 이를테면、앞머리의 머

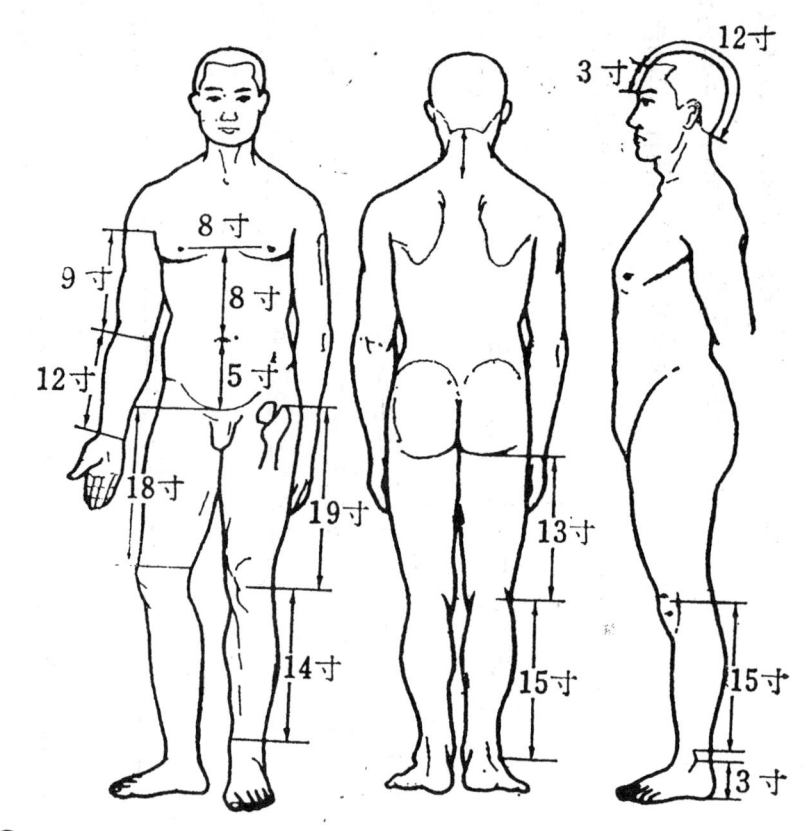

(그림 3　骨度法)

리카락이 난데서부터 뒷머리의 머리카락이 난데 까지를 十二寸으로 정하고, 上星穴(이마의 윗쪽에 있는 經穴)을 찾아낼 때는, 앞머리의 머리카락이 난데서부터 一寸 윗쪽의 部位가 이 經穴이다.

이 一寸은 前述한 十二等分의 하나이다. (그림3)

다음은 人體의 각 부분을 규정한 等分의 치수이다.

☆앞머리의 머리카락이 나는데서 뒷머리의 머리카락이 나는 데까지를…十二寸.

☆大椎(목을 앞으로 기울여 목의 뒷 下部에 있는 튀여 나온 背骨)에서 뒷머리카락이 나는 데까지를…三寸.

☆미간(눈섭 사이)에서 앞머리카락이 나는 데까지를…三寸.

☆양 젖꼭지 사이를…八寸.

☆명치에서 배꼽까지를…八寸.

☆배꼽에서 恥骨의 上端까지를…五寸.

☆脇下의 橫紋에서、팔꿈치의 橫紋까지를…九寸.

☆팔꿈치의 橫紋에서 손목의 橫紋까지를…十二寸.

— 1 6 —

☆股骨의 大隆起에서 膝蓋까지를…十九寸。

☆恥骨의 上端에서 무릎의 上端까지를…十八寸。

☆엉덩이 밑의 橫紋에서 무릎의 橫紋까지를…十三寸。

☆무릎의 橫紋에서 안쪽 복사뼈 上端까지를 十四寸。

☆무릎의 橫紋에서 바깥쪽 복사뼈 上端까지를…十五寸。

☆바깥 복사뼈 中心에서 발바닥까지를…三寸。

(2) 中指同身寸法

환자의 中指와 엄지의 끝을 맞붙여 동그라미(고리)를 만들고、中指의 가운데 마디(節)의 第一關節과 第二關節의 橫주름살의 잘린 곳의 거리를 一寸으로 정한다。 또 中指의 둘째마디의 길이를 一寸으로 하는 수도 있다(그림 4)。

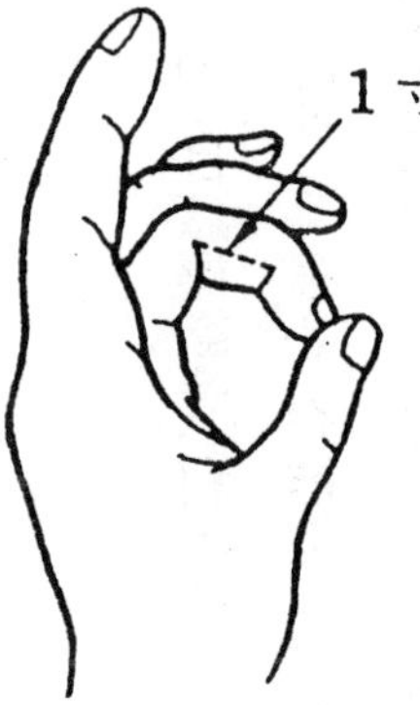

(3) 指量法

환자의 집게 손가락(人指)의 중간의 指關節의 幅을 치수의

1寸

〔그림 4 中指同身寸〕

가준으로 한다. 예를 들면 집게손가락 하나의 橫幅이 약 一寸과 같으며、二橫指는 二寸 四

橫指는 四寸에 相當한다(그림 5、經穴을 잴 때는 이 幅을 기준으로 한다)。

(4) 自然標識를 利用하는 方法

허리와 등은 脊椎를 표준으로 한다。즉 양어깨의 높이와 水平인 위치로、돌출한 脊椎는 第七頸椎이다。양쪽의 肩胛骨 아래의 角과 水平의 위치인 脊椎는 第七胸椎이다。배꼽과 水平、즉 배꼽 바로 뒷 위치에 있는 脊椎가 第二 第三 腰椎間이 된다。허리의 최고점과 수평인 것이 第四腰椎의 上端이 된다。양손을 자연적으로 늘어뜨리어 中指 끝이 닿는 곳의 經穴이 風市이다。양귀의 끝을 연결하는 線의 중심점의 經穴이 百會이다(그림 6)。

三、針을 놓는 手法

(1) 進針法

針을 刺入하는 방법은 매우 종류가 많다。어느 方法을 採擇하는가를 不問하고 환자가 받

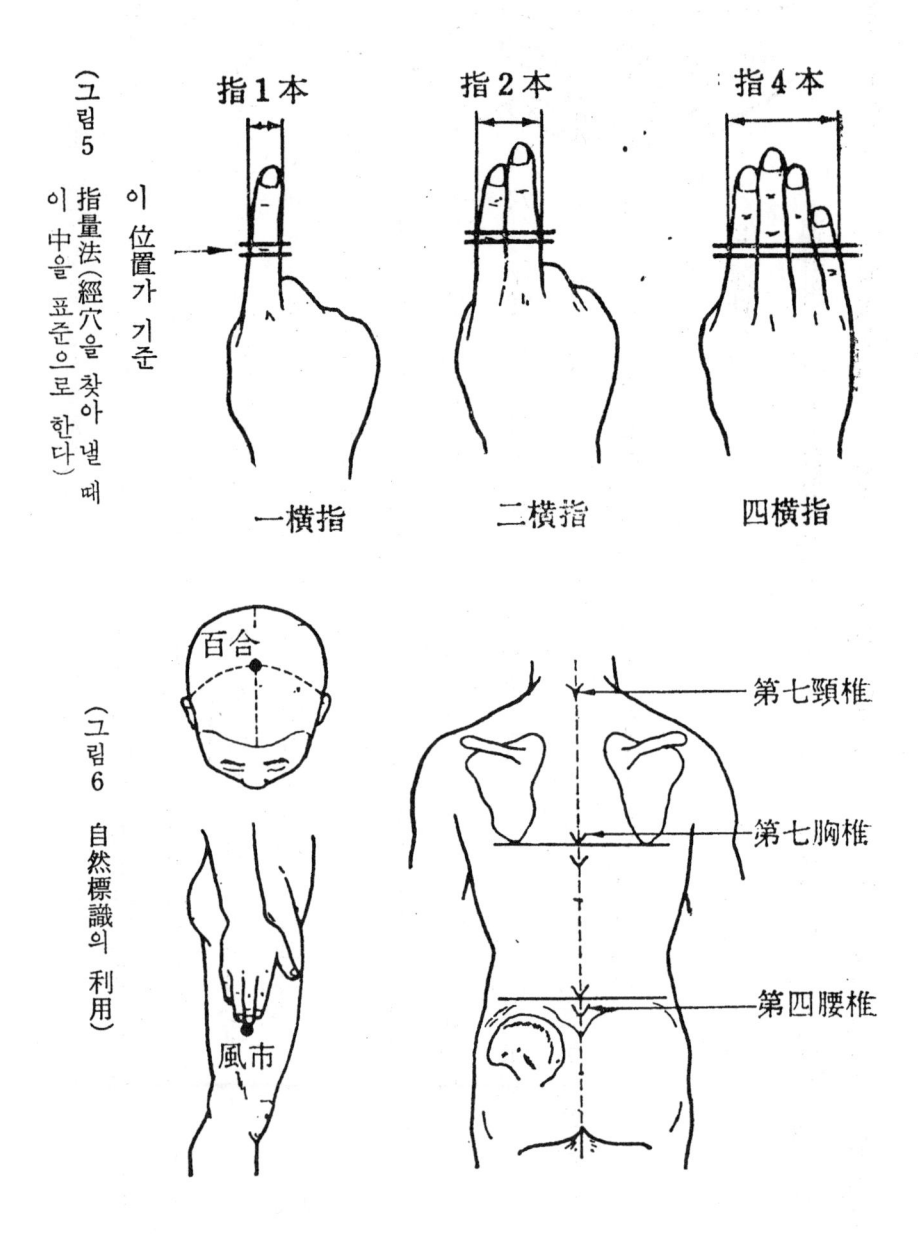

指1本 指2本 指4本

一橫指　　　二橫指　　　四橫指

（그림5　指量法（經穴을 찾아낼 때
이 中을 표준으로 한다）

이 位置가 기준

百合

風市

第七頸椎

第七胸椎

第四腰椎

（그림6　自然標識의 利用）

는 고통을 적게 하는 것을 원칙으로 하지 않으면 안된다.

進針法은 우선 왼손(누르는 손)의 엄지손가락의 손끝, 또는 中指의 손끝으로 針을 놓는 곳을 눌러서 오른손(針 놓는 손)의 엄지손가락과 집게손가락(人指)으로 針을 쥐고, 中指로 針體와 針 끝을 받치어, 針 끝과 손가락 끝을 平行으로 하여, 針을 쥔 손가락과 누르고 있는 손가락을 針體와 손가락 끝에 밀착시켜, 經穴에 재빨리 皮下까지 찌른다. 이에 의하여 통증은 없는가, 있어도 없앨 수가 있다(그림 7).

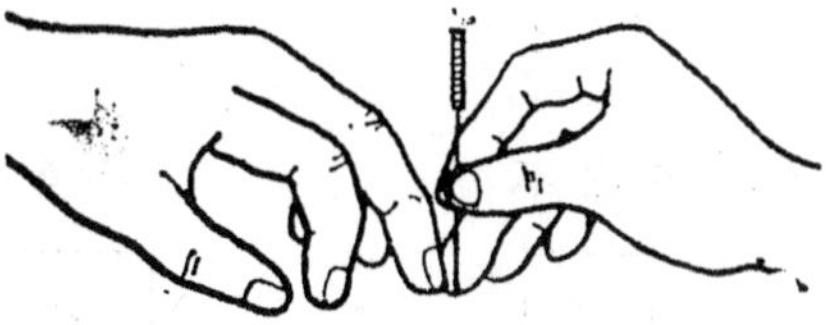

이 手法은 손이나 발, 허리, 배 및 목의 각부분에 응용한다. 그 밖에 一部의 經穴, 예컨대 눈 周圍의 經穴에는 연하게 놓아야 하며, 顔面의 經穴의 印堂(미간)이나 地倉(입의 兩端) 따위는 피부나 근육의 비교적 엷은 곳에 있기 때문에 針을 찌를 때에는 집게 손가락과 엄지 손가락으로 經穴의 피부를 집어 올리거나 혹은 펴서 針을 비스듬이 찌른다.

(2) 運針法

運針의 목적은 針感을 찾아내는 데 있다. 針感이라 하는 것은, 經穴에 針을 찔렀을 때에 환자가 느끼는 따끔따끔한 통증, 저림(마비), 나른한

(그림 7 進針法)

느낌, 압박 당하는 느낌 등으로, 이 감각은 여러개가 동시에 겹쳐지는 수도 있으며, 하나 뿐일 때도 있다。

針을 皮下에 찔러 필요한 깊이에 이르면, 오른손 中指를 支柱로하여, 針을 들어 올려 찌른다。針感이 없으면 다시 針을 皮下까지 뽑아내어, 찌르는 방향을 바꾸어서 針感을 더듬는다。針感이 생기면 다시금 들어 올려 찌르고, 혹시는 비틀어서 針感의 정도를 세게 한다 눈 주위나 머리 뒤에 있는 經穴의 瘂門은 될 수 있는대로 들어 올려, 찌르기는 적게, 비벼 돌리기도 가볍게 하지 않으면 안된다。

만약 針感의 윗 쪽으로 가려고 하는 경우는 針끝을 上向으로 하여 비스듬하게 기울게 하여, 비틀면서 나가면 된다。반대로 針感이 아래로 가려고 하는 경우는 針 끝을 下向으로 하여 비벼 돌리면서 나가도 된다(그림 8)。

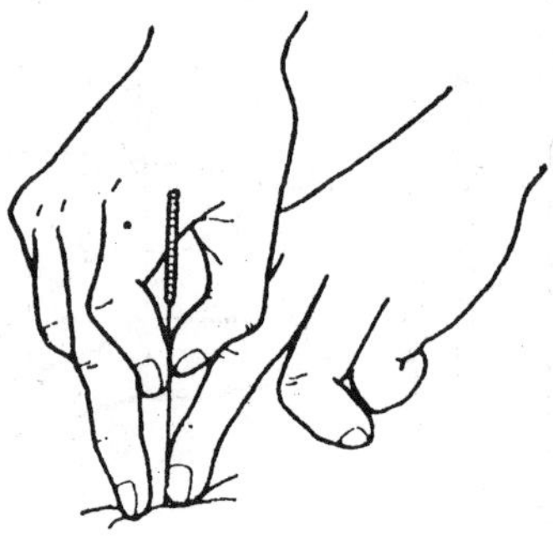

(그림8 運針)

(3) 出針法

針을 經穴에 찔러, 일정한 針感에 이르면, 곧 針을 뽑아도 좋다。침을 뽑을 때도 힘을 주어 뽑아 내어서는 안 된다。조금씩

조금씩 비벼서 뽑아 낸다。 針을 뽑아낸 뒤 針穴을 압박하여 出血

을 막는다。

(4) 透針法

透針의 방법에는 두 종류가 있다。

하나는 經穴의 위치가 서로 마주 대하고 있는 경우로、예를 들

면、엄지 손가락과 집게손가락의 뿌리(손가락과 손가락이 서로

접속하는 부분) 중간에 있는 合谷과 그 뒷쪽에 있는 後溪에 쓰이

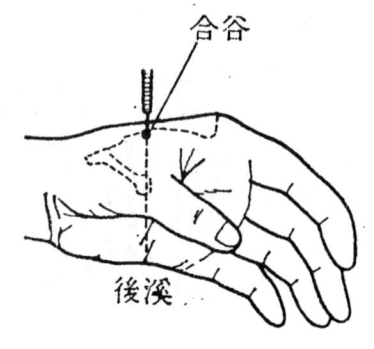

(그림 9 合谷에서 後溪까지찌른다)

는 直刺法이다。 만약 合谷에서 後溪로 통하는 경우는 合谷에서 後溪로 찌르고、針을 後溪

에서 合谷으로 통하는 경우는 後溪에서 찔

러、針 끝을 合谷의 皮下까지 찌른다(그림 9)。

의 皮下까지 찌르되 皮下로꿰뚫지 않는다。

다른 한 가지는 두 개의 經穴의 위치가 평행하는 경우로 예컨대、작은 귓볼(小耳朶)의

톱니 모양으로 된 곳에 있는 經穴의 耳門에서 聽會、눈섭 바깥쪽 끝에 있는 眉梢에서 안쪽

끝에 있는 攢竹으로 뚫는 경우는 斜刺 또는 橫刺法을 사용해도 좋다。

이를테면、耳門에서 聽會로 뚫을 때는、耳門을 찌르고、다시금 針을 聽會의 深部에까지

斜刺한다 (즉 聽會도 深部까지 찔러 맞친다)。 眉梢에서 攢竹으로 뚫을 때는 眉梢에서 찌르

고、 살갗 (피부)를 따라 攢竹의 深部에까지 찌른다 (즉、 攢竹도 深部까지 찔러 맞친다)。

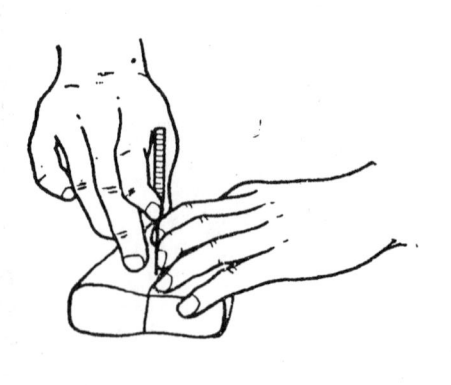

□ 손가락의 演習方法

환자가 針의 치료를 받을 때의 고통을 가볍게 하기 위하여, 처음으로 針이나 灸를 배우는 사람은 指力을 단련하여 수법을 연습하여야 한다.

손가락의 힘을 넣는 방법을 연습하려면, 휴지를 넉 장에서 여섯 장 정도 포개어 그 안에 솜을 넣고, 비누의 크기 정도로 하여 실로 뮤어 매트를 만들어 이 매트에 進針法에서 서술한 대로 針을 놓는 방법의 操作을 연습한다.

針은 강하게 잡어서, 잡은 손가락 사이로 針이 미끄러지는 일이 있어서는 안된다. 그리하여 단숨에 여섯 장의 종이를 찔러서 뚫을 수 있을 때까지 연습을 거듭한다（그림 10）.

종이로 만든 매트로 針을 놓는 법을 연습하는 것은,

針刺學習의 하나의 기초이다. 그러나 종이로 만든 매트와 人體와는 대단히 큰 차이가 있다

따라서 人體에 針을 놓는 手法을 어떻게 해서 익히는가, 針을 찌른 뒤, 느끼는 각종의 감

각을 어떻게 하여 체득하는가 하는 것은 우선 자기의 몸에 놓아서 연습할 必要가 있다. 자

기의 몸으로 針을 연습할 수 있는지의 여부는 우선 자기 발의 三里(무릎 안쪽에 있는 오목

한 곳)부터 연습을 시작하여 보고난 然後의 일이다. 三里에 이어서 일반적인 常用經穴도

될 수 있는 한 자기가 찔러 보고 「胸中에 術이 있다」는 데까지 도달해야만 한다.

四、 針을 놓는 回數와 쉬는 回數

(1) 急性의 病은 매일 一回 놓고、 十回를 一療程으로 하여、 三日에서 七日間 쉰다。

(2) 慢性의 病은 一日 내지 三日에 一回 놓고、혹은 一週日 동안에 三回라도 좋으며、十回를 一療程으로 하여、七日間 쉰다。

註・이상은 극히 일반적인 규정으로서 참고에 불과하다。 臨床에서는 病情의 필요에 따라 바꾸어도 된다。

五、 針을 놓기 前의 準備와 注意

(1) 針을 놓기 前에 반드시 針의 손잡이가 풀어져 있지는 않은가 어떤가를 상세하게 點檢한다.

特히 針體와 針의 손잡이의 접속부가 굳게 붙어 있어 단단한가 어떤가를 주의하지 않으면 안된다.

다음에는 針體가 굽어있지 않는가 어떤가, 녹이 슬어 있지 않는가, 針 끝이 갈고랑이처럼 구부러지지 않았는가 어떤가 하는 것도 점검하지 않으면 안된다. 만약 하나라도 이런 조건이 있으면 그 針은 사용해서는 안된다.

(2) 消毒을 完全히 한다.

사용하는 針은 七五%의 알콜에다 二十~三十分間 담구어 둔다. 급히 써야 할 때는 알콜이 스며 있는 솜으로 잘 닦아도 좋다.

(3) 뜸자리에 針을 놓기 쉬운 姿勢인 동시에 환자 자신도 될 수 있는대로 편한 體位를 취하게 한다. 보통은 선 채로 針을 놓아서는 안된다.

(4) 針을 무서워하는 환자에게는 說明을 잘 하여 공포심을 없이 해 두지 않으면 안된다.

針을 놓고 있는 도중에 다음 일에 주의해야 한다.

(1) 중요한 臟器를 刺傷하지 말 것(예컨대, 심장, 간장, 폐, 비장, 신장 따위)

(2) 류우마치性 心臟病(二尖弁狹窄 및 閉鎖不全)은 針의 요법에 적합치 못하다.

(3) 姙婦의 腹部에는 針을 놓아서는 안된다. 合谷 등 반응이 강한 經穴은 신중하게 다루어야 한다.

(4) 急性腹症의 환자로 針을 놓은 뒤에도 여전히 아픔이 계속될 때는 外科醫의 진료를 받아야 한다.

六、 針을 놓고 意外의 狀況이 일어났을 경우의 처리

(1) 暈 針

환자에게 針을 놓은 뒤、 어지러움(현기증)을 일으키거나、 心臟의 뛰는 것이 이상하게 되거나、 얼굴빛이 창백하게 되거나、 식은 땀(冷汗)이 흐르거나、 입술이 紫色으로 변하거나 때로는 卒倒하거나 하는 것을 暈針이라 한다.

暈針이 발생하면、 신속하게 針을 뽑아내어 환자를 옆으로 눕히고、 머리를 낮게 한다。 가벼운 경우에는 더운 물을 한모금 마시게 하면 이내 회복한다. 卒倒하여 意識不明이 된 경우에는 人中(입술 위, 코 아래에 있다)을 指壓하고, 그래도 회복하지 않으면, 人中과 발의 三里에 針을 놓으면 회복한다.

暈針을 예방하려면, 환자가 空腹으로 피로하여 있을 때는 조금 먹이어 잠시 休息을 시킨 후에 놓는다. 또 처음으로 針을 맞는 환자나 몸이 약한 환자에게는 가볍게 찌르는 手法을 쓰지 않으면 안된다.

(2) 彎 針

針을 몸에 찌른 뒤, 환자가 몸을 움직인 탓으로, 針이 굽어지는 수가 있다. 이럴 때는 萬에 하나라도, 힘을 주어 뽑거나 針을 비틀거나 해서는 안된다. 우선 針이 어느 쪽으로 향하여 굽었는가를 자세하게 확인하고, 그 굽은 쪽을 따라 천천히 뽑아 내어야 한다(그림 11).

(3) 滯 針

針曲(針이 굽어지는 것)을 일으키지 않으려면, 針을 놓기 前에 환자에게 제멋대로 움직이지 않도록 잘 주의시켜 둘 것과 針을 찌를 때, 함부로 힘을 주지 않도록 하는 일이다.

찌른 針이 비틀어 지지도 뽑히지도 않는 경우를 滯針이라 한다. 이것은 대개가 針을 찔렀

(그림 11 針曲)

(그림 12 針折)

을 적에 환자가 긴장하여, 근육이 수축하거나 또는 針이 굽어지

거나 하는 것이 그 원인이다.

이러한 경우에는 당황하여 세게 뽑아 버리고 싶어지지만 무리

하게 뽑으면 안된다. 잠시 기다리든지, 잔잔하게 조금씩 조금씩

비틀면 된다. 그래도 뽑아 낼 수 없을 때는 또 한 자루의 針을

그 針의 옆에다 놓으면 針을 뽑을 수 있게 된다.

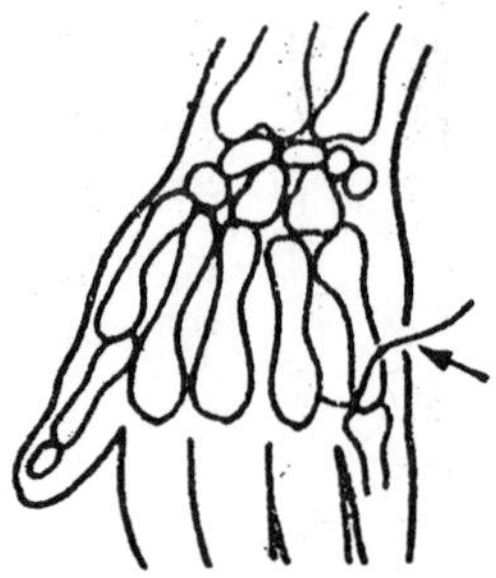

(4) 折 針

針의 材質이 나쁘거나,

혹시는 針이 녹이 슬어 腐蝕하여 있거나, 또는 환자가 갑자기 몸

을 움직이거나 했을 때, 針이 부러지는 일이 있다(그림 12).

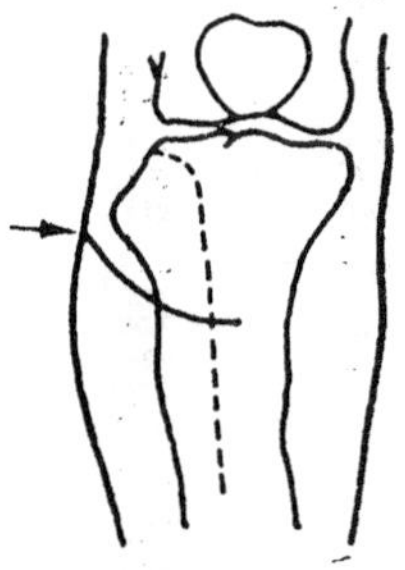

이런 경우는, 우선 침착하게 환자를 움직이지 않도록 한다. 針

이 조금이라도 피부면에 나와 있을 때는 손가락으로 針의 언저리

의 근육을 눌러, 쪽집게로 뽑아내면 된다. 만약 부러져서 針이

體內에 들어 있어 뽑아 낼 수 없을 때는 外科 手術로 집어 낸다.

針이 부러져 뽑아내기가 곤란하게 되는 것을 막기 위하여, 針은

전체를 모두 體內에 찔러 넣지 말고 三分에서 五分 정도 바깥에

남겨 놓도록 해야 할 것이다.

七、鍼의 保存과 修理法

〔鍼의 保存法〕

(1) 鍼의 사용 후의 點檢.

鍼을 사용한 후、 검사를 하여、 鍼끝이 갈고랑이 같이 되거나、 혹은 굽었거나 하여도 수리가 가능한 것은 수리를 하고、 녹이 슬었거나 腐蝕하여 부러지기 쉽게 되어 있는 것은 버리지 않으면 안된다. 不良한 鍼을 같이 두었다가 鍼을 놓을 때、 不良한 鍼을 잘못 집어 鍼을 부러뜨리거나 하여 환자에게 고통을 주는 일이 없도록 평상시 부터 점검하며 수리를 잘 해 두어야 한다.

(2) 鍼의 保管

鍼을 수리한 후、 부드러운 베나 솜으로 문질러서 말리고 더렵혀진 데서 생기는 녹을 막아 乾燥시켜서 보관한다.

(3) 鍼 끝에 주의

鍼을 넣어 두는 鍼管 또는 鍼箱子는 양끝에 솜이나 베를 대어 鍼 끝이 상하지 않도록 주의한다.

[鍼의 **修理法**]

어떠한 材質의 鍼이라도 여러번 사용하면, 變形하거나 파손되거나 하는 것은 면할 수 없다. 鍼이 지나치게 굽은거나 腐蝕하여 가늘게 된 것은 뜻밖의 사고를 내기 때문에 사용해서는 안된다.

통상의 鍼修理法에는 다음의 몇 가지가 있다.

(1) 손가락으로 고치는 방법

한 손으로 鍼의 손잡이를 쥐고、다른 손의 엄지와 人指로 솜이나 부드러운 베로 鍼根에서 鍼끝을 향하여 쓸아낸다. 굽어진 부분이 한 군데로 굳게 되면、굽어진 반대 방향으로 젖히면서 쓸아 내기(훑듯이)를 몇 번 계속하면 곧게 된다. 여러 군데가 굽었을 때는 먼저 많이 굽은 데를 고치고 그 후에 반대 방향으로 쓸아 내면 된다.

이 방법은 어떠한 材質의 鍼에도 적합하다.

(2) 대나무 조각을 써서 고치는 방법

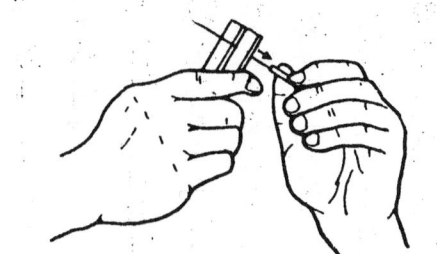

길이 五寸、 너비(幅) 五分、 두께 三分 정도의 대나무조각을 톱으로 세로 中央을 위에서 二~三寸 자르고, 자른 단면의 兩面을 종이줄(file paper)로 매끄럽게 닦는다. 굽은 針을 자른 홈에 꽂아 대나무조각과 十字形으로 하여 針根에서 針끝을 향하여 끼어 빼내는 것이다. 이 방법은 스탠레스 鋼針 종류에 적합하다(그림 13). 일반적으로 金針、銀針 따위는 材質이 연하여 偏平하게 되기 쉬우므로 이 수리 방법은 적합하지 않다.

(3) 작은 망치를 써서 고치는 방법

針이 굽은데가 여러 곳이고, 材質이 여문 경우는 針을 平板 위에 놓고, 작은 망치로 가볍게 두드려서 고친다. 이 때 針體를 偏平(넓직하고 평평한 것)하게 되지 않도록 조심할 것.

(4) 가는 법

針끝이 조그맣게 꺾여 굽어졌거나 너무 뾰족할 때, 또는 針끝이 무디어졌을 때는 종이줄 〈아주 잔 것〉이나 숫돌에 갈아 수리한다.

(그림13 대조각에 끼어서 빼낸다)

二、 常用穴位

〈上肢部〉

1、 合谷

● 經穴의 위치—손등으로서 엄지와 人指의 뼈가 接하는 부분의 안쪽에 있다。 엄지와

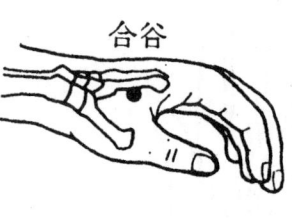
合谷

의 네 개의 손가락을 가볍게 구부리며 엄지와 人指 사이에 고리(동구라미)를 만든다。 손등에 있는 人指의 뼈와 엄지의 뼈가 교차하는 부분에서 손등의 人指의 뼈의 中央에 접하여 있어서、 다른 손끝으로 누르면 분명하게 아픔을 느끼는 위치가、 이 經穴이다(그림 14)。

(주로 낫는 병)齒痛、 감기、 편도선염、 咽喉炎、 벙어리、 귀머거리、 두통 結核炎、 角膜炎、 鼻炎、 肛門痛、 경련。

▼針 놓는 법—손바닥의 中心 方向을 향하여 一寸∼一寸五分의 길이로

（그림14 合谷穴） 直刺한다。 만약 손가락의 근육이 硬直하거나 마비가 된 경우의 치료라면 合谷에서 後谿까지 針을 뚫으면 좋다。

☆針感—그 부분은 통증과 저림、팽창이 통증과 함께 손가락 끝 또는 어깨로 향하여 전해진다.

■ 주의—이 經穴은 暈針(어지러움、卒倒 등)을 일으키기 쉽다. 姙婦에게는 좋지 않음。

二、中 諸

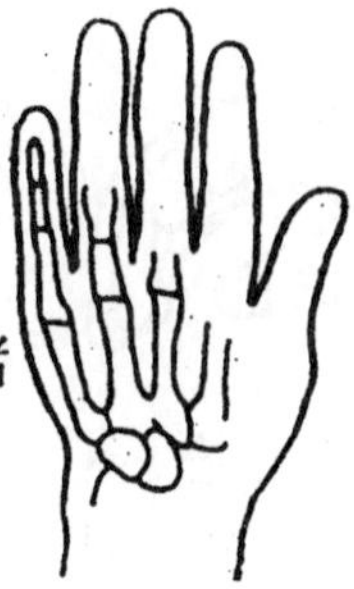

中渚

(그림 15 中諸穴)

• 經穴의 위치—손등에 있다. 가볍게 주먹을 쥐고, 새끼손가락과 약손가락(무명지)뼈의 사이로서 指關節의 後側의 움푹하게 패인 곳 안에 이 뜸자리가 있다(圖 15)。

▼ 針 놓는 법—直刺로 五分 정도。

☆ 針感—저림(마비)、팽창, 새끼손가락의 끝까지 내려가 때로 어깨와 허리의 深部의 통증。

(主로 낫는 병)—귀머거리, 귀울림(耳鳴)、새끼손가락의 통증, 는 어깨까지 傳해진다.

三、後 溪

• 經穴의 위치—주먹의 새끼손락의 外側에 있다. 주먹을 가볍게 쥐고 새끼손가락의 끝이

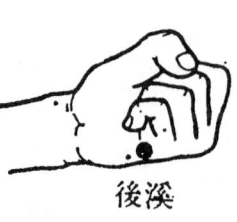

後溪　　　　後溪

접한 곳으로、 손바닥의 橫紋 끝의 돌기(突起、 凸起)한 데가 이 經穴이다(그림 16)。

(主로 낫는 병)—허리나 목의 근육의 틀어짐、 허리의 下部의 아픔、 後頭痛 머리나 목의 떨림、 顏面筋의 경련、 귀머거리。

▼ 針 놓는 법—直刺로 一寸~一寸五分

☆ 針感—손바닥이 쑤신다。

■ 주의—이 經穴은 제법 아프므로、 거듭해서 針을 놓는 것은 바람직하지 못하다。 손가락의 경련이나 마비를 치료할 때는 자극을 강하게 하거나 後溪에서 合谷으로 눌러도 좋다。

四、 內 關

[그림16 後溪穴]　　• 經穴의 위치—손목 關節의 옆이며、 손바닥쪽에 있다。 손목의 안쪽(內側의 橫紋의 正中線의 위 二寸(약 二橫指)이 되는 곳으로、 두 줄기의 중간에 있다(그림 17)。 손목의 정반대측에 별도의 經穴의 外關이 있다。

(主로 낫는 병)—上腹痛、 惡心(가슴이 불쾌하여 토할듯한 현상)、 嘔吐、 吐血、 胸痛. 빙

(그림 17 內關穴)

어리、 귀머거리、 精神病、 팔의 마비、 發作性睡眠·

▼ 針 놓는 법—直刺로 五分에서 一寸、 팔의 마비를 치료할 때
는 內關에서 外關(內關의 바로 뒤에 있는 經穴)를 뚫는다。

☆ 針感—저림 팽창감、 혹은 電氣에 닿았을 때와 같은 느낌이
아랫 손의 손가락까지 傳하여지고 또한 윗 팔꿈치나 어깨까지 傳
해진다。

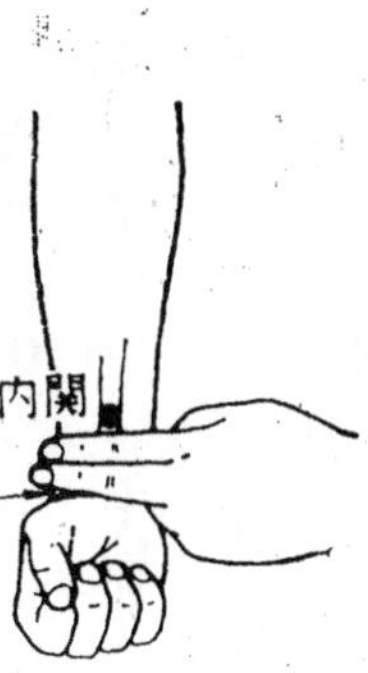

五、外 關

支溝
外關

1寸
2寸

(그림 18 外關支溝穴)

● 經穴의 위치—손목의 關節의 등쪽(背側)이며、 橫筋의 正
中에서 윗쪽으로 三寸(약 二橫指) 두 개의 뼈 사이에 있어
內關과 相對하고 있다(그림 18)。

▼ 針 놓는 법—直刺로 五分〜一寸、 팔의 마비의 치료에는
外關에서 內關으로 뚫어도 된다。

☆ 針感—저림、 눌리는 듯한 느낌、 혹은 전기에 닿았을 때

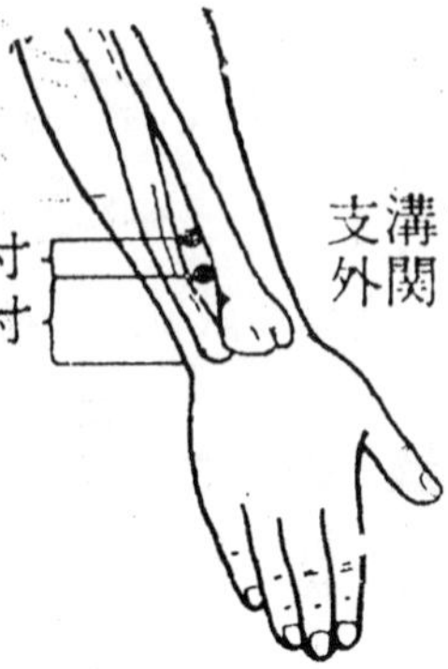

(主로 낫는 병)—팔의 關節痛、 偏頭痛、 잠을 잘못 자서 몸
일부에 일어난 통증、 귀머거리、 팔꿈치의 外側痛、 팔의 마비

와 같은 느낌이 아래의 中指(가운데 손가락)、藥指、새끼손가락까지 傳해져、위로는 팔꿈치나 어깨까지 傳해진다.

六、支 溝

• 經穴의 위치—外關의 윗쪽 一寸(그림 18)。

(主로 낫는 병)—習慣性便秘

▼ 針 놓는 법—直刺로 一寸에서 一寸五分。

☆ 針感—저림、눌리는 듯한 느낌이 아래의 손가락 끝까지 傳하여지며 혹시는 위의 팔꿈치까지 傳해진다.

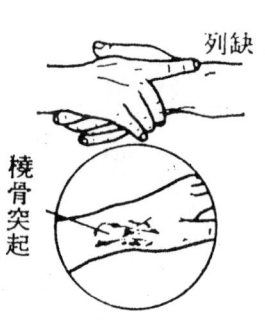

列缺

橈骨突起

(그림 19 列缺穴)

七、列 欠

• 經穴의 위치—양손의 엄지손가락과 人指의 가랑이 股間를 서로 끼고、손등을 덮은 다른 손의 人指의 끝이 닿는 손목의 뒷부분에 뼈가 突起한 곳이 있다. 이 한 가운데에 움푹 패인 곳이 經穴이다(그림 19)。

(主로 낫는 병)—팔의 關節痛、기침、두통。

▼ 針 놓는 법—針 끝을 팔꿈치 쪽으로 향하여 斜刺한다。八分에서 一寸。

☆ 針感—저림、눌리는 듯한 느낌이 팔 또는 팔꿈치까지 傳해진다。

八、四瀆

• 經穴의 위치—손목을 펴고 팔꿈치를 굽혀 손바닥을 밑으로 한다。팔꿈치의 橫주름살에서 손목의 橫紋까지를 十二寸으로 하여 팔꿈치에서 손목으로 五寸 내려간 곳에 두 개의 뼈사이가 이 經穴이다。(그림 20)。

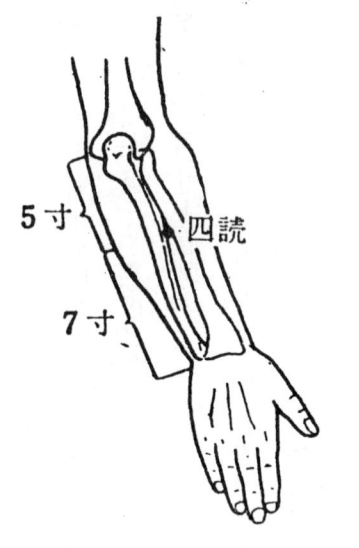

(그림 20 四瀆穴)

5寸 7寸 四讀

(主로 낫는 병)—偏頭痛、앞팔의 통증(前腕痛)

▼ 針 놓는 法—直刺로 一寸五分~二寸

☆ 針感—저림、눌리는 듯한 느낌、또는 전기에 닿은 것 같은 느낌이 아랫손에까지 傳하여지며、때로는 위의 팔꿈치에까지 傳해진다。

九、曲池

• 經穴의 위치—팔 꿈치를 六○度의 각도로 굽히고 팔꿈치의 橫주름을 바깥쪽으로 흘러 없어지는 언저리의 뼛가에 있다(그림 21).

(主로 낫는 병)—高血壓症、두드러기、습진、가려움증、어깨 근육이 땡기어 생기는 통증、팔의 통증、半身바비、편도선염、發作性睡眠症。

▼針 놓는 법—直刺로 二寸。팔의 不髓를 치료하는 경우는 이 經穴에서 少海(반대쪽에 있는 經穴)로 뚫음으로도 된다。

☆針感—저리고、눌리는 듯한 느낌。또는 感電된 듯한 느낌이

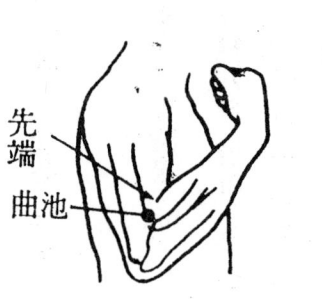

先端
曲池

(그림 21 曲池穴)

〈下肢部〉

十、足 三里

• 經穴의 위치—의자에 바로 앉아(正坐) 무릎 머리의 한 가운데서 문질러 내려가면、突

아래로 향하여、손에까지 전해지고 또는 위로 향하여 어깨에까지 傳해진다。

起한 뼈가 있다. 이것을 脛骨粗隆이라 한다. 이 經穴은 그 脛骨粗隆에서 똑바로 아랫 쪽에

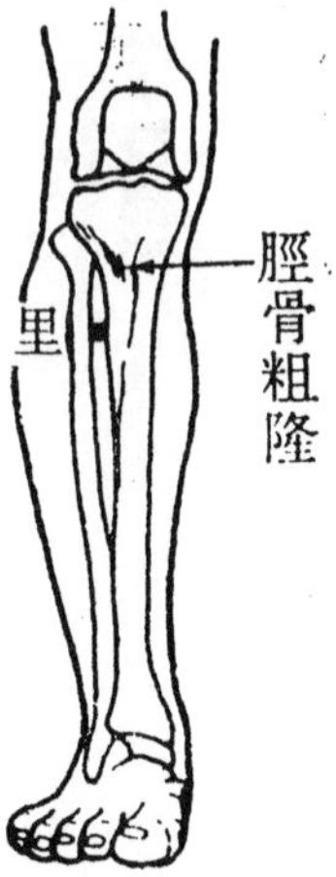

三横指(손가락 세 개의 너비)에서 바깥쪽(外側)으로 横

指(손가락 한 개의 폭)의 위치에 있다(그림 22).

(主로 낫는 병)—不眠, 헛배, 설사, 복통, 虫垂炎, 下

肢痛, 中風, 貧血, 두드러기, 습진, 피부搔痒症(가려움

증)、浮腫.

▼ 針 놓는 법—直刺로 一寸~三寸

☆針感—저림, 눌리는 듯한 느낌, 또는 전기에 感電

胫骨粗隆

足의 三里

(그림 22 발의 三里穴)

했을 때와 같은 느낌이 아래로는 발까지 傳해지고 위로는 무릎까지 傳해진다.

十一、陽陵泉

• 經穴의 위치—무릎 關節의 外側을 아래로 쓸어 가면 하나의 조그만 둥근 뼈가 돌기해

있다. 이 뼈는 腓骨小頭라 한다. 이 뼈의 약간 앞에, 아래로 약 一寸쯤 되는 곳에 있는 움

푹 패인 부분이 이 經穴이다(그림 23).

(主로 낫는 병)—무릎의 關節痛, 半身마비, 下肢의 外側痛, 兩側에 일어나는 胸痛.

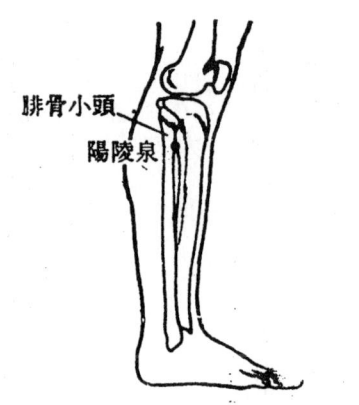

▼ 針 놓는 법—直刺로 一寸~二寸。 半身마비를 치료할 때

는 이 經穴에서 (陰陵泉=반대쪽에 있는 經穴)까지 뚫어도

된다.

▼ 針感—저림, 눌리는 듯한 느낌, 또 感電했을 때의 느낌

이 많을 때는 발에까지 傳해지며 때로는 무릎까지 傳해진다.

(그림 23 陽陵泉穴)

十二、陰陵泉

• 經穴의 위치—무릎 안 쪽에 높고 둥근 뼈가 돌기해 있다.

脛骨內側髁라 한다. 이 經穴은 脛骨內側髁의 아랫쪽 (下側)의 패인 곳에 있다 (그림 24)。

(主로 낫는 병)—尿閉、尿失禁、尿道痛、遺精、陰萎、半身마비、

月經不順、月經痛、대하증 따위의 부인들의 병。

▼ 針 놓는 법—直刺로 一寸~二寸。

☆ 針感—저림、또는 感電되었을때와 같은 느낌이 아래로는 발에

까지 傳해지며 때로는 위의 會陰部에까지 傳해진다。

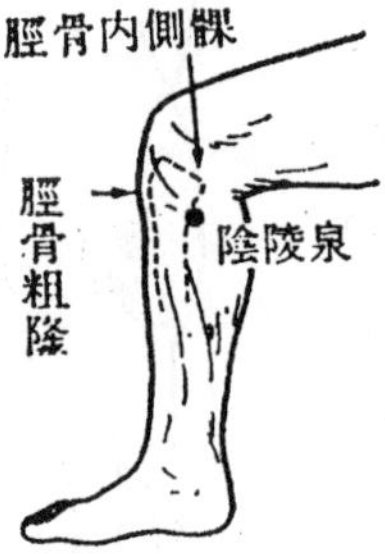

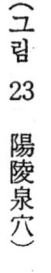

(그림 24 陰陵泉穴)

一三、承 山

• 經穴의 위치—환자를 발끝으로 세우고, 힘을 넣게 하면, 종아리에 『人』字形이 생긴다. 이 『人』字形의 頂點이 이 經穴이다(그림 25).

(主로 낫는 병)—腓腸筋경련、腰痛、下腿痛、脚痛、痔(치질)、발꿈치를 땅에 붙일 수 없다.

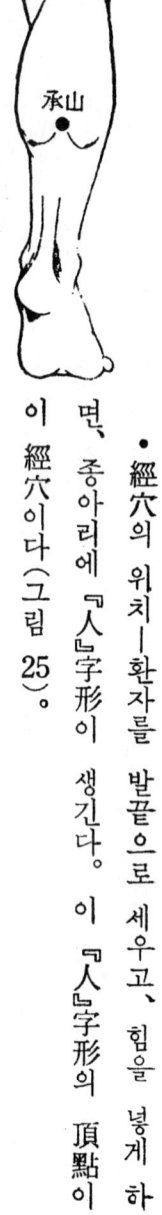

(그림 25 承山穴)

▼鍼을 놓는 법—直刺로 一寸～三寸。 鍼을 맞힐 때 환자를 엎드리게 하여 근육의 긴장을 풀고 놓는다.

☆針感—저림、눌리는 듯한 느낌、感電되었을 때와 같은 느낌이 아래로는 발까지、위로는 무릎에 까지 傳해진다.

十四、太 冲

• 經穴의 위치—엄지발가락과 둘째발가락의 가랑이(股間)에서 위로 二橫指(손가락 두 개의 너비가 되는 곳이 이 經穴이다(그림 26)。

(主로 낫는 병)—頭痛、眩暈(현기증、어지러움)、咽喉痛、發作性睡眠病。

▼ 針 놓는 법—直刺로 五分~一寸.

☆ 針感—저림, 눌리는 듯한 느낌이 발가락、 또는 腹部까지 傳해진다.

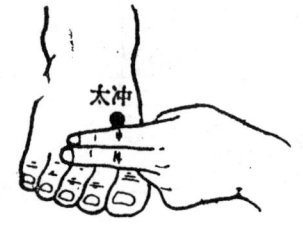

(그림 26 太冲穴)

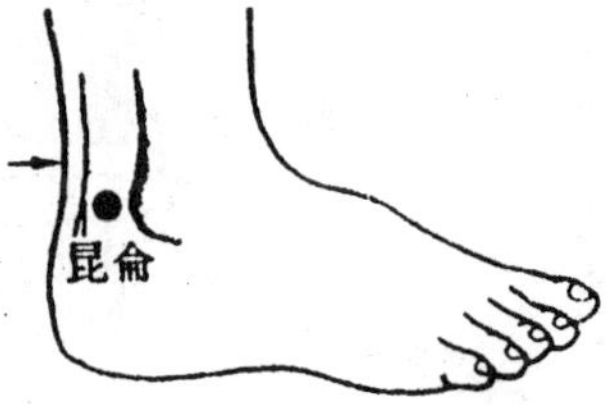

十五、昆侖

• 經穴의 위치—발목의 바깥쪽에 있는 복사뼈의 後側으로 아끼레스 腱과 중간에 이 經穴은 있다(그림 27).

(主로 낫는 병)—발목 關節痛. 下肢의 마비、 腰背痛、 後頭痛、 難産、 胎盤滯留.

▼ 針 놓는 법—直刺로 一寸~一寸五分、 下肢의 마비를 치료하는 데는 이 經穴에서 太溪(반대 쪽에 있는 經穴)로 통하여도 된다.

☆ 針感—저림、 눌리는 듯한 느낌이 발 또는 下腿에 까지 傳해진다.

아끼레스건 昆侖

(그림 27 昆侖穴)

十六、三陰交

• 經穴의 위치—발목의 안쪽에 있는 복사뼈의 가운데에서 위로 四橫指

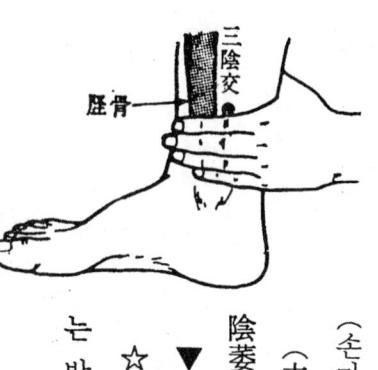

(그림 28 三陰交穴)

(그림 29 懸鐘穴)

(손가락 네 개의 너비)인 곳으로 脛骨의 後端이 이 經穴이다(그림 28)

(主로 낫는 병)—月經不順、 月經痛、 대하증이 많다、 難產、 遺精、陰萎、 不眠、 半身마비、 糖尿病

▼針 놓는 법—

☆針感—저림、 눌리는 듯한 느낌、 感電되었을 때의 느낌이 아래로는 발바닥까지, 위로는 넓적다리에까지 傳해진다.

十七、懸 鐘

• 經穴의 위치—바깥쪽(外側)의 복사뼈의 중심에서 바로 위에 四横指(손가락 네 개의 너비) 또는 三寸이 되는 곳으로 下腿의 바깥쪽 뼈(腓骨)의 前端에 있다(그림 29).

(主로 낫는 병)—발목關節痛, 허리 및 下肢痛、 半身마비、 잠을 잘 못자서 생긴 통증.

▼針 놓는 법—腓骨의 前端의 안쪽에 直刺로 一寸~二寸五分、 半身마비를 치료하는 데는 이 經穴에서 三陰交(반대 쪽에 있는 經穴)에

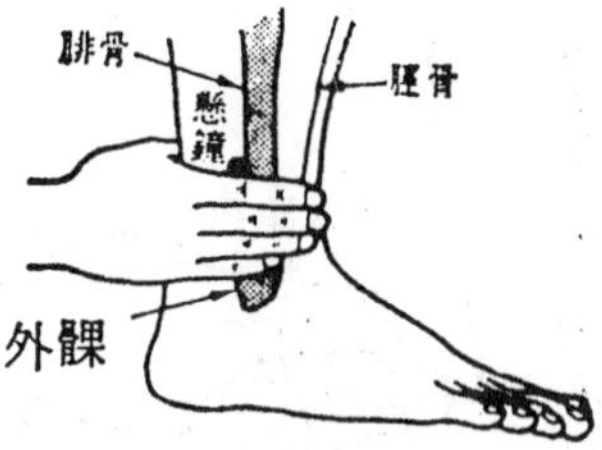

十八、 殷 門

• 經穴의 위치—환자를 엎드리게 하고、 발꿈치를 위로 든

다. 엉덩이의 橫紋 中央에서 무릎의 안쪽에 있는 橫紋 中
央에 線을 연결하고、 그 線의 중간에 이 經穴이 있다(그림
30)。

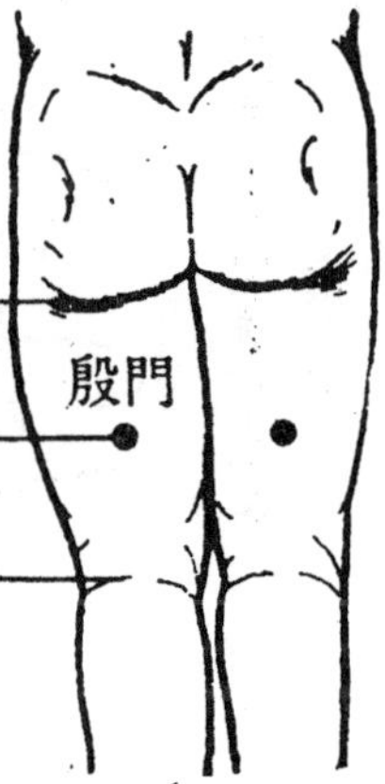

(그림 30 段門穴)

(主로 낫는 병)—腰痛背痛、下肢後側痛、頸痛。

☆ 針感—感電되었을 때의 느낌이 발에까지 傳해진다.

▼針 놓는 법—直刺로 一寸～二寸。

一九、 環 跳

• 經穴의 위치—①환자를 엎드리게 한다。 엉덩이의 세로로 갈라

진 금의 先端部에서 二橫指(손가락 두 개의 너비)위가 되는 곳에서

한 쪽의 엉덩이를 三等分하여、 바깥쪽의 三分의二가 되는 곳이 이

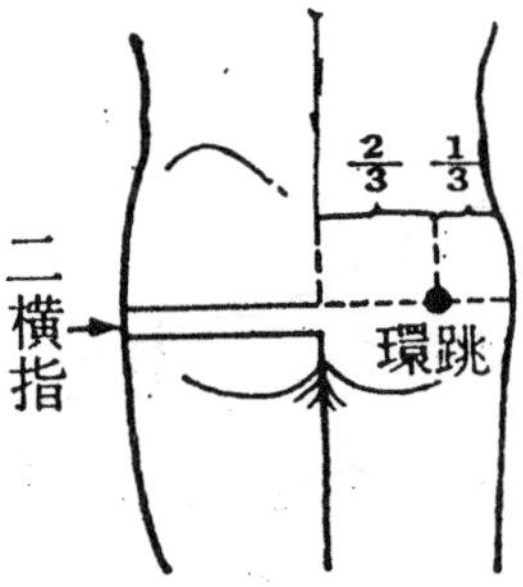

(그림 31 環跳(엎드리게 하고)

二橫指

環跳

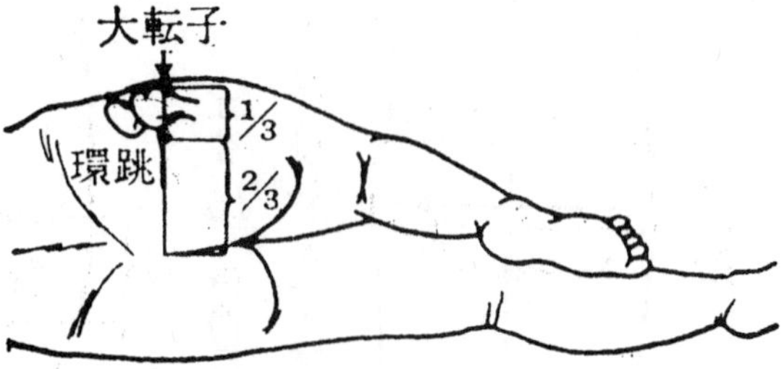

(그림 32 環跳(옆으로 눕히어)

經穴이다(그림 31). ②환자를 옆으로 눕게 한다. 윗편의 발의 무릎을 구부리게 한다. 엉덩이의 側面에 둥글게 돌출하고 있는 뼈(大轉子)가 있다. 이 뼈의 최고부에서 엉덩이의 세로로 갈라지는 금의 先端에서 二橫指 위의 點을 직선으로 맺고 三等分하여 大轉子에 가까운 三分의 一이 되는 것이 이 經穴이다(그림 32).

(主로 낫는 병)―腰腿痛, 마비, 半身마비, 小兒마비.

▼針 놓는 법―①환자를 엎드리게 하였을 때는 針의 方向을 大腿根으로 향하여 약간 傾刺하고, 二寸~四寸, ②환자를 옆으로 눕혔을 경우에는 直刺로 二寸~三寸.

☆針感―感電되었을 때와 같은 느낌에 발에 傳한다.

〈頭 部〉

二○、人 中

● 經穴의 위치ー코밑, 윗입술의 한 가운데에 조그만 고랑이 있다。 이 經穴은 이 고랑을 三等分하여、 코에 가까운 三分의 一이 되는 곳에 있다(그림 33)。

(主로 낫는 병)ー意識不明、 背骨의 통증、 心腹紋痛、 胸痛、 얼굴이 붓는 병, 입술의 경련、 糖尿病、 鼻炎。

▼ 針 놓는 법ー① 아래에서 위로 향하여 斜刺。 五分〜一寸五分。 ②
橫刺 一寸〜一寸五分、 左右 어느쪽을 향해도 좋다。

☆ 針感ー그 부분이 저리고 눌리는 듯한 느낌이 난다。

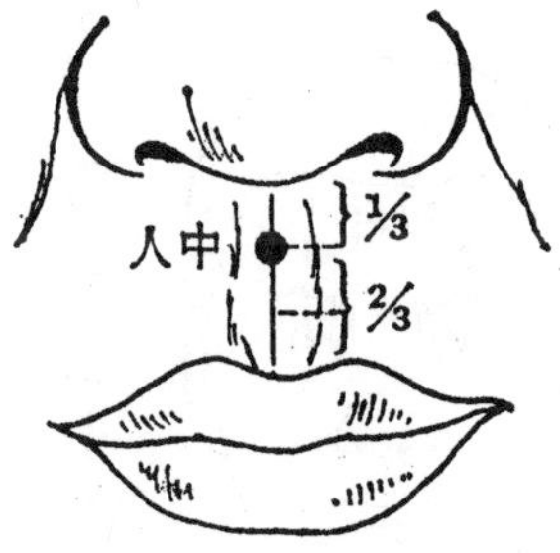

(그림 33 人中穴)

二一、印 堂

● 經穴의 위치ー兩쪽 눈섭의 안쪽 중간에 있다。 흔히 『眉間』이라 일컬어지는 부분이 이 經穴이다(그림 34)。

(主로 낫는 병)ー前頭痛、 鼻炎、 눈병、 眩暈。

▼ 針 놓는 법ー살갗(피부)를 찝어 올려、 針을 위에서 아래로 향하여 피부에 따라(沿하

― 47 ―

☆ 針感ㅡ그 부분에 나른한 아픔、 눌리는 듯한 느낌、壓迫痛이、

때로는 코에 傳해진다.

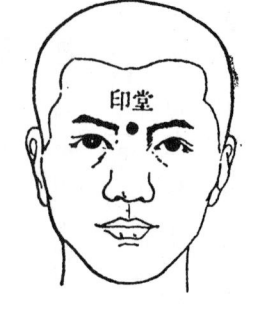

(그림 34 印堂穴)

二二、陽 白

• 經穴의 위치ㅡ正面을 바라보게 한다。瞳孔의 바로 위로 눈섭

보다 一寸이 되는 곳이 그 經穴이다(그림 35)。

(그림 35 陽白穴)

(主로 낫는 병)ㅡ눈까풀을 닫을 수 없다(顔面神經마비)、眼球

振動、眉骨部의 疼痛。

▼ 針 놓는 법ㅡ위에서 아래로 향하여 피부를 따라 眉中(눈섭

의 中央 눈섭 털가에 있는 經穴) 밑에까지 찌른다。

☆ 針感ㅡ그 부분이 눌리는 듯한 통증을 느낀다。

二三、晴 明

• 經穴의 위치ㅡ눈꼬리의 반대되는 안쪽으로 눈의 모서리 위 一分 거리에 패인 곳이 있

그림36 晴明穴

다。이것이 이 經穴이다。眼內角의 뼈의 안 가장자리에 있다(그림 36)。

(主로 낫는 병)—사물이 분명하게 보이지 않는다(視神經炎、視神經위축

角膜混濁、眼底出血、水晶體混濁、網膜炎、綠內障、早期白內障)、結膜炎、

角膜炎、바람에 쏘이면 눈물이 나온다。外斜(사팔뜨기)。

▼針 놓는 법—①깊이 찌른다。왼쪽 人指 끝을 內眼 모서리에 대고、針

끝을 왼쪽 손가락 등을 따라 眼球와 眼窩 사이를 一寸에서 一寸五分의 깊

이까지 찔러 가볍게 틀고、약간 上下로 움직인다。②얕게 찌른다。콧마루

(鼻梁) 뼈의 방향으로 향하여 약 一分에서 二分의 깊이로 찌른다。針은 틀지 말고 조금만

上下로 움직인다。

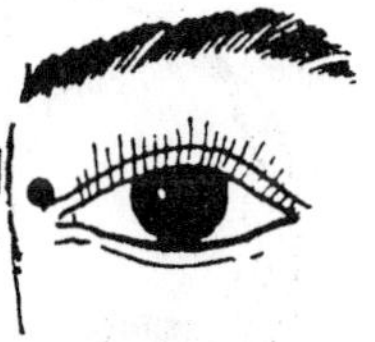

☆針感—그 부분에 나른한 통증과 눌리는 듯한 느낌이 분명하여 針을 뽑은 뒤에 눈물이

나온다。

■ 주의—이 經穴에는 가는 針이 적합하다。針은 천천히 넣는다。

二四、球 後

• 經穴의 위치—眼窩의 밑邊을 內眼角에서 外眼角(눈꼬리)까지의 사이를 三等分하여 눈

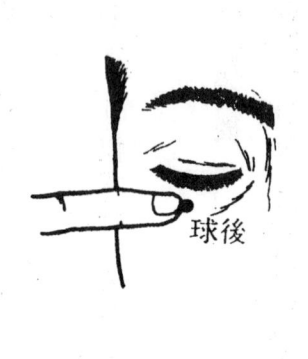

（그림 38 球後穴）

꼬리에서 三分의 一이 되는 곳이 이 經穴이다（그림 37）。

（主로 낫는 경）—무엇이 들어가 똑똑하게 보이지 않는

다（綠內障、視神經위축、水晶體混濁、眼底出血）、結膜炎

角膜炎、內斜視。

▼針 놓는 법—왼손의 人指 끝으로 이 經穴의 곁을 눌

러 眼球를 가볍게 위로 밀어 올려 眼球와 眼窩의 밑邊

사이에 針을 놓는다（그림 38）。針을 찌르는 方向은 眼球

의 가장 깊은 안쪽、中央、즉 視神經으로 향하여 一寸에

서 一寸五分을 찌른다。

☆針感—眼球에 나른한 통증과 눌리는 듯한 느낌이 나

타난다。

二五、承 泣

●經穴의 위치—똑바로 前方을 바라보게 한다。瞳孔

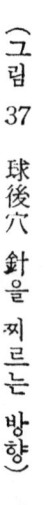

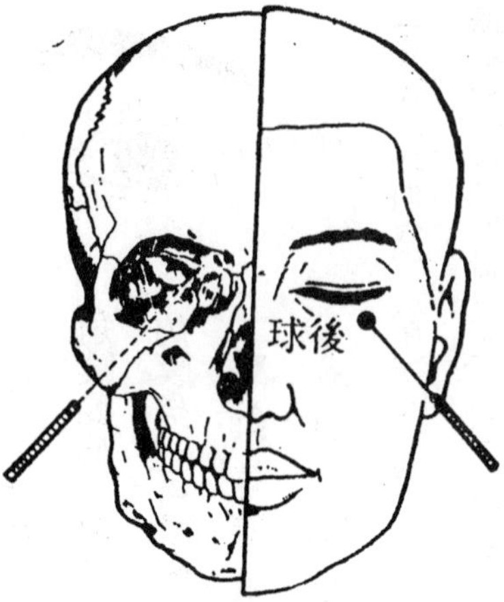

（그림 37 球後穴 針을 찌르는 방향）

바로 아래에서 七分、眼球와 眼窩의 밑邊 사이가 이 經

穴이다(그림 39)。

(主로 낫는 병)—近視、眼球振動、視神經위축、角膜炎。

▼針 놓는 법—왼손으로 頰骨을 누르고、이 經穴의 바깥 아래쪽 약 一分되는 곳에서 피부를 따라 비스듬이 찌른다。 針은 이 經穴을 통하여 內眼角까지 이르게 한다。

☆針感—眼球에 나른한 아픔과 눌리는 듯한 느낌이 나타난다。

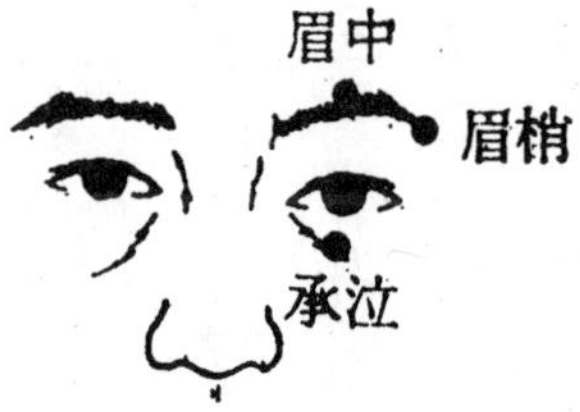

(그림 39 承泣、眉中眉梢穴)

二六、眉 中

• 經穴의 위치—눈섭의 윗邊으로 그 中央에 이 經穴이 있다。 밑에 瞳孔이 있다(그림 39)。

(主로 낫는 병)—近視、偏頭痛、眼瞼炎。

▼針 놓는 법—피부를 찝어 올려、피부에 비스듬이 찌른다。 針 끝은 眉頭(눈섭의 곳마루 쪽의 끝)로 향하여、약 一寸의 깊이로 찌른다。

☆針感—눈섭 부분에 壓迫痛이 있다。

二七、眉 梢

• 經穴의 위치—눈섭의 바깥 쪽 끝의 위가 이 經穴이다(그림 39)。

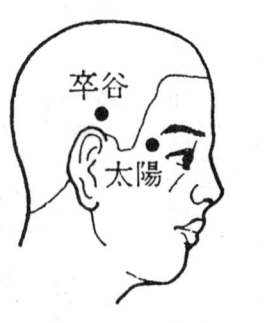

(主로 낫는 병)—近視、亂視、複視、神經性頭痛。

▼針 놓는 법—피부를 집어 올려 이 經穴과 눈섭의 콧마루 쪽의 끝을 水平으로 하여 이 經穴에서 콧마루側에 있는 經穴로 향하여 피부에 따라 약 一寸의 깊이로 찌른다。

☆針感—눈과 눈섭 부분에 壓迫당하는 느낌이 나타난다。

二八、太陽

● 經穴의 위치—눈섭의 外側 끝과 눈꼬리와의 사이에 一寸쯤 뒤에 있는 패인 곳이 이 經穴이다(그림 40)。

(그림 40 太陽率谷穴)

▼針 놓는 법—①直刺로 五分에서 八分의 깊이, ②斜刺로 이 經穴에서 率谷(귀의 뾰족한 데서 위로 一寸, 귀 위의 머리털이 돋아 난데서 一寸五分 되는 곳에 있는 經穴)로 피부를 따라 약 二寸에서 三寸의 깊이로 뚫는다。 ③몸이 튼튼한 환자는 太陽을 點刺하여 피를 내면 좋다。

(主로 낫는 병)—偏頭痛、충혈된 눈、顔面神經마비。

☆針感—壓迫感이 머리의 한 쪽에 放散한다。

(그림 42 耳門穴)

耳門
耳屏(小耳)

(그림 41 地倉頰車穴)

地倉　頰車

二九、地倉

• 經穴의 위치ー입가의 바깥、五分쯤 떨어진 곳이 이 經穴이다。

(그림 41)。

(主로 낫는 병)ー顏面神經마비、군침、顏面과 턱의 통증。

▼ 針 놓는 법ー이 經穴에서 頰車까지 뜷는다。 이 經穴에서 피부를 따라 頰車까지 約 一寸에서 三寸의 깊이로 찌른다。

☆ 針感ー이 부분에 壓迫痛이 나타난다。

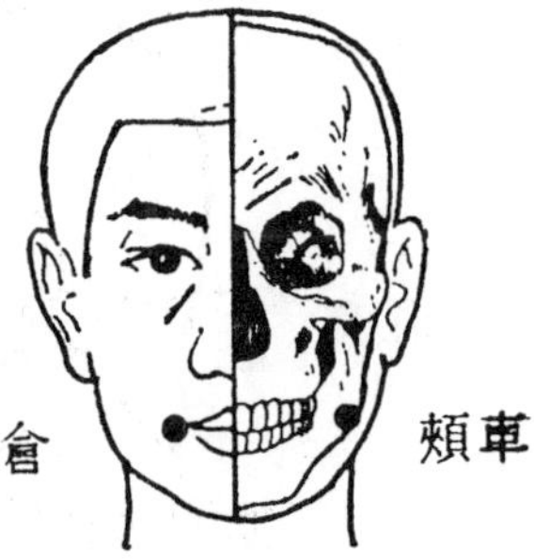

三〇、耳門

• 經穴의 위치ー귓볼의 上端이며、조금 잘라져 있는 곳의 약간 앞으로 패인 데가 있는 곳이 이 經穴이다(그림 42)。

▼ 針 놓는 법ー① 입을 열고、直刺로 一寸에서 一寸五分의 깊이로 찌른다。 ② 이 經穴에서 聽宮(귓볼의 앞에 있는 經穴)、聽會(귓볼의 앞 아래쪽 經穴)에 斜刺하여 뜷는다。

(主로 낫는 병)ー귀가 들리지 않는다。 耳鳴、귓구멍에서 고름이

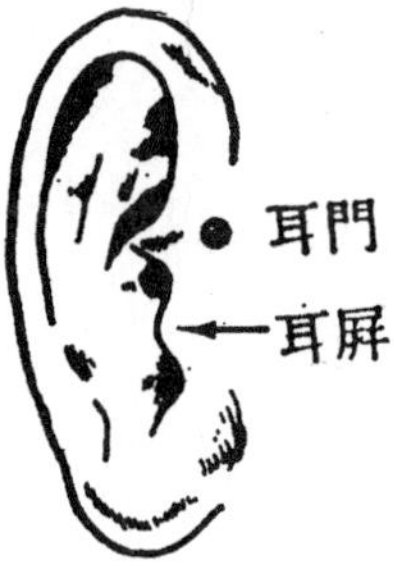

나오는 병.

☆ 針感ー저리고、 壓迫感이 귀와 관자놀이에 放散한다。

三一、翳風

• 經穴의 위치ー귓볼(耳朵)의 뒷쪽에 패인 곳이 있다。 귓볼을 누르고 귓볼의 끝이 닿이는 곳에 돌기가 있다。 이 下部의 오목한 곳이 이 經穴이다。 여기를 손가락으로 누르면 목구멍이 막히는 것 같아 매우 불쾌하게 된다(그림 43)。

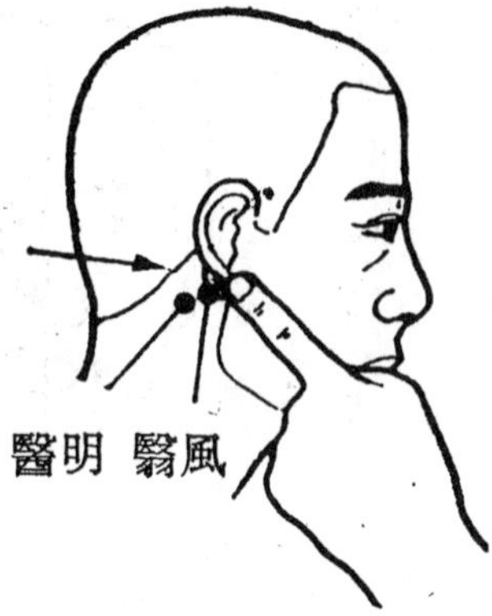

(主로 낫는 병)ー귀가 들리지 않는다。 耳鳴、 齒痛、 귀에서 고름이 나오는 병。

▼ 針을 놓는 법ー뼈의 가장자리를 따라 비스듬하게 반대쪽 귀의 先端을 향하여、 一寸에서 二寸의 깊이로 찌른다。

☆ 針感ー저림、 壓迫、 통증의 느낌이 귀와 관자놀이까지 放散한다。

(그림 43 翳風醫明穴)

乳突

醫明 翳風

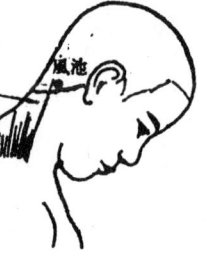

（그림 45 風池穴）

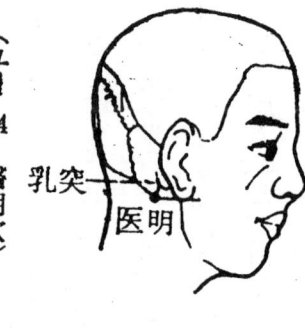

（그림 44 醫明穴）

三一、醫明

• 經穴의 위치—翳風보다 一寸 後側에 있다。 이 經穴은 귀 뒷쪽의 돌기가 가장 높은 부분의 바로 밑으로、 귓불과 水平의 높이에 있는 패인 곳의 안에 있다(그림 44)。

（主로 낫는 병）—사물이 똑똑하게 보이지 않는다。

▼ 針 놓는 법—直刺거나 또는 斜刺로 一寸에서 一寸五分의 깊이로 찌른다。

☆ 針感—壓迫感이 귀 뒤 및 側頸에 放散한다。

三二、風池

• 經穴의 위치—목의 後部에 있는 폭이 넓은 斜方筋의 兩옆이며、 머리털이 난 가장자리 안에 있는 오목한 속에(그림 45)。

（主로 낫는 병）—偏頭痛、後頭痛、眩暈、사물이 똑똑이 보이지 않는다。 耳鳴、顏面筋肉의 경련、목과 머리가 떨린다。

▼ 針을 놓는 법—① 오른 쪽 經穴을 찌를 때 針끝을 왼편 方向으로 왼쪽 經穴에서 찌를

때는 오른편의 方向으로 一寸에서 一寸五分의 깊이로 찌른다。② 머리와 목의 떨림과 後頭

痛을 치료할 때는 오른 쪽 經穴에서 왼쪽 經穴로 橫刺한다。二寸에서 三寸。

☆ 針感—壓迫感이 後頭部 또는 눈에 放散한다。

三四、啞 門

• 經穴의 위치—환자를 의자에 正坐시키고 머리를 숙이게 한다。뒷 목덜미이 中央이며、

머리털이 나는데서부터 위로 五分의 위치가 이 經穴이다(第一、第二頸椎 사이)(그림 46)。

(主로 낫는 병)—벙어리、精神分裂症、後頭痛、脊椎痛、癲癎、히스테리。

▼ 針 놓는 법—환자를 의자에 正坐시키고、머리를 앞으로 숙이게 하여、목 뒤의 뼈의 한

가운데를 아래로 문지르면서、환자가 머리를 움직이게 한다。처음에 문질러지는 뼈의 돌기

가 第二頸椎棘突이다。針을 찌를 때는 환자는 머리를 숙여야 하며、이 第二頸椎의 윗 가장

자리를 따라 목구멍(목청)쪽으로 천천히 찌른다。힘을 넣어서는 안된다。

보통 成人으로、여윈 사람에게는 一寸五分 전후、살진 사람에게는 二寸 전후의 깊이로

찌른다(그림 46)。

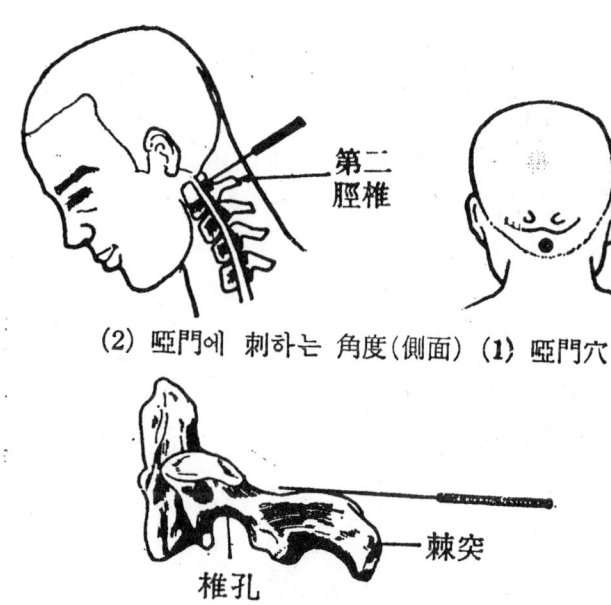

(1) 啞門穴　(2) 啞門에 刺하는 角度(側面)

第二頸椎

棘突

椎孔

(3) 啞門穴에 刺하는 深度

☆針感—針을 찔러 넣어 一寸정도의 깊이가 되면 棘間의 靭帶라 하는 부분에 針끝이 닿는다. 이 部分을 뚫을 때 針이 나아가기 어려워진다. 환자가 多少 壓迫痛을 느끼면 針을 천천히 넣지 않으면 안된다. 針끝이 약간 나아가 환자가 電氣에 닿인 것 같은 느낌을 上肢 또는 下肢에 느끼면, 곧 針을 멈춘다.

그 이상 깊게 찔러서는 안된다.

■ 주의—이 經穴에 針을 놓을 때, 針의 方向은 반드시 下向 즉 아무 방향이나 향하다가 만에 하나라도 위로 향해서는 안된다.

환자가 전기에 닿은 것 같은 느낌을 받으면, 곧 針을 뽑아야 한다. 針을 二寸쯤 찔러 넣어도 저기에 닿은 것 같은 느낌이 없으면, 그 이상 깊게 찔러 넣어서는 안된다. 뜻밖의 사고를 방지하기 위해서이다.

(그림 46 啞門穴의 針 놓는 법)

三五、天　突

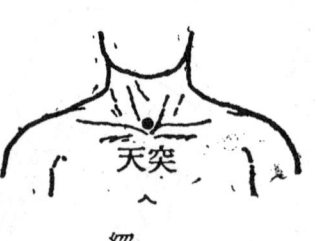

・經穴의 위치—結喉의 바로 아래 쪽이며, 胸骨 위의 끝의 패인곳이 이 經穴이다. (胸骨의 뒤, 氣管의 앞) (그림 47).

(主로 낫는 병) 기침, 숨참, 말을 할 수 없음, 구토, 咽喉炎, 딸국질.

▼針 놓는 법—환자를 의자에 正坐시키고, 머리를 위로 보게 하거나, 또는 위로 보게 하여 옆으로 눕힌다. 針은 胸骨의 뒤, 氣管의 앞에서 斜刺하되 一寸에서 一寸五分의 깊이 (그림 48). 針을 크게 二、三회 틀어서 針感을 發生시킨다.

☆針感—질식할 것 같은 느낌이 나타난다.

■주의—氣管을 찌르는 것을 피하기 위하여 直刺해서는 안된다. 또 左右로 향하여 斜刺해서도 안된다.

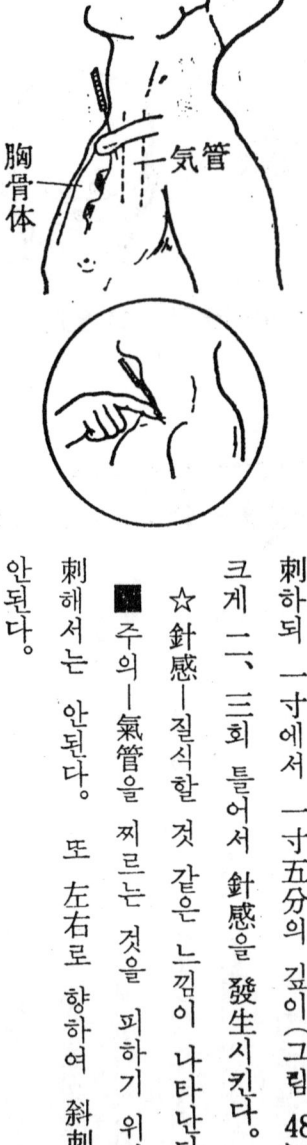

(그림 47　天突穴)

(그림 48　天突穴의 針 놓는 법)

三六、人迎

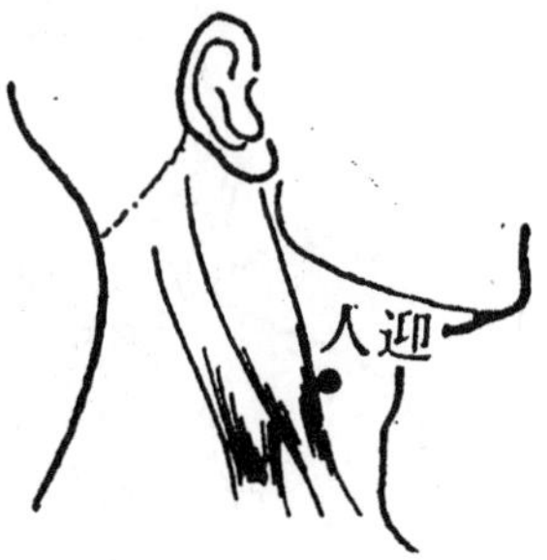

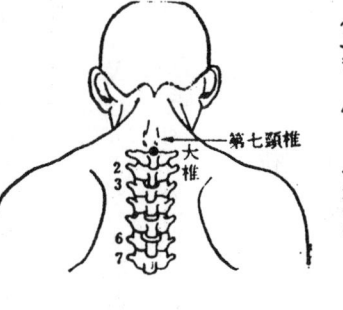

（그림 49 人迎穴）

● 經穴의 위치—환자의 머리를 뒤로 젖히면 結喉(喉頭突起部)가 나온다. 여기에서 一寸五分 바깥쪽으로 떨어진 胸鎖乳頭筋의 앞가 장자리가 이 經穴이다(그림 49).

(主로 낫는 병)—高血壓症, 말을 할 수가 없다. 咽喉炎、편도선 炎、甲狀腺腫.

▼ 針 놓는 법—손가락으로 經穴 위를 누르면 動脈이 치고 있다. 여기를 왼손가락으로 누르고, 오른 손에 쥔 針끝을 그 손가락의 손 톱을 따라 一寸에서 一寸五分의 깊이로 찌른다.

☆ 針感—저림, 壓迫感이 어깨 또는 팔꿈치로 향하여 傳해진다.

三七、大椎

（그림 50 大椎穴）

● 經穴의 위치—환자를 의자에 正坐시키고 머리를 앞으로 떨어 리게 한다. 목 뒤의 가운데를 아래로 향하여 문지르면 돌기한 脊椎 骨(第七頸椎)가 있다. 이 突起의 아래에 있는 패인 곳이 經穴이다

（그림 50）。

▼ 第七頸椎의 특징— ① 突起가 가장 크다。 ② 어깨와 수평이다。 ③ 목을 움직이면 동시에 움직인다。

（主로 낫는 병）—감기、 목에 힘을 줄 수 없다。 脊椎痛、 發熱、 머리털이 난 가장자리에 생기는 종기、 학질、 잘못자서 생긴 통증。

▼ 針 놓는 법—약간 上向으로 斜刺、 一寸에서 二寸 깊이。

☆ 針感—저리며 壓迫感이 머리、 허리、 양 어깨로 향하여 傳해진다。

三八、 治　喘

• 經穴의 위치—이 經穴은 大椎經穴에서 二分 내지 三分의 양 옆쪽이며 第七頸椎와 第一胸椎 사이에 胃의 가장자리에 있다（그림 51）。

（主로 낫는 병）—숨찬、 기침、 脊椎兩側의 통증、 後頭痛。

▼ 針 놓는 법—直刺로 一寸에서 一寸五分의 깊이로 찌른다。

☆ 針感—저리며 壓迫感이 아래로 향하여 등 또는 허리에까지 傳해진다.

■ 주의—脊椎에서 너무 지나치게 떨어져서는 안된다. 肺臟을 刺傷하여 氣胸의 發生을 피하기 위해서다.

〈腹 部〉

三九、中 脘

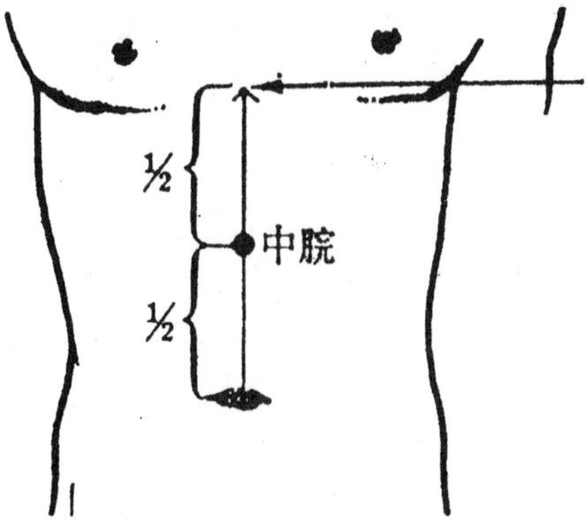

（그림 52 中脘穴）

• 經穴의 위치—上腹部의 中央으로 胸骨體의 下端에서
배꼽까지의 直線의 二分의 一의 위치가 이 經穴이다(그
림 52)。

(主로 낫는 병)—腹痛、설사、腹鳴、구토、便秘。

▼針 놓는 법—直刺로 一寸에서 二寸의 깊이로 찌른다。

☆針感—윗배가 저리고 壓迫感을 느낀다。

■주의—肝臟의 經穴에까지 肥大해진 것은 깊게 찔러서
는 안된다。

四〇、天 樞

• 經穴의 위치—배꼽에서 左右 양편、바깥으로 향하여 二橫指(손가락 두 개의 폭＝배꼽
에서 二寸)의 위치에 이 經穴이 있다(그림 53)。

(그림 53 天樞穴)

(主로 낫는 병)—설사、腹痛、便秘、帶下症。

▼針 놓는 법—直刺로 一寸에서 一寸五分의 깊이로 찌른다.

☆針感—저리며、壓迫感이 옆배(側腹部)까지 傳해진다.

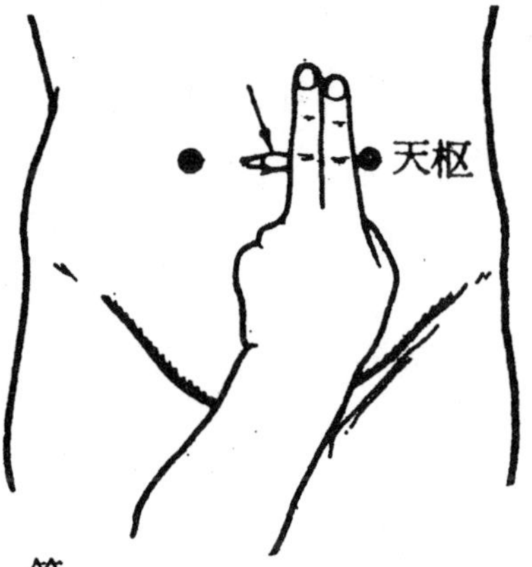

四一、關 元

• 經穴의 위치—배꼽에서 바로 아래로 恥骨의 윗끝까지를 五等分하고、배꼽에서 아래로 三等分한 곳에 있다(그림 54)。

(主로 낫는 병)—月經不順、대하증이 많다、月經痛、陰萎、遺精、遺尿、頻尿、尿急、尿道痛、排尿困難(尿滯留)、下腹痛、胃下垂、설사性疾患。

▼針 놓는 법—直刺로 一寸에서 一寸五分。

☆針感—저리며、壓迫感이 아래로 향하여、龜頭 또는 尿道에까지 傳해진다.

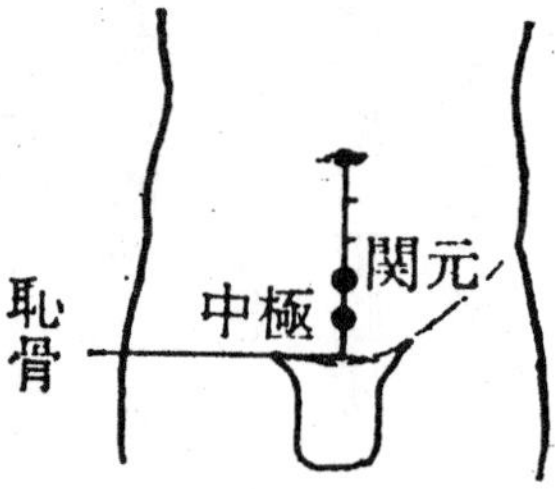

(그림 54 關元 中極穴)

恥骨　中極　関元

四二、中 極

• 經穴의 위치―배꼽에서 바로 아래로 恥骨의 上端까지를 五等分하고、배꼽에서 아래로 五分의四가 되는 곳에 이 經穴이 있다。즉 關元 밑 一寸의 위치(그림 54)。

(主로 낫는 병)―月經不順、帶下症이 많다、陰萎、遺精、遺尿、頻尿、尿急、尿道痛、排尿困難、下腹痛。

▼ 針 놓는 법과 針感―關元과 같다。이 經穴도 關元의 作用과 類似하나 關元은 全身에 강하게 作用하고 이 經穴은 局部에만 作用한다。

四三、腎 俞

• 經穴의 위치 — 환자를 엎드리게 한다。腰骨의 最高點과 수평인 脊椎骨이 第四腰椎 上端

에서、거기에서 문지르면서 두 번째의 돌출이 第二腰椎이다。

俞
腎俞
関元俞

이 經穴은 第二腰椎의 下端 棘突한 兩側의 뼈 언저리에 있

다。보통 배꼽과 수평이다(그림 55)。

▼針 놓는 법 — 直刺로 一寸에서 一寸五分의 깊이

(主로 낫는 병) — 腰痛、不眠症、糖尿病。

☆針感 — 저리며 壓迫感이 둔부 또는 무릎에까지 傳해진다。

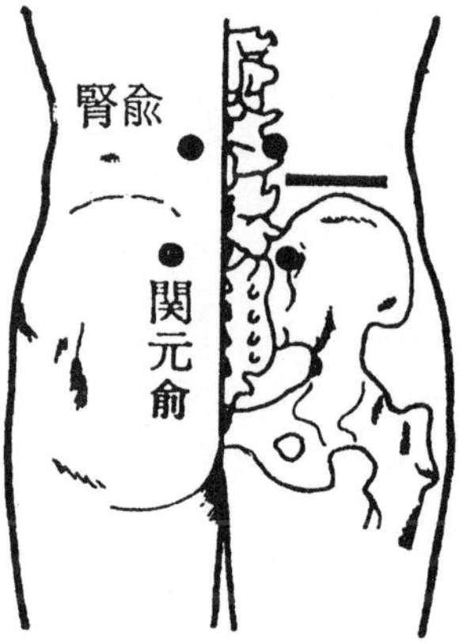

(그림 55 腎俞・關元俞穴)

四四、關元俞

• 經穴의 위치 — 환자를 엎드리게 한다。第四腰椎에서 아래로 문질러내려가다가 첫번째

돌출이 第五腰椎이다。이 經穴은 第五腰椎 아래에서 左右 바깥쪽으로 一寸五分 떨어진 곳

에 있다(그림 55)。

(主로 낫는 병)─月經痛、腰痛。

▼ 針 놓는 법─直刺로 一寸五分의 깊이로 찌른다。

☆ 針感─저리며 압박감이 臀部 또는 무릎에까지 傳해진다。

四五、上 星

• 위치ー이 經穴은 두 눈섭의 안쪽 끝의 중앙에서 바로 위로 四寸、 즉、 前頭部의 머리털

이 나는 언저리의 중앙에서 위로 一寸의 위치에 있다 (그림 56)。

(主로 낫는 병) ー頭痛

▼ 針 놓는 법ー針끝을 頭皮를 따라 頭頂이나 또는 앞 이마로 향하

여 五分에서 一寸의 깊이로 찌른다。

☆ 針感ー前頭部에 압박감이 나타난다。•

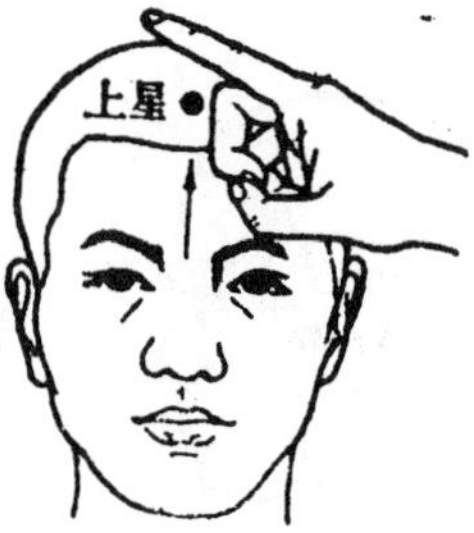

(그림 56 上星穴)

四六、百 會

• 위치ー환자를 의자에 正坐시키거나 위로 보게 하여 눕힌다。 양쪽 귀 쪽을 頭頂部를 통

하여 연결하는 線의 중심점이 이 經穴이다。

(主로 낫는 병) ー頭頂痛、 眩暈。

▼ 針 놓는 법ー針 끝을 뒤로 향하여 살갗을 따라 一寸에서 一寸五分의 깊이로 찌른다.

☆ 針感ー그 부분에 저림, 압박감이 나타난다.

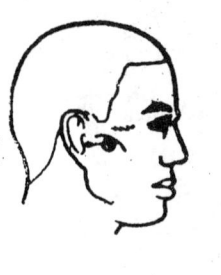

觀骨
귓볼
下関

四七、下關

• 위치ー환자를 의자에 正坐시켜, 입을 다물게 한다. 耳屏(작은 귓볼) 앞, 觀骨弓(광대뼈) 밑의 패인곳 안에 이 經穴이 있다. 이 패인 곳은 입을 열면 없어진다(그림 58).

▼ 針 놓는 법ー直刺로 一寸에서 一寸五分의 깊이로 찌른다.

☆ 針感ー顔面의 側部가 쑤시며 압박감이 나타난다.

(主로 낫는 병)ー齒痛, 아래턱關節痛.

(그림 58 下關穴)

四八、頰 車

• 위치ー잇발을 깨물었을 때, 下顎角(턱뼈)에 한 줌의 筋肉덩어리(咬筋)가 돋기한다. 이 근육의 가운데를 손가락으로 누르면 오묵한 곳이 있어 나른한 통증을 느끼는 곳이 이 經穴이다(그림 59).

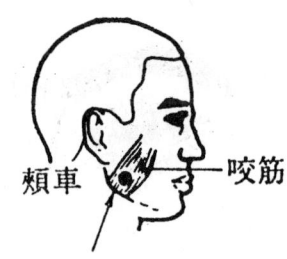
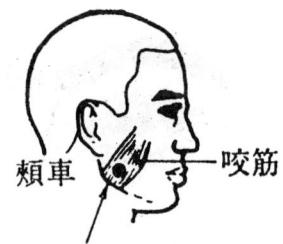

(그림 59 頰車穴)

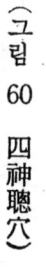

(그림 60 四神聰穴)

五〇、迎 香

（主로 낫는 병）—齒痛、口喎。

▼針 놓는 法—針 끝은 입가로 향하여 斜刺、一寸五分에서 二寸의 깊기。

☆針感—顏頰部（빰 부근）에 압박감을 느낀다。

四九、四神聰

• 위치—百會（머리 꼭지에 있다）의 前、後、左、右、각기 一寸 떨어진 곳이 이 經穴이다（그림 60）。

（主로 낫는 병）—지랄병。

▼針 놓는 法—네 곳 모두 다 피부를 따라 뒷쪽（後方）으로 향하여 一寸 정도의 깊이로 찌른다。

☆針感—頭頂部에 압박감을 느낀다。

五〇、迎 香

• 위치—鼻翼（小鼻） 外緣（바깥 가장자리）에서 양쪽의 바깥을 향하여 五分의 위치에 있다

즉 小鼻의 左右側에 한 가닥씩의 홈이 패어 있다. 이것을 鼻唇溝라 하며,

이 홈이 上段과 小鼻의 가장 돌출한 곳의 중간이 이 經穴이다(그림 61).

(主로 낫는 병)—鼻炎.

▼ 針 놓는 법—直刺로 五分 전후의 깊이로 찌른다.

☆ 針感—그 부분에 압박을 느낀다.

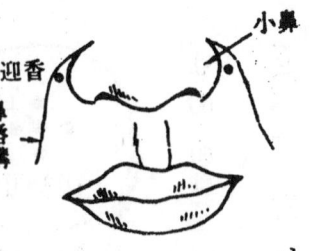

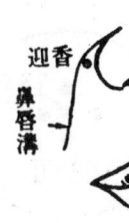

(그림 61 迎香穴)

五一、攢竹

● 위치—눈섭 안 쪽 끝에서 눈섭으로 약 一分정도 들어간 곳이 이 經穴이다(그림 62).

(主로 낫는 병)—눈이 충혈하여 아프다. 眉稜骨痛.

▼ 針 놓는 법—毫針(소위 보통 말하는 針)으로 點刺하여 피를 짤아내거나 直刺 또는 피부를 따라 橫刺한다.

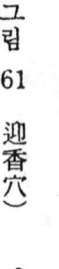

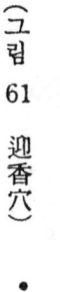

(그림 62 攢竹穴)

五二、聽宮

● 위치—耳屛(작은 귓볼) 한 가운데 앞에、입을 열었을 때 손가락으로

누르면 오묵하게 된다. 이것이 이 經穴이다(그림 63).

(主로 낫는 병)—귀머거리, 耳鳴.

▼ 針 놓는 법—환자의 입을 열게 하고, 直刺로 一寸에서 二寸의 길이로 찌른다.

☆ 針感—저리며, 압박통이 귀 또는 관자놀이까지 放散한다.

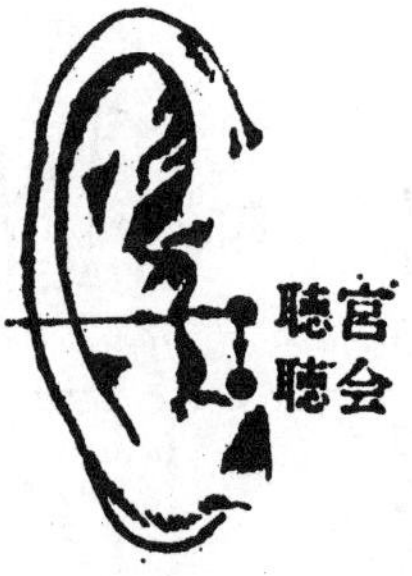

(그림 63 聽宮聽會穴)

五三、聽 會

• 위치—聽宮의 약간 아래에 있다. 즉 귀(小耳) 밑에 조그맣게 갈라진 부분과 수평인 곳으로 입을 열었을 때 손가락으로 누르면 패인 부분이 이 經穴이다(그림 63).

(主로 낫는 병)—귀머거리, 耳鳴.

▼ 針 놓는 법—환자에게 입을 열게 하고, 直刺로 一寸에서 二寸의 깊이로 찌른다.

☆ 針感—압박감을 느낀다.

五四、十 宜

• 위치—양손 열손가락 끝의 가운데에 있다(손톱에서 一分)(그림 64).

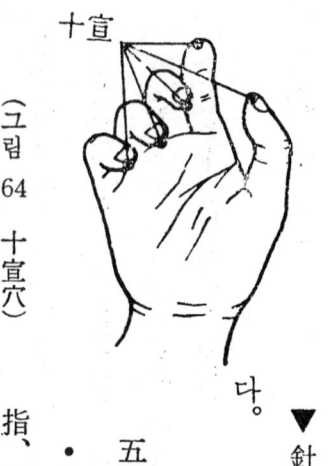

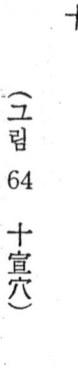

（그림 64 十宣穴）

（主로 낫는 병）—高熱、昏睡、쇼크、더위먹음、肢端마비。

▼ 針 놓는 법—針으로 찌르거나 또는 點刺하여 피를 짤아낸

다。

五五、四縫

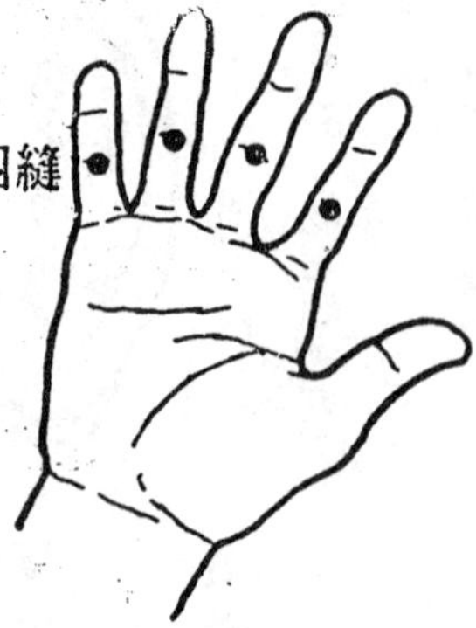

● 위치—손바닥을 위로 하여 손가락을 편다。양손의 人指、中指、藥指、새끼손가락의 第一、第二關節의 橫주름살의 중앙이 이 經穴이다（그림 65）。

（主로 낫는 병）—小兒의 消化不良。

▼ 針 놓는 법—點刺하여、黃白色의 液體나 또는 피를 조금 짤아낸다。

五六、間使

● 위치—손바닥 쪽의 손목에 있는 두 줄의 橫紋의 後側의 가운데에서 똑바로 위、三寸의 위치로서、두줄의 근육의 중간이

（그림 65 四縫穴）

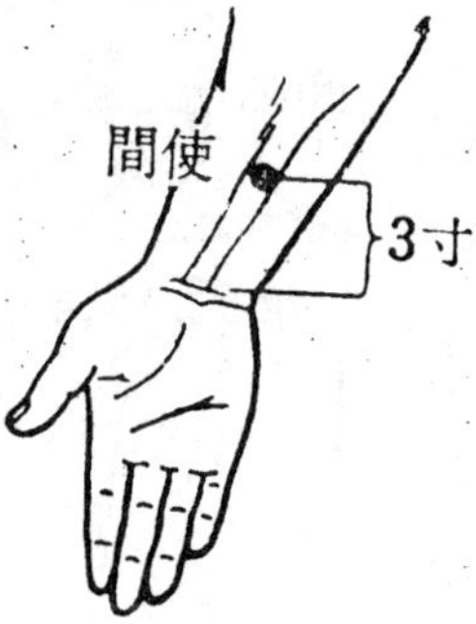

（그림 66 間使穴）

間使 3寸

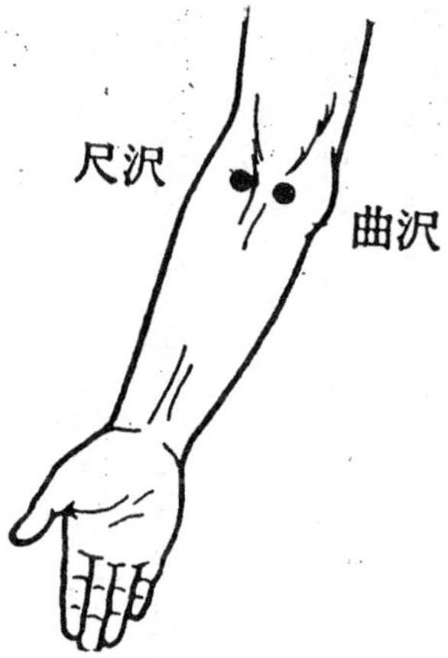

尺沢 曲沢

（그림 67 曲澤尺澤穴）

이 經穴이다 (그림 66).

(主로 낫는 병)—학질

▼ 針 놓는 법—直刺로 五分에서 一寸의 깊이로 찌른다.

☆ 針感—저리고 압박감이 아랫 손가락까지 傳하여지며 때로는 위의 팔꿈치까지 傳해진다.

五七、曲 澤

• 위치—손바닥을 위로 하여 팔꿈치를 편다. 팔꿈치를 굽히고 펴고 하는 부분에 있는 橫紋에 한 줄의 굵은 근육이 있다. 이 굵은 근육의 안 쪽(새끼 손가락 쪽)이 이 經穴이다 (그림 67).

(主로 낫는 병)—팔의 통증, 팔꿈치의 통증, 손목의 통증, 임파管炎.

▼ 針 놓는 법—直刺로 一寸의 깊이, 임파管炎의 치료

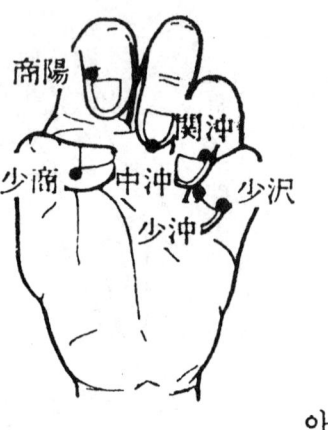

(그림 68　手十二井穴)

는　點刺하여　피를　짤아낸다.

五八、尺澤
• 위치ー손바닥을 위로 하여、팔꿈치를 편다。팔꿈치를 굽히고 펴고 하는 부분에 있는 橫紋 있는 곳에 한 줄의 근육이 있다。이 굵은 근육의 바깥쪽(엄지손가락쪽)이 이 經穴이다 (그림 67)。

(主로 낫는 병)ー喀血、遺尿、丹毒。

▼ 針을 놓는 법ー直刺로 一寸의 깊이로 찌른다。丹毒을 치료할 때는 點刺하여 피를 짤아낸다。

五九、手十二井
〈이 經穴은 다음의 각각의 經穴을 總稱하고 있다〉
◉ 少商
엄지손가락의 손톱의 뿌리(人指側이 아님)의 모서리에서 一分 정도 떨어진 곳(그림 68)。

◉商 陽

人指의 엄지손가락 쪽 손톱뿌리의 모서리에서 一分 정도 내려간 곳。

◉中 冲

中指의 先端의 중앙, 손톱에서 쌀알의 가로 너비의 半쯤 떨어진 곳。

◉關 冲

약지의 새끼손가락쪽 손톱뿌리의 모서리에서 一分쯤 내려간 곳。

◉少 冲

새끼손가락의 약지쪽 손톱뿌리의 모서리에서 一分쯤 내려간 곳。

◉少 澤

새끼손가락의 바깥쪽이며, 손톱뿌리의 모서리에서 一分정도 내려간 곳。

(主로 낫는 병)—손가락 끝의 마비。

▼鍼 놓는 법—點刺하여 피를 짤아낸다。

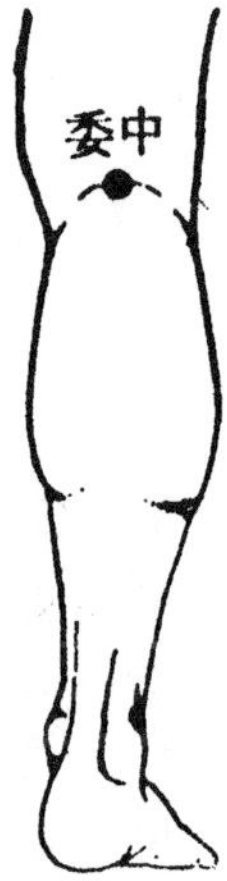

六○、 委 中

委中

(그림 69 委中穴)

• 經穴의 위치—무릎의 後側에 있는 橫紋의 중앙이 이 經

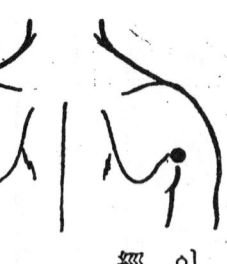

穴이다(그림 69)。

▼ 針 놓는 법—點刺하여 피를 짤아낸다。

(主로 낫는 병)—허리와 등의 통증, 무릎의 통증。

六一、肩 貞

• 환자를 의자에 正坐시키고, 팔을 가슴 옆에 딱 붙이게 한다. 겨드랑이 밑에 팔과 가슴이 接合하는 갈림목 부분에서 위로 一寸의 거리가 이 經穴이다(그림 70)。

(主로 낫는 병)—肩胛骨痛

▼ 針 놓는 법—直刺로 一寸에서 二寸의 깊이로。

■ 肺를 상할 염려가 있으므로, 가슴으로 향하여 斜刺해서는 안된다。

(그림 70 肩貞穴)

六二、涌 泉

• 위치—다섯발가락을 발바닥 쪽으로 꼬부리면 발바닥의 중앙 앞쪽에 하나의 오묵한 곳이 생긴다。이 오묵한 곳이 經穴이다(그림 71)。

血海

涌泉

涌泉

(그림 71 涌泉穴)

☆ 針感―발바닥에 壓迫痛이 있다.

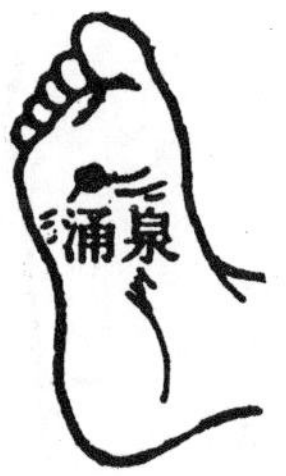

▼ 鍼 놓는 법―直刺로 五分의 깊이로 찌른다.

(主로 낫는 병)―頭痛、昏睡에 빠져 눈이 뜨이지 않는다.

六三、血 海

● 위치―환자를 의자에 앉혀 놓고、무릎을 굽혀 발을 늘어뜨리게 한다。醫師는 환자와 마주 보고、왼손으로 환자의 오른쪽 무릎팍을 누르고(오른쪽일 경우에는 왼쪽 무릎팍) 손바닥의 중심을 바르게 무릎팍의 頂點에 대고 엄지손가락 끝이 닿은 곳이 이 經穴이다 (그림 72)。

(主로 낫는 병)―두드러기、습진、가렴증(피부搔痒症)。

▼ 鍼 놓는 법―上向으로 斜刺、二寸 정도의 깊이로 찌른다.

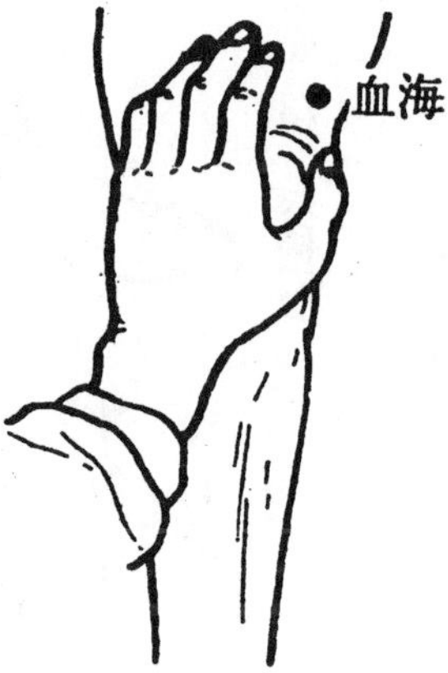

(그림 72 血海穴)

☆ 針感―그 부분에 壓迫痛을 느낀다.

― 77 ―

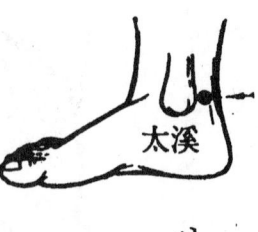

아끼레스腱

六四、太溪

위치ㅡ발 안쪽의 복사뼈와 아끼래스腱의 중간을 손가락으로 눌러서 패인데가 이 經穴이다(그림 73).

(主로 낫는 병)ㅡ발목關節痛, 糖尿病.

▼針 놓는 법ㅡ直刺로 五分에서 一寸의 깊이.

☆針感ㅡ저리며 압박감이 발에 放散한다.

(그림 73 太溪穴)

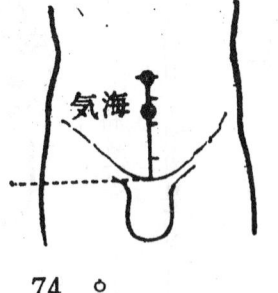

気海

六五、氣 海

위치ㅡ배꼽에서 바로 아래. 恥骨의 上端까지를 五等分하여(五寸으로 換算한다). 배꼽에서 아래로 一寸五分인 곳이 이 經穴이다(그림 74).

(主로 낫는 병)ㅡ胃下垂、腹痛.

▼針 놓는 법ㅡ直刺로 一寸五分 전후의 깊이로 찌른다.

☆針感ㅡ그 부분에 壓迫痛이, 때로는 배꼽으로 향하여 放散한다.

(그림 74 氣海穴)

恥骨의 上端

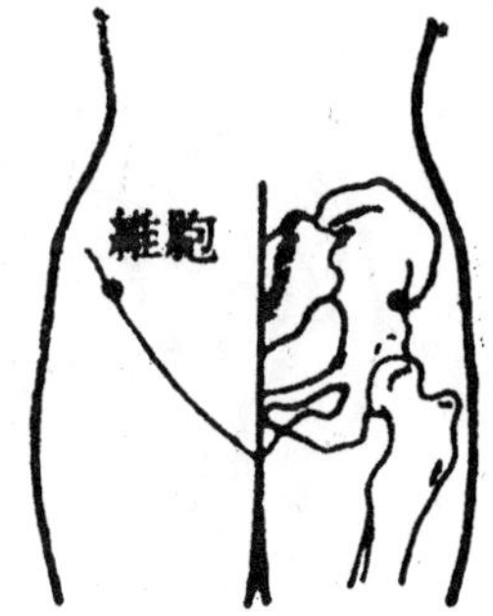

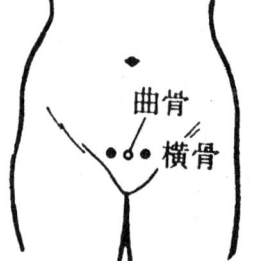

(그림 76 橫骨穴)

曲骨 橫骨

(그림 75 維胞穴)

維胞

六六、維胞

• 위치—환자를 위로 보고 눕게 한다。骨盤의 뼈가 左右 각기 제일 고로 돌기한 곳에서 속의 앞쪽으로 一寸의 위치로, 배와 가랑이(股) 가 홈으로 되어 있는 데가 이 經穴이다(그림 75)。

(主로 낫는 병)—子宮脫垂。

▼ 針 놓는 법—長針을 써서 배와 가랑이의 홈을 따라 二寸에서 二寸五分의 깊이로 斜刺한다。합하여 크게 몇回 針을 틀어 돌린다。

☆ 針感—환자는 子宮이 위로 올라가는 느낌을 받는다。

六七、橫骨

• 위치—환자를 위로 보고 눕게 한다。이 經穴은 恥骨結合線의 윗언저리(曲骨穴)의 外側으로 五分인 곳에 있다(그림 76)。

(主로 낫는 병)—子宮脫垂。

▼ 針 놓는 법—환자에게 排尿시킨 후, 直刺로 一寸五分에서 二寸의 깊이로 찌른다。

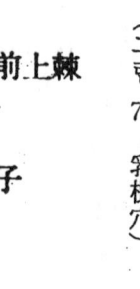

（그림 78 居了穴）

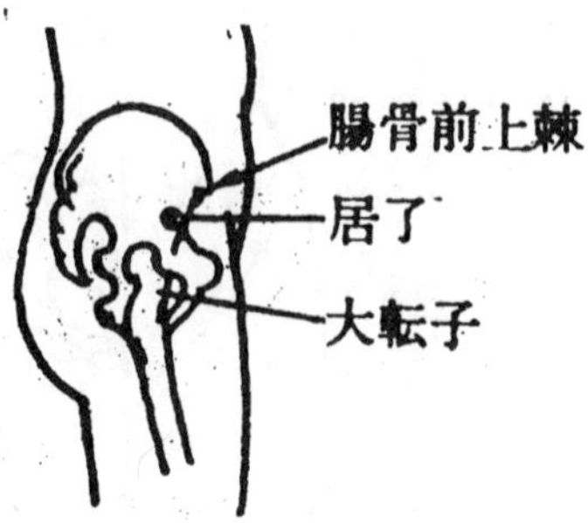

腸骨前上棘

居了

大転子

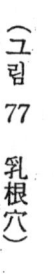

（그림 77 乳根穴）

乳根

☆ 針感—그 부분에 壓迫痛을 느낀다.

六八、乳 根

• 위치—乳頭 바로 아래이며, 乳房根이 이 經穴이다.

(主로 낫는 병)—乳線炎.

▼ 針 놓는 법—寸針을 써서, 피부에 따라 바깥쪽에 針끝을 향하여 가로로 찌른다.

☆ 針感—그 부분에 압박통을 느낀다.

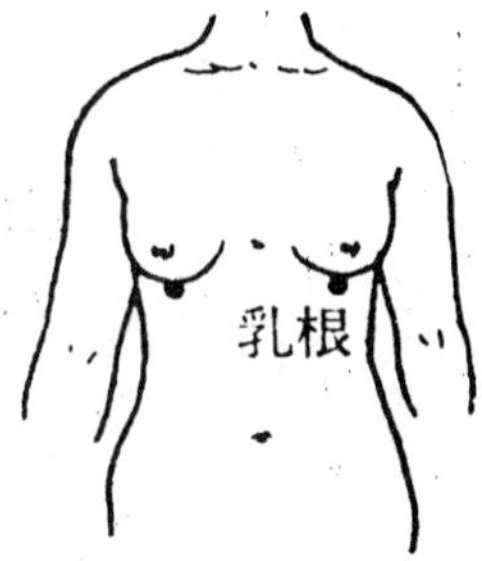

六九、居 髎

• 위치—환자를 옆으로 눕힌다. 이 經穴은 骨盤의 뼈가 左右 각기 최고로 돌기한 곳(腸骨前上棘)과 허리의 양쪽에 둥글게 돌기한 뼈(大轉子)를 연결하는 線의 중심점에 있다(그림 78).

(主로 낫는 병)—側腰痛과 腰痛이 原因으로 된 側腸痛.

▼ 針 놓는 법—直刺로 一寸五分에서 二寸의 깊이로 찌른다.

☆ 針感―그 부분이 저리며、 壓迫받는 느낌이 때로는 大腿로 향하여 放散한다。

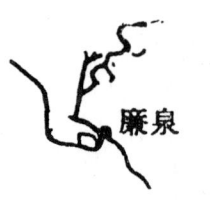

(그림 79 廉泉穴)

七〇、 廉 泉

• 위치―이 經穴은 목구멍의 윗쪽、 턱의 밑에 있다。 엄지손가락을 아래로 향하여、 손가락 關節의 橫주름살을 아래턱 뼈의 가운데에 대고、 엄지손가락의 끝이 닿는 곳이 이 經穴이다(그림 79)。

(主로 낫는 병)―벙어리、 喉炎。

▼ 針 놓는 법―針끝을 혀뿌리(舌根)로 향하여 비스듬하게 一寸五分의 깊이로 찌른다。

☆ 針感―舌根에 壓迫痛을 느낀다。

― 81 ―

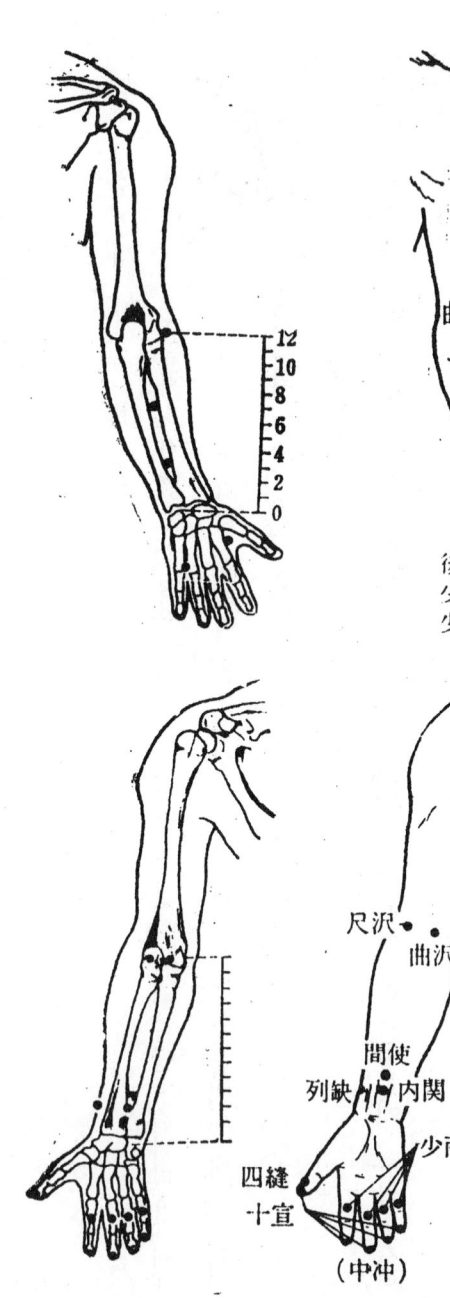

（그림
80
上肢、손등經穴의 位置圖）

曲池

四浣

支溝

外関

合谷

中渚

後溪

少冲

少沢

商陽

関沖

尺沢

曲沢

間使

列缺

内関

少商

四縫

十宣

（中冲）

（그림
80
上肢、손등經穴의 位置圖）

（그림
81
손바닥 經穴의 位置圖）

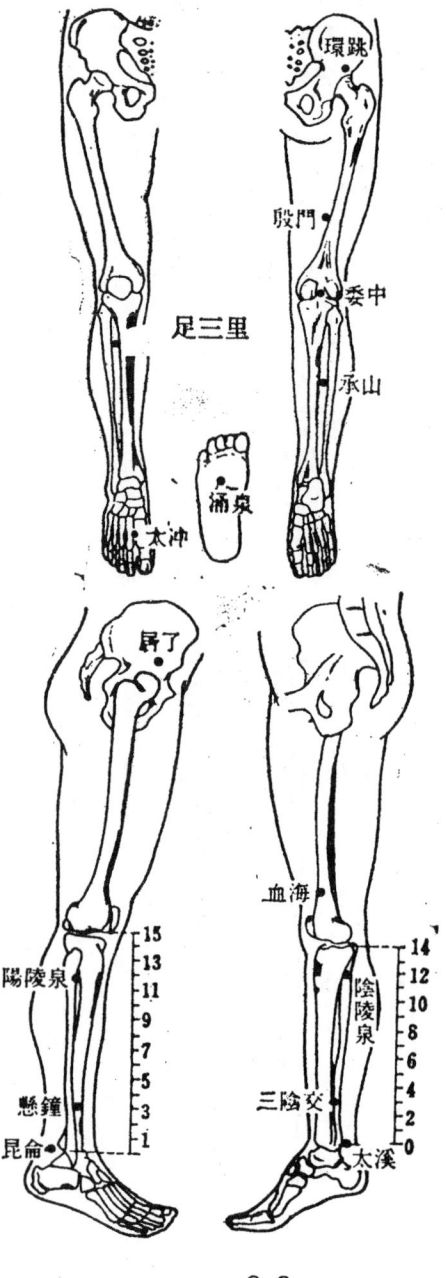

（그림 82 下肢前面經穴의 位置圖）

（그림 83 下肢後面經穴의 位置圖）

（그림 85 下肢內側經穴의 位置圖）

（그림 84 下肢外側經穴의 位置圖）

環跳

殷門

委中

承山

足三里

涌泉

太冲

居了

血海

陽陵泉

陰陵泉

三陰交

懸鐘

昆侖

太溪

15
13
11
9
7
5
3
1

14
12
10
8
6
4
2

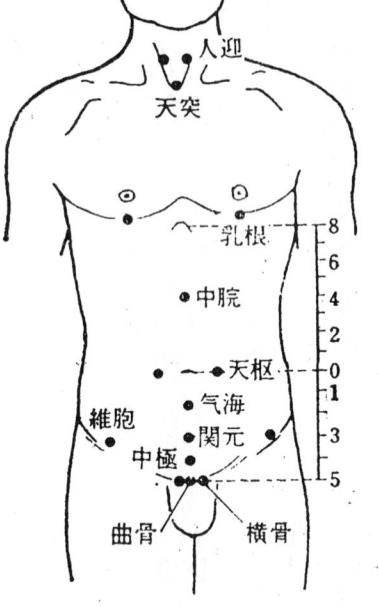

人迎

天突

乳根

中脘

天枢

气海

関元

維胞

中極

曲骨　　横骨

8
6
4
2
0
1
3
5

〔그림 86·　頸、　胸腹部經穴의　位置圖〕

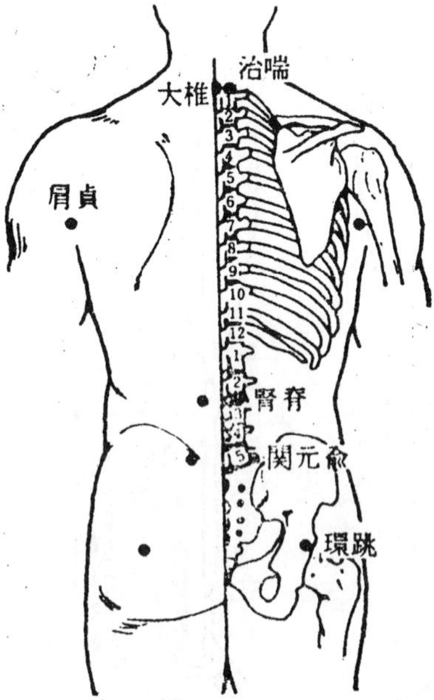

治喘

大椎

肩貞

腎荄

関元兪

環跳

〔그림 87·　頸、　腰背部經穴의　位置圖〕

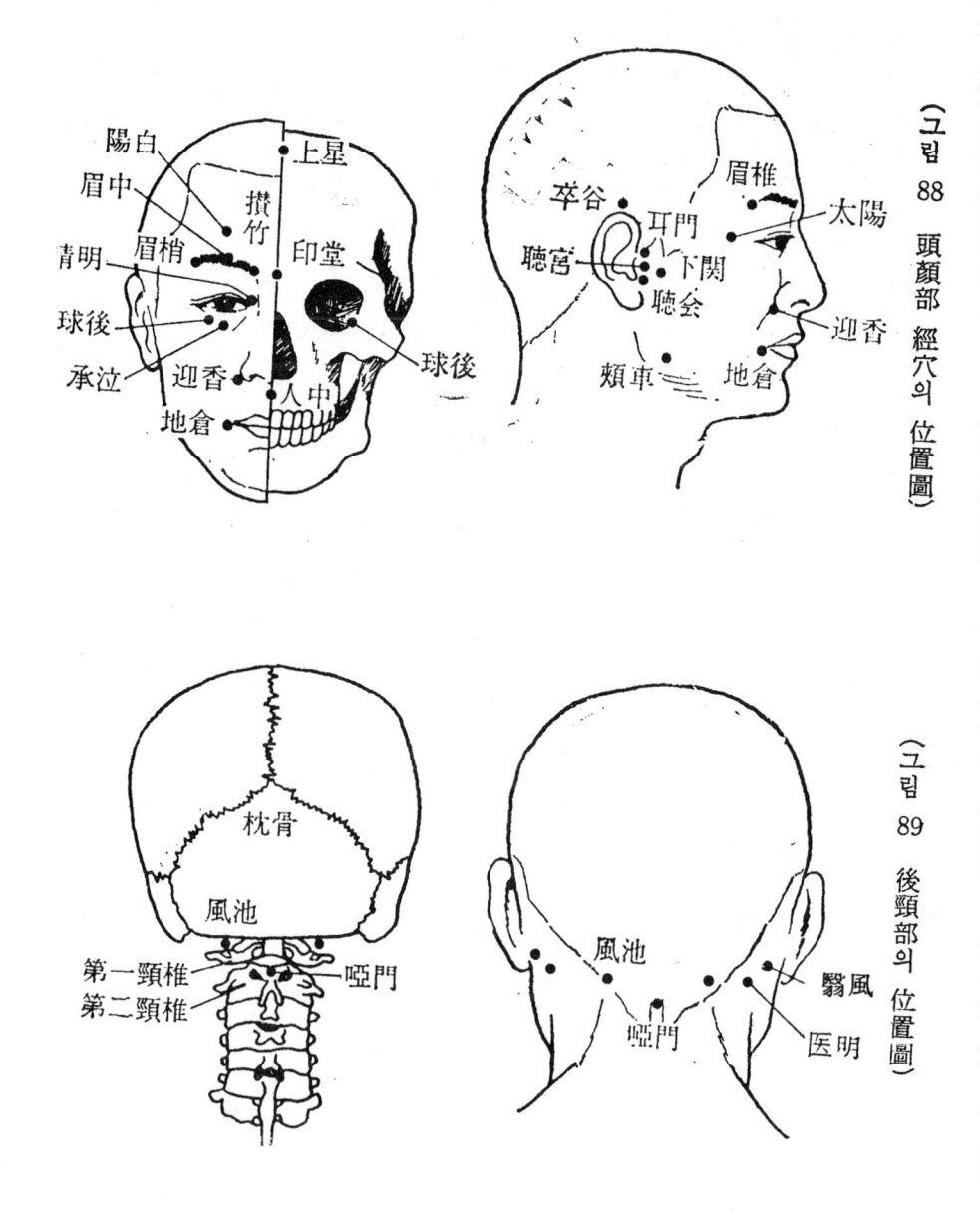

陽白
眉中
青明
眉梢
球後
承泣
迎香
地倉

攅竹
人中

上星
印堂

球後

（그림 88 頭顔部 經穴의 位置圖）

卒谷
聴宮

耳門
下関
聴会

眉椎
太陽

迎香

頬車
地倉

枕骨
風池

第一頸椎
第二頸椎

啞門

風池

啞門

翳風
医明

（그림 89 後頸部의 位置圖）

― 85 ―

〈附 錄〉

五要穴

뱃병(肛腹病)은 足三里에 針을 머무르고

허리 등(腰背)의 病은 殷門에 針을 求하며

頭頂의 病은 後溪에 묻고

顔口의 病은 合谷에서 다스리고

가슴에도 病이 있으면 빨리 內關과 圖謀하여라。

十要穴

足三里와 內關의 經穴은

胸腹의 病에 妙訣을 맞추고

曲池와 合谷은 頭顔의 그病을 다스리며

腰背의 아픔이 겹치면

殷門、昆侖의 經穴을 고르고

頭頂에 病이 있으면

後溪에다 風池가 좋으며,

環跳와 陽陵泉은

膝前과 胸脇의 病을 兼하고

三百六十의 經穴도

열(十)의 要穴을 넘지 않느니라.

三、治療各論

一、감기

감기는 傷風이라고도 한다. 一年 四季節을 통하여 볼 수 있는 병이다. 일반적인 症狀은 코가 막히고, 콧물이 나오며 재채기가 나와, 머리가 아프고, 머리가 무거운 것 등이다. 중한 감기는 寒氣가 나고 發熱을 하며 온 몸이 아프고 기분이 나쁘며, 기침이 나오고 때로는 목도 아프다.

● 主된 經穴 合谷 (圖9)

· 備用經穴 印堂(圖34)、 天突(圖47)

▼ 치료법 合谷을 찌른다. 提挿法(찌른 針을 上下로 조금씩 움직이는 法)을 쓰며 여러번 針을 上下로 움직여서 환자에게 針感의 반응을 묻고, 동시에 환자의 이마를 쓸어 보아 땀이 조금 배기 시작하면 그친다.

기침이 나오는 것은, 天突에도 침을 놓고, 前頭痛이면 印堂에도 놓으며, 높은 熱이 並發할 때는 十宣에서 피를 조금 짤아낸다. 또 大椎에 吸鐘(吸角=충혈을 일으켜 독소를 빨아내는 종 모양의 유리 기구에 고무공을 단 것) 療法을 써도 좋다.

二、頭 痛

頭痛은 감기가 거나 만성병 등 원인은 대단히 많으나 일발적으로 앓는 곳이나 또는 원인에 따라 치료법을 구별하면 된다。

(1) 偏頭痛

● 主된 經穴 太陽 (圖40)에서 率谷으로 率谷으로 뚫는다。

· 備用 經穴 外關 (圖18)、 風池 (圖45)、 四瀆 (圖20)。

▼ 치료법 太陽에서 率谷으로 통하여 나른한 저림、 壓迫痛이 약간 강하게 되면 針을 뺀다。 보통은 곧 효과가 있다。 만약 효과가 시원치 않으면 備用經穴을 쓴다。 太陽에서 피를 조금 짤아내어도 된다。

(2) 前頭痛

● 主된 經穴 印堂 (圖34)

· 備用 經穴 合谷 (圖9)、 上星 (圖56)、 列缺 (圖19)

▼ 치료법 主된 經穴로 효과가 없으면、 備用經穴을 쓴다。

(3) 後頭痛

● 主된 經穴 啞門 (圖46)

- 備用 經穴 後谿(圖16)、 昆侖(圖27)、 風池(圖45)

▼ 치료법 主된 經穴로 효과가 없으면 備用經穴을 쓴다.

(4) 頭頂痛

● 主된 經穴 百會(67頁)

- 備用 經穴 太冲(圖26)、 涌泉(圖71)

▼ 치료법 主된 經穴로 효과가 없으면 備用經穴을 쓴다.

(5) 全頭痛

● 主된 經穴 印堂(圖34)、 啞門(圖46)

- 備用 經穴 足三里(圖22)、 合谷(圖9)、 四瀆(圖20)、 (圖40)太陽。

▼ 병의 원인으로 본 치료법 고혈압의 경우는 曲池를 찌르고、 不眠症 혹은 便秘의 경우에는 발의 三里, 기침은 天突을 찌른다.

三、 齒 痛

● 主된 經穴 合谷(圖9)

- 備用 經穴 頬車(圖59)、 下關(圖58)

▼ 치료법 上下, 左右 어느 齒牙의 경우라도 아픈 齒牙쪽의 合谷을 찌르면 좋다. 어떤 것은 당장에 통증이 멈춘다. 우선 提插法으로 針의 울림(반응)을 上下에 傳한다. 針感이 약할 때는 針을 비틀어 針感을 강하게 하면 된다. 이 合谷에서 효과가 없으면 備用 經穴을 쓴다.

四、편도선 炎、咽喉炎

대개는 감기에 의하여 일어난다. 목이 아프고, 무거워지면 음식을 넘기는데도 곤란하며, 때로는 熱도 난다. 환자에게 입을 열게 하고 아아하며 소리를 내게 하면 목구멍 속 깊은 곳에 있는 편도선이 한 쪽, 또는 양쪽이 발갛게 부어 있는 것이 보인다. 때로는 白色의 膿(고름)을 띈 것도 있다.

● 主된 經穴 合谷(圖9)

· 備用 經穴 曲池、(圖21)天突(圖47)、人迎(圖49)。

▼ 치료법 우선 편도선이 부어 있는 쪽의 合谷(손등、엄지손가락과 人指 사이에 있는 經穴)을 찌른다. 편도선이 양쪽 다 부어 있을 경우에는 어느 合谷을 찔러도 좋다. 針을 찌르면, 上下로 조금 움직여 針의 울림을 높인다. 그리하여 환자에게 침(타액)을 삼키게

— 91 —

하여 아픈가 어떤가를 試圖해 본다. 그래도 아플 때는 다시 몇번을 針을 上下로 움직인다.

曲池를 찔러도 같은 효과가 있다.

五、胸痛

胸痛의 원인은 매우 많아 어떤 것은 肋膜炎에 의하여 일어나고 때로는 外傷에서 또는 단순한 肋間神經痛에 의하는 수도 있다. 어떠한 원인의 胸痛이라도 針의 요법은 통증을 막는 作用을 한다.

● 主된 經穴   內關 (圖17)

・ 備用 經穴   陽陵泉 (圖23)、人中 (圖33)

▼ 치료법   內關을 찌르면, 어떤 것은 즉시에 통증을 막을 수 있다. 만약, 통증이 멎는 것이 이상적이 아니면 陽陵泉 또는 人中을 더한다.

六、上腹痛

수많은 병이 上腹痛을 일으킨다. 예컨대, 胃炎, 궤양病, 胃神經, 담낭病, 膽石症, 膽道 回虫症 등이다. 병이 되는 원인이 다르므로 해서, 병의 성질, 정도, 持續時間은 각종각양

아나、 鍼을 놓는 것으로 해서 어느 것이나 통증을 멈추게 할 수 있다。 그러나、 급성 발작

으로 疼痛이 심하여、 鍼을 놓아도 依然히 아픔이 가시지 않을 때는 곧 外科醫師의 진료를

받아야 한다。

● 主된 經穴 內關 (圖17)

・ 備用 經穴 三陰交 (圖28)、 中脘 (圖52)、 陰陵泉 (圖24)

▼ 치료법 통증이 생겼을 때 우선 內關을 찌른다。 통증이 가벼운 것은 대개 곧 멈춘다。

만약、 空腹일 때의 통증이면、 三陰交를 加하고、 食後에 아프면、 발의 三里를 加한다。 그래

도 효과가 분명하지 않을 때는 中脘을 加하거나 혹은 中脘에 다시 鍼을 고쳐 놓는다。

七、 下腹痛 、

腸炎、 방광염、 婦人科病、 腸回虫 등 어느 것이나 下腹痛을 일어킨다。 鍼의 치료법으로

아픔은 멈추고、 또 消炎 作用도 있다。

● 主된 經穴 關元 (圖54)、 三陰交 (圖28)

・ 備用 經穴 中極 (圖54)、 足三里 (圖22)

▼ 치료법 우선 主된 經穴에 鍼을 놓고、 효과가 없을 때는 備用 經穴로 고치든가 또는

加한다. 關元、中極에 針을 놓을 때는, 一定한 針感을 일어키게 할 필요가 있다.

八、 關節痛

關節痛은 바람에 쏘이거나, 冷해지거나, 濕기를 받거나 더운 몸에 갑자기 冷水의 자극을 받거나 하면 일으나기 쉽다. 이 병의 主된 症狀은 手足의 關節과 筋肉의 疼痛이다. 大關節 예를 들면 팔꿈치, 무릎, 어깨, 가랑이 등의 關節이 발갛게 부어서 아프고, 때로는 熱을 並發하는 것을 風濕性 關節炎이라 한다. 그러나, 關節이 발갛게 붓지 않는 수도 있다. 이 것을 良性關節痛이라 한다. 또 어떤 것은 우선 작은 關節에서 發病하여 차차로 大關節을 侵犯하여 뼈를 변질시키는 것을 類風濕性 關節炎이라 한다. 어떠한 종류의 關節痛이라 하 더라도 다음 방법으로 치료하면 좋다.

(1) 上肢痛(어깨의 관절을 포함)

● 主된 經穴 曲池(圖21)

· 備用 經穴 外關(圖18)、合谷(圖9)、後溪(圖16)

(2) 下肢痛(무릎의 관절을 포함)

● 主된 經穴 陽陵泉(圖23)

— 9 4 —

· 備用 經穴 足三里(圖22)、環跳(圖31)、懸鐘(圖29)

(3) 全身關節痛

● 主된 經穴 曲池(圖21)、足三里(圖22)

· 備用 經穴 外關(圖18)、陰陵泉(圖24)、腎俞(圖55)

(4) 脊柱痛

● 主된 經穴 人中에 가로로 찌른다

· 備用 經穴 大椎(圖50)、啞門(圖46)

(5) 腰背痛

● 主된 經穴 殷門(圖30)

· 備用 經穴 承山(圖25)、昆侖(圖27)

(6) 腰腿痛

● 主된 經穴 環跳(圖31)

· 備用 經穴 陽陵泉(圖23)、殷門(圖30)

(7) 脊柱兩側痛

● 主된 經穴 治喘(圖51)

• 備用 經穴 腎兪(圖55)

(8) 腰痛

● 主된 經穴 後溪(圖16)

• 備用 經穴 腎兪(圖55)

(9) 側腰痛

● 主된 經穴 居髎(圖78)

• 備用 經穴 腎兪(圖55)

▼ 치료법 우선 居了에 直刺로 一寸五分에서 二寸五分의 깊이로 찌른다。 효과가 바람직 하지 못할 때는 腎兪을 더한다。

九、기 침

● 主된 經穴 天突(圖47)

• 備用 經穴 內關(圖17)、足三里(圖22)、治喘(圖51)

▼ 치료법 우선 天突에 針을 놓는다。 成人이면 一寸五分의 깊이로 찌르고、크게 비틀어 질식할 것 같은 느낌을 일으키게 한다。 어떤 것은 針을 뽑으면 이내 경쾌하게 된다。 胸痛

의 어떤 것은 內關을 더하고 (加하고), 몸이 약하고 痰 (가래)이 많은 환자에게는 발의 三里

도 더하여 찌른다. 효과가 분명하지 않을 때는 兩肩胛骨의 안쪽의 울혈을 吸角으로 빨아낸

다.

十、氣管支喘息

갑자기 발작을 일으키는 수가 많다. 호흡이 곤란해지고, 엎드려 누워 있을 수 없게 된다

목구멍이 소리를 내며, 무거운 때는 청진기를 쓰지 않아도 喘鳴音 (喘息의 특징)이 들린다.

발작이 갈아 앉으면, 정상적인 사람과 같이 된다.

만일 肺氣腫 (肺胞의 탄력성이 나쁘고, 換氣效率이 나쁘게 된다)의 合併症이 있으면, 喘

息의 발작이 끝나도 依然히 호흡이 짧다.

慢性氣管支炎은 오랜 해에 걸쳐 기침이 나오는 症狀이 있으며, 차차로 호흡곤란의 病狀

을 나타내게 되는 병으로 대개는 肺氣腫을 合併한다.

心臟性喘息은 심장병을 앓았기 때문에, 혈액의 순환이 나쁘게 되어, 換氣 不良으로 호흡

곤란을 일으킨다. 많은 경우 발에 浮腫 (浮症)이 있고, 심장을 청진하면 잡음이 들린다.

腎臟性喘息은 腎臟病의 旣往症이 있고, 얼굴에 浮腫이 있어, 化學檢査를 하면 尿에 이상

이 보인다.

● 主된 經穴 治喘 (圖51)

· 備用 經穴 天突 (圖47)、 內關 (圖17)、 足三里 (圖22)

▼ 치료법 기침을 合併할 때는 天突을 加하고、 胸痛、 호흡곤란이면 內關을 더하고、 몸이 약한 자에게는 足三里를 더하여 찌른다.

十一、 설 사

대부분은 음식을 조심하지 않는데서 일어난다. 날것、 찬것、 불결한 것을 너무 먹거나、 밤에 배를 차게 하거나 하면 설사를 한다.

● 主된 經穴 足三里 (圖22)

· 備用 經穴 天樞 (圖53)、 關元 (圖54)

▼ 치료법 우선 主된 經穴을 찌르고 효과가 명확하지 않을 때는 備用 經穴을 더한다. 동시에 뜸 (灸) 을 炷하거나 또는 등줄기를 주물러도 된다.

十一、 便 秘

便秘는 보통 三日에서 五日、 다시 며칠이 지나 一回의 通便이 있으며、 大便이 마려워도

排出이 되지 않아 매우 과로와한다。針灸는 습관성인 便秘에 대해서는 비교적 효과가 높다

● 主된 經穴　支溝（圖18）

· 備用 經穴　天樞（圖53）、足三里（圖22）

▼ 치료법　우선 支溝에 針을 찌른다。一定한 針感에 도달하여 처음으로 효과가 있다。그 다지 효과가 없을 때는 天樞 또는 足三里를 더한다。

十三、嘔吐

● 主된 經穴　內關（圖17）

· 備用 經穴　天突（圖47）、足三里（圖22）

▼ 치료법　內關의 한 쪽 또는 양 쪽을 동시에 찌른다。효과가 분명하지 않으면 天突 또는 발의 三里를 加한다。

十四、胃下垂

소화불량이 主된 원인으로、食後에 배가 부풀어 괴롭고 답답하여 배가 가득찬 느낌이다。 대개가 便秘、嘔吐가 따른다。食後 위로 보고 누워、胃 언저리를 손가락으로 누르면、꼬르

러 꼬르륵 물이 출렁거리는 것같은 소리가 난다(렌트겐으로 透視하면, 胃의 위치가 정상보

다 낮다).

● 主된 經穴　氣海(圖74)、 足三里(圖22

· 備用 經穴　關元(圖54)、 中脘(圖52)

▼ 치료법　우선 氣海와 足三里를 찌른다. 重症 환자에게는 關元과 中脘을 더한다. 어떤

것은 根治가 된다.

十五、 딸꾹질(橫 격막 경련)

딸꾹 딸꾹하고 짧은 소리가 연속하여 나와 몇 사간이고 그치지 않을 때가 있다. 중한 경

우는 몇 年이 흘러도 그치지 않는 것도 있다.

● 主된 經穴　天突(圖47)

· 備用 經穴　內關(圖17)、 中脘(圖52)

▼ 치료법　가벼운 증세의 환자이면 눈을 감게 하고, 돌연 코를 一、二分間 집는다. 또

는, 눈알을 壓迫痛을 느낄 만큼 눌러도 효과가 있다. 또 자극物을 맡게 하여 재채기를 시

키는 것도 좋다. 중환자에게는 天突에 鍼을 놓고, 강한 자극을 주지 않으면 안된다. 그래

도 효과가 없으면 內關、 中脘을 더한다。

十六、 胃腸의 機能의 혼돈

이 병의 感狀은 多種多樣하여、 輕重도 한 모양이 아니다(胃腸液의 分泌와 운동기능의 혼돈에 있다)。 보통 볼 수 있는 症狀에는 惡心、 가슴앓이、 트림으로 불쾌감、 食後에 소화되지 않고 위에 남아 있어 기분이 좋지 않다。 괴롭고 무거운 좋지 않은 기분이다。 때로는 便秘하거나、 설사를 한다。 自覺症狀은 많으나 검사를 하여도 특수한 이상이 없다。

● 主된 經穴 足三里(圖22)

· 備用 經穴 天樞(圖53)、 關元(圖54)、 中脘(圖52)、 등줄기를 문질러도 된다。

十七、 종아리(장딴지)의 경련

● 主된 經穴 承山(圖25)

· 備用 經穴 陽陵泉(圖23)、 殷門(圖30)

十八、 머리나 목의 떨림

● 主된 經穴 風池(圖45)

• 備用 經穴 後溪(圖16)、曲池(圖21)

十九、아래턱의 關節炎

이 병에 걸리면 입을 열기 어렵게 되어 음식을 먹을 때 아래 턱의 關節이 아프며、어떤 것은 소리가 울린다.

● 主된 經穴 下關(圖58)
• 備用 經穴 合谷(圖9)、耳門(圖42)

二十、半身不隨

몸의 한쪽 반을 마음대로 움직일 수 없는 것으로、일반적으로 老年에 많이 볼 수 있다(腦血管의 損傷 때문이다). 앓고 있는 한 쪽 팔을 올리거나 굽히고 펴고 할 수가 없으며、물건도 쥘 수 없다. 발은 硬直하거나 無力하게 되며、重症일 경우에는 전혀 움직일 수 없게 된다.

● 主된 經穴 曲池(圖21)、陽陵泉(圖23)
• 備用 經穴 陽白(圖35)、合谷(圖9)、外關(圖18)、懸鐘(圖29)、地倉(圖41)

▼치료법 曲池에서 少海로 뚫는다。陽陵泉에서 陰陵泉으로 뚫는다。陽白에서 眉中으로 통한다。合谷에서 後溪로 통한다。外關에서 內關으로 통한다。懸鐘에서 三陰交로 통한다。地倉에서 頰車로 뚫는다。일반적으로 一週間에 세 번 치료하며、每回 二~四個의 經穴을 골라 깊게 찔러 透穴法을 쓴다。手法은 얼마만큼 무겁게 한다。

二一、貧血症

貧血의 主된 症狀은 眩暈、無力感、食欲不振、피부가 青白하게 된다。赤血球와 血液色素가 정상이 아니라는 따위이다。

● 主된 經穴　足三里(圖22)

・備用 經穴　曲池(圖21)

▼치료법 우선 主된 經穴을 찌르고、효과가 없으면、備用經穴을 더한다。정기적으로 검사를 하여 치료 효과를 본다。

二二、陰萎、遺精

陰莖의 발기가 힘이 없고、또 발기하지 않는 것을 陰萎라 한다。每日 또는 하루 건너、

이틀 건너 一回 遺精하여 病程이 오래 가며、 더구나 遺精後에 眩暈이 일어나거나、 온몸이 피로하여 힘이 주어지지 않는 것이 遺精病이다。 一週間에 한 번 遺精하고、遺精後 기분이 나쁜 느낌이 없는 것은 생리 현상이다。

● 主된 經穴 關元(圖54)

· 備用 經穴 足三里(圖22)、三陰交(圖28)、中極(圖54)

▼ 치료법 關元、三陰交를 찌르고、일정한 針感에 이르러 비로소 효과가 난다。 몸이 약한 사람에게는 關元과 발의 三里를 찌르는 편이 좋다。

二三、遺尿(夜尿症)

이 병은 十五세 이하의 아이들에게 많다。 가벼운 것은 하루밤에 한번、 중한 경우는 몇번 씩 한다。

● 主된 經穴 關元(圖54)

· 備用 經穴 三陰交(圖28)、中極(圖54)、足三里(圖22)

▼ 치료법 몸이 약한 환자에게는 關元과 발의 三里를 찌르고 튼튼한 환자에게는 關元과 三陰交를 찌른다。

二四、尿閉(小便不通)

小便이 排出되지 않고、아랫배가 팽창하는 병으로 대부분이 다른 병으로 하여 일어나게 된다。큰 手術을 받은 뒤에 일어나는 일도 있다。갑자기 발생하는 수가 많다。

● 主된 經穴 關元(圖54)

· 備用 經穴 氣海(圖74)、三陰交(圖28)、陰陵泉(圖24)

(그림 90)

▼ 치료법 우선 主된 經穴에 針을 놓아 본다。효과가 분명치 않으면 備用 經穴에 고쳐놓는다。中指와 人指로 배꼽과 曲骨(恥骨의 윗쪽의 가운데) 중간을 천천히 압박하여 排尿를 독촉하여도 된다(그림 90)。

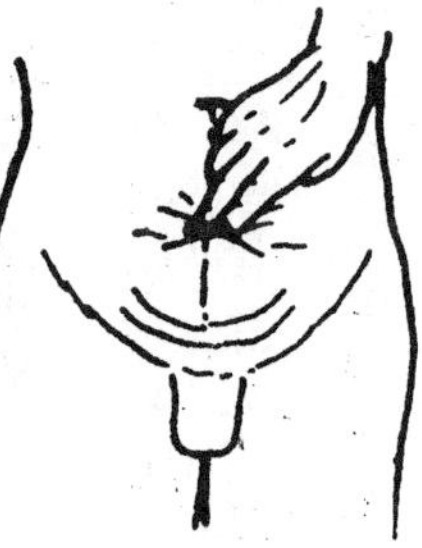

二五、尿道感染

頻尿、尿急、尿道痛、腰痛、더러는 發熱이 따르는 따위를 尿道感染이라 한다(화학검사를 하면 尿속에 赤血球、白血球、膿球가 있다。이것을 배양하면 많은 대장균을 볼 수 있다。

● 主된 經穴 關元(圖54)

· 備用 經穴 足三里(圖22)、中極(圖54)、三陰交(圖28

▼ 치료법 몸이 약한 사람을 關元과 足三里, 튼튼한 사람은 關元、三陰交를 찌른다.

二六、 前立腺炎

急性과 慢性으로 나눌 수 있다。 睾丸이 아프다。 尿道와 會陰部의 형편이 좋지 않으며, 大腿根이 아프고、 排便할 때 尿道口에서 白色의 액체(前立腺液)가 나온다。

● 主된 經穴 關元(圖54)

· 備用 經穴 中極(圖54)、 陰陵泉(圖24)、 足三里(圖22)

二七、 虫垂炎

급성과 만성의 두 종류가 있다。 急性虫垂炎은 처음은 배꼽 언저리가 아프고 기분이 나쁘며、 嘔吐를 하고、 그 후에는 오른쪽 아랫배에 持續性 痛症이 생겨、 근육이 硬直하고、 여기를 누르면 분명하게 아픔을 느끼며、 손을 떼어도 통증이 남는다。

만성의 虫垂炎은 언제나 오른쪽 下腹部에 鈍痛이 있으며、 달릴 때나 大便을 볼 때는 아파진다。

● 主된 經穴 발의 三里

・ 備用 經穴　關元、天樞

二八、不眠症

밤에 쉽게 잠들지 못하며, 잠들었다 하더라도 곧잘 눈이 뜨이고, 다시 잠들기가 매우 힘들다. 睡眠도 확실치 않아, 중태인 것은 밤새 자지 못하고, 眩暈 動悸（가슴이 두근거림）, 기억력의 감퇴, 전신의 피로, 無力感 등을 동반한다.

● 主된 經穴　足三里（圖22）

・ 備用 經穴　內關（圖17）、三陰交（圖28）、風池（圖45）

▼ 치료법　우선 經穴에 鍼을 놓고, 효과가 없으면, 備用 經穴을 더한다. 매일이나 하루 건너 한번 행한다. 등줄기를 주무르는 것도 좋다.

二九、히스테리

이 병은 정신 자극이 誘因이 되어 일어난다. 情緖가 불안정하여, 울다가 웃다가 하며, 의심이 많고 말에 순서가 없다. 발작을 일으켰을 때 어떤 것은 경련을 일으키나 의식은 잃지 않는다（이런 點은 지랄병과 구별이 된다）.

● 主된 經穴　瘂門（圖46）

・備用 經穴　內關（圖17）、人中（圖33）、後溪（圖16）

▼ 치료법　主된 經穴 외에 備用 經穴의 하나를 골라 더한다.

三十、精神分裂症

이 병은 정신병 중에서도 가장 흔히 있는 병인데、비교적 중한 병으로 靑年期에 많이 볼 수 있다。主된 病狀은 思想、感情、行爲의 세 가지가 一致하지 않으며、事實에 맞지 않는 것은 스스로 잘 알고 있으면서 억제와 是正이 되지 않는다。어떤 것은 妄想하고、모든 사람이 자기에게 危害를 加한다고 역심하며、幻聽을 하며、다른 사람이 많을 걸어오는 것처럼 헛듣기도 하고、幻視가 있으며、실제에는 존재하지 않는 데도 사람이나 물체가 보인다.

▼ 치료법　히스테리와 같다.

● 主된 經穴　瘂門（圖46）

・備用 經穴　內關（圖17）、後溪（圖16）、風池（圖45）

三一、지랄병（전간）

이 병은 대개 돌연히 발작을 일으키며、의식을 잃고、넘어진다。두 눈의 瞳孔은 위로 치오르고, 입에서 거품을 뿜고, 手足을 덜덜거린다. 잠시 후에는 저절로 의식을 회복하고, 깨어서는 그 情況에 기억이 없다.

● 主된 經穴 啞門 (圖46)

· 備用 經穴 後溪 (圖16)、 風池 (圖45)、 四神聰 (圖60)、 人中 (圖33)、 內關 (圖17)

▼ 치료법 발작을 일으켰을 때는 人中을 찌르고, 발작 중이면 主된 經穴을 찌른다. 움직이지 않을 때는 備用 經穴을 다시금 찌른다.

三二、 意識不明

主된 病狀은 의식이 불명하게 되며, 顏面은 창백하고 手足은 차겁고, 어떤 것은 잇발을 군게 깨문다.

● 主된 經穴 人中 (圖33)

· 備用 經穴 內關 (圖17)、 足三里 (圖22)、 十宣 (圖64)、 毫針이나 三稜針으로 點刺하여 피를 조금 짤아낸다.

▼ 치료법 우선 主된 經穴에 일정한 시간을 두고 자극을 주되 효과가 없으면 備用 經穴을 더한다.

三三、경 련

● 主된 經穴 合谷 (圖9)

· 備用 經穴 後溪 (圖16)、太冲 (圖26)、風池 (圖45)

▼ 치료법 우선 主된 經穴을 찌르고, 효과가 분명치 않으면, 備用經穴을 더한다.

三四、顏面神經 마비

顏面을 바람에 쏘이어 차거워지면, 돌연히 입과 눈이 비뚤어지는 일이 있다. 이것은 半身不隨의 病狀의 하나이다. 主된 病狀은 병에 걸린 半身의 上下의 눈까풀이 꼭 감겨지지 않으며, 이마의 주름살이 사라지고 鼻唇溝가 얕아지거나 없어져 버리고 입이 않지 않는 쪽으로 비뚤어진다.

● 主된 經穴 地倉 (圖41)

· 備用 經穴 後溪 (圖16)、翳風 (圖43)、合谷 (圖9)

▼ 치료법 경련의 발작이 일어나고 있을 때는 風池、後溪를 찌른다. 경련이 없을 때는 환자가 스스로 後溪를 손가락끝으로 누르면 치료에도 좋은 영향이 있다.

— 110 —

三五、近 視

近視는 대개 광선이 너무 약하거나 너무 강하거나, 누워 딩굴거나, 車 속에서 오랜 시간

동안 책을 읽는 것이 誘因으로 眼筋의 조절 기능에 장애를 일으켜 근시가 된다.

近視를 예방하려면, 이러한 誘因을 피해야 한다.

● 主된 經穴 承泣 (圖39)

· 備用 經穴 眉梢 (圖39)、醫明 (圖43)、風池 (圖45)、睛明 (圖36)、球後 (圖38)

▼ 치료법 針을 놓기 전에 우선 視力을 검사한다. 우선 承泣을 찌른다. 針 끝을 內眼角

까지 찔러, 눈에 저림, 압박감을 느끼게 한다. 視力이 增進할 것 같으면 계속하여 이 經穴

로 치료하여 정상적인 視力으로 되돌아갈 때까지 계속한다.

承泣에 치료하여도 視力이 增進하지 않으면, 眉梢에서 攢竹으로 뚫는 針을 加한다. 醫明

風池等의 經穴을 加한다. 內斜視가 있으면 球後를 찌르고, 外斜視가 있으면 睛明을 찌른다.

萬一 散光이 있으면 眉梢에서 攢竹으로 뚫는다.

◇ 回數∶매일이나 하루 건너 一回, 十回를 一療程으로 하여 五日에서 七日을 쉰다.

■ 주의∶① 치료 효과를 높이기 위하여 환자는 太陽、攢竹、眉中、眉梢、睛明、承泣의

各 經穴을 안마하여, 눈의 보건 체조를 계속하면 좋다. 또 매일 二回, 壓迫痛을 느낄 만큼

醫明에 안마를 하면, 예방과 치료 효과가 오른다. ② 치료 기간 중은 영화나 텔레비 같은 것은 보지 말고, 안경도 끼지 않는 것이 좋다. ③ 치료 후에도 정기적으로 시력 검사를 되풀이 한다.

三六、結膜炎、角膜炎

主된 病狀은 눈이 발갛게 충혈을 하고 아프며, 깔깔한 느낌이 있으며, 밝은 빛이 눈부시고 눈꼽이 많이 나온다.

● 主된 經穴 睛明 (圖 36)

· 備用 經穴 太陽 (圖 40)、合谷 (圖 9)

▼ 치료법 우선 睛明을 찌르고, 환자가 강한 酸痛을 느꼈을 때 針을 뽑는다. 환자에 따라 針을 뽑는 동시에 깔깔한 느낌이 줄거나 사라진다. 重症일 때는 太陽에서 率谷으로 뚫고, 귓불에서 피를 짤아도 좋다.

三七、綠內障

發病 初期에는 환자는 반드시 頭痛, 머리가 壓迫 당하는 느낌이 있으며, 視力은 감퇴하고, 밤에 전등불 주위에 무지개 같은 동그라미가 보인다. 眼球를 누르면 정상적인 사람보

다. 약간 굳고(눈안 壓力 增加), 검은자가 정상적인 사람보다 약간 크다.

급성의 發作時는 視力이 현저하게 감퇴하고 重症인 것은 失明의 염려가 있다. 頭痛이 심

하고, 어떤 것은 기분이 나쁘게 되어 嘔吐를 한다. 검은자위가 擴大되고, 眼球가 굳게 된다.

絕對期에는 환자는 낮과 밤의 구별을 할 수 없게 되고 黑目이 이상하게 크게 되어 黑綠

色으로 보인다.

● 主된 經穴 球後 (圖38)

·備用 經穴 晴明(圖36)、醫明(圖43)、風池(圖45)

▼치료법 主된 經穴로 효과가 없으면, 備用經穴을 더한다. 매일이나 하루 건너 鍼을 놓

는다.

三八、眼底出血、水晶體混濁

눈은 발갛게 되지도 않으며, 붓지도 않으나, 물체가 분명하게 보이지 않는다(정도는 똑

같지 않으나). 어떤 것은 눈알에 點狀이 보이거나 혹은 안개같은 검은 그림자가 어른거려

보이고, 眼球를 움직이면 그것이 따라 다닌다.

● 主된 經穴 球後 (圖38)

三九、早期白內障

瞳孔 안의 水晶體 위에 點 또는 작은 조각 같은 白色의 혼탁이 보이며, 視力이 차차로 감퇴한다。 눈은 발갛게 되지 않으며 통증도 없다。

● 主된 經穴 晴明（圖36）

• 備用 經穴 球後（圖38）、醫明（圖43）

四十、視神經萎縮

外視上으로는 아무런 이상도 없으나 가끔 검은자위가 약간 클 때도 있다。 主된 症狀은 視力이 분명하게 감퇴하여 심할 때는 失明 한다（眼底를 검사하면 視神經이 위축하여 대개는 視神經炎의 後期變化이다）。

● 主된 經穴 球後（圖38）

• 備用 經穴 晴明（圖36）、醫明（圖43）、風池（圖45）

▼ 치료법 하루 건너 一回、每回 한 두곳의 經穴을 찌른다。 치료 기간은 비교적 오래걸

린다。 어떤 것은 視力이 회복된다。

四一、迎風流淚 (바람에 쏘이면 눈물이 난다)

이 병은 바람에 쏘이면 양 눈에서 곧 눈물이 나오는 일종의 눈병이다。 겨울에는 비교적 무거우며、 여름에는 가볍게 되고 오래 끌면、 여름 겨울의 구별없이 눈물이 난다。

● 主된 經穴　晴明 (圖36)

・ 備用 經穴　球後 (圖38)

四二、鼻　炎

主된 症狀은 코가 막히고 콧물과 膿 같은 콧물이 나와 머리가 아프다。

● 主된 經穴　印堂 (圖34)

・ 備用 經穴　合谷 (圖9)、迎香 (圖61)

▼ 특별치료법　① 一〇%의 마늘汁을 콧구멍에 방울방울 떨어뜨려 마늘汁이 목구멍까지 떨어지도록 한다。 급성의 鼻炎에는 상당한 효과가 있다。 ② 마늘 한 쪽의 四分의 一을 잘게 쪼게어 가―재나 표백한 무명으로 싸서 콧구멍에 넣어 머리를 약 三十分間 숙이고、마늘汁

을 목구멍까지 흘러뜨려 주는 것도 효과가 있다。

四三、乳腺炎

대부분이 授乳期間 中의 婦人에게 發生한다。 젖꼭지의 外傷、 혹은 咬傷이 원인이다。 發病하면 乳房이 붉게 부어서 굳어지고 壓迫痛이 생긴다。 일반으로는 드디어 化膿한다。

● 主된 經穴 乳根 (圖77)

• 備用 經穴 內關 (圖17)、後溪 (圖16)

▼ 치료법 乳根을 바깥쪽을 향하여 피부를 따라 橫刺한다。

四四、捻挫 (挫閃)

頸部의 挫閃은 태반이 무거운 물건을 들 때나 들어 올릴 때 부주의로 넘어졌을 때 일어난다。 捻坐 (挫閃)를 하는 자리는 거의가 關節이다。 그 부분이 발갛게 붓거나 아니면 青紫色으로 되어 壓迫痛이 생긴다。

(1) 頸部의 捻挫

● 主된 經穴 後溪 (圖16)

• 備用 經穴 風池(圖45)

(2) 어깨、팔꿈치、팔의 捻挫
● 主된 經穴 曲池(圖21)
• 備用 經穴 外關(圖18)

(3) 허리의 捻挫
● 主된 經穴 後溪(圖16)
• 備用 經穴 陽陵泉(圖23)
▽ 특별 치료법 급성의 허리 捻挫의 경우는 허리의 근육에 분명한 壓痛點이 있다。 그 壓痛點의 반대측의 相應點을 안마하면서 환자에게 허리를 움직이게 하면 좋다。 사람에 따라 즉시 효과가 있다。

(4) 腰底部의 捻挫
● 主된 經穴 殷門(圖30)
• 備用 經穴+昆侖(圖27)

(5) 股關節部의 捻挫
● 主된 經穴 懸鐘(圖29)

- 備用 經穴 環跳 (圖31)

(6) 무릎의 捻挫

● 主된 經穴 陽陵泉 (圖23)

- 備用 經穴 足三里 (圖22)

(7) 복사뼈의 捻挫

● 主된 經穴 昆侖 (圖27)

- 備用 經穴 懸鐘 (圖29)

▼치료법 우선 主된 經穴을 찌르고 통증이 사라지면 두 번 찌를 필요가 없다. 효과가 없으면 備用 經穴을 더하거나 아니면, 아픈 곳의 반대쪽의 相應點을 찌른다.

四五、잠을 잘못 자서 얻은 통증

睡眠中에 베게가 너무 높거나 딴딴하거나 아니면 춥게 자거나 해서 통증이 생긴다. 症狀은 목이 군어져서 한 쪽으로 비뚤어지고 아파서 左右로 움직일 수가 없다.

● 主된 經穴 外關 (圖18)

- 備用 經穴 懸鐘 (圖29)、風池 (圖45)

▼ 치료법 우선 主된 經穴을 찔르고、 효과가 없으면 備用經穴을 더한다。

四六、 두드러기、 습진、 가렴증(皮膚搔痒症)

두드러기가 피면 피부에 발갛고 혹은 하양게 부풀은 것 같은 멍어리가 생겨 매우 가렵고 모양은 일정치 않으며 몸의 이르는 곳마다 생겨난다。

습진은 피부에 작은 볼록볼록한 것이 생겨서 대단히 가렵다。 어떤 것은 그 볼록한 것이 덩어리가 된다。 만성이 되면、 피부가 두텁게 되고、 때로는 피부의 찌꺼기가 떨어진다。

가렴증은 온몸의 피부가 가렵고、 어떤 것은 피부에 조그만 粒子의 突起가 생기는 것도 있다。

● 主된 經穴 曲池(圖21)、 足三里(圖22)

· 備用 經穴 合谷(圖14)、 血海(圖72)

▼ 치료법 병이 허리에서 위로 머리까지의 것은 曲池를 찔르고 배꼽에서 아래로 발까지의 것은 足三里를 찔르고 온몸에 걸쳐 있는 것은 曲池와 足三里를 찔른다。 효과가 그다지 없으면、 備用 經穴을 다시 찔른다。

委中에서 피를 짤아내는 것도 좋다。

四七、百日기침

봄과 가을에 많이 유행한다. 七세 이하의 小兒에게 많으며, 一〜二週間은 가벼운 기침이 나오지만, 점점 기침이 심하게 되어, 때로는 연거푸 十回에서 數十回 기침을 하고, 기침이 끝나면 소리를 내어 숨을 들이쉰다. 嘔吐를 하는 일도 있다.

▼ 치료법 天突에 成人은 一寸五分、 小兒는 六分에서 八分의 깊이로 찌른다. 자극은 약간 강하게 하는 편이 효과가 있다.

● 主된 經穴 天突 (圖 47)

・備用 經穴 治喘 (圖 51)

四八、小兒마비

小兒마비는 病毒이 脊髓 前角을 침범하고, 炎症을 일으키는 것이 원인이 되어 일어난다. 보통으로는 一세에서 五세까지의 小兒에게서 많이 볼 수 있다. 처음에는 감기 같으나 熱이 식은 후 손이나 발에 弛緩性 마비가 일어나 뜻대로 굽히고 펼 수가 없게 되어 움직이는 것도 곤란하게 된다. 오랜 시일이 지나면 근육이 위축하여 버린다.

(1) 上肢마비

● 主된 經穴 曲池(圖21)에서 少海(圖121)로 뜸는다.

• 備用 經穴 外關(圖18)에서 內關(圖17)으로 뜸는다.

(2) 下肢 마비

● 主된 經穴 陽陵泉(圖23)에서 陰陵泉(圖24)으로

• 備用 經穴 足三里(圖22)、環跳(圖31)、懸鐘(圖29)、昆侖(圖27)、太溪(圖73)、承山(圖25)、殷門(圖30)

▼ 치료법 발이 外翻(바깥쪽으로 젖혀진다)한 것은 內側의 經穴, 즉、陰陵泉、三陰交、太溪 따위를 찌르고, 內翻(안쪽으로 젖혀진다)한 것은 外側의 經穴、즉、陽陵泉、懸鐘、昆侖 등을 찌른다. 뒤꿈치가 땅에 붙지 않는 것은 承山을 찌른다.

針을 놓고서는 上下肢를 당기는 운동을 加한다.

四九、小兒消化不良

대개는 過食이나 불결한 날것、찬 것을 먹거나 배를 차게 하는 것이 원인이 되어 일어난다. 大便이 연하게 되고, 거품이 섞이며、달걀 수프와도 같은 水樣便이 된다. 하루에 몇번씩 排便한다. 때로는 嘔吐나 배에서 소리가 나며 어떤 것은 설사와 便秘가 섞바뀌어 나타난다.

● 主된 經穴　足三里(圖22)

・備用 經穴　關元(圖54)

▼치료법 우선 主된 經穴을 찌르고, 효과가 없으면, 備用 經穴을 더한다. 또는 등줄기를 주물러 보태는 것도 좋다. 혹은 四縫을 찔러 피나 黃色 液體를 조금 짤아내는 것도 좋다.

五〇、月經不順

부인의 정상적인 月經은 보통 二十八日을 전후로 한 번씩 돌아온다. 만약 月經이 七、八日 빠르거나 늦어지거나 하면 어느 것이나 月經不順이라 한다.

● 主된 經穴　關元(圖54)

・備用 經穴　中極(圖54)、三陰交(圖28)、足三里(圖22)、陰陵泉(圖24)

▼치료법 몸이 튼튼한 사람에게는 關元 陰陵泉을 찌르고, 약한 사람에게는 關元、足三里를 찌른다.

五一、月經痛

부인에게서 볼 수 있는 병이다. 主된 症狀은 月經 수일 전 또는 月經 期間中에 아랫배가 심하게 아프고、 때로는 허리까지 미친다。

● 主된 經穴 關元俞(圖54)

・ 備用 經穴 關元(圖54)、 三陰交(圖28)

▼ 치료법 우선 主된 經穴을 直刺로 一寸五分의 깊이로 찌르고、 針感이 下肢까지 放散하면 가장 효과가 좋다。 효과가 분명치 않을 때는 備用經穴을 더한다。

五二、子宮脫垂

子宮이 腟 밖으로 나와 있지 않는 症狀을 子宮脫垂一度라 하고、 子宮의 一部가 腟 밖으로 나온 症狀을 二度、 子宮 전부가 나온 것을 三度라 한다。 子宮靱帶가 弛緩하는 것이 원인으로 産後의 과로와 밀접한 관계가 있다。

● 主된 經穴 維胞(圖75)

・ 備用 經穴 橫骨(圖76)、 陰陵泉(圖24)、 三陰交(圖28)

▼ 치료법 二寸五分 針을 써서、 維胞에 鼠溪溝를 따라 斜刺한다。 針을 크게 틀면 어떤 것은 곧 正常位까지 돌아온다。 橫骨을 찌를 때는 앞질러 환자에게 排便시켜 둔다。 二寸의 깊이로 찌른다。

五三、 입 덧

대부분이 임신 초기에 나타난다. 보통은 이른 아침 空腹時 분명히 일어난다. 이 症狀은 一, 二個月 계속하다 차차 사라진다.

■ 주의 습관성 유산에는 針을 놓아서는 안된다.

・ 備用 經穴 天突(圖47)、 足三里(圖22)、 太冲(圖26

● 主된 經穴 內關 (圖17)

五四、 甲狀腺腫

▼ 치료법 의자에 正坐시켜 머리를 위로 보게 하거나 위로 보게 하여 눕힌다. 二六號~二八號針을 써서 왼손으로 甲狀腺體 또는 結節性을 찝어 올려 針을 結節의 중심까지 찌르거나 혹은 찔러 뚫는다 (그림 91).

結節性이 아니면서 頸部가 크게 붓는 것은 腺體의 부은 정도에 따라 보통 병 쪽에 一~二針 찌르고、 針을 찌른 뒤 二~六回 提插한다. 효과가 느린 경우는 提插 회수를 늘리거나 좀더 굵은 針을 사용하여 天突、 曲池를 加하면 좋다.

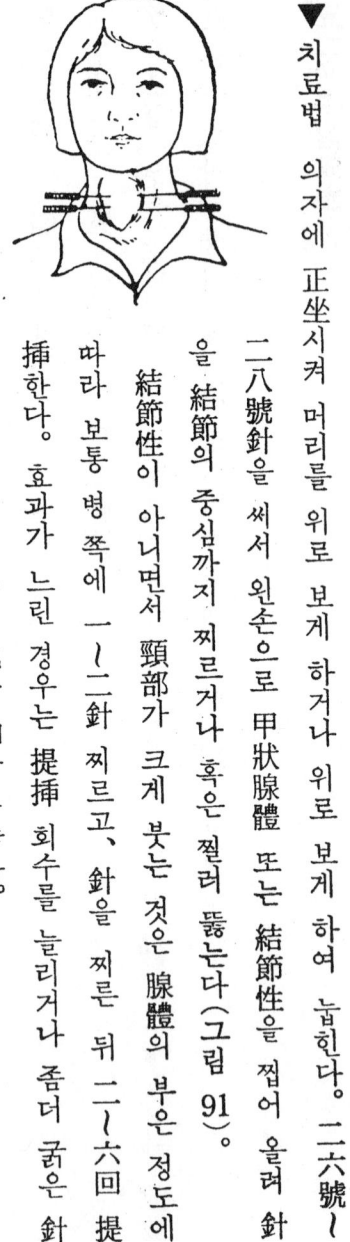

(그림 91)

針을 놓은 뒤、結節이 없어지고、頸部의 피부가 늦어려질 때에는 梅花針으로 頸部를 자극하여 회복을 피한다.

■ 주의 (1) 氣管、喉頭 혹은 굵은 血管을 刺傷하면 안된다. (2) 針을 놓을 때는 藥物 치료를 중지한다.

五五、 말라리아

보통 학질이라고 한다. 모기가 매개하여 대개는 가을에 발생한다. 일반으로 發病하면 寒氣가 들어 몸이 떨린다. 寒氣가 갈아 앉으면 熱이 나고、온몸에 땀을 흘린다. 發病에는 일정한 시간이 있어서 하루에 한번、하루 건너 한번、사흘에 한번인 것도 있다.

▼ 치료법 發病한 시간 전에 針을 놓으면 효과적이다.

● 主된 經穴 大椎(圖 50)

· 備用 經穴 曲池(圖 21)、合谷(圖 14)、間使(圖 66)

五六、 耳鳴、難聽

● 主된 經穴 聽會(圖 63)

• 備用 經穴 耳門(圖42)、翳風(圖43)、外關(圖18)、中諸(圖15)

五七、벙어리、귀머거리

● 벙어리를 낮게하는 經穴 耳門(圖42)、聽會(圖63)、聽宮(圖63)、翳風(圖43)、中諸(圖

15)、外關(圖18)、內關(圖17)、合谷(圖14

● 귀머거리를 낮게하는 經穴 啞門(圖46)、天突(圖47)、人迎(圖49)、內關(圖17)、合谷(圖

14)、後溪(圖16)、廉泉(圖79)

▼ 치료의 원칙 우선 첫째로 귀머거리를 치료하고 다음에 벙어리를 치료하는 것을 원칙

으로 한다.

귀머거리가 나아야 비로서 보다 말을 잘 배울 수 있기 때문이다. 환자의 聽力이 나면 어

려움을 이기고、세심하고도 끈기 있게 말의 훈련을 쌓는다. 실물을 가리키며 간단한 것으

로부터 차차로 복잡한 것으로 한 걸음 한 걸음 나아가는 것이 가장 좋은 방법이다.

▼ 치료법 매일 한번、또는 하루 건너 한번、十回를 一療程으로 한다.

우선 머리、얼굴에 있는 經穴을 찌르고、뒤에 손이나 발에 있는 經穴을 찌른다。또 透穴

(한 經穴에서 다른 經穴로 뚫는 것)이 되는 經穴、예컨대 耳門에서 聽會로 뚫고, 內關에서

外關으로 뚫는 따위, 될 수 있는 대로 두 개의 經穴을 뚫는다. 치료를 행하면서 정기적으로 聽力을 측정하여 聽力이 차차로 회복이 되면, 다시 벙어리의 치료를 한다.

☆ 치료 효과를 判定하는 기준

(1) 全快·聽力과 말이 정상으로 된 것.

(2) 기본적 치유·듕뒤 一미터의 거리에서 간단한 말을 복창하여 대답할 수 있는 것.

(3) 好轉·聽力과 말이 치료 이전에 비하여 진보한 것.

(4) 無效·치료 후 변화가 없는 것.

四、灸 法

一、灸法이란 무엇인가

약쑥을 약간 큰 알(粒狀)로 만든 것이나 엄지손가락 굵기 정도의 卷煙처럼 종이에 말은 것에 點火하여 體表의 經穴이나. 또는 患部에 溫濕 혹은 熱傷(불에 데인 것)으로 痛覺을 발생시켜, 조직을 온화하게, 만들어 병에 대한 저항력 및 예방 능력 등의 작용을 발휘하여 치료와 보건의 목적을 달성하는 것이다.

二、艾灸의 만들기의 簡易法

쑥 잎을 볕에 말리어, 건조한 것을 빻아서 솜털같이 하여, 약 二十二 그램을 長方形의 桑皮紙 또는 藥紙(짚의 섬유로 만든 질이 낮은 종이) 위에 펴서 평평하게, 고르게 하여 四方을 각기 半寸 정도의 너비에 餘白을 남기고 접어서 천천히 말아서 최후까지 감으면 문질러 균히어 풀로 붙이면 완성이다(그림 92).

종이의 크기에 따라 굵거나 가늘어지거나 한다.

三、常用되는 몇 종류의 灸法

①直接灸法

약쑥을 뜯어 여러 가지 크기의 알(粒子)로 만들어 經穴에 대고 點火하여 피부에 조금 熱傷을 만들어 化膿시켜 부스럼 딱지를 만드는 방법을 瘢痕灸(化膿灸)라 한다. 또 하나의 방법은 쑥알이 다 타기 전에 불어서 날려 버리고, 또 다른 새 쑥알에 불을 붙여 같은 모양으로 되풀이 한다. 피부는 발갛게 되지만 熱傷이 되지 않을 정도로 그치는 방법으로 化膿이나 부스럼이 되지 않으므로 無瘢 痕灸라 한다(그림 93).

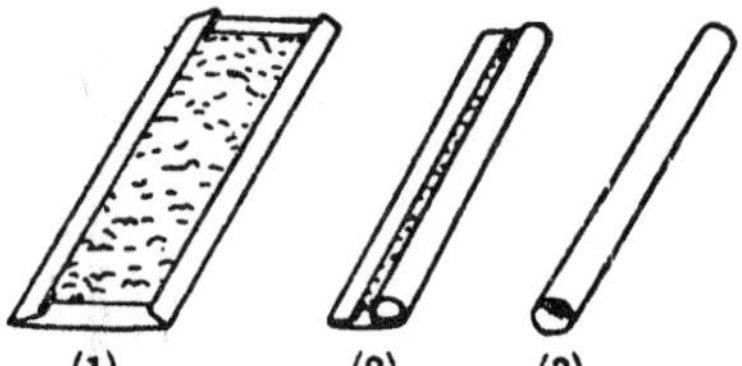

(그림 92)

(1)　(2)　(3)

②間接灸法

날 생강이나 마늘의 한 쪽(약 一分의 두께)에 여러개의 구멍을 뚫고 그 위에 약쑥알을 얹어 點火하는 방법으로 이것을 隔姜灸、隔蒜灸라고 한다(그림 94). 또 약쑥알 밑에 소금을 까는 방법도 있는데 이를 隔鹽灸이라 한다.

③回旋灸、雀啄灸

近年에는 이 방법이 많이 쓰이게 되었다. 권연 담배처럼 말은 灸의 한 쪽 끝에 점화하여 經穴로 향하여 피부에는 직접 대지 않고 일정한 거리를 지키며 태워서 덥히는 것이다.

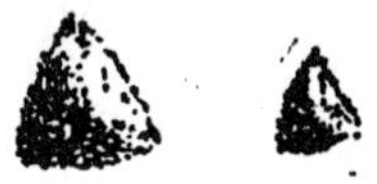

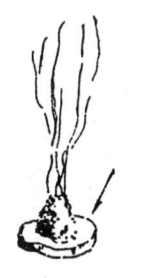

(그림 94 隔姜灸)

생강版

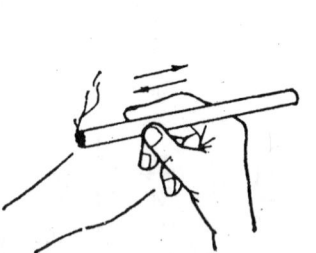

(그림 95 回旋灸)

(그림 93 灸의 粒子)

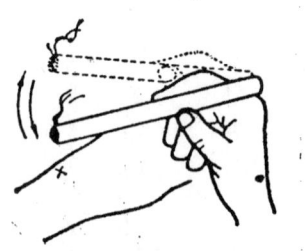

(그림 96 雀啄灸)

回旋灸는 經穴을 중심으로 灸를 빙글방글 돌리면서 덥게하며、雀啄灸는 灸의 불을 經穴에 가깝게 했다가는 멀어지고 하면서 上下로 움직여 덥게 하는 방법이다.

어느 것이나 피부에 빨간 暈(輪狀)이 생기는 정도의 熱을 한도로 한다(그림 95、96)。

四、 灸로 治療하는 病과 經穴

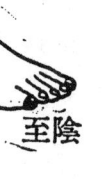

至陰

① 慢性胃病・中脘(圖52)、足三里(圖22)

② 慢性설사・關元(圖54)、足三里(圖22)

③ 慢性류마치스・曲池(圖21)、足三里(圖22)

④ 不眠症・足三里(圖22)、三陰交(圖28)

⑤ 氣管支喘息・治喘(圖51)、足三里(圖22)

⑥ 陰萎・關元(圖54)、足三里(圖22)

⑦ 顔面神經마비・陽白(圖35)、太陽(圖40)

(그림 97　至陰灸)

⑧ 胎位不正　至陰(새끼 발가락의 바깥쪽의 발톱 뿌리에서 一分쯤 떨어진 곳、그림 97)에 灸를 뜬다。 그 부분이 발갛게 되면 그치고 每回 약 十分에서 三十分間으로 한다。

⑨ 乳腺炎、乳根(圖77)、天宗

五、吸角(吸鐘) 療法(拔罐療法)

一、火罐(吸角의 種類)

(1) 竹製 대나무 통(筒)으로 만든 것.

(2) 陶製 釉藥을 바르지 않고 약한 불에 구운, 모양이 작은 茶단지를 닮은 것(질그릇 단지)

(3) 유리製 유리로서 허리가 크고, 입이 작으며 덮어 씌운 뒤에도 밖에서 안의 피부의 변화를 볼 수 있다.

二、吸角의 吸着法

(1) 投火法: 조그만 종이를 나팔 모양으로 말아, 불을 붙여 角(鐘) 안에 던져 넣고, 재빨리 피부의 표면에 덮어 씌운다.

■ 주의 나팔 모양으로 말은 종이는 약간 길게 하여 吸角 안에 던져 넣은 뒤에 서 있는 정도로 한다. 종이가 짧으면 넘어지기 쉽고 피져 넣은 뒤에 떼기 쉽다(그림 98).

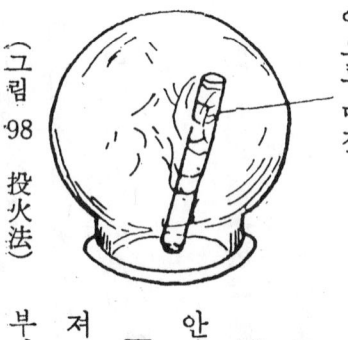

종이를 나팔 모양으로 만것

(그림 98 投火法)

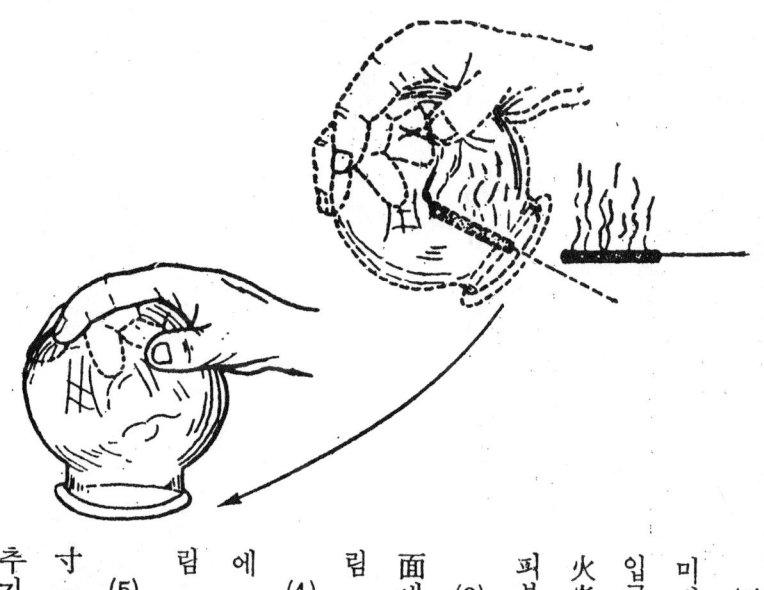

（그림 99 閃火法）

(2) 閃火法‥ 가제를 철사 끝에 감아、알콜을 스미게 하여 불을 붙인다。 왼손으로 吸角을 들고、입구멍을 비스듬하게 위로 향하여、오른 손에 쥔 火炎를 吸角 안에 재빨리 넣어、곧 꺼내는 동시에 피부에 덮는다 (그림 99)。

(3) 貼綿法‥ 알콜을 스미게 한 솜을 吸角 안쪽面에 붙여 불을 당기고 재빨리 피부에 덮는다 (그림 100)。

(4) 滴酒法 燒酒나 또는 알콜을 몇방울 吸角 안에 떨어뜨리고 불을 붙여 빨리 피부를 덮는다 (그림 101)。

(5) 布架法‥ 銅貨를 베에 싸서 꼬고、베끝을 一寸 정도의 길이로 자른다。그 끝에 알콜을 조금 추기어 불을 붙이고 銅貨를 싼 편을 아래로 하여 피부에 놓고 그 위에 吸角을 덮는다 (그림 102)。

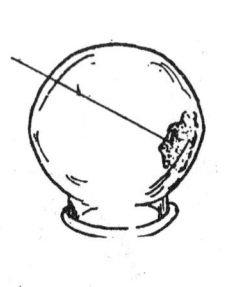

알콜에 젓은 솜뭉치

(그림 100 貼綿法)

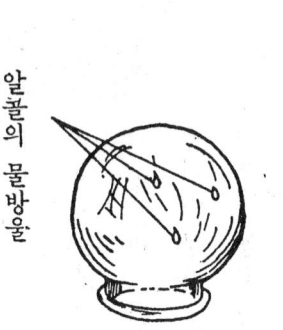

알콜의 물방울

(그림 101 滴酒法)

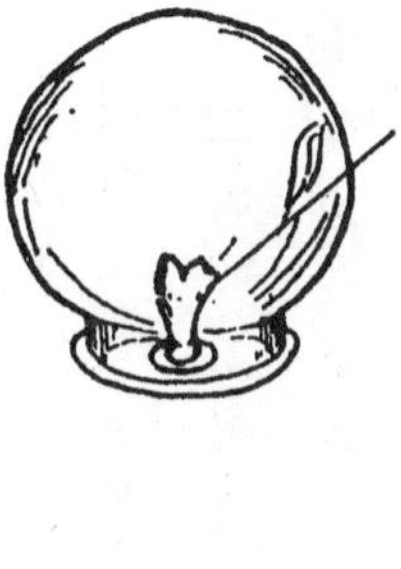

硬貨를 베로 싸서

(그림 102 布架法)

三、吸角의 쓰는 법

(1) 閃罐‥ 吸角이 吸着되면 곧 떼낸다。 이것을 여러번 되풀이 하여、 그 부분이 발갛게 되면 그친다。 局部 마비 또는 기능 저하의 환자에게 사용한다。

(2) 走罐‥ 등이나 허벅지 같은 근육이 두꺼운 부분에 사용하는 일이 많다。 吸角이 피부에 吸着되면、 의사는 왼손으로、 吸角을 쥐고 피부와 平行으로 밀어서 움직이게 한다。 때로는 吸角을 밀고 나가는 쪽을 약간 들어 올려 전후 좌우로 이동시켜 피부에 붉은 빛이 나게

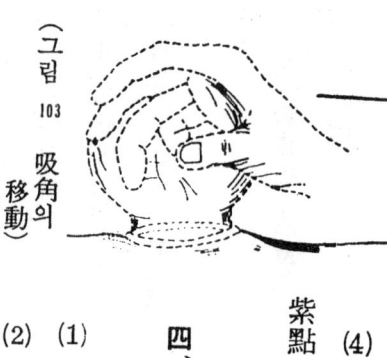

(그림 103 吸角의 移動)

되면 그친다.

마비、筋萎縮、근육통、불면증、소화불량 등에 많이 사용한다(그림 103)。

(3) 充血性 吸角: 吸着한 후 피부가 발갛게 될 때까지 吸引시킨다.

(4) 울혈성 吸角: 吸着한 후、皮下出血할 때까지 吸引한다. 피부에 紫點 또는 紫斑이 나타난다.

四、吸角의 方法

(1) 術前에 吸角、성냥 用具 등을 준비한다.

(2) 部位에 맞추어 적당한 크기의 吸角을 선택한다.

(3) 吸着시켜 두는 시간은 크고도 吸引力이 강한 것은 三〜五分間、작고 약한 것은 十〜十五分間으로 한다.

吸着하는 回數는 매일 또는 하루 건너 한 번씩, 十回를 一療程으로 한다.

(5) 起罐(吸角을 뗀다)은 한 손으로 吸角을 쥐고 다른 손으로 吸角의 입(주둥이)의 피부를 눌러서 吸角 안에 空氣를 넣으면 곧 떨어진다. 무리하게 잡아당기면 피부가 상하고 통증이 증가한다.

(6) 吸角을 벗긴 후 그 부분이 赤紫色으로 되어 있으면, 문질러져서 피부가 찢어지므로 붕대를 감는다. 찢어지면 化膿을 막기 위해 消炎藥을 바른다.

五、 吸角의 治療하는 主된 病과 經穴

(1) 頭痛

太陽의 주변을 充血性의 吸角요법(발갛게 된다)을 행하여 등의 大椎에 울혈성 요법(피가 벤다)을 행한다.

(2) 어깨의 통증

그 부분에 充血性 요법(발갛게 된다)을 행하고, 對應하는 健康한 곳에 울혈성 요법(피가 벤다)을 행한다.

(3) 가슴의 통증

앞 가슴에 充血性 吸角요법(발갛게 됨)을、 등의 肩胛의 사이에 울혈성 吸角요법(피가 벤

다)을 행한다.

(4) 등의 통증

앞 가슴、乳房 위에 울혈성 吸角요법(피가 벤다)을 행하고、 등의 肩胛 사이에는 充血性

吸角요법(피가 벰)을 행한다.

(5) 腹 痛

아픈 자리에 充血性 吸角요법을 행하고、 허리의 양 쪽에 울혈성 吸角요법(피가 벤다)을

행한다.

(6) 腰 痛

아픈 자리에 充血性 吸角요법을 행하고(발갛게 됨)、 등의 肩胛사이에 울혈성 吸角요법을

행한다.

(7) 上肢痛(팔의 통증)

아픈 부분에 充血性吸角요법(발갛게 됨)을 행하고、 對應하는 건강한 부분에 울혈성 吸角

요법(피가 벤다)을 행한다.

(8) 下肢痛(발의 통증)

아픈 부분에 充血性吸角요법(발갛게 됨), 對應하는 건강한 부분에 울혈성 吸角요법(피가 벤다).

(9) 감 기

앞이마와 太陽에 充血性吸角요법(발갛게 됨)을 행하고、 등의 大椎 및 肩胛 사이에 울혈성 吸角을 행한다(피가 벤다).

(10) 기침、 喘息

앞가슴의 乳房 위와 등의 肩胛 사이에 充血性(발갛게 됨) 또는 울혈성 吸角요법(피가 벤다)을 행한다.

(11) 胃痛

上腹部의 中脘에 울혈성 吸角요법을 행하고(피가 벤다)、 足三里에 充血性(발갛게 됨)이 나 혹은 울혈성 吸角요법을 행한다(피가 벤다).

(12) 消化 不良

脊椎의 兩側에 走罐法을 행하고 足三里에 울혈성 吸角요법을 행한다(피가 벤다).

(13) 疔・痛(부스름)

疔이나 癰이 膿汁을 形成하여 切開한 후 吸角을 걸쳐서 排膿하면 된다.

六、放血療法

一、放血의 用具 三稜針、毫針

一、放血의 種類

(1) 緩刺‥ 천천히 靜脈에 〇‧五分에서 一分의 깊이로 찌르고 곧 천천히 뽑는다。 肘(팔꿈치) 部、膝膕(무릎) 部의 放血에 적합하다。

(2) 速刺‥ 三稜針 혹은 毫針을 써서 〇‧五分에서 一分의 깊이로 재빨리 찌르고 그 후 少量의 피를 짤아낸다。 十二井(圖68)、 十宣(圖64)、 등의 經穴에 적합하다。

三、放血의 注意 事項

平常 피부를 상하여 出血이 그치지 않는 사람(血友病、 血小板減少性紫斑病)에는 放血 치료는 적합하지 않다。

四、十一種의 病의 放血 治療法과 經穴

(1) 肢體의 局部가 저림

환부(患部)를 三稜針 또는 毫針으로 찌른 뒤、 少量의 피를 짤아낸다。 내개의 경우 대번에 효과가 있다.

(2) 肢端의 저림

十宣(圖64) 또는 十二井(圖68)을 速刺하여 피를 짤아낸다.

(3) 高熱

大椎(圖50)、十宣(圖64)을 速刺하여 피를 짤아낸다. 尺澤(圖67)、委中(圖69)을 緩刺하여 放血한다.

(4) 丹毒

丹毒 部分 및 그 주위를 三稜鍼으로 速刺、散刺(亂刺)하여 放血한다. 또는 尺澤(圖67)、委中(圖69)을 三稜鍼으로 緩刺하여 放血한다.

(5) 後頭部의 부스름

委中(圖69)을 三稜鍼으로 緩刺하여 放血한다. 또는 大椎(圖50)를 三稜鍼으로 挑刺(찌르고 퉁긴다)하여 出血시킨다.

(6) 더위 먹음

人中(圖33)、十宣(圖64)을 速刺하여 放血한다. 또는 委中(圖69)을 緩刺하여 放血한다.

(7) 結膜炎、角膜炎

太陽、耳尖을 三稜針으로 速刺하여 放血한다。攢竹(圖62)、上星(圖56)을 毫針으로 放血한다。

(8) 임파 管炎

局部를 三稜針으로 빨간 毛細血管을 따라 세밀하게 퉁기듯이 찔러 약간의 피가 나올 정도로 한다。全身 症狀의 어떤 것은 委中(圖69)、曲澤(圖67)을 三稜針으로 速刺하여 放血한다。

(9) 帶狀疱疹

최초로 발생한 疱疹의 앞쪽 一센티미터 되는 곳을 三稜針으로 速刺하여 放血한다。

(10) 꺼꾸로 된 눈섭

눈섭이 안쪽으로 향하여 角膜(검은자위)를 자극하는 것이다。눈섭이 꺼꾸로 된 눈까풀의 눈섭에서 약 〇·三센티미터 떨어진 곳을 눈섭과 평행하여 點刺해서 出血시킨다。角膜(눈알)을 상하지 않도록 주의한다(그림 104)。

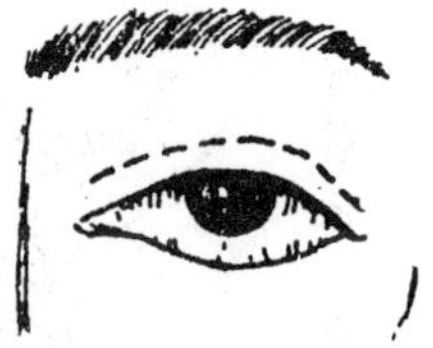

(그림=윗 눈까풀을 따른 點線이 點刺자리)

(11) 眼緣炎

눈 가장자리의 문드러진 곳을 毫針으로 速刺、散刺하여 放血한다。太陽을 三稜針으로 速刺하여 放血한다。攢竹(圖62)을 三稜針으로 速刺하여 放血한다。

(그림 104)

七、簡易按摩療法

一、按摩의 基本手法

● 推法

전후 좌우에 힘을 넣어 눌러 움직이게 하는 것을 推法이라 한다. 指推(엄지손가락과 다른 네 손가락을 벌린 모양)、掌推(손바닥)、拳推(주먹)로 나누며 筋을 펴고 血行을 좋게 하며 통증을 없애는 것이 目的이다(그림 105、106、107)。

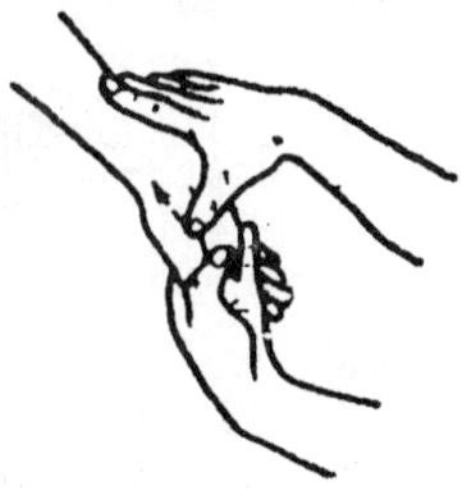

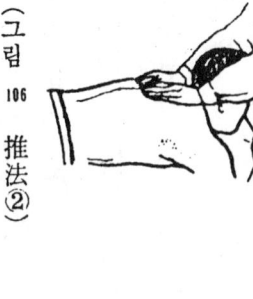

(그림 105 推法①)

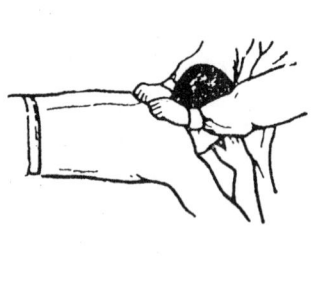

(그림 106 推法②)

(그림 107 推法③)

(그림 108 拿法)

● 拿 法

손가락 끝으로 施行部를 거머쥐는 것을 拿法이라 한다.

單手拿(한 손으로 거머쥐는 것)、双手拿(양 손으로 거머쥔다)로 나눈다

거머쥔 후、통증을 느끼는 것은 힘을 너무 주었기 때문이다。거머쥔 후

환자는 경쾌하게 느낀다(그림 108)。

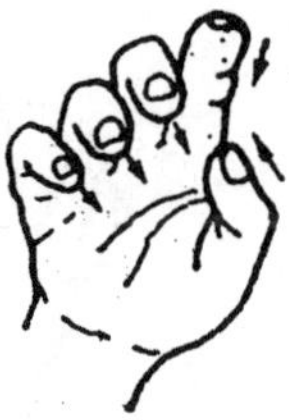

(그림 109 按法)

● 按 法

손가락이나 손바닥으로 환자의 몸의 일정部位를 직선이나 또는 원형으

로、피부위를 이동하면서 리듬을 붙여、누르고、놓고 하는 수법을 按法이

라 하다.

또 손가락으로 누르고 놓는 것을 點按法이라 한다(그림 109)。

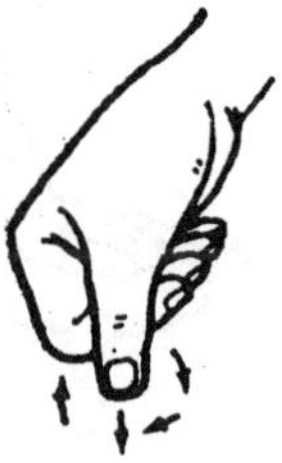

● 摩法

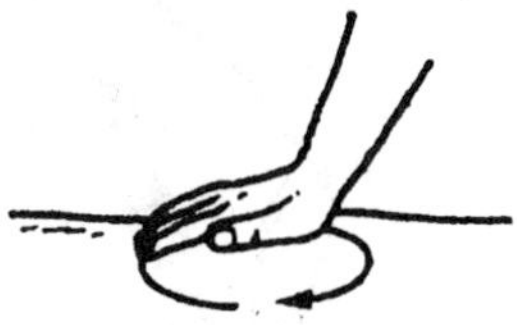

손가락 또는 손바닥으로 환자의 몸의 施術部位를 柔軟한 리듬으로 쓰다듬는 것을 摩法이라 한다. 指摩、掌摩(손바닥)、掌跟摩(손목) 등으로 나눈다(그림 110、111)。

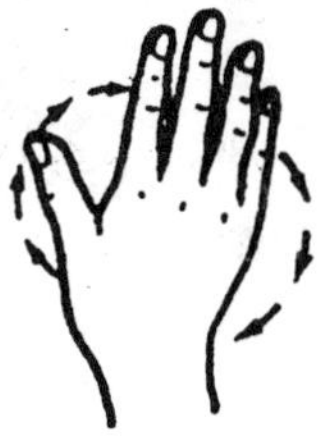

(그림 110 摩法①)

(그림 111 摩法②)

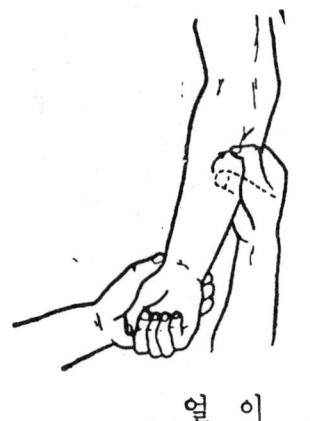

● 捏法

손가락으로 피부와 근육을 骨面上에서 찝어 올리는 것을 捏法이라 한다. 이것은 拿法과 닮았으나、拿法보다 힘을 넣는 것이 얼마만큼 가볍다(그림 112)。

(그림 112 捏法①)

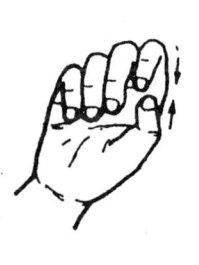

(그림 113 捛法②)

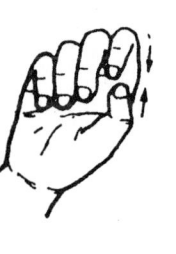

(그림 114 捛法③)

● 捛法

손가락의 손톱으로 經穴 및 그 주위의 조직을 힘을 주어 아래로 향하여 눌려서 긴장시키는 것을 捛法이라 한다. 엄지손가락과 人指로 끼우듯 이 집는 경우도 捛法이다(그림 113、114)。

• 揉法

손가락으로 치료 部位 또는 經穴을 원형 또는 나선形으로 주무르고 그 힘이 皮下까지에만 이르는 것을 揉法이라 한다(그림 115).

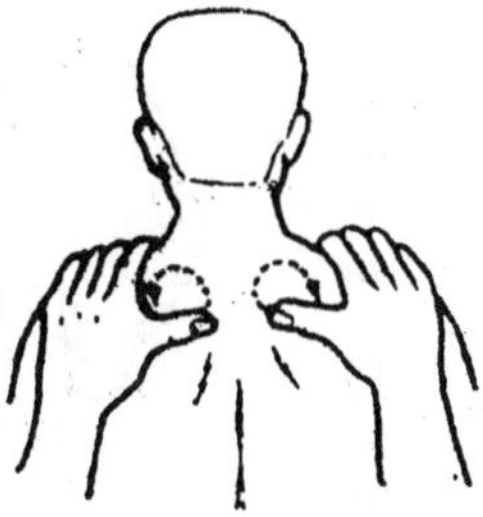

(그림 115 揉法)

• 撥法

손가락으로 근육 또는 筋腱膜안에 적당하게 힘을 주어 누르고, 갑자기 놓는 것을 撥法이라 한다。 보통 한곳에 一回에서 三回까지만 행하다。

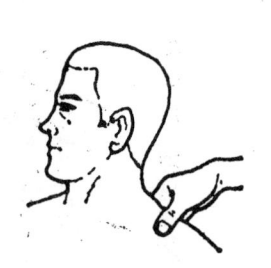

（그림 116 肩井의 拿法）

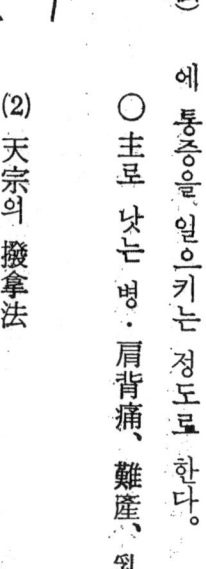

天宗

（그림 117 天宗의 撥拿法）

二、간단하게 할 수 있는 按摩法과 經穴

(1) 肩井의 拿法

▼ 部位・肩峰과 頸部를 연결하는 線의 중간(그림 116).

□ 體位・正坐시키거나 또는 위로 보고 눕게 한다.

☆ 하는 法・우선 가볍게 몇 번 按法(눌렀다가 놓음)을 행하고 그 후에 힘을 꽉 주어 一～二回 拿法(거머쥠)을 행하여 그 부분에 통증을 일으키는 정도로 한다.

○ 主로 낫는 병・肩背痛、難産、乳痛 절못잤을 때.

(2) 天宗의 撥拿法

▼ 部位・肩胛骨의 중앙(그림 117).

□ 體位・正坐시키거나 옆으로 눕는다.

☆ 하는 법・術者는 왼손으로 환자의 어깨를 힘주어 누르고 오른 손으로 天宗穴의 深部의 筋肉의 拿法(거머쥠)을 행한다. 또 오른 손의 엄지로 天宗에 撥法(세게 눌렀다 놓음)을 행하여 그

(그림 118 腋窩拿法)

부분에 통증을 일으켜도 된다.

○主로 낫는 병・肩背痛、급성위장염、乳腺炎、허리의 筋肉의 틀어짐。

(3) 겨드랑이의 拿法

▼部位・겨드랑 밑의 外側을 연결하는 筋肉群(그림 118)。

□體位・앉게 하거나 위로 보고 눕게 한다.

☆하는 법・환자의 팔을 거의 수평으로 들게하고 환자가 깨닫지 못한 사이에 돌연 二回拿法을 행하고、그 부분에 가벼운 통증을 느끼게 한다.

○主로 낫는 병・肩背痛、손의 떨림。

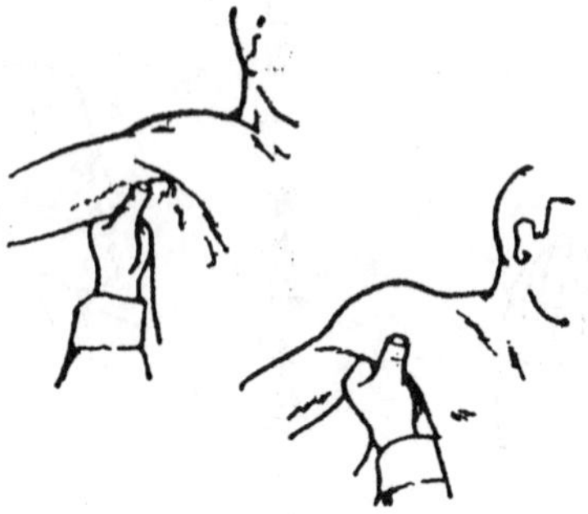

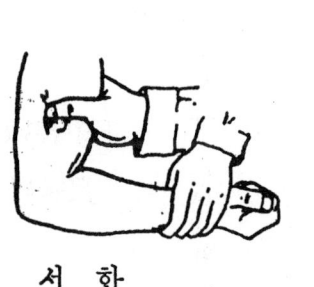

(그림 119 上肢拿法)

(4) 팔의 拿法

▼ 部位·어깨에서 팔의 下端까지(그림 119)·

□ 體位·正坐시키거나 위로 보고 눕게한다。 혹은 옆으로 눕게한다。

☆ 하는 法·어깨 쭉지에서 시작하여 차례로 밑으로 내려간다。 천천히 서 그 부분에 가벼운 아픔을 느끼게 한다。

한번, 급하게 한번, 이렇게 되풀이 하여 拿法을 행하여 팔 아래까지 나가

○ 主로 낫는 병·팔의 통증、偏不隨

- 149 -

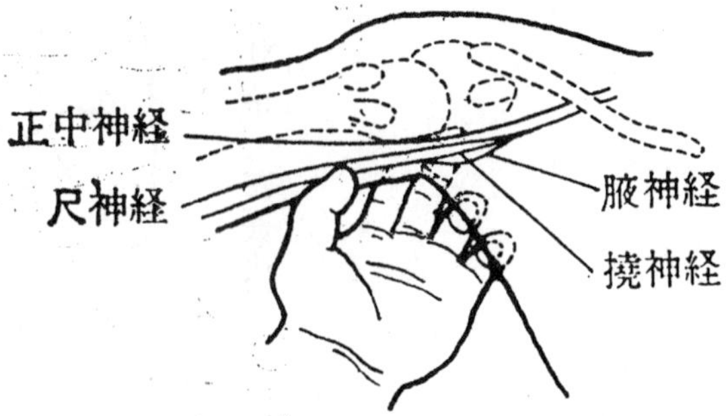

그림 120 極泉穴의 撥法

正中神経
尺神経
腋神経
撓神経

(5) 極泉의 撥法

▼ 部位·겨드랑이 밑의 중앙에 있는 經穴、極泉(그림 120)。

□ 體位·앉게 하거나 또는 서게 하여 팔을 바깥 쪽으로 벌린다.

☆ 하는 法·術者의 손의 엄지 이외의 네개의 손가락을 환자의 겨드랑이 안으로 넣어, 中指로 겨드랑이 안의 神經에 二~三度撥法을 행하여 손끝까지 저리게 한다.

○ 主로 낫는 병·어깨의 통증, 팔의 통증, 옆구리의 통증, 손의 떨림。

(6) 少海의 撥法

▼ 部位·팔꿈치의 鷹咀의 안쪽의 尺骨神經溝(그림 121).

□ 體位·팔을 약간 굽히게 한다.

☆하는 法·術者의 손을 환자의 팔꿈치 關節의 아래쪽에 놓고 中指로 尺骨神經溝에 있는 少海를 二~三回 撥法으로 행하여 손 끝까지 저림을 느끼게 한다.

○主로 낫는 병·팔꿈치의 통증, 팔의 통증, 팔의 저림, 손의 떨림.

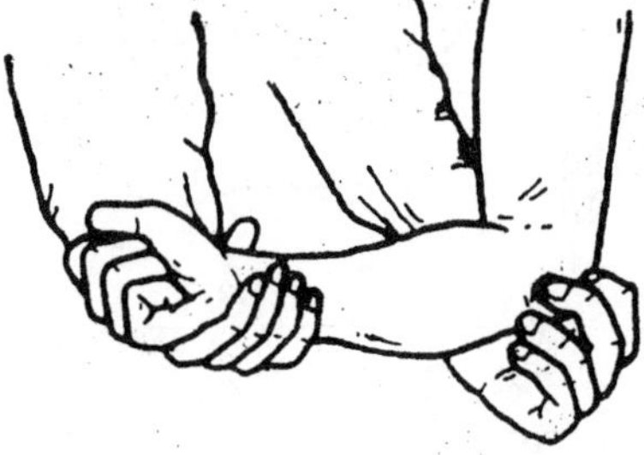

(그림 121 小海穴撥法)

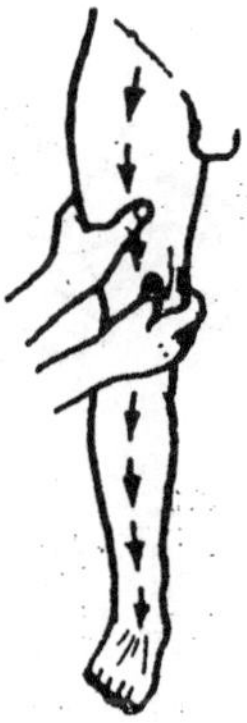

(7) 下肢의 拿法

▼ 部位·가랑이에서 발목까지(그림 122).

□ 體位·앉혀도, 눕혀도, 세워도 좋다.

☆하는 법·우선 환자의 근육의 살진 부분에 按法을 쓰고 그 뒤에 위에서 아래로 향하여 근육에 拿法을 쓴다.

○主로 낫는 병·下肢의 통증, 偏不隨, 종아리의 경련, 피부의 통증.

(그림 122 下肢拿法)

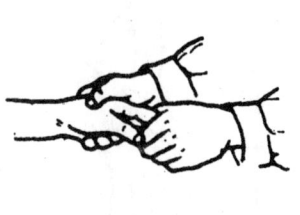

(그림 123 合谷點按法)

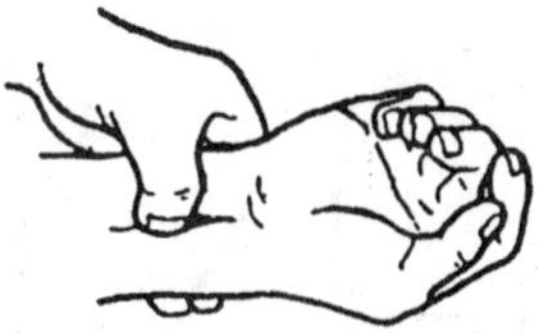

(그림 124 內關點按法)

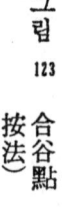

(8) 合谷의 點按法

▼ 部位・合谷(손등、엄지손가락 뿌리에 있는 經穴)

□ 體位・앉혀도 눕혀도 좋다.

☆ 하는 법・術者의 엄지로 合谷에 點按法을 행하여 통증、압박、저린 느낌을 일으킨다.

○ 主로 낫는 병・두통、치통、眼痛、손의 통증、목구멍의 통증、肛門痛、히스테리、경련.

(9) 內關의 點按法

▼ 部位・손목의 橫紋에서 二寸 떨어진 곳에 있는 經穴 內關(그림 123).

□ 體位・앉히거나 눕히거나 한다.

☆ 하는 法・엄지손가락 끝、또는 엄지 끝과 人指 끝으로 掐按法(끼고 누름)을 행하여 통증과 저림을 어깨에까지 傳해지게 한다.

○ 主로 낫는 병·윗배의 통증, 胸痛、心臟의 絞痛、不眠症、딸꾹질

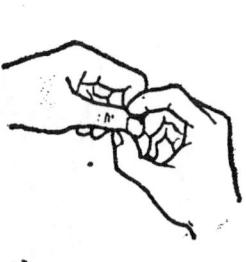

(10) 손가락과 발가락의 掐法

▼ 部位·손가락과 발가락의 兩側(그림 125、126)

☆ 하는 법·엄지와 人指로 손가락과 발가락의 머리의 兩側을 끼어서

힘을 넣어 掐法을 행하여 그 부분에 아픔을 느끼게 한다.

○ 主로 낫는 병·머리가 흐리멍텅한데、코피、發熱

〔그림 125 손가락 掐法〕

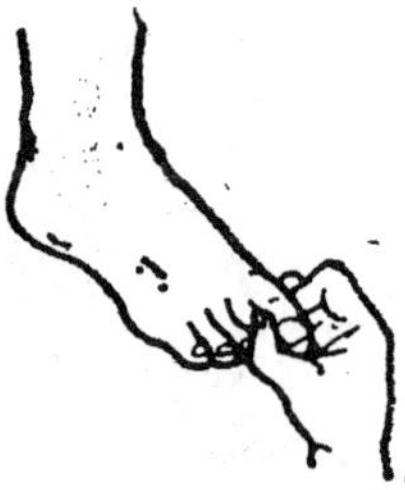

〔그림 126 발가락 掐法〕

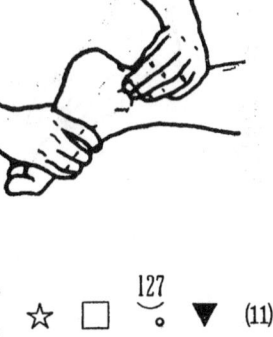

(11) 아끼래스腱의 揑法

▼部位·안팎의 복사뼈의 뒤, 즉 崑崙、太溪의 두 經穴(그림 127)。

□體位·엎드리게 하게 한다。

☆하는 법·엄지와 人指로 힘을 넣어 揑法(거머쥠)을 행하여 그 부분에 약간의 아픈 느낌을 일으킨다。

○主로 낫는 병·발의 關節의 捻挫、쇼크、머리가 흐리멍덩하다。

(그림 127 아끼래스건揑法)

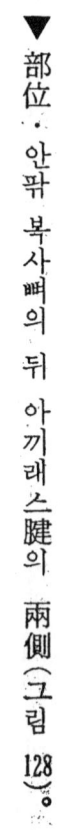

腓後神経

脛後神經

(12) 아끼래스 腱의 撥法

▼部位·안팎 복사뼈의 뒤 아끼래스腱의 兩側(그림 128)。

□體位·엎드리게 한다。

☆하는 법·術者는 환자 발의 뒤꿈치를 양손으로 끼우듯이 쥐고, 術者의 양손의 中指를 아끼래스腱의 兩外側에 대어 撥法을 행하여 발 속까지 저리게 한다。

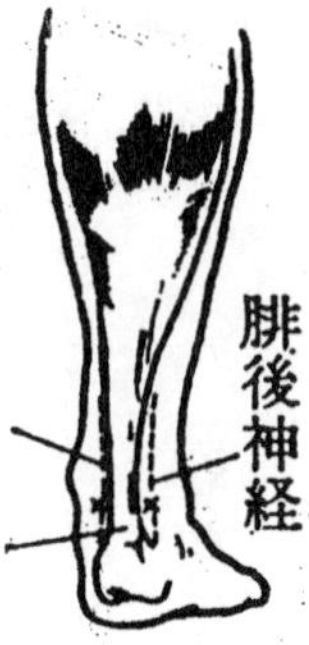

(그림 128 아끼래스腱 撥法)

C 主로 낫는 병·부사뼈 關節의 통증、腰背痛、尾骨痛

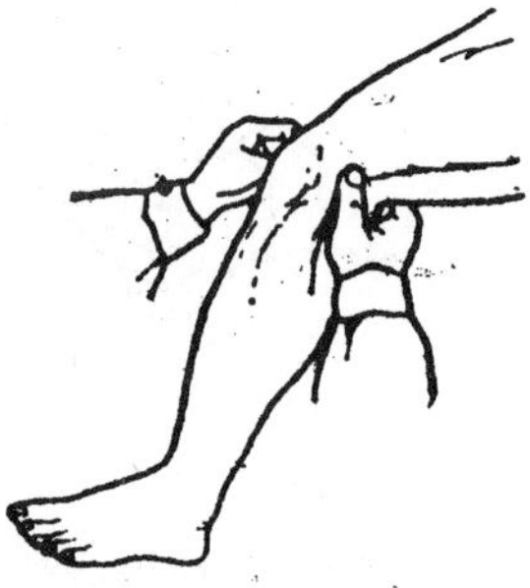

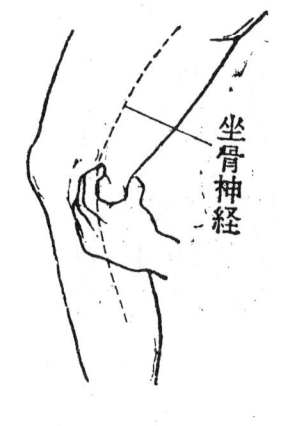

(그림 129 膝後招拿法)

(13) 무릎과의 뒷쪽의 招拿法

▼部位·무릎 뒷쪽에 있는 兩側의 筋腱、外側의 股二頭筋腱、內側의 半筋腱과 半膜筋腱(그림 129)。

□體位·무릎을 直角으로 굽히게 한다。

☆하는 법·엄지와 人指로 招拿法을 행하고 그 부분에 통증과 저림을 일으킨다。

○主로 낫는 병·무릎의 關節痛、偏不隨

(14) 委中의 撥法

▼部位·무릎 안의 중앙에 있는 委中(그림 130)。

□體位·엎드리게 하거나 앉혀서 무릎을 굽힌다。

☆하는 法·엄지를 委中에 넣어 二~三回 撥法(세게 눌렀다 놓음)을 행하고 발까지 저리게 한다。

坐骨神経

(그림 130 委中撥法)

○ 主로 낫는 병·허리나 大腿의 통증, 무릎의 冷.

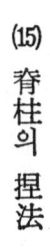

(그림 131 脊柱部 捏法)

(15) 脊柱의 捏法

▼ 部位·脊柱의 兩側을 목에서 尾骨까지(그림 131)。

□ 體位·엎드리게 하거나 앉게 한다.

☆ 하는 법·① 術者의 양손을 半拳狀(그림 132)으로 쥐고、人指의 가로를 환자의 尾骨에 대어 엄지와 人指로 환자의 피부를 집어서 누르고、떼기를 한 곳에 二~三回 행하면서 脊柱를 따라 위로 향하여 大椎에 닿으면 그치고、한번 더 아래의 尾骨에서 되돌이 하여 두 번을 一週로 한다.

② 術者의 양손바닥을 환자의 등을 향하여 半拳狀(그림 133)으로 쥐고、네 개의 손가락은 앞으로、엄지는 뒤로 하여 ①과 같은 모양으로 집어서 누르고、놓고를 되풀이 하여 每回 三~六 바퀴 행하여 국부에 붉은 빛이 나면 그친다.

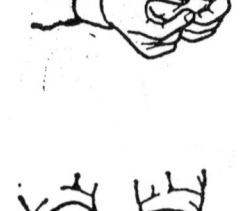

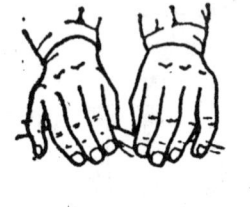

(그림 132 脊柱捏法①)(그림 133 脊柱捏法②)

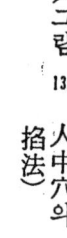

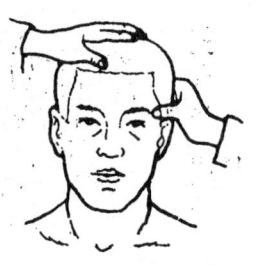

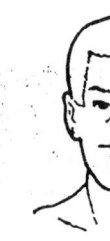

(그림 134 人中穴의 掐法)

(그림 135 太陽穴 按摩)

○主로 낫는 병·不眠症、消化不良、月經痛、허리나 등의 통증、夜
尿症、밤울음(어린애가 밤에 자다가 운다.

(16) 人中의 掐法

▼部位·코 밑에 있는 經穴 人中(그림 134)。

□體位·앉게 하거나 위로 보고 눕게 한다.

☆하는 법·엄지를 人中에 대어 힘을 주어 누른다(掐法)。

○主로 낫는 병·머리가 흐리멍텅하다、쇼크、眩暈、경련

(17) 太陽의 按摩法

▼部位·눈꼬리에서 바깥쪽 一寸 자리에 있는 經穴 太陽(그림 135)

□體位·앉거나 눕는다.

☆하는 법·한 쪽씩 혹은 양쪽 동시에 행한다. 엄지와 人指로 按壓
(누르다)하며 처음에는 가볍게、나중에 세게 한다.

○主로 낫는 병·두통、眩暈、눈병

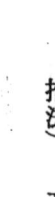

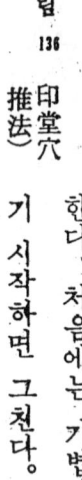

（18） 印堂의 推法

▼部位・눈섭 사이에 있는 經穴、印堂(소위 眉間)(그림 136)。

□體位・正坐하게 하거나 仰臥하게 한다。

☆하는 법・엄지로 印堂에서 위로 向하여 이마까지를 推法(밀다)을 行한다。처음에는 가볍게 차차로 中정도로 힘을 더 넣어 그 부분이 붉어지기 시작하면 그친다。

○主로 낫는 병・頭痛眩暈・일어서면 어지럽다(嘔吐發熱)。

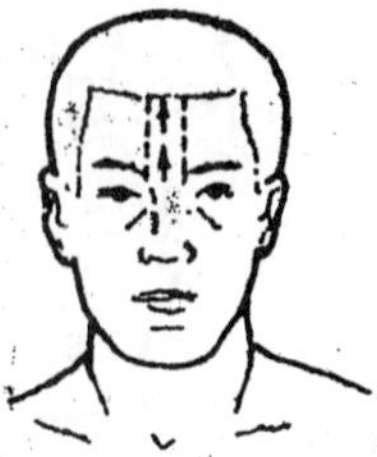

（그림 136 印堂穴 推法）

（19） 脊椎의 掐法

▼部位・第七、第九、第十一胸椎(그림 137)。

□體位・앉게 하거나 엎드려서 눕게한다。

☆하는 法・엄지손가락에 힘을 넣어、손가락 끝으로 掐壓(누른다)하여 그 部分에 아픔을 느끼게 한다。

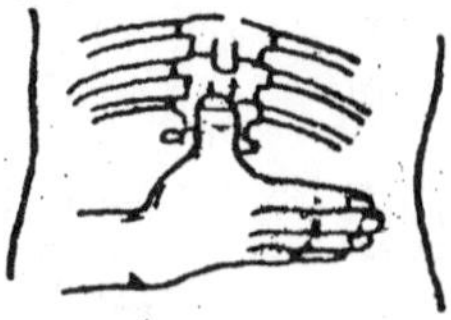

（그림 137 脊椎의 掐法）

○主로 낫는 病・上腹痛、蛔虫에 依한 腹痛

（20） 腰部의 捻轉法

三、 按摩로 治療할 수 있는 病과 經穴

○ 主로 낫는 病·腰痛(허리의 筋이 틀어짐)

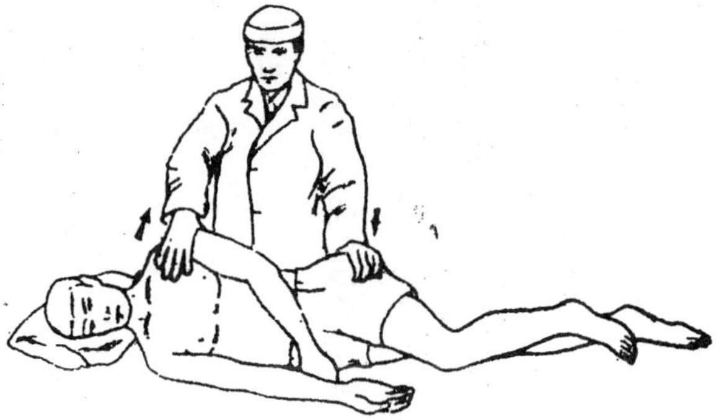

(그림 138 腰部捻轉法)

▼ 部位·腰部(그림 138)

□ 體位·옆으로 向하여 눕히고 아래쪽으로 된 팔은 가슴 앞에서 굽히로 뻗고 윗쪽의 다리는 굽히며 위로 된 다리는 똑 바게 한다.

☆ 하는 法·醫師는 한손을 患者의 上側 前肩部에 대고 다른 손을 上側의 髖骨部(허리의 뼈)에 댄다. 한 손을 앞 方向으로, 다른 손을 뒷 方向으로 흔든다. 即, 醫師는 오른손을 앞으로 내는 同時에 왼손을 뒤로 당겨 환자의 허리가 비틀어지는 꼴이 된다. 이것을 三〜五回 되풀이 한다. 最大限度로 환자의 허리를 비튼 다음, 갑자기 힘을 넣어서 髖骨部(허리의 뼈)를 앞으로 밀고 肩部를 뒤로 세게 당기면 소리가 난다. 그런 뒤 환자의 體位를 反對로 하여 같은 방법으로 허리를 튼다.

— 159 —

☆ 치료법

① 太陽(圖40)에 按摩法(누르고 쓰다듬는다)을 行한다。

② 印堂(圖34)에 推法(눌러 움직이게 한다)을 行한다。

③ 風池(圖45)에 拿法(거머쥐다)을 行한다。

④ 合谷(圖14)에 點按法(손가락으로 누른다)을 行한다。

⑤ 止痛穴(曲池의 밑 一寸)에 撥法(세게 눌렀다 뗀다)을 行한다。

(2) 偏頭痛

☆ 치료법

① 太陽(圖40)에 按摩法을 行한다。

② 外關(圖18)에 掐法(손가락 끝으로 세게 누른다)을 行한다。

③ 四瀆(圖20)에 掐法(손가락 끝으로 세게 누른다)을 行한다。

(3) 不眠症

☆ 치료법

① 內關(圖17)에 點按法을 行한다(손가락으로 누른다)。

② 三陰交(圖28)에 招法(손가락 끝으로 세게 누른다)을 行한다.

③ 足三里(圖22)에 招按法(손가락 끝으로 세게 누르고、 쓰다듬는다)을 行한다.

④ 脊椎에 招法(손가락 끝으로 세게 누른다)을 行한다。

(4) 腹 痛

☆ 치료法

① 內關(圖17)에 點按法을 베푼다

② 足三里(圖22)에 招按法(손가락으로 세게 누르고、 쓰다듬는다)을 行한다

③ 脊背 第七、 第九、 第十一胸椎에 招法을 행하고 또 按法을 베푼다。

(5) 허리의 근육의 경련으로 생긴 아픔.

☆ 치료법

① 아끼래스腱에 招法으로 行한다。

— 161 —

② 治喘(圖51)에 掐按法을 行한다。

③ 承山(圖25)에 點按法을 行한다。

④ 痛點에 반대쪽의 건강한 相應部에 點按法

⑤ 腰部의 捻轉法(비틀다)을 行한다。

(6) 어깨에서 팔에의 痛症

☆ 치료법

① 肩井(圖116)에 拿法(거머쥐다)을 行함。

② 天宗(圖117)에 撥法(누른다)을 行한다。

③ 겨드랑이에 拿法을 行한다。

④ 外關(圖18)에 掐法(손가락 끝으로 세게 누른다)을 行한다。

(7) 허리에서 大腿에의 痛症

☆ 치료법

① 下肢에 拿法을 行한다。

② 아끼래스腱에 招法을 行한다。

③ 承山 (圖25) 에 點按法 (손가락으로 누른다) 을 行한다。

④ 무릎의 뒷쪽 패인 곳에 拿法을 行한다。

⑤ 痛點 반대측의 건강한 相應部에 點按法을 行한다。

⑥ 委中 (圖69) 에 撥法 (세게 눌렀다 뗀다) 을 行한다。

《附 錄》

一、 運膝法

바로 서서, 양쪽의 무릎을 굽혀 온몸의 무게를 무릎에 모우고, 양쪽의 손을 무릎팍에 댄다.

그 자세로 무릎팍을 시계의 바늘 방향으로 빙글빙글 돌리고, 또 반대 방향으로 빙글빙글 돌린다. 무릎이 아플 때까지 每回 두 번씩 행한다. 이 방법을 행하므로 해서 局部를 충혈시켜, 혈액의 순환을 좋게 할 수가 있다.

二、 踢腿法

발을 힘껏 차기를 매일 두 번씩 행한다. 신경이나 근육의 피로를 회복하는데 도움이 된다.

典型的인 治療 實例

一、精神分裂症의 治療의 例

潘氏、女、四十六세

一九六六年 九月、 남편이 갑자기 急病으로 죽자 정신에 극히 큰 충격을 받고、 精神分裂症에 걸려、 울다가 웃다가 하여 家事의 처리를 할 수 없게 되었다. 남겨진 여섯 아이들을 돌볼 사람이 없다. 漢醫、 西洋醫의 치료를 받았으나 효과가 없었다.

그녀를 精神病院에 入院시키고 치료하는 동안 한 사람의 人間의 삶과 죽음의 意義를 명확하게 이해시켜 가면서 啞門과 두 곳의 內關을 針刺 치료하는 방법을 매일 一回 행했다. 五日 後 潘氏의 정신은 상당히 좋아져서 發病回數가 명확하게 감소되었다. 針刺치료 十回째 후에는 家事의 처리를 할 수 있게 되었다. 합하여 二十五回의 針刺요법으로 正常이 되었다.

二、半身不隨

張氏、男、六七세

一九六八年 二月 二五日、 돌연 오른쪽 上下肢가 不隨가 되어 말을 할 수 없게 되었다.

— 165 —

某醫院에서 「高血壓、腦血栓形成式」으로 진단 되었다.

출장 치료는 교통 불편에도 불구하고 중단됨이 없이 계속되었다.

針刺의 穴位는 天突、오른쪽 曲池에서 少海로 통하고 오른쪽 環跳、오른쪽 陽陵泉으로 뚫었다. 十回째 針刺 치료를 행했을 때 張氏의 病狀은 분명하게 好轉되어 지팡이를 짚고 步行할 수 있게 되었다. 三十回의 針刺치료를 했을 때는 간단한 말을 똑똑하게 지껄일 수 있게 되어 合하여 五十數回의 針刺요법으로 오른 손으로 물건을 들 수 있게 되었다.

三、不眠症

單氏、男、三四세

一九四九年에 不眠症이 시작되어 좋아졌다 나빠졌다 하여 왔다. 一九五一年부터 늘 遺精을 하고, 뒤에 陽萎가 나타나 일로 너무 피로하면 두통이 일어났다. 一九六四年에 入院하여 水合氣醛(약이름)、多眠靈(약이름)、魯米那(약) 五味子의 透入、水療、針灸、등을 썼으나 치료 三개月、어느것이나 효과가 없어 실망했다.

一九六五年 九月、두통、不眠症이 다시 重해져 어느때는 한시간 정도밖에 자지 못하며 기억력이 감퇴하고, 식욕부진, 피로, 무기력하게 되어, 두 번째 入院을 했다. 각종의 약물

치료를 거쳐도 不眠症은 好轉되지 않아 환자는 치료에 대하여 다시 自信을 잃었다.

우선 疾病에 이길 수 있다는 信念을 갖게 하고, 十月五日부터 針刺 치료를 개시했다.

針刺穴位∷ 足三里、關元、大椎

매일 한번 씩 행하여 三回 치료한 후 不眠症이 好轉、 매일밤 四～五時間 잘 수 있게 되어 두통이 輕減되고 식욕도 호전했다.

針刺 치료 八回 뒤에 식욕은 호전되고 두통은 기본적으로 나아지고 약을 마시지 않고도 밤에 六～七時間 잘 수 있게 되었다. 合하여 針刺 치료를 十回 행한 후 六～七시간 잘 수 있게 되어 두통은 소실되고 식욕은 증가하고 陽萎도 호전되어 체력은 발병 이전보다 더 좋아졌다.

四、氣管支喘息

一九五九年에 기침, 喘息이 시작되어 連發性 호흡곤란이 밤에 무거워지고 平臥가 不能하게 된다. 몇 곳의 병원에서 「氣管支喘息」으로 진단되어 脫敏 療法을 써서 交感神經節、切除手術、割指、針灸를 거쳐 常時 漢方藥을 服用하여 왔으나 분명한 효과는 볼 수 없었다.

매일 의연히 기침이 나오고 가슴이 아프며 반듯하게 누워 잘 수가 없었다.

聽診‥심장、페장에 이상음(異常音)이 들리쟈 않음。

胸部透視‥가벼운 肺氣腫

화학검사‥嗜酸性白細胞 七%

一九六六年 四月 一日에 양쪽의 治喘穴에 針刺요법을 시작、매일 一回씩 행한다。세번째

의 針刺 치료 후 벌써 가볍게 되어 服用藥을 필요없게 되었다。

針刺 五回 후 약간의 기침과 헐떡거리게 된다。針刺 요법을 合計、十回 행하여 服用藥은

완전히 끊었으나 다시 再發하지 않고 얼마 후 全治되었다。

五、小兒마비

李某兒、男、四세

一九六七年 八月 二十四日 發熱、다음날 오른쪽 허벅다리가 軟化、마비를 발견했

다。步行이 不能하게 되고 小兒마비로 진단되었다。八月二八日 針刺치료를 받았다。

針刺穴位‥오른쪽 環跳、오른쪽 陽陵泉、오른쪽 昆侖、局部에 梅花針을 加했다。

針刺 치료 二回 후 곧 步行할 수 있게 되었다。十回 후에는 놀려 나가 다닐 수 있게 되

었다。이로써 小兒마비는 早期에 針刺치료를 쓰는 것이 효과가 크다는 것을 알 수 있다。

六、 神經性頭痛

韓氏、 男、 二四세

一九六六年 七月에서 頭部의 兩側에 跳痛이 나타나 통증이 심할 때는 심장까지 피로와 진다.

神經科검사 : 十二對腦神經에 이상없다. 운동, 감각, 反射 모두 다 정상이다. 혈압도 정상.

診斷 : 신경성 두통

一九六六年 八月 二四日에서 針刺치료를 시작한다.

針刺穴位 : 太陽、 合谷、 四瀆에 교체로 針刺한다. 針刺치료 六回째 후、 두통이 輕減、 合計 十一回로 아프지 않게 되었다.

七、 過敏性結腸炎

李氏、 男──四一세

腹痛과 설사가 이미 半年 계속되어 粘液粥狀便으로 피는 없으나、 매일 三~四回 排便한다. 半年間、 한 번도 成形便을 排便한 일이 없으며、 매일 오후에 배가 켕겨、 藥品으로 解다.

— 169 —

消해야 했으며 식욕도 부진, 검사결과 과민성결장염으로 진단되어 合霉素(약이름)、黃連素

(약이름) 物理 요법을 썼으나 好轉되지 않아 一九六六年 一月 十二日에 針刺치료로 바꾸었

다。매일 一回 행함。

針刺穴位∷天樞、足三里、關元、中脘、三陰交에 交替로 針刺한다。針刺治療 六回後는 腹

脹은 消失되고 針刺八回후에 大便은 成形되어、매일 二回의 排便이 된다。針刺 치료 十回

뒤에는 大便은 正常이 되었다。

② 권위있고 詳細한

經 穴 學

1) 經穴을 쉽게 찾아내는 方法
2) 14經絡의 解說
3) 經外常用奇穴詳解(26穴)
4) 針灸法(針놓는 方法 灸놓는 方法)
5) 吸角療法
6) 梅花針(皮膚科) 使用法
7) 治療에 적합한 경혈의 順序와 手針法의 綜合

차 례

— 9 —

本書의 特徵

本書가 經穴을 찾아내기 위해 編輯한 原則은 다음과 같다.

一, 臨床 때의 實用에 마련하기 위해、十四個所의 經穴과 經外의 奇穴을 全面的으로 紹介는 하지 않으나、常用의 經穴 百七十二個所 및 經外奇穴 二十六個所、合하여 百九十八個所를 선택했다.

二, 經穴을 찾아내는 方法으로서는 體位定表를 主로 한다。個別의 穴位를 除外하고、解剖 部位 및 血管・神經의 分布 등에 對한 說明은 省略하고、될 수 있는대로 많은 經穴을 찾아내는 쉬운 方法을 紹介했다.

三, 本書에 적은 各 經穴의 文献的 考證은 하지 않는다。우리들은 基本的으로는 臨床의 慣習에서 經穴의 位置를 決定했다.

四, 한 개의 經穴에 여러 種類를 찾아내는 方法이 있을 경우、그들을 모두 紹介하여、그 중에서 선택하여 應用할 수 있다.

五, 本書는 文章과 그림을 同時에 게시하였으니、양 쪽을 다 參照하여야 할 것이다。經穴의 正確한 位置를 理解하기 위하여、각 그림의 經穴의 位置에 特定의 표시를 했다.

그 밖에도 本書의 編輯原則은 臨床의 參考가 되도록 많은 針灸의 基本知識과 간단한 治

療問題를 簡略하게 紹介 했다。

어떻게 經穴을 찾아내는가

針灸治療法은 東洋人이 수천 년 동안 病과의 싸움에서 생겨난 경험의 總和이다. 이 치료법은 넓은 범위에 걸쳐 적용되며 치료 효과도 뚜렷하여, 간단하고 편리하게 실행될 수 있다는 장점이 있다.

針灸를 배우고, 어떻게 해서 經穴을 바르게 찾아내는가, 이것은 하나의 대단히 중요한 문제이다.

人體에는 수백개의 經穴이 分布되어 있고, 各經穴은 일정한 위치가 있으며, 그때문에 穴位(經穴)이라 부른다. 經穴을 正確하게 찾아내려면, 우선 그 위치를 정하지 않으면 안된다 위치를 정하는 방법을 定位法이라 부른다. 定位法에는 等分折量法(骨度法이라고도 한다), 指寸法, 體表標識 및 특수한 동작과 자세에 基本을 두고, 經穴을 찾는 等의 네 가지 방법이 있다.

一、等分折量法(骨度法)

人體의 다른 部位(틀리는 部分)을 몇 等分으로 나누어 經穴을 찾아낼 때、자(尺)같은 연

— 15 —

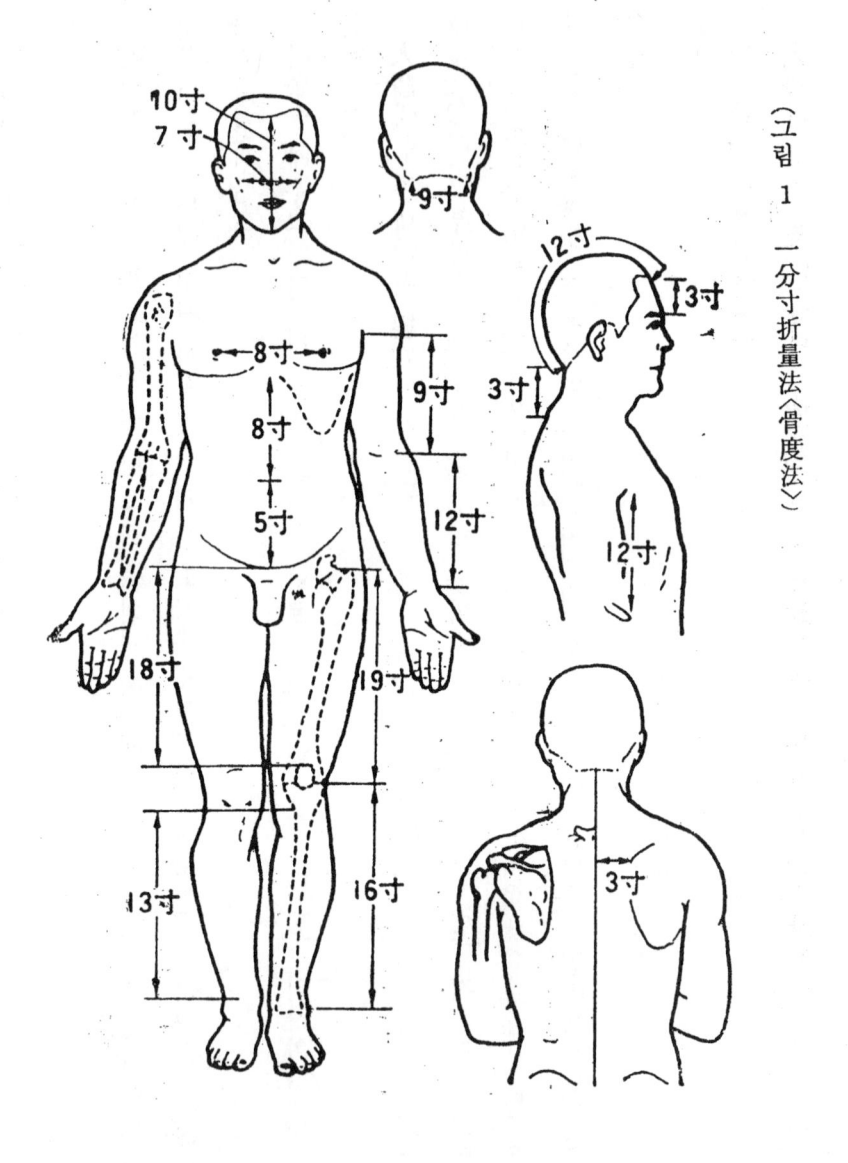

장을 사용하는 것이 아니라, 그것은 일정한 길이, 혹은 넓이를 먼저 規定하고, 다음에 몇 개로 等分하여 나누고, 各 等分을 一寸이라 略稱한다. 어른, 아이, 또는 키가 높고 낮고를 가리지 않고 모두 같은 길이와 넓이로 換算한다. 예를 들면, 뒤에 말하겠으나, 팔꿈치의 안쪽(內側)의 굽어지는 곳의 橫紋(橫주름살)에서 손목의 橫紋까지를 十二寸으로 하고, 어른의 긴 팔을 十二寸으로 한다면, 아이의 짧은 팔도 十二寸으로 한다. 이 방법은 大槪 머리, 가슴, 배, 팔, 下肢部分 등의 經穴을 尺度하는 基準으로서 사용되고 있다. 다음에 각 부분별로 소개한다.

一, 頭 部

直寸──머리 앞쪽의, 머리털이 난 언저리의 中央部에서 머리 뒷쪽의, 머리털이 끝난 곳의 中央部까지를 十二寸으로 한다. 양 눈섭의 중심(眉間)에서 머리 앞쪽, 머리털이 끝난 데까지를 三寸으로 한다. 목의 後部 중심을 아래로 향하여 문질러 가장 솟아난 脊椎骨(第七頸椎) 밑 (즉 督脈大椎穴)에서 머리의 뒷쪽, 머리털이 끝나는 데까지를 三寸으로 한다. 만약 머리 앞쪽 머리털이 끝나는 데가 분명하지 않는 경우, 眉間에서 머리 뒷쪽, 머리털이 끝나는 데까지를 十五寸으로 한다. 뒷쪽 머리털이 끝나는 데가 분명하지 않는 경우, 大椎穴에서 앞쪽 머리털이 끝나는 데까지를 十五寸으로 한다. 머리의 앞쪽 뒷쪽의, 머리털이 끝나는 데가 분명하지 않을 경우, 大椎穴에서 眉間까지를 十八寸으로 한다.

橫寸──귀 뒤에 둥글게 솟아나온 높은 뼈가 있으니, 곧 乳突이다. 이 두 乳突의 가장 높은 點 사이를 九寸으로 한다.

머리의 經穴은 대체로 以上과 같은 방법으로 측량하여 위치를 정한다.

二、顔面

直寸──머리 앞쪽의、머리털이 끝나는 곳의 가운데에서、턱(下顎骨) 한가운데까지를 十寸으로 한다.

橫寸──양쪽의 顎骨(광대뼈)의 가장 높은 點 사이를 七寸으로 한다.

顔面의 經穴은 대체로 以上의 방법으로 측정한다.

三、胸部

胸部는 肋骨의 틈사이를 經穴을 찾아내는 基準으로 한다。 側胸部는 겨드랑이 밑의 橫紋에서 十一肋骨까지를 十二寸으로 한다。

上腹部：胸骨體下緣에서 배꼽의 가운데까지를 八寸으로 한다。

下腹部：배꼽 한가운데서 恥骨（下腹部의 陰毛가 있는 곳의 가로로 되어 있는 뼈）의 윗전 （上緣·윗 가장자리）까지를 五寸으로 한다。

橫寸——兩乳頭 사이를 八寸으로 한다。

胸腹部의 經穴은 대체로 以上의 방법으로 측량하여 위치를 정한다。

四、背 部

直寸——脊椎骨의 틈사이가 經穴을 찾아내는 기준이 된다。

橫寸——양손을 교차시켜 팔꿈치를 잡고 肩胛骨을 兩側으로 젖혔을 때、肩胛骨의 안쪽 전（가장자리）에서 脊椎의 가운데 線까지를 三寸으로 한다。

五、上肢部

팔의 上半：겨드랑이 밑의 橫紋에서 팔꿈치가 굽은 곳의 橫紋까지를 九寸으로 한다。

팔의 앞쪽（前方）：팔꿈치가 굽은 곳의 橫紋에서 손목의 橫紋까지를 十二寸으로 한다。內 側과 外側은 모두 같다。

六、下肢部

大腿의 안쪽(內側)‥恥骨의 윗전(上緣)과 同一線上인 곳에서 大腿骨의 內側위(무릎 關節의 內側 위에 있는 높고 둥근 突起한 뼈)까지를 十八寸으로 한다.

大腿의 바깥쪽(外側)‥大轉子, 즉 大腿의 兩外側面에 손으로 만져지는 복숭아 크기 정도로 솟아난 둥근 뼈의 頂點에서 무릎이 굽어지는 橫紋과 同一線上의 위치까지를 十九寸으로 한다.

종아리의 안쪽‥종아리의 안쪽 뼈(무릎 關節의 안쪽의 아래에 솟아난 높고 둥근 뼈)에서 아래로 내려와 內側 복사뼈가 솟아난 곳 까지를 十三寸으로 한다.

종아리의 바깥쪽‥무릎이 굽어지는 곳의 橫紋과 同一線上에서 外側의 복사뼈가 솟아난데까지를 十六寸으로 한다. (以上 全部 그림 1 參照)

〔說明〕 上緣(윗편)이란 하나의 뼈 또는 하나의 筋肉의 윗쪽 전(가장자리)를 말하며 반대로 下緣이란 아랫쪽의 가장자리를 말한다. 앞쪽은 前緣 뒷쪽은 後緣(뒷전), 內側은 里緣、바깥쪽은 外緣(바깥전)이라 한다. 四肢、體軀로 말한다면 일반적으로 손가락、발가락 쪽이 앞이며、반대쪽이 된다. 머리 쪽이 위이며、손이나 발의 방향이 아래이다. 바깥쪽에

ー20ー

새 안으로 향하고 있는것이 內側(안쪽)이며, 안에서 밖으로 향하고 있는 것을 外側(바깥쪽)이라 한다.

사람의 손바닥、팔꿈치、무릎、발의 굽은 곳에 한 줄 또는 두 줄의 피부의 주름살이 접혀 있으므로 橫紋이라 한다. 橫紋頭는 橫紋의 末梢部이다.

二、指寸法

여것은 손가락의 어느 부분의 넓이를 一定한 尺度로 하여 經穴을 찾아내는 방법이다. 臨床에 흔히 사용되는 것으로는 다음 두 가지가 있다.

一、中指同身寸法

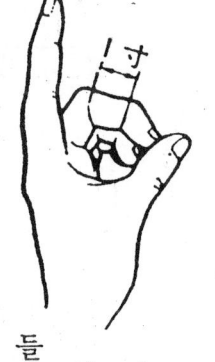

환자의 中指 끝과 엄지의 끝을 맞붙여서 고리(동그라미)를 만들어、中指의 第一關節의 側面에 있는 양끝의 橫紋頭의 거리를 一寸으로 換算하여 이를 同身寸이라 한다(그림 2)。이 방법은 일

(그림 2 中指同身寸) 반적으로 四肢部의 經穴을 찾아내거나 背部의 가로(橫)를 측량하는 尺度의 기준으로 적용된다.

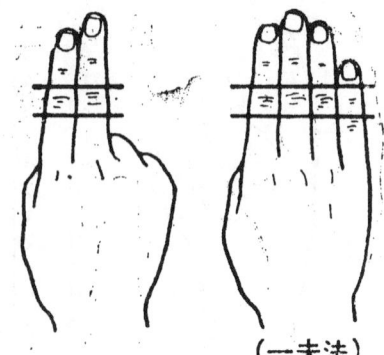

（一夫法）　（親指寸）

二、指量法

환자의 人指의 중간에 있는 指關節（즉 第一, 第二의 指關節）의 넓이를 기준으로 하여 一寸（一橫指）으로 한다. 人指, 中指, 藥指, 새끼손가락을 합하여 三寸（四橫指 또는 一夫法）으로 한다. 이 밖에 엄지의 손톱이 난 데와 同一線의 넓이도 一寸으로 할 수가 있다. 이들의 방법은 四肢의 經穴을 찾아내거나 背部의 가로（橫）를 측량하는 기준으로써 적용된다（그림 3）。

〔說明〕 앞에 말한 指寸法은 환자 자신의 손가락의 치수로 經穴을 取穴하는 기준이다. 그러나 응용의 편리를 피하기 위하여 醫師의 손가락과 환자의 손가락의 길이, 굵기에 큰 차이가 없으면 醫師는 직접 환자의 經穴을 取穴할 수 있다. 만약 환자의 키가 너무 크거나 혹은 너무 낮거나 또는 아이일 경우, 醫師는 손가락의 길이, 굵기에 比例하여 적당하게 增減하여 환자의 經穴을 取穴해도 된다.

取穴할때 이 위치의 손까락의 너피를 기준함

（그림 3 指量法）

또 本文 가운데에 소개하는 특수한 동작으로 經穴을 찾아내는 방법은 (예컨대 伏兎穴、髀關穴을 찾아낼 때) 醫師의 손의 치수로 환자의 經穴을 찾아내는 경우는 醫師의 손과 환자의 손의 크기에 대하여 주의하지 않으면 안된다.

三、人體의 自然的인 標識으로 經穴을 찾아내는 方法

이것은 五官、肋骨、脊椎骨、乳頭 등의 標識에 기본을 두고 經穴을 찾아내는 方法이다.

예컨대、眉間에서 印堂穴、兩乳頭의 한가운데에서 膻中穴 등을 찾아내는 데에 쓰인다.

四、特殊한 動作、姿勢로 經穴을 찾아내는 方法

이것은 四肢、體軀가 활동하여 나타내는 筋肉의 주름살、筋肉이 패이는것 따위에 의하여 經穴을 찾아낸다. 예를 들면、팔꿈치를 굽히어 直角으로 하면 팔꿈치 關節의 內側에 橫紋이 나타난다. 이 橫紋頭에서 少海穴을 찾아낼 수가 있다. 엄지와 人指와의 사이의 느즈러진 股間部分을 교차하여 한 쪽의 人指로 다른 한편 손의 손목 뒤의 높은 뼈 (橈骨莖突) 를 누르고 人指 끝이 닿은 곳에 列缺穴을 찾아낼 수가 있다.

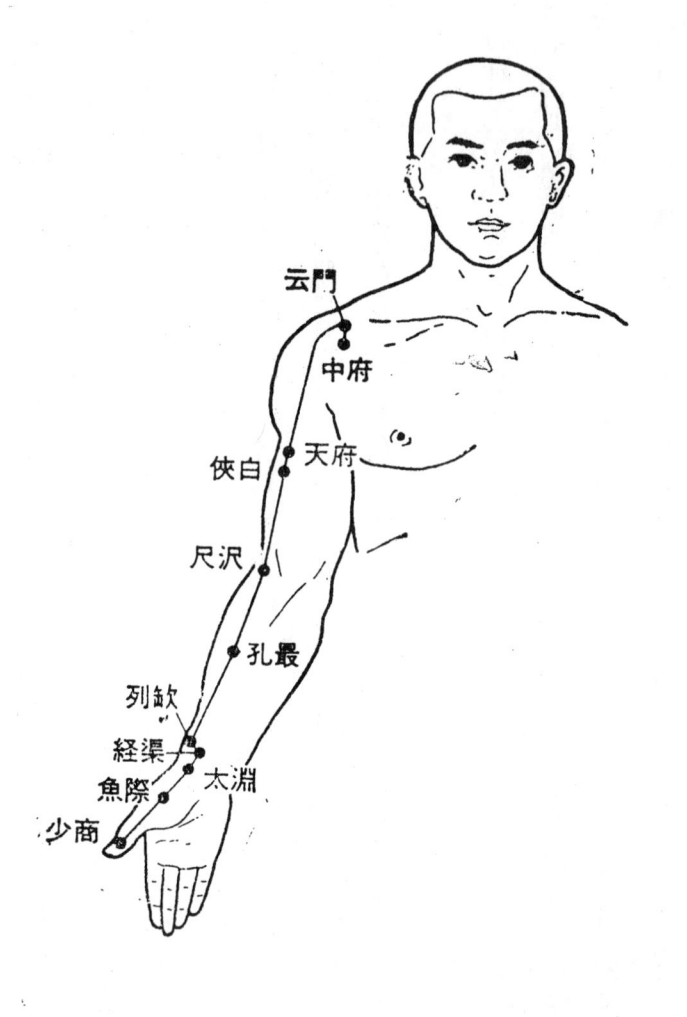

云門
中府
侠白
天府
尺沢
孔最
列欽
経渠
魚際
太淵
少商

☆中 府

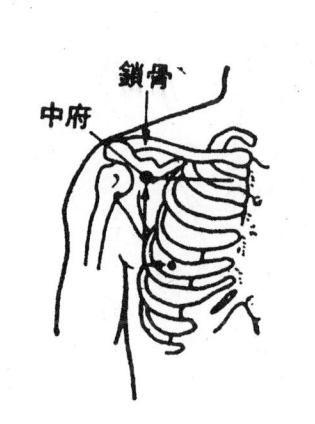

〈그림6 中府穴②〉

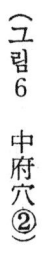

〈그림5 中府穴①〉

〈取穴法〉 손바닥을 허리에 짚으면、그 손의 어깨 쪽의 鎖骨外端(즉 肩峰端)의 下緣의 위치에 삼각형으로 패어는 곳이 생긴다. (이 오목한 곳의 한가운데에 雲門穴이 있다) 이 오목한 곳의 한가운데에서 약 一寸 바로 밑에 (第一、第二肋骨間과 同一線上) 中府穴이 있다(그림 5)。

또는 乳頭(男子만을 가르킴 以下 같음)에서 外側으로 향하여、가로로 二寸(二橫指라도 좋음)의 위치에서、똑바로 위로 향하여 셋째번 肋骨의 위치(第一、第二 肋骨間과 同一線上)에 이 經穴이 있다(그림 6)。

【說明】 人間의 肋骨은 左右 모두가 열 두짝이다. 목앞쪽 아래에 左右로 옆으로 굽어져 어깨에 솟아 있는 두개의 뼈가 있다. 이들을 鎖骨이라 한다. 鎖骨下緣은 第一肋骨、第二肋骨、第三肋骨……로 되어 있다.

〈主로 낫는 病〉 기침、천식、胸痛、肩痛

— 25 —

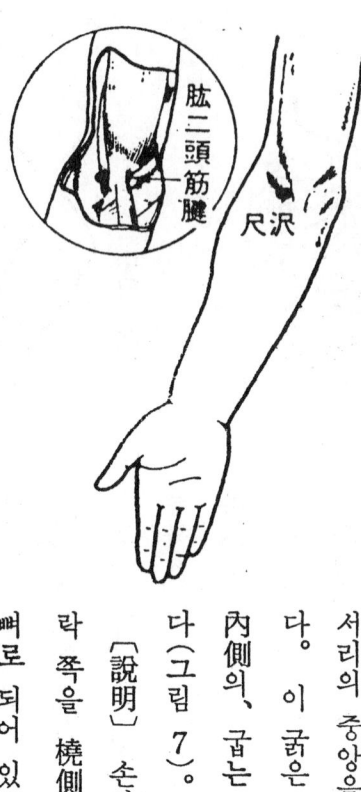

(그림 7 尺澤穴)

〈針法〉 胸部의 外側으로 향하여 直刺로 三〜五分

☆尺 澤

〈取穴法〉 손바닥을 위로 향하여, 팔꿈치를 약간 굽힌다. 팔꿈치의 內側의, 굽어지는 모서리의 중앙을 더듬으면, 한 줄의 굵은 筋이 있다. 이 굵은 筋의 外側(橈側)쪽으로, 팔꿈치의 內側의, 굽는 모서리의 橫紋 위에 이 經穴이 있다(그림 7).

〔說明〕 손바닥, 팔목 및 팔꿈치의 엄지손가락 쪽을 橈側이라 한다. 이것은 팔이 두 개의 뼈로 되어 있으며, 엄지손가락의 뼈를 橈骨이라고 하기 때문이다. 새끼손가락 쪽은 尺側이라

하며, 이것은 팔의 새끼손가락 쪽의 뼈를 尺骨이라 하기 때문이다.

〈主로 낫는 病〉 기침, 편도선염, 팔의 통증, 發熱

〈針法〉 直刺로 五分〜一寸.

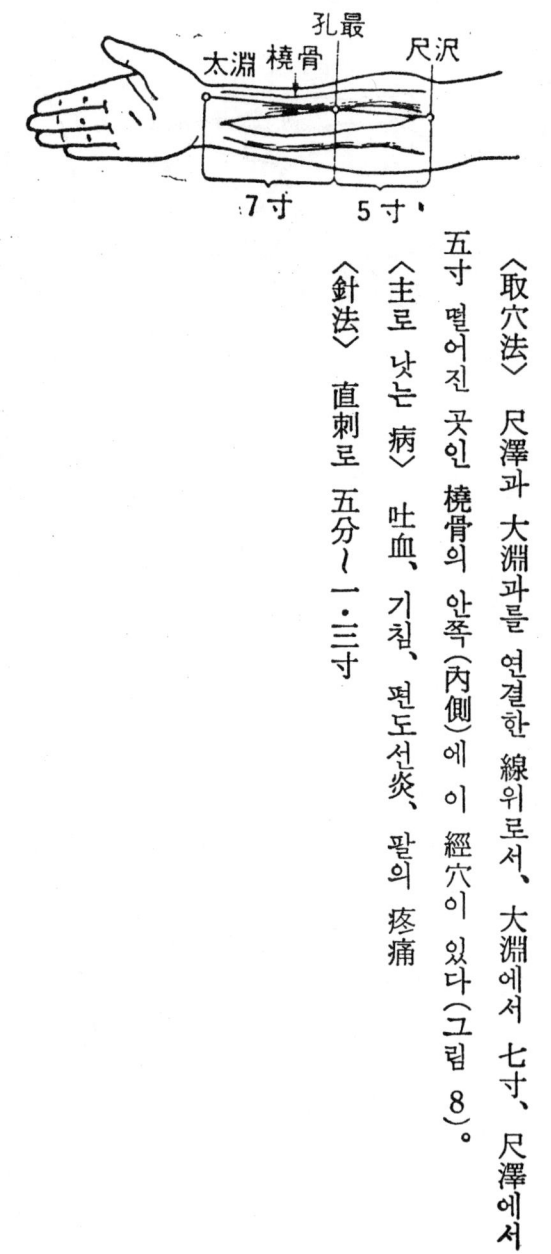

（그림 8 孔最穴）

☆孔最

〈取穴法〉 尺澤과 大淵과를 연결한 線위로서、大淵에서 七寸、尺澤에서 五寸 떨어진 곳인 橈骨의 안쪽(內側)에 이 經穴이 있다(그림 8)。

〈主로 낫는 病〉 吐血、기침、편도선炎、팔의 疼痛

〈針法〉 直刺로 五分〜一・三寸

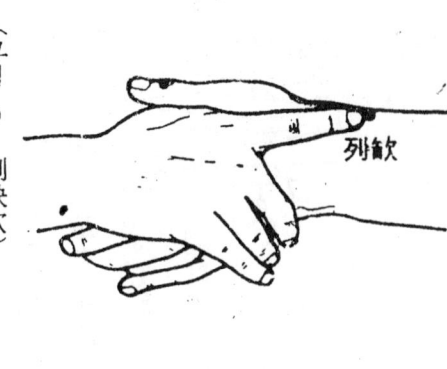

（그림 9 列缺穴）

1.5寸

橈骨莖突

☆ 列 缺

〈取穴法〉 환자의 左右 양손의 엄지손가락과 人指의 가랑이(股間)를 교차하여 한쪽 손의 人指로 다른 손의 손목 뒤의 높은 뼈의 가운데를 누르면, 人指 끝이 닿는 곳에 조그맣게 오목한 곳이 있다. 이것이 列缺穴이다(大腸經陽溪穴에서 바로위 一寸五分의 위치)(그림 9)。

〈主로 낫는 病〉 두통, 기침, 편도선염, 顏面神經마비症。

〈針法〉 팔꿈치를 향하여 비스듬이 찌른다. 五分～一寸.

☆太淵

〈取穴法〉 손바닥으로 팔뿌리 근처의 엄지손가락쪽(橈側)에 하나의 조그마한 둥근 뼈(大多角骨)를 더듬을 수가 있다. 이 조그마한 둥근 뼈의 橈側의 아랫전(下緣), 쪽 손바닥 쪽 손목의 第一橫紋(굵은 주름살)이 있고 (즉 손바닥에 가까운 橫紋) 그리하여 손가락 끝으로 만져보아 脈이 뛰는 것을 느끼는 위치가 太淵의 위치다 (그림 10).

〈針法〉 直刺로 二~三分.

〈主로 낫는 病〉 無脈症, 천식, 기침, 편도선염, 胸痛.

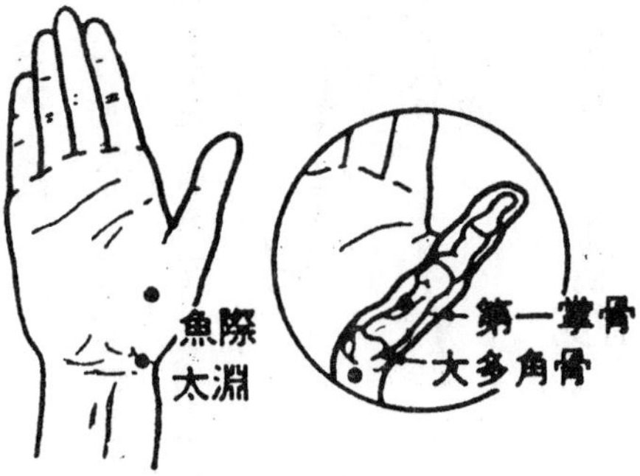

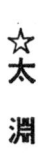

(그림 10 太淵魚際穴)

☆魚 際

〈取穴法〉 엄지손가락의 掌指關節 아래는 第一掌骨이다. 이 經穴은 第一掌骨(손바닥 쪽)의 二分의 一의 위치이다 (그림 10).

〔說明〕 손가락과 손바닥이 연결하고 있는 곳의 關節을 掌指關節이라 부른다. 손바닥 쪽

으로 엄지손가락으로 直上하고 있는 것이 第一掌骨이며、人指로 直上하고 있는 것이 第二
掌骨, 中指로 直上하고 있는 것이 第三掌骨, 藥指로 直上하고 있는 것이 第四掌骨, 새끼손
가락으로 直上하고 있는 것이 第五掌骨이다。

〈主로 낫는 病〉 기침, 편도선염, 發熱

〈針法〉 直刺로 五~七分

☆少 商

少商

(그림 11 少商穴)

〈取穴法〉 이 經穴은 엄지손가락의 內側(橈側)에 있으니、즉 손톱 뿌리의 모서리에서 一
分 정도 떨어진 곳에 있다(그림 11)。

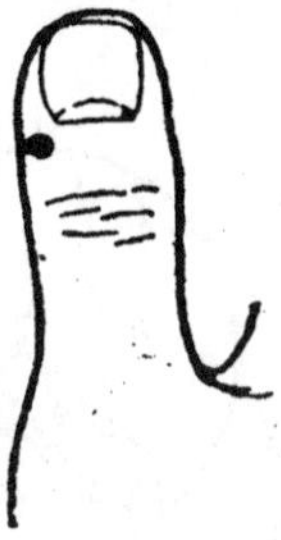

〈主로 낫는 病〉 기침, 편도선염, 中風, 전간。

〈針法〉 기침과 전간인 경우는 毫針으로 斜刺、二~四分、편도선염
및 中風인 경우는 三稜針으로 點刺(가볍게 찔러 재빨리 뽑는다)하여
약간 피를 낸다。

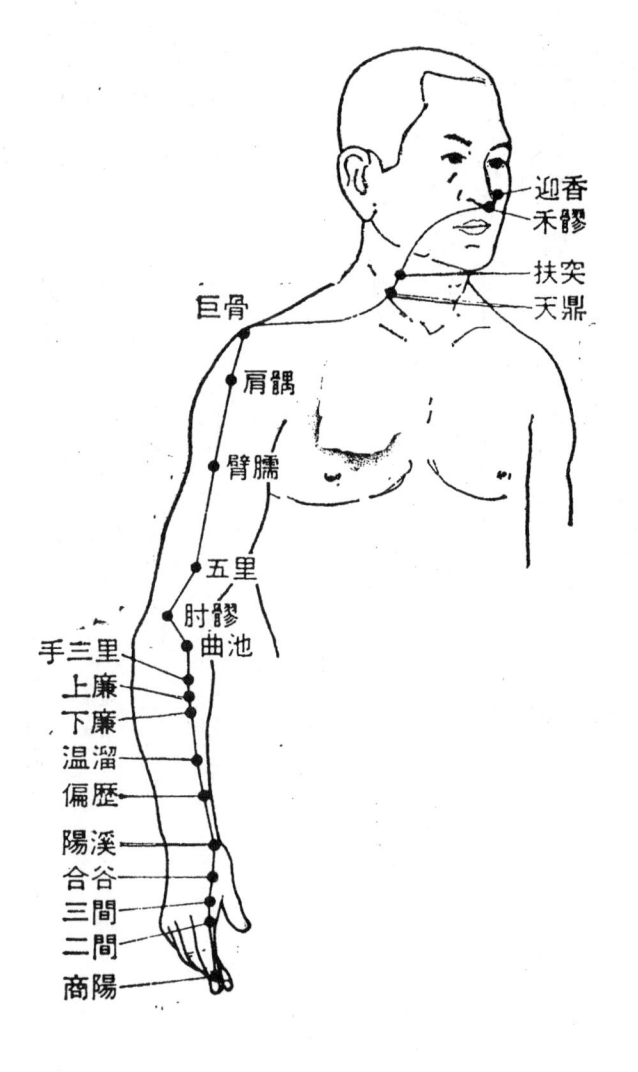

Ⅱ、手陽明大腸經（全 二十穴中 常用 十一穴 紹介）

迎香
禾髎
扶突
天鼎
巨骨
肩髃
臂臑
五里
肘髎
曲池
手三里
上廉
下廉
温溜
偏歷
陽溪
合谷
三間
二間
商陽

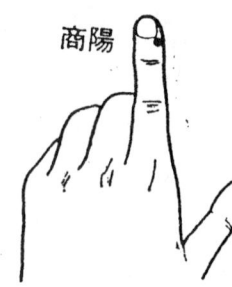

(그림 13 商陽穴)

商陽

☆商陽

〈取穴法〉 人指의 엄지손가락쪽(橈側)의 손톱뿌리의 모서리에서 一分 정도 떨어진 곳에 있다(그림 13).

〈主로 낫는 病〉 熱病、中風、편도선염.

〈針法〉 三稜針으로 點刺하여 약간 피를 낸다.

☆二　間

〈取穴法〉 人指의 掌指關節의 앞쪽의 橈側, 즉 人指의 第一節의 指骨小頭의 前側에 이 經穴이 있다(그림 14).

〔說明〕 關節은 대개 한쪽이 凹形, 한쪽이 둥근 모양으로 되어있는 腱으로 연결하는 것에 의하여 처음으로 활동할 수가 있다. 이 둥근 모양으로 되어 있는 뼈를 어떤 분은 『頭』라고 하고 어떤 사람은 『小頭』라고 부르고 있다. 指骨小頭란 指骨과 掌骨에서 연결한 둥근 부분을 말한다.

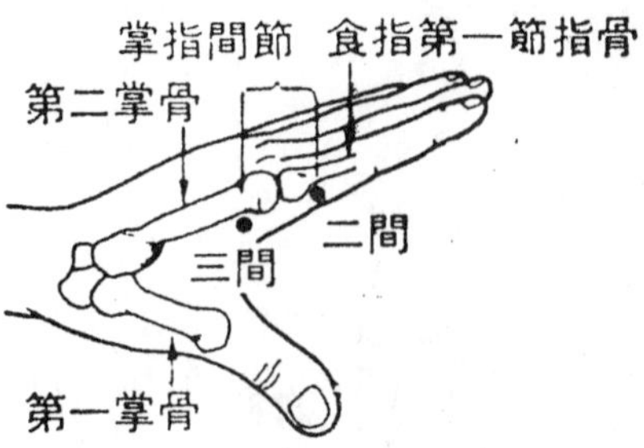

〈主로 낫는 病〉 熱病、齒痛、鼻血。

掌指間節　食指第一節指骨

第二掌骨

二間

三間

第一掌骨

(그림 14 二間、三間穴)

〈針法〉　直刺로 二~三分

☆三　間

〈取穴法〉　人指（집게 손가락）의　掌指關節의　뒷쪽。　橈側、즉　第二의　掌骨小頭의　뒷쪽에　이　經穴이 있다（그림 14）。

〈主로 낫는 病〉　齒痛、손가락 및 손등의 부스럼（종기）。

〈針法〉　直刺로 三~七分

☆合　谷

〈取穴法〉　세 가지 방법이 있다。

(1) 오른손 엄지손가락의 指關節의 橫紋（엄지손가락의 바닥쪽）을 왼손의 엄지손가락과 人指 사이의 股間부분으로서、오른손의 엄지손가락 끝이 닿은 곳이 이 經穴이다（그림 15）。

(2) 엄지와 人指를 합하면、하나의 縱紋이 생긴다。이 縱紋에 꼭 기대어 있는 곳에 하나의 높게 부풀은 근육이 있다。이 縱紋頭와 同一線上에 있는 가장 높게 부풀은 곳에 이 經穴이 있다（그림 16）。

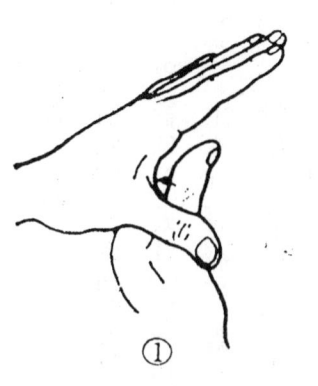

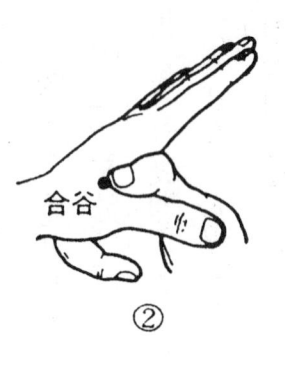

〈그림 15 合谷穴①〉 ①

合谷 ②

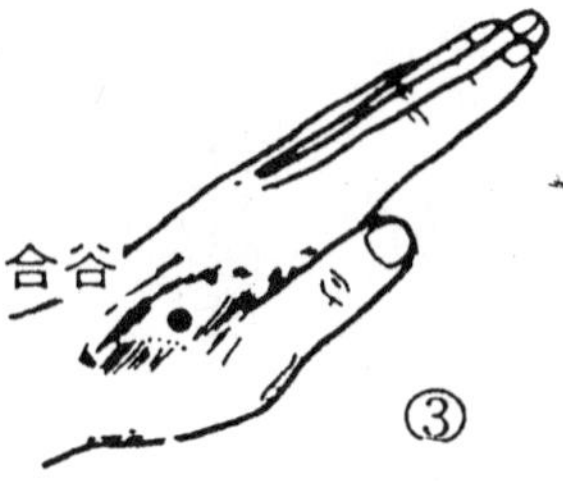

〈그림 17 合谷穴③〉

〈그림 16 合谷穴③〉

合谷 ③

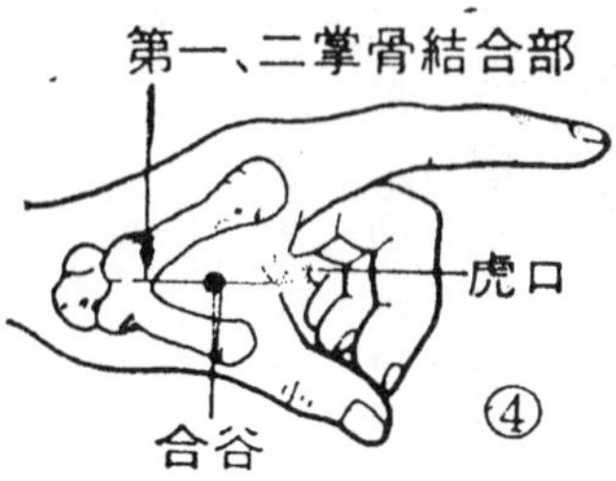

第一、二掌骨結合部　虎口　合谷 ④

(3) 엄지와 人指를 벌리고 그 손가락 股間과 第一、第二掌骨이 結合한 곳(兩叉骨이라고도 한다)을 똑바로 연결한 線의 中點에 이 經穴이 있다(그림 17)。

〈主로 낫는 病〉 合谷은 痛症을 멈추게 하는 主된 經穴이다。더구나 이 經穴은 退熱消炎이라 하는 機能도 가지고 있다 主로 顔面과 입의 여러가지 病、예컨대 齒痛、顏面마비、眼病、이마의 통증、콧병、편도선염 등을 고친다。또 腹痛、半身不隨、감기、기침、月經不順、引産 등을 고친다。

〈針法〉 直刺로 五分~一・五寸、姙婦에게는 이 經穴은 針을 놓아서는 안된다。

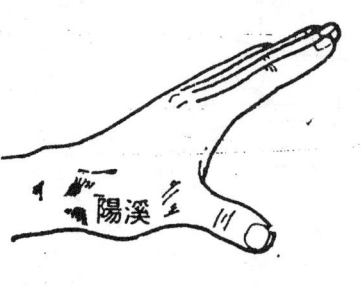

(그림 18 陽谿穴)

拇長伸筋腱

橈骨莖突

拇短伸筋腱

陽溪

☆ 陽 谿

〈取穴法〉 엄지와 人指를 벌리어、또는 엄지를 위로 세울 때、엄지 바로 아래의 손목에 나타난다。두 개의 筋(拇短伸筋腱과 拇長伸筋腱) 과 두 개의 뼈(앞쪽은 腕骨부분、뒷쪽은 橈骨莖突)로 생기는 오목한 곳이 있으니 이 經穴은 그 오목한 곳 안에 있다(그림 18)。

〈主로 낫는 病〉 두통、팔목의 통증

〈針法〉 直刺로 三~五分

— 3 5 —

偏歷

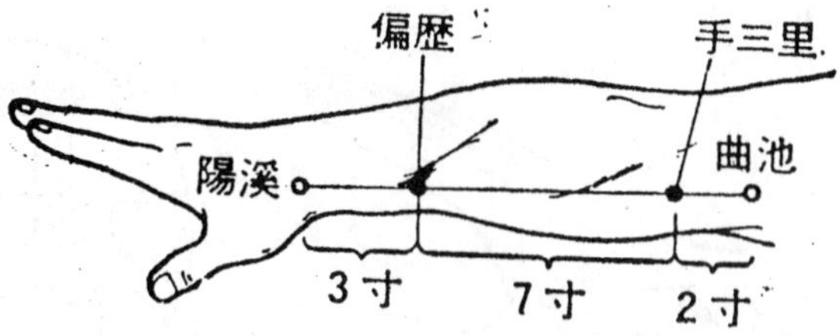

手三里

陽溪

曲池

3寸 7寸 2寸

☆偏 歷

〈取穴法〉 이 經穴은 陽溪에서 三寸 바로 위에 있으며 陽溪와 曲池를 연결한 線 위에 있다(그림 19)。

〈主로 낫는 病〉 손목의 통증、코피。

〈針法〉 直刺로 三~五分。

☆手三里(손의 三里)

〈取穴法〉 이 經穴은 曲池에서 二寸 바로 아래、橈骨의 內側에 偏在해 있다(그림 19)。

〈主로 낫는 病〉 어깨의 疼痛、半身不隨

〈針法〉 直刺로 一~一·二寸

(그림 19 偏歷、手三里穴)

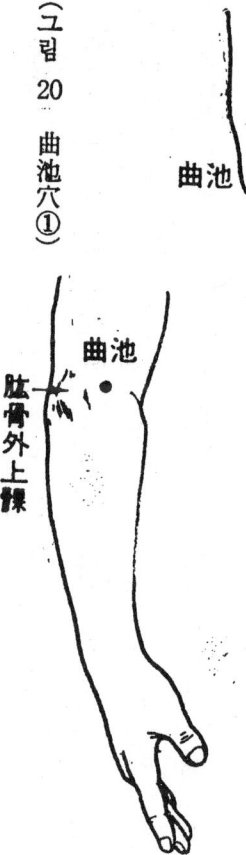

図20　曲池穴(1)

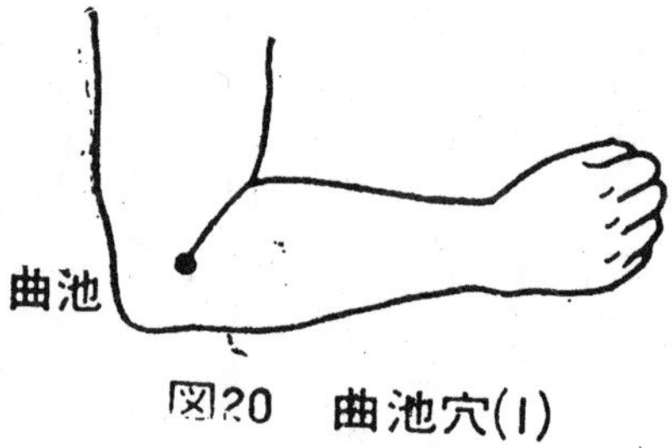

（그림 20　曲池穴①）

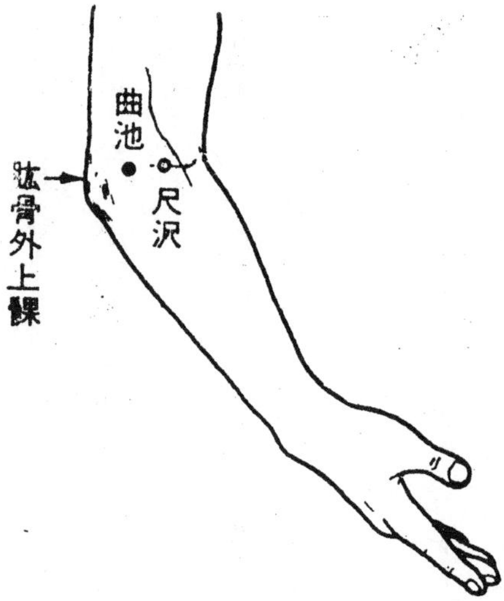

（그림 21　曲池穴②）

（그림 22　曲池穴③）

☆ 曲 池

（取穴法）　세 가지 방법이 있다。

(1) 팔꿈치를 直角으로 굽혀、팔꿈치의 안쪽의 굽어지는 모서리의 橫紋의 끝에 이 經穴이 있다 （그림 20）。

(2) 팔꿈치를 굽혀 尺澤(肺經)과 팔꿈치의 突出한 높은 뼈(肱骨外上髁)과의 中點에 이 經穴이 있다（그림 21）。

(3) 팔꿈치를 약간 굽혀 팔꿈치의 內側의 굽

어지는 모서리의 橫紋의 끝과 팔꿈치의 突出한 높은 뼈와의 中點에 이 經穴이 있다(그림

22)。

〔說明〕

前述한 세 가지 방법으로 찾아내는 위치는 모두 같다. 단지 주의하지 않으면 안되는 것은, 第一의 방법은 팔꿈치를 굽히는 각도가 크기 때문에 팔꿈치의 內側의 굽어지는 모서리의 橫紋은 보다 길게 되므로 經穴은 橫紋頭에 있다. 第二의 방법은 팔꿈치를 약간 굽히고 있으므로 팔꿈치 內側의 굽어지는 모서리의 橫紋은 약간 짧아지며, 經穴은 尺澤과 높은 뼈와의 中間이 된다. 第三의 방법은 팔꿈치를 굽힌 각도가 가장 작으므로 팔꿈치 內側의 굽어지는 모서리의 橫紋은 짧아지며, 經穴은 橫紋頭와 높은 뼈와의 중간이 된다. 後述하는 手小陰心經의 少海도 같은 狀態이다.

〈主로 낫는 病〉 팔꿈치의 關節痛、半身不隨、高熱、高血壓、피부의 가려움。

〔針法〕 直刺로 八分乃至一、五寸

☆臂臑

〈取穴法〉 팔에 힘을 주면, 어깨 밑에 삼각형의 근육이 부푼다. 이것은 三角筋이라 불리어지며, 이 下端의 內側의 한 쪽으로 치우쳐 있는 곳으로 曲池와 肩髃를 연결한 線위에 있

(그림 23 臂臑)

다(그림 23)。

〈主로 낫는 病〉 팔꿈치의 疼痛、 임파 結核。

〈針法〉 直刺 혹은 위로 向하여 斜刺한다。 一~二寸

☆ 肩髃

〈取穴法〉 두 가지 방법이 있다。

(1) 팔을 옆으로 수평으로 들면 肩關節 끝에 두 곳이 오목하다。 이 經穴은 前側의 오목한 곳의 안、 즉 뼈가 갈라진 틈사이에 있다(肩峰과 肱骨大結節 사이)(그림 24)。

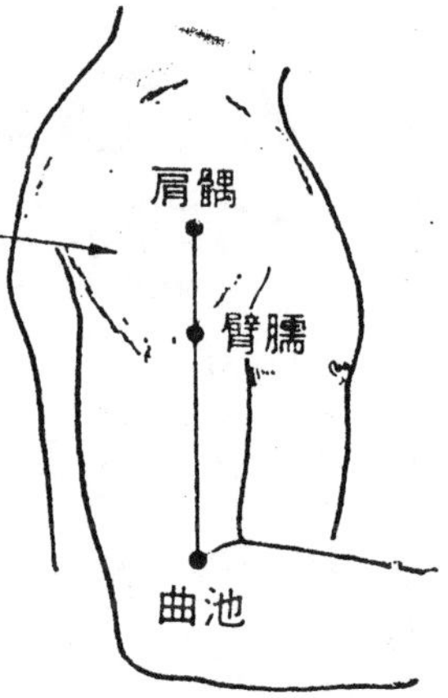

(2) 팔을 아래로 뻗치면 어깨 끝에 높게 突出한 둥근 뼈(鎖骨肩峰端)가 있다。 이 뼈의 前緣에서 약 二寸 바로 밑에、 뼈가 갈라지는 틈사이(즉 肩峰과 肱骨大結節의 사이)에 이 經穴이 있다(그림 25)。

〔說明〕 앞에서도 說明한 것 같이、 鎖骨이란 목의 앞쪽 아래의 左右에 옆으로 굽어져 어깨로 향해 있는 두 개의 뼈를 가르킨다。 어깨에서의 鎖骨은 鎖骨肩峰端이라 한다。 목의 앞쪽、 아래의 鎖骨은 鎖骨胸骨端이라 한

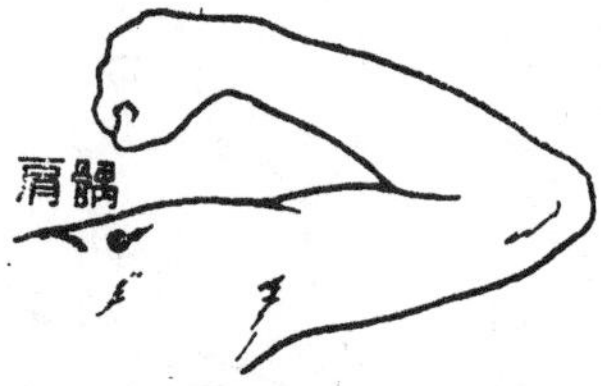

〔그림24 肩髃穴①〕

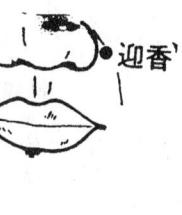

（그림 25 肩髃穴②）

다。

어깨는 이 두 개의 뼈로 되어 있다。 하나는 鎖骨肩峰端이며、 하나는 등의 양쪽 위에서 어깨쪽으로 비스듬이 향하여 있는 뼈（肩胛崗）의 上端을 肩峰이라 한다。 팔의 팔꿈치에서、 위를 上臂이라 부르며、 上臂은 한 개의 뼈밖에 없다。 이것은 肱骨이라 부르고 있다。 肱骨 端（肩峰과 결합한 곳）은 肱骨大結節이라 한다。

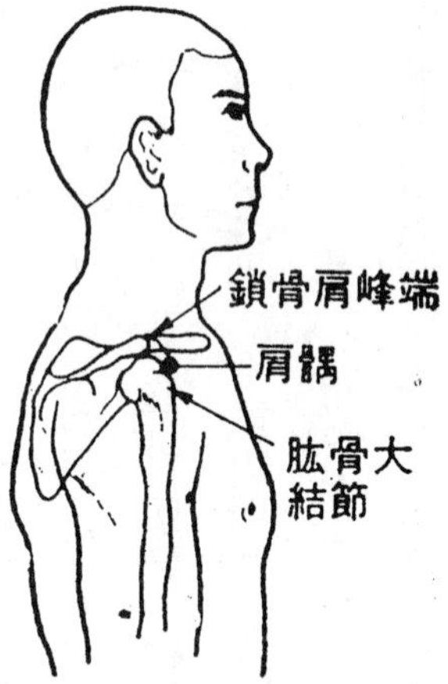

鎖骨肩峰端
肩髃
肱骨大結節

〈主로 낫는 病〉 어깨의 關節痛、 半身不隨。

〈針法〉 直刺로 六分～一・五寸（만일 上臂을 아래로 뻗친 경우、 아래 쪽으로 향하여 斜刺하여도 좋다）。

☆迎 香

〈取穴法〉 鼻翼（小鼻의 둥근 부분） 外緣의 中點과 鼻唇溝（코 양쪽의 홈）와의 중간이 이 經穴이다（그림 26）。

〔說明〕 鼻翼의 양쪽에서 아래로 향하여 左右 한 개씩의 홈筋이 있다。 이

（그림 26 迎香穴）

迎香

것은 鼻唇溝라고 불리워지고 있다.

〈主로 낫는 病〉 鼻炎、 顔面神經마비、 顔面의 가려움。

〈針法〉 針 三～七分。

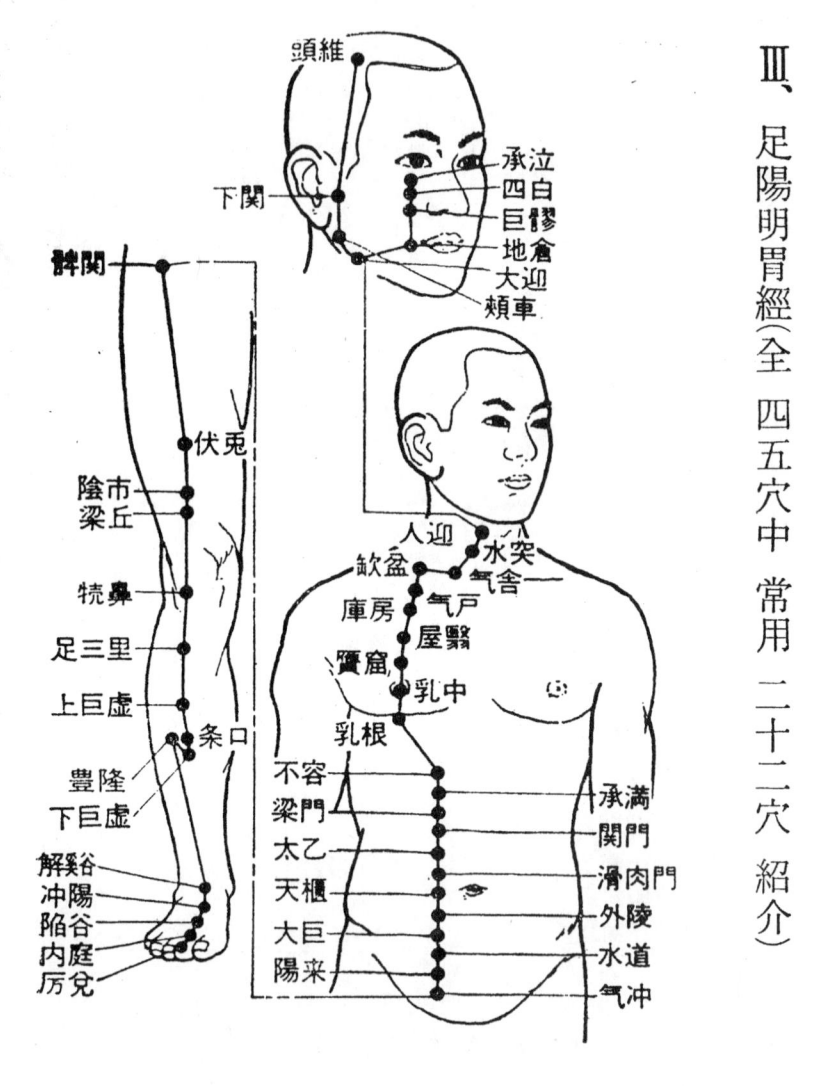

（그림 27 足陽明胃經穴位）

頭維
承泣
下関
四白
巨髎
地倉
迎香
大迎
頰車

髀関
伏兎
陰市
梁丘
犢鼻
足三里
上巨虚
条口
豊隆
下巨虚
解谿
衝陽
陥谷
内庭
厲兌

人迎
欽盆
水突
気舎
気戸
庫房
屋翳
膺窓
乳中
乳根
不容
梁門
太乙
天櫃
大巨
陽来
承満
関門
滑肉門
外陵
水道
気冲

☆ 四白

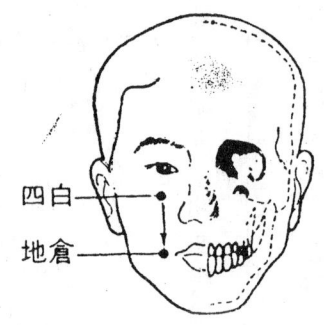

〈그림 28 四白, 地倉穴〉

〈取穴法〉 환자의 두 눈을 正視시켜, 眼窩骨에서 바로 아래로 약 三分, 꼭 눈의 검은 자위의 중심에서 바로 아래로 線을 그어 손가락으로 누르면 오목한 곳이 있다(즉 눈 가장자리의 아랫쪽에 오목한 곳). 이 經穴은 그 오목한 곳 안에 있다(그림 28).

〈主로 낫는 病〉 눈병, 顔面마비, 顔面痛경련.

〈針法〉 피부를 따라 찌른다. 五~八分, 近視眼을 치료할 때는 눈시울 쪽을 향하여 피부에 따라 찌른다.

☆ 地倉

〈取穴法〉 四白 바로 밑이며, 입 끝의 同一線과 교차하는 點(입가에서 약 四分 멀어진 곳)에 이 經穴이 있다(그림 28).

〈主로 낫는 病〉 顔面마비, 三叉, 神經痛, 군침 흘리는 것.

〈針法〉 針 끝은 頰車로 향하여 斜刺한다. 七分~一·五寸

☆頰車

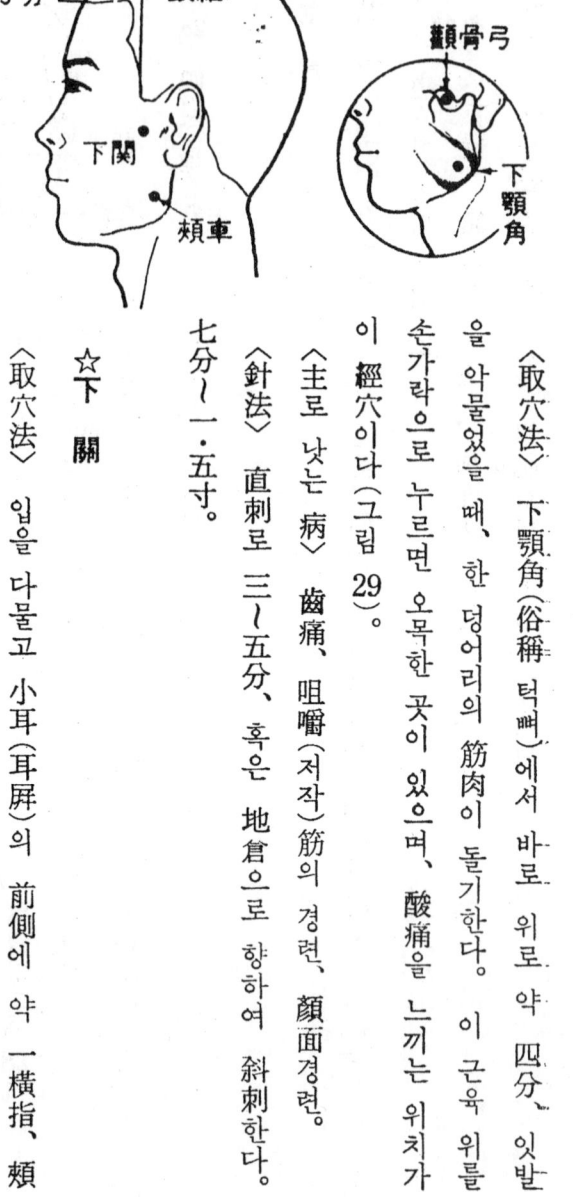

5分 頭維 下関 頰車 顴骨弓 下顎角

（그림 29 頰車, 下關, 頭維穴）

〈取穴法〉 下顎角(俗稱 턱뼈)에서 바로 위로 약 四分, 잇발을 악물었을 때, 한 덩어리의 筋肉이 돌기한다. 이 근육 위를 손가락으로 누르면 오목한 곳이 있으며, 酸痛을 느끼는 위치가 이 經穴이다 (그림 29).

〈主로 낫는 病〉 齒痛, 咀嚼(저작)筋의 경련, 顔面경련.

〈針法〉 直刺로 三~五分, 혹은 地倉으로 향하여 斜刺한다.

七分~一·五寸.

☆下 關

〈取穴法〉 입을 다물고 小耳(耳屏)의 前側에 약 一横指, 頰骨弓 아래의 오목한 곳 속에 이 經穴이 있다 (이 위치는 입을 벌리면 불룩한 곳이 돋아 나온다) (그림 29).

〈主로 낫는 病〉 齒痛, 顔面마비, 三叉神經痛, 咀嚼筋경련, 下顎關節炎.

〈針法〉 直刺로 五分~一寸.

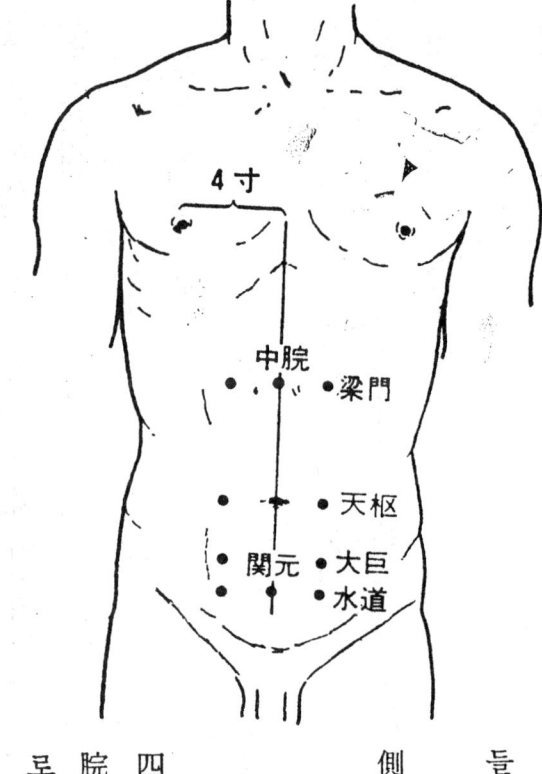

☆頭維

〈取穴法〉 眉間에서 바로 위의 머리털이 나는 곳에서 약 五分 들어간 곳을 왼쪽과 오른쪽의 線을 뻗치어、 귀 앞에 있는 살쪽(관자놀이와 귀 사이에 난 털)의 털 앞에서 바로 위로 뻗친 線과 교차한 곳에 이 經穴이있다 (그림 29)。

〈主로 낫는 病〉 두통、 머리가 흔들거린데。

〈針法〉 피부를 따라 下側 또는 後側으로 향하여 찌른다。 五分~一寸

☆梁 門

〈取穴法〉 배꼽의 중심에서 바로 위 四寸의 위치에 中脘 任脈이 있으며、 中脘에서의 왼쪽과 바른쪽에、 外側으로 二寸 떨어진 곳이 이 經穴이다 (그림 30)。

〔그림 30 梁門、 天樞、 大巨、 水道穴〕

4寸

中脘
梁門
天枢
関元
大巨
水道

〔說明〕 배의 中心線과 乳頭의 바로 아래의 線과의 사이는 四寸이며, 梁門、 天樞、 大巨、 水道 등의 經穴은 모두 이 두 개의 線 사이에 있다. 즉 배의 中心線에서 兩外側으로 二寸 (또는 二橫指) 떨어진 곳에 있다.

〈主로 낫는 病〉 胃痛、 嘔吐、 식욕부진.

〈針法〉 直刺로 七分～一寸。

☆天 樞

〈取穴法〉 배꼽 가운데에서 左右로 外側、 二寸 떨어진 위치가 이 經穴이다 (그림 30)。

〈主로 낫는 病〉 下痢、 腸가다루、 傳染性下痢症、 便秘、 嘔吐、 腹痛

〈針法〉 直刺로 七分～一·二寸。

☆大 巨

〈取穴法〉 배꼽에서 바로 밑으로 二寸、 거기에서 左右로 바깥쪽 二寸 떨어진 위치가 이 經穴이다 (그림 30)。

〈主로 낫는 病〉 아랫배가 켕긴다. 小便不通

〈針法〉 直刺로 七分～一·二寸

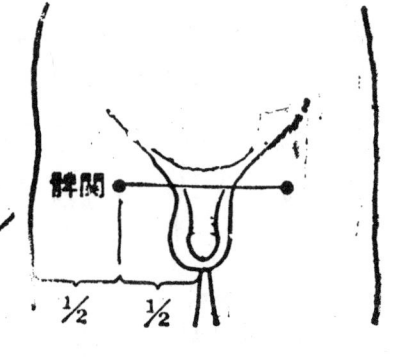

（그림 32 髀關穴②）　　　（그림 31 髀關穴①）

☆水　道

〈取穴法〉 배꼽에서 바로 아래로 三寸의 위치가 關元(任脈)이다. 關元에서 左右 外側으로 二寸 떨어진 위치가 水道經穴이다(그림 30)。

〈主로 낫는 病〉 아랫배가 켕긴다. 小便不通、脫腸、月經不順

〈針法〉 直刺로 七分～一·二寸。

☆髀　關

〈取穴法〉 이 經穴은 股根 부분에 있다. 환자를 의자에 正坐시켜、 무릎을 굽히고 발을 수직으로 세운다. 醫師는 자기 손목의 第一橫紋의 가운데를、 환자의 무릎팍의 上緣 가운데에 대고、 갖다댄 손가락을 모아서 환자의 넙적다리를 누르고、中指의 끝이 닿은 위치에 표시를 하여 둔다. 다시 이 표시 위에 손바닥의 第一橫紋의 가

— 47 —

伏兎

운데를 대고, 손바닥을 앞으로 넘어뜨려 中指가 닿은 곳이 이 經穴(髀關)이다 (그림 31).

환자를 세워서 經穴을 찾아내는 경우는 배니스의 彎曲點과 同一線上의 넙적다리의 前側

뿌리 한가운데에 이 經穴이 있다 (그림 32).

〈針法〉 直刺로 一～一‧五寸.

〈主로 낫는 病〉 넙적다리 內側의 통증, 髖關節痛, 半身不隨

伏兎

〈取穴法〉 환자를 의자에 正坐시켜, 무릎을 굽히고, 다리를 수직

으로 세우게 한다. 醫師는 자기 손목이 第一橫紋의 가운데를 환자

의 무릎 頂上의 上緣 가운데에 대고, 갖다댄 손가락을 모아서 환자

의 넙적다리 위를 누르고, 中指 끝이 닿은 곳에 이 經穴 伏兎가 있

다 (무릎 頂上의 上緣에서 위로 六寸의 위치에 있다 (그림 33).

〈主로 낫는 病〉 허리와 股間의 통증, 무릎의 關節痛.

〈針刺〉 直刺로 一～一‧五寸.

— 48 —

☆ 陰 市

〈取穴法〉 환자를 의자에 正坐시켜 무릎을 굽히고 수직으로 세운다. 무릎팍의 外側 上緣에서 바로 위로 三寸되는 곳에 이 經穴이 있다.

〈針法〉 直刺로 七分～一寸.

〈主로 낫는 病〉 半身不隨, 무릎의 關節痛.

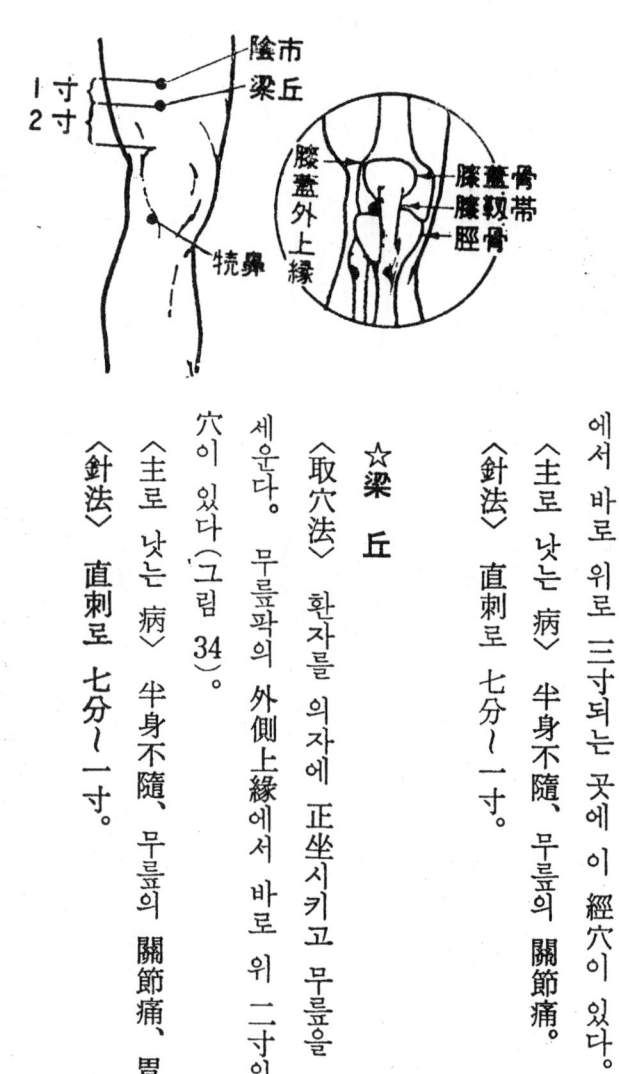

市
陰
梁丘
1寸
2寸
犢鼻
骨蓋帶
膝蓋骨
膝胻骨
膝蓋外上緣

〔그림 34 陰市、梁丘、犢鼻穴〕

☆ 梁 丘

〈取穴法〉 환자를 의자에 正坐시키고 무릎을 굽혀 수직으로 세운다. 무릎팍의 外側上緣에서 바로 위 二寸의 위치에 이 經穴이 있다 (그림 34).

〈針法〉 直刺로 七分～一寸.

〈主로 낫는 病〉 半身不隨, 무릎의 關節痛, 胃痛.

☆ 犢 鼻

〈取穴法〉 환자를 의자에 正坐시키고 무릎을 굽혀 발을 수직

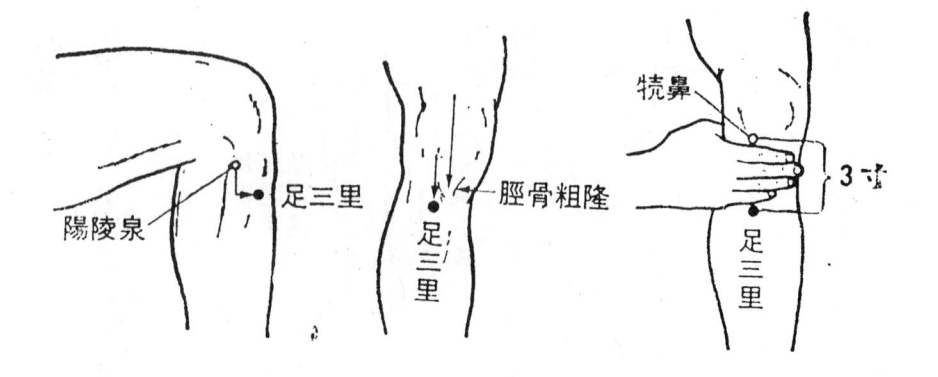

(그림 37 足三里③)　(그림 36 足三里②)　(그림 35 足三里①)

☆足三里

《取穴法》　세 가지 방법이 있다.

(1) 환자를 의자에 正坐시키고 무릎을 굽혀 발을 수직으로 세운다. 外膝眼(犢鼻穴)에서 바로 아래 三寸(혹은 四橫指)、脛骨에서 약 一橫指 앞에 떨어진 곳에 있다(그림 35)。

(2) 환자를 正坐시키고、무릎을 굽혀 발을 수직으로 세운다。무릎팍 가운데를 손으로 아래를 향하여 더듬어 가

으로 세운다。이 經穴은 무릎팍 아래의 外側의 으목한 곳에 있는(일반적으로는 外膝眼이라 한다) 꼭 무릎뼈와 脛骨과의 사이、膝蓋靭帶의 外側에 있다(그림 34)。

《主로 낫는 病》　무릎의 關節痛。

《針法》　針은 약간 內側으로 향하여 斜刺한다。七分～一·二寸。

면 尖아나온 높은 뼈가 있다. 이 뼈는 脛骨粗隆이라 부른다. 이 經穴은 脛骨粗隆의 外側下

緣에서 바로 아래로 一寸의 위치에 있다(그림 36).

(3) 만약 脛骨粗隆이 분명하지 않는 경우에는 陽陵泉(膽經)에서 一寸 아래의 위치와 同一

線上이며 脛骨에서 一橫指 앞에 떨어진 위치에 이 經穴이 있다(그림 37).

[說明] 무릎팍 뒷쪽의 오목한 곳의 위를 大腿라 하며, 그 아래를 小腿라 한다. 小腿에는

두 개의 뼈가 있으며, 內側으로 치우친 것은 脛骨이라 하며, 外側으로 치우친 것은 腓骨이

라 한다.

〈主로 낫는 病〉 足三里는 몸을 튼튼하게 하는 主된 經穴이다. 胃、腹痛、구토 설사、배

가 켕긴다、便秘、傳染性下痢症、半身不隨、膝脛酸痛、風天、不眠症、高血壓

〈針法〉 直刺로 五分~一·五寸.

☆上巨虛

〈取穴法〉 이 經穴은 足三里 아래의 三寸(혹은 四橫指)의 위치에 있다(그림 38).

〈主로 낫는 病〉 맹장염、傳染性설사症、설사腹痛.

〈針法〉 直刺로 五分~一·五寸.

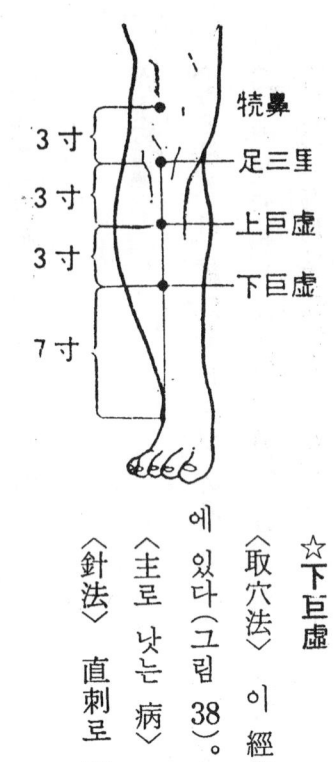

（그림 38　上巨虛　下巨虛穴）

☆ **下巨虛**

〈取穴法〉　이 經穴은 上巨虛 바로 아래의 三寸의 위치에 있다(그림 38).

〈主로 낫는 病〉　半身不隨、아랫배의 통증

〈針法〉　直刺로 五分～一寸.

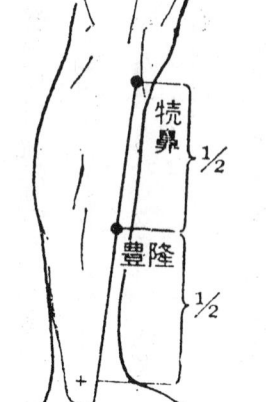

（그림 39　豐隆穴）

☆ **豐　隆**

〈取穴法〉　바깥쪽 복사뼈의 前緣（바깥 복사뼈 끝과 同一線上）과 犢鼻（外膝眼）와를 연결한 線의 二分의 一이 되는 곳으로、脛骨에서 약 二橫指 떨어진 곳에 이 經穴이 다(그림 39).

〈主로 낫는 病〉　기침、痰、眩暈、腹痛、下肢痛、癲癎

〈針法〉　直刺로 五分～一・五寸.

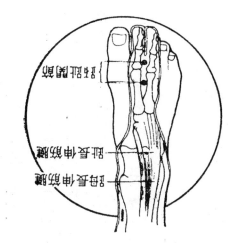

☆태충(太衝)

〈취혈법〉 엄지발가락과 둘째발가락 사이의 뼈가 갈라지는 곳에서 올라가 손끝이 걸리는 곳이다. (그림 40)

〈주치〉 ……

☆행간(行間)

〈취혈법〉 엄지발가락과 둘째발가락 사이의 두 발가락이 갈라지는 곳에 있다.

〈주치〉 ……

(그림 40 태충혈의 위치)

跖趾關節、第二跖趾關節……

〈主로 낫는 病〉 발등이 아프고 붓는다. 腹痛

〈針法〉 直刺로 五分~七分。

☆內 庭

〈取穴法〉 둘째발가락과 세째발가락의 股間 가운데에서 약간 後側(약 半橫指)의 위치, 즉 第二、第三跖趾 關節의 앞이 이 經穴이다(그림 40)。

〈主로 낫는 病〉 齒痛、胃痛、편도선염。

〈針法〉 直刺로 五~七分。

☆厲 兌

〈取穴法〉 이 經穴은 둘째발가락의 外側(새끼발가락쪽)으로、발톱뿌리의 모서리에서 一分 떨어진 곳에 있다(그림 40)。

〈主로 낫는 病〉 熱病、多夢。

〈針法〉 斜刺함。一分

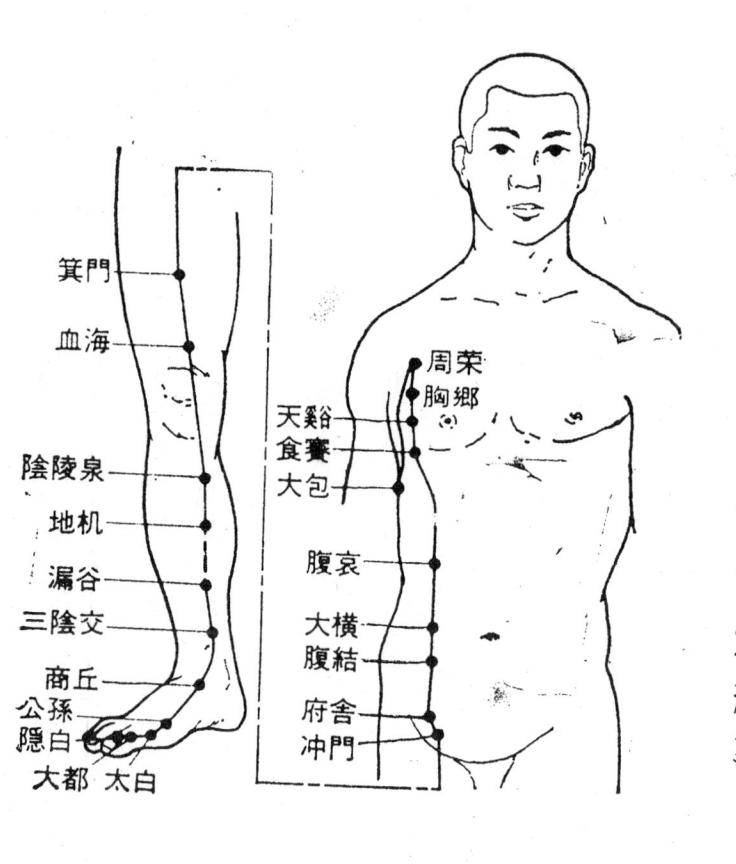

（그림 41　足太陰脾經穴位）

IV、足太陰脾經(全 二十一穴中 常用七穴 紹介)

箕門
血海
陰陵泉
地机
漏谷
三陰交
商丘
公孫
隱白
大都　太白

周荣
胸鄉
天谿
食竇
大包
腹哀
大橫
腹結
府舍
冲門

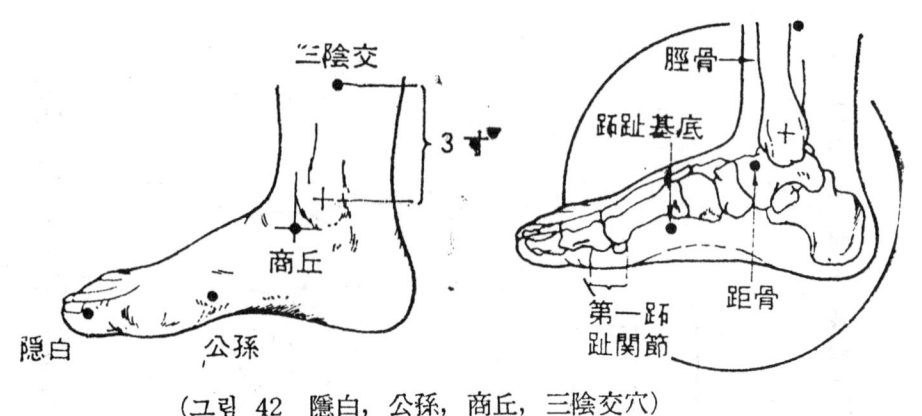

(그림 42 隱白, 公孫, 商丘, 三陰交穴)

☆隱 白

〈取穴法〉 엄지발가락의 內側이며 엄지발톱뿌리의 모서리에서 一分 떨어진 곳에 있는 것이 이 經穴이다(그림 42)。

〈主로 낫는 病〉 腹痛, 多夢, 배가 켕기다, 月經過多。

〈針法〉 斜刺로 一分。

☆公 孫

〈取穴法〉 엄지발가락의 內側 뒷쪽에 한 개의 突出한 關節이 있다。 즉 第一跖趾라고 불리어지고 있다。 이 經穴은 第一跖趾關節의 後側에서 약 一寸 떨어진 곳에 있다。 (꼭 第一跖骨基底의 內側의 앞, 아랫쪽이 된다(그림 42)。

〈主로 낫는 病〉 腹痛, 설사, 傳染性설사症, 구토, 심장의 두근거림。

〈針法〉 直刺로 七〜九分。

☆ **商 丘**

〈取穴法〉 안쪽 복사뼈의 前緣에서 바로 아래로 뻗친 線과 안쪽 복사뼈의 下緣을 수평으로 뻗친 橫線이 교차한 곳이 이 經穴이다. 즉 이 위치는 꼭 양쪽의 뼈 사이가 된다. 脛骨과 跗骨과의 사이)(그림 42).

〈主로 낫는 病〉 복사뼈의 疼痛, 발등의 통증.

〈針法〉 直刺로 二~三分。

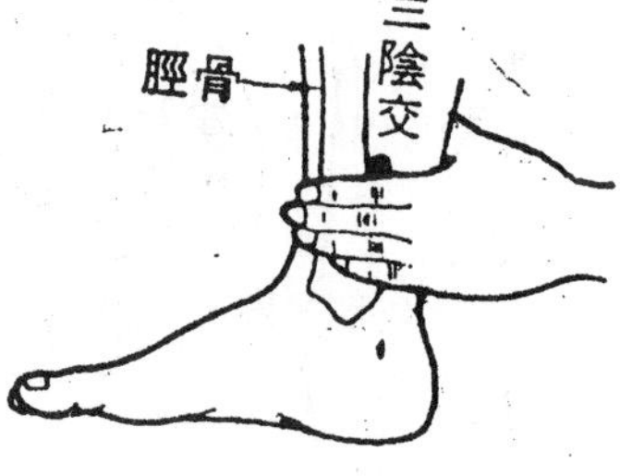

脛骨

三陰交

(그림 43 三陰交穴)

☆ **三陰交穴**

〈取穴法〉 안쪽 복사뼈의 頂上에서 바로 위 三寸(혹은 四橫指)의 위치이며, 굵은 뼈(脛骨)쪽의 後緣이 이 經穴이다(그림 43).

〈主로 낫는 病〉 不眠症、 脫症、 소화불량、 遺精、 泌尿系의 病、 月經病、 引産、 젖이 적게 난다。 帶下症、 子宮下垂、 半身不隨、 배가 켕긴다。 아랫배가 아프다。

〈針法〉 直刺로 五分~一寸、 姙婦에게는 이 經穴에 針을 놓아서는 아니 된다。

— 5 7 —

(그림 44 陰陵泉穴)

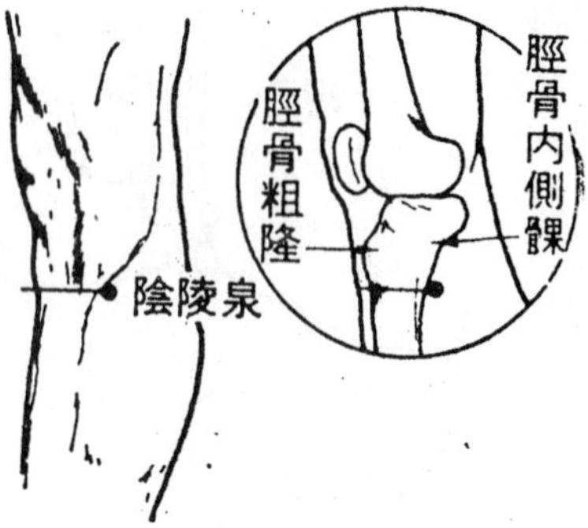

脛骨內側髁
脛骨粗隆
陰陵泉

☆ 陰陵泉

〈取穴法〉 무릎 內側에 높고 둥근 뼈가 突出하여 있다. 이것을 脛骨內側髁라 한다. 이 經穴은 脛骨內側髁의 下緣의 오목한 곳으로 그 後面은 脛骨粗隆의 下緣과 同一線이 된다(그림 44).

〈主로 낫는 病〉 배가 켕긴다, 설사, 무릎의 통증, 小便不利, 月經不順, 浮症

〈針法〉 直刺로 五〜一・五寸。

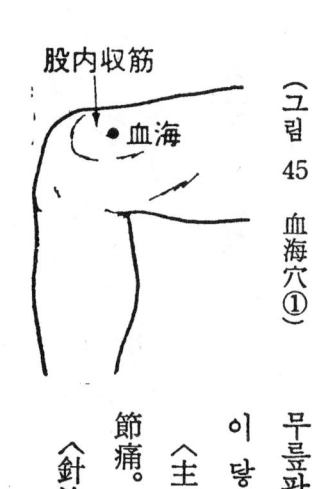

股内收筋
●血海

（그림 46 血海穴②）

（그림 45 血海穴①）

血海

☆血　海

〈取穴法〉 환자를 의자에 正坐시키고、 무릎을 굽혀 발을 수직으로 세운다. 이 經穴은 股骨의 上髁에서 二寸 위의 위치이며 하나의 굵은 筋(股內收筋)이 突出한 중심점이 이 經穴이다(그림 45)

또 하나의 방법은 환자를 의자에 正坐시키고 무릎을 굽혀 발을 수직으로 세운다. 醫師는 환자와 對面하여 손바닥으로 환자의 무릎꽉을 눌러(손바닥을 꼭 무릎의 頂點에 댄다) 엄지손가락 끝이 닿은 곳이 이 經穴이 있다(그림 46)。

〈主로 낫는 病〉 月經不順、 두드러기、 피부의 가려움、 무릎 關節痛。

〈針法〉 直刺로 七〜一·二分。

大橫

☆大　橫

〈取穴法〉　乳頭 바로 밑이며、배꼽과 同一線과 交叉하는 곳에 이 經穴이 있다（그림 47）。

〈主로 낫는 病〉　傳染性 설사、便秘 小腹（아랫배）痛. 慢性 盲腸炎。

〈針法〉　直刺로 五分〜一・三寸。

V、手少陰心經（全 九穴中 常用 七穴紹介）

（그림 48 手少陰心經穴位）

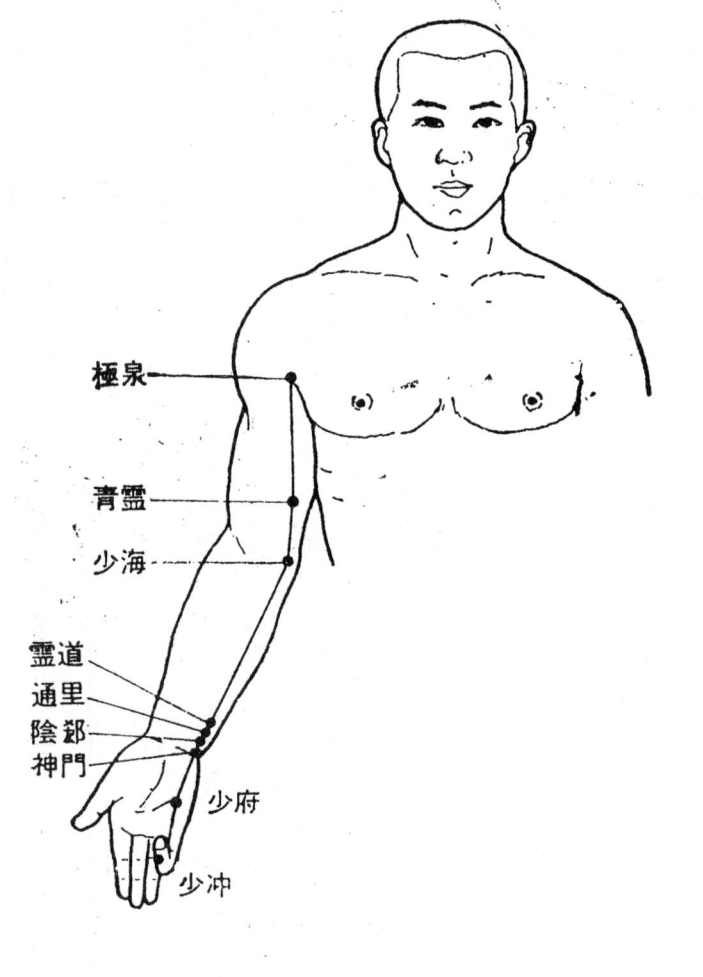

極泉

靑靈

少海

靈道
通里
陰郄
神門

少府

少冲

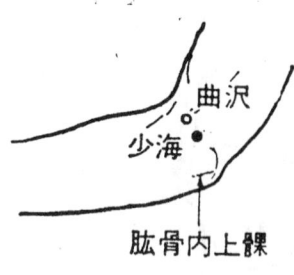

(그림 50 少海穴②)

曲沢
少海
肱骨内上髁

(그림 49 少海穴①)

少海

☆ 小 海

〈取穴法〉 팔꿈치를 直角으로 굽히면、 팔꿈치 關節의 안쪽(內側)에 橫紋이 생긴다。 이 經穴은 그 橫紋의 끝에 있다(그림 49)。

팔꿈치를 약간 굽히든지 혹은 팔을 펴서 이 經穴을 찾아 내려며는、 무릎 關節의 內側에 있는 하나의 突出한 높은 뼈(肱骨內上髁)와 曲澤(心包經의 중간에 있다(그림 50)

〈主로 낫는 病〉 무릎關節痛、 손의 저림。

〈針法〉 直刺로 五分〜一寸。

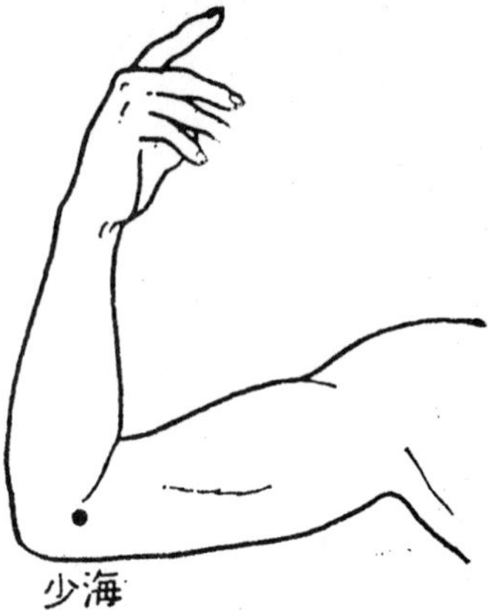

— 62 —

神門
陰郄
通里
靈道

1.5寸 豌豆骨

尺骨小頭

尺側腕
屈筋腱

☆ 靈 道

〈取穴法〉 손바닥을 위로 향하여, 새끼손가락 쪽 (尺側)의 손목의 第一橫紋에 누에콩(蠶豆) 보다 약간 더 큰 突出한 둥근 뼈를 더듬을 수가 있다. 이것을 豌豆骨이라 부른다. 豌豆骨의 뒷쪽(橈側)의 後緣에서, 한 줄의 굵은 筋(尺側腕屈筋腱)의 뒷쪽을 따라 一寸五分 아래로 내려온 곳, 즉 尺骨小頭 (손등에서 보면, 새끼손가락 쪽의 손목 後部에 있는 둥글고 높은 뼈)의 後緣과 同一線上의 위치에 이 經穴이 있다(그림 51)。

〈針法〉 直刺로 三～五分

〈主로 낫는 病〉 心臟의 두근거림、 不眠症

☆ 通 里

〈取穴法〉 靈道의 取穴法과 같다。 豌豆骨後緣의 橈側에서 바로 아래 쪽 一寸의 위치에 尺骨小頭의 中心과 同一線上에

있다(그림 51).

〈主로 낫는 病〉 不眠症、심장의 두근거림、恐怖症。

〈針法〉 直刺로 三~五分

☆陰郄

〈取穴法〉 靈道의 取穴法과 같다。豌豆骨 後緣의 橈側에서 바로 아래쪽 五分의 위치이며、尺骨 小頭의 前緣가 同一線上의 위치가 이 經穴이다(그림 41)。

〈主로 낫는 病〉 심장의 두근거림、잘 때 땀을 흘린다。

〈針法〉 直刺로 三~五分。

☆神門

〈取穴法〉 豌豆骨後緣의 橈側이며、손목의 第一橫紋에 있다(그림 41)。

〈主로 낫는 病〉 不眠症、심장의 두근거림(動悸)。

〈針法〉 直刺로 三~五分。

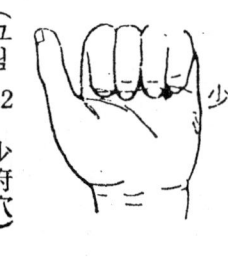

〔그림 52 少府穴〕

少府
第四掌骨
第五掌骨

☆少府

〈取穴法〉 주먹을 半만 쥐고、藥指와 새끼손가락의 손가락 끝이、손바닥의 第一橫紋을 누르고、이 두 손가락 끝 사이에 이 經穴이 있다。즉 第四、第五掌骨 사이가 된다(그림 52)。

〔說明〕 사람의 손바닥에는 두 개의 크다란 橫紋이 있다。손목에 가까운 쪽을 第一橫紋이라 하며、손가락에 가까운 쪽을 第二橫紋이라 한다(그림 53)。

〈主로 낫는 病〉 새끼 손가락이 꼽아진다。

〈針法〉 直刺로 三～五分。

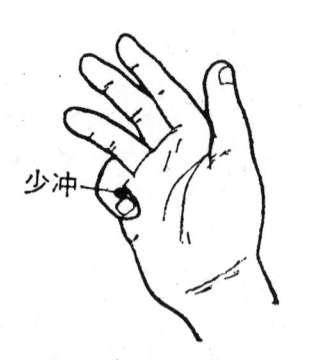

（그림 54 少冲穴）

少冲

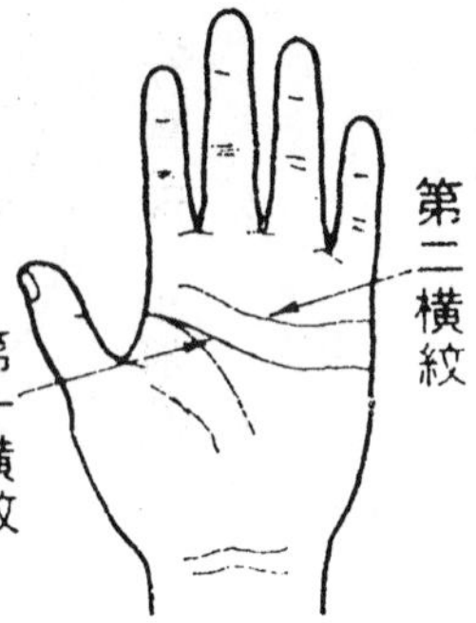

第二橫紋

第一橫紋

（그림 53 掌紋圖）

☆ 少 冲

〈取穴法〉 손바닥을 펴고 새끼손가락을 약간 굽히면 이 經穴은 새끼손가락의 藥指쪽（橈側）에 있다。 즉 새끼손가락의 손톱뿌리의 모서리에서 약 一分 떨어진 곳이 된다（그림 54）。

〈主로 낫는 病〉 熱病、 中風昏迷。

〈針法〉 斜刺로 一分、 혹은 三稜針으로 點刺하여 약간 피를 낸다。

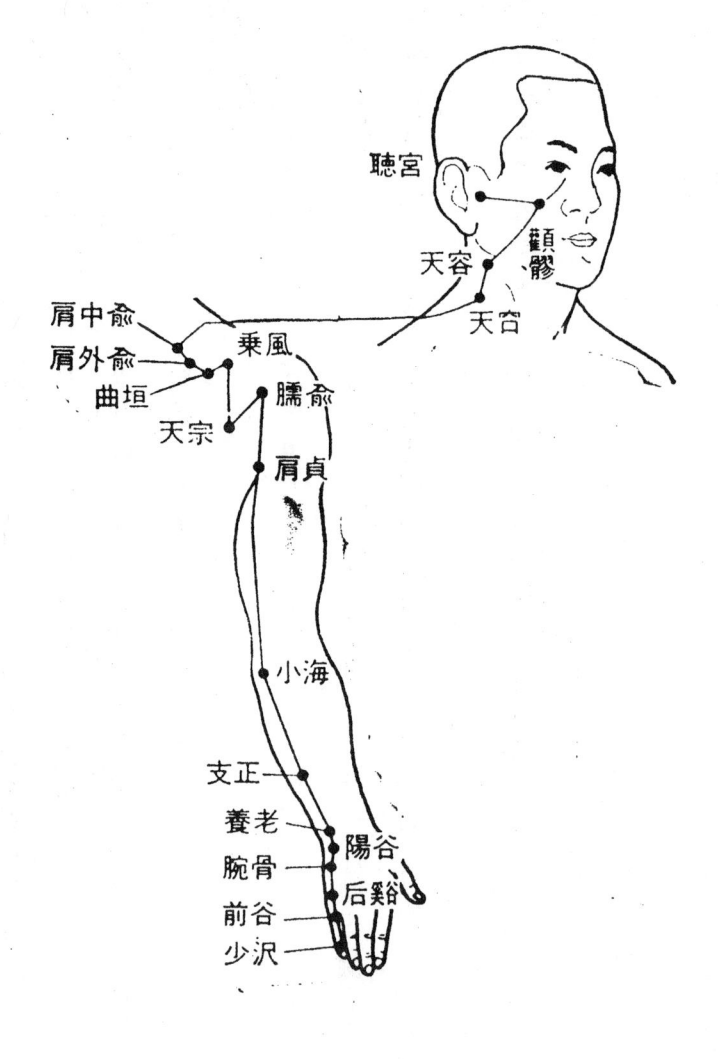

VI、手太陽小腸經（全 十九穴中 常用 十五穴紹介）

聴宮

天容

顴髎

天容

肩中兪

肩外兪

曲垣

乗風

天宗

臑兪

肩貞

小海

支正

養老

腕骨

前谷

少沢

陽谷

后谿

☆少澤

〈取穴法〉 새끼손가락의 外側(尺側)의 손톱뿌리의 모서리에서 一分 떨어진 곳에 있다(그림 56).

〈主로 낫는 病〉 熱病, 中風昏迷. 젖(乳汁)이 적다. 黑內障.

〈針法〉 斜刺로 一分.

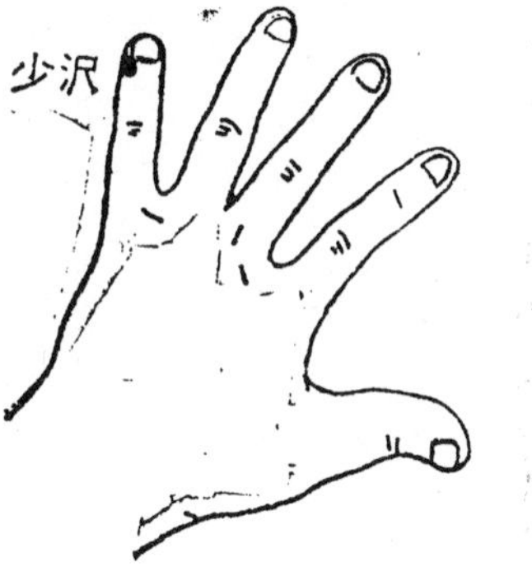

〈그림 56 少澤穴〉

☆後 溪

〈取穴法〉 이 經穴은 새끼손가락의 外側(尺側)인 第五掌指關節의 뒤에 있다. 주먹을 쥐고 第五掌指關節 뒤의 손바닥의 橫紋 끝에 이 經穴이 있다(그림 57).

〈主로 낫는 病〉 잠을 못잠, 頭頂痛, 손가락의 마비, 경련, 癲癇.

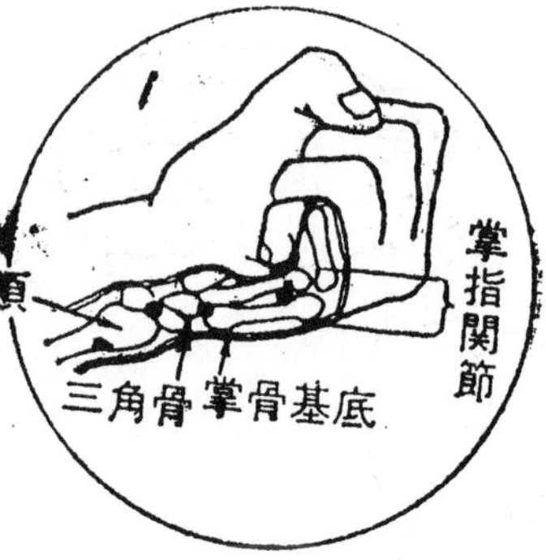

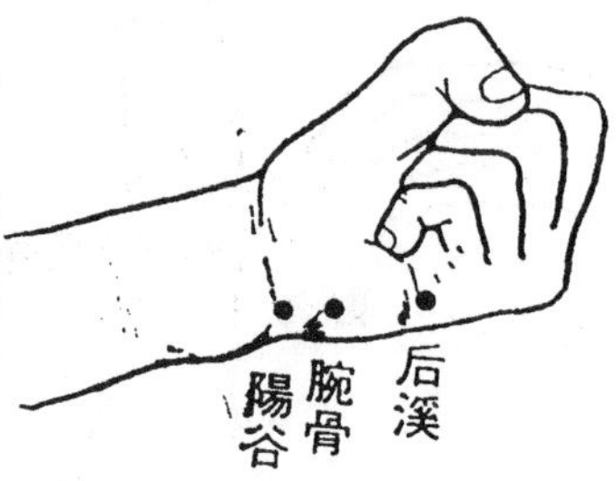

（그림 57 後溪、腕骨、陽谷穴）

☆腕 骨

〈取穴法〉 後溪에서 바로 위를 향하여 두 개의 뼈（第五掌骨 基底와 三角骨）이 結合한 부분에 오목한 곳이 있다. 이 經穴은 그 오목한 곳 안에 있다（그림 57）。

〈針法〉 直刺로 五分～一・二寸。

〈主로 낫는 病〉 頭頂痛、癲癇。

☆陽 谷

〈取穴法〉 腕骨에서 바로 위에、한 개의 뼈（三角骨）를 간격으로 하여 패인 곳에 있다（三角骨과 尺骨小頭 사이가 된다）이 經穴은 그 패인 곳 안에 있다（그림 57）。

〈主로 낫는 病〉 손목의 통증。

〈針法〉 直刺로 三～五分。

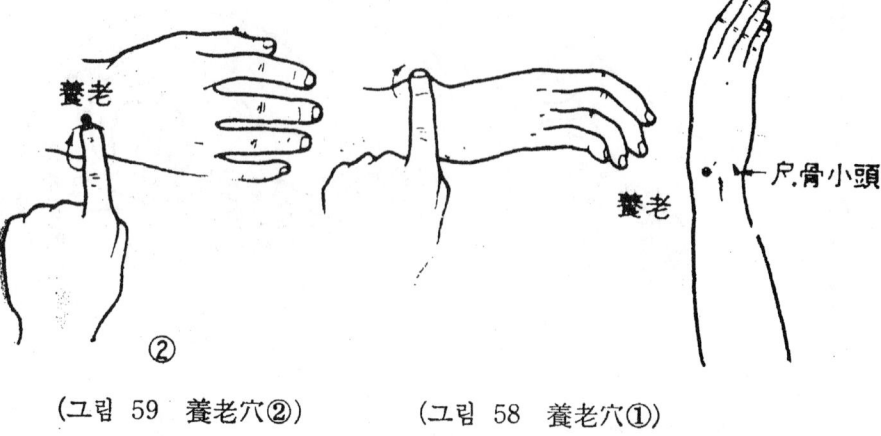

（그림 59　養老穴②）　　　（그림 58　養老穴①）

☆ 養 老

〈取穴法〉　두 가지 방법이 있다.

(1) 팔꿈치를 굽혀、손바닥을 가슴쪽으로 향한다。尺骨小頭의 橈側 위에 尺骨小頭의 最高點과 同一線上에 있는 뼈의 갈라진 사이가 이 經穴이다（그림 58）。

(2) 손바닥을 아래로 향하여、다른 손의 손가락으로 尺骨小頭의 最高點을 누른다。그리하여 손바닥을 약 九十度 회전하여 胸部로 향하면 尺骨小頭를 누르고 있던 손가락은 尺骨小頭의 위에서 뼈 끝의 갈라진 사이로 옮겨진다。그 옮겨진 위치가 이 經穴이다（그림 59）。

〈主로 낫는 病〉　어깨、등、팔꿈치、팔의 酸痛、腰痛、잠을 잘못 자서 생긴 통증。

〈針法〉　直刺로 五分〜一·二寸。

☆支 正

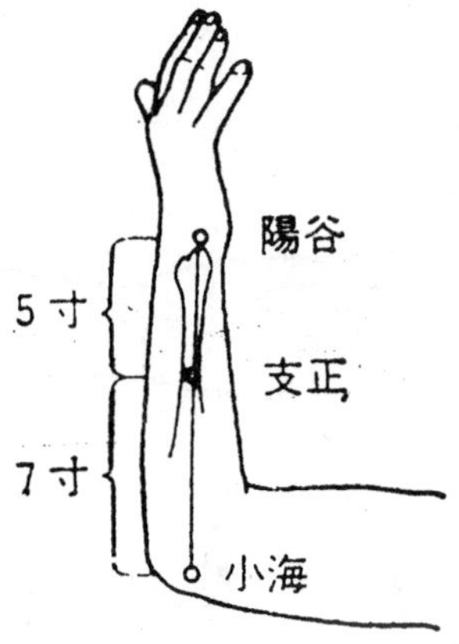

陽谷
支正
小海

5寸
7寸

（그림 60 支正穴）

〈取穴法〉 환자의 손을 위로 들게 한다。 이 經穴은 陽谷
에서 바로 위 五寸 陽谷과 小海를 연결하는 線上에 있는 尺
骨의 뒷쪽에 있다(그림 60)。

〈主로 낫는 病〉 손가락의 통증、 前腕痛。

〈針法〉 直刺로 五分～一寸。

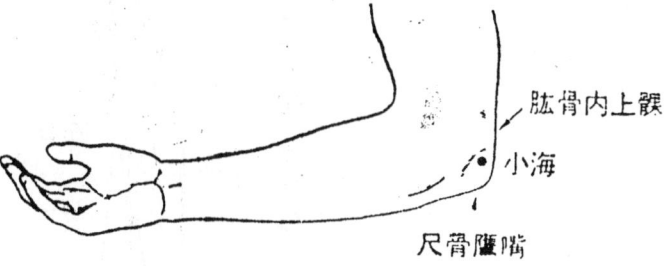

〔그림 61 小海穴〕

☆小海

肱骨内上髁
小海
尺骨鷹嘴

《取穴法》 환자의 팔꿈치를 굽히게 한다. 팔꿈치 끝(尺骨鷹嘴)의 가장 높은 點과 팔꿈치의 內側의 높은 뼈(肱骨內上髁)의 가장 높은 點 사이의 오목한 한 곳에 이 經穴은 있다(그림 61).

《主로 낫는 病》 손가락의 통증, 팔꿈치關節痛, 어깨의 통증.

《針法》 直刺로 三~五分.

☆肩貞

《取穴法》 손을 아래로 뻗쳤을 때 겨드랑이 밑의 뒷쪽에 있는 縱紋頭에서 一寸 위에 이 經穴이 있다(그림 62).

《主로 낫는 病》 어깨의 통증, 손목의 통증.

《針法》 直刺로 五分~一·五寸.

☆臑俞

《取穴法》 겨드랑이 밑의 뒷쪽에 있는 縱紋에서, 손가락 끝으로 윗

(그림) 62 肩貞、臑俞、天宗、乘風 肩外俞 肩中俞穴

쪽으로 밀어 올리면 어깨와 평행하고 있는 뼈(肩胛崗)의

下緣에서 위로 밀어 올려지지 않는 위치가 이 經穴이다

(그림 62).

❀로 낫는 病〉 肩關節의 酸痛.

〈針法〉 直刺로 八分~一·五寸.

☆ 天 宗

〈取穴法〉 肩胛崗의 下緣의 중간에서 아래로 一寸、肩胛骨(등어리의 윗쪽 左右 두 개의 부채같은 모양을 한 움직이는 뼈의 움푹하게 파인 곳에 이 經穴이 있다. 이 움푹한 곳은 대체 第四椎下와 同一線上이며、더구나 肩貞臑俞와 三角形의 配置로 되어 있다(그림 62).

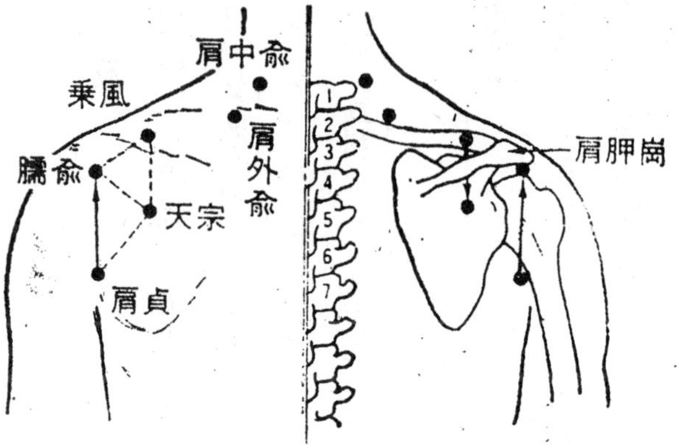

〔說明〕 이른바 椎는 脊椎를 이름이니、椎下는 즉 椎棘突下이다. 사람의 脊椎는 모두 二十一마디(節)있으며、現代醫學과 比較

針灸學上에서는 第一椎、第二椎、그리고 第二十一椎까지라고 하고 있다.

하면 第十一椎에서 第二椎까지는 즉 胸一椎에서 胸十二椎까지이며、 第十三椎에서 第十七椎까지는 즉 腰一椎에서 腰五椎까지이며、 第十八椎에서 二十一椎까지는 즉 骶椎이다.

〈主로 낫는 病〉 肩胛痛

〈針法〉 直刺로 七分~一・三寸。

☆乘 風

〈取穴法〉 肩胛崗의 上緣의 중간에서 위로 一寸의 위치인 肩胛骨의 오목한 곳에 이 經穴이 있다。乘風은 臑俞、天宗과 三角形의 配置로 되어 있다(그림 62)。

〈主로 낫는 病〉 肩胛痛。

〈針法〉 直刺로 五~七分。

☆肩外俞

〈取穴法〉 환자를 의자에 正坐시켜서 머리를 낮게 숙이도록 한다. 목 뒤의 가운데에서 아래로 향하며 문지르면 가장 突起한 脊椎骨、즉 第七頸椎를 더듬을 수가 있다. 다시 아래로 더듬어 가면、一椎、즉 第一椎(第一胸椎)를 더듬을 수가 있다. 第一椎 아래의 오목 곳(즉

督脈의 胸道穴에서 옆으로 三寸(혹은 四橫指) 떨어진 위치가 이 經穴이다.

〈主로 낫는 病〉 어깨의 酸痛.

〈針法〉 斜刺로 三~六分.

☆肩中俞

〈取穴法〉 肩外俞와 같은 방법으로, 第七頸椎 아래의 움푹한 곳을 더듬을 수 있으며, 거기서 二寸(혹은 二橫指) 떨어진 위치가 이 經穴이다(그림 62).

〈主로 낫는 病〉 어깨의 酸痛、기침.

〈針法〉 斜刺로 三~六分.

(그림 63)

☆ 顴髎

〈取穴法〉 눈꼬리에서 바로 아래로 線을 그어서、거의 鼻翼 小鼻의 下緣의 水平線과 교차하는 곳이며、대략 뼈 下緣의 오목 곳에 經穴이 있다(그림 63)。

〈主로 낫는 病〉 顔面마비、齒痛、三叉神經痛。

〈針法〉 直刺로 五分~一·二寸。

☆ 聽宮

〈取穴法〉 입을 벌렸을 때、귓볼(耳尖、耳屏) 가운데의 앞쪽 에 오목한 곳이 經穴이다。

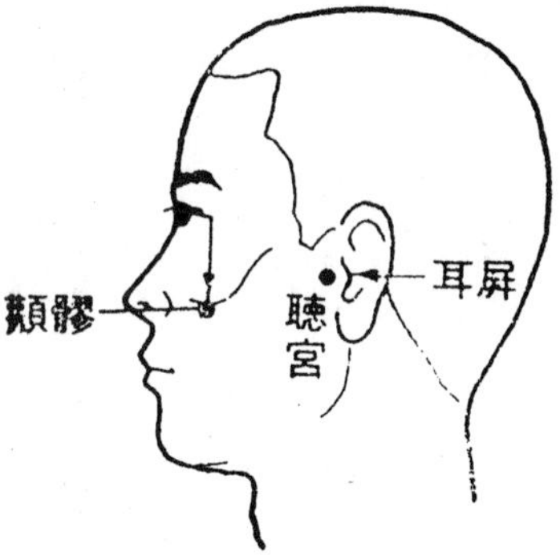

〈主로 낫는 病〉 귀머거리、耳鳴、耳痛。

〈針法〉 直刺로 五分~一寸。

(그림 63 顴髎 聽宮穴)

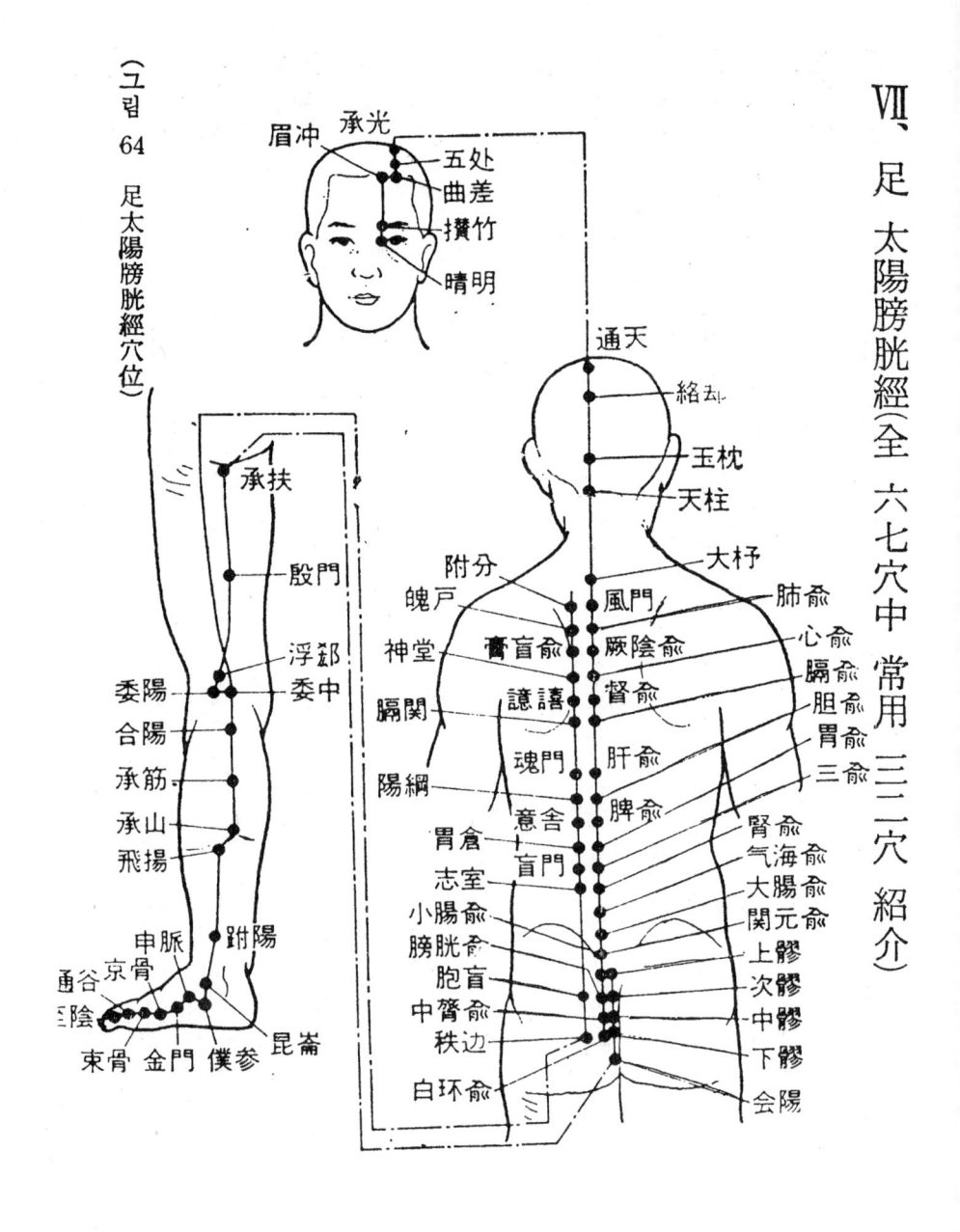

（그림 64 足太陽膀胱經穴位）

承光
眉冲
五处
曲差
攢竹
晴明

通天
絡却
玉枕
天柱
大杼
肺俞
心俞
膈俞
胆俞
胃俞
三俞
腎俞
气海俞
大腸俞
关元俞
上髎
次髎
中髎
下髎
会陽

附分
魄戸
神堂
膈関
陽綱
胃倉
志室
小腸俞
膀胱俞
胞盲
中膂俞
秩边
白环俞

膏盲俞
譩譆
魂門
意舎
盲門

風門
厥陰俞
督俞
肝俞
脾俞

承扶
殷門
浮郄
委陽
委中
合陽
承筋
承山
飛揚
申脉
京骨
通谷
至陰
束骨
金門
僕参
跗陽
昆崙

☆ 晴 明

攢竹
晴明

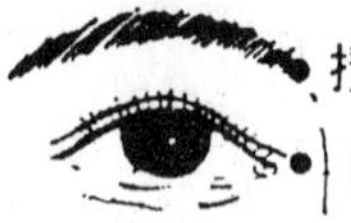

〈取穴法〉 이 經穴은 눈의 內角에서 밖으로 一分, 거리에서 다시 一分 올라간 곳이며, 眼窩骨의 內緣에 가까운 곳에 있다(그림 65).

〈主로 낫는 病〉 눈병.

〈針法〉 眼窩의 가장자리를 따라 直刺로 五分~一寸, 針을 천천히 넣되 提挿(올렸다 내렸다 함)해서는 안된다.

(그림 65. 晴明攢竹穴)

☆ 攢 竹

〈取穴法〉 이 經穴은 눈섭의 안쪽 끝에서 눈섭으로 약 一分 정도 들어간 곳이다(그림 65)

〈主로 낫는 病〉 두통, 눈병.

〈針法〉 피부를 따라 찌르든지 아래 혹은 밖으로 향하여 三~四分의 깊이로 찌른다.

☆ 大 杼

〈取穴法〉 환자를 의자에 正坐시키고, 목의 뒷부분 중심을 아래로 향하여 문지르고 최초

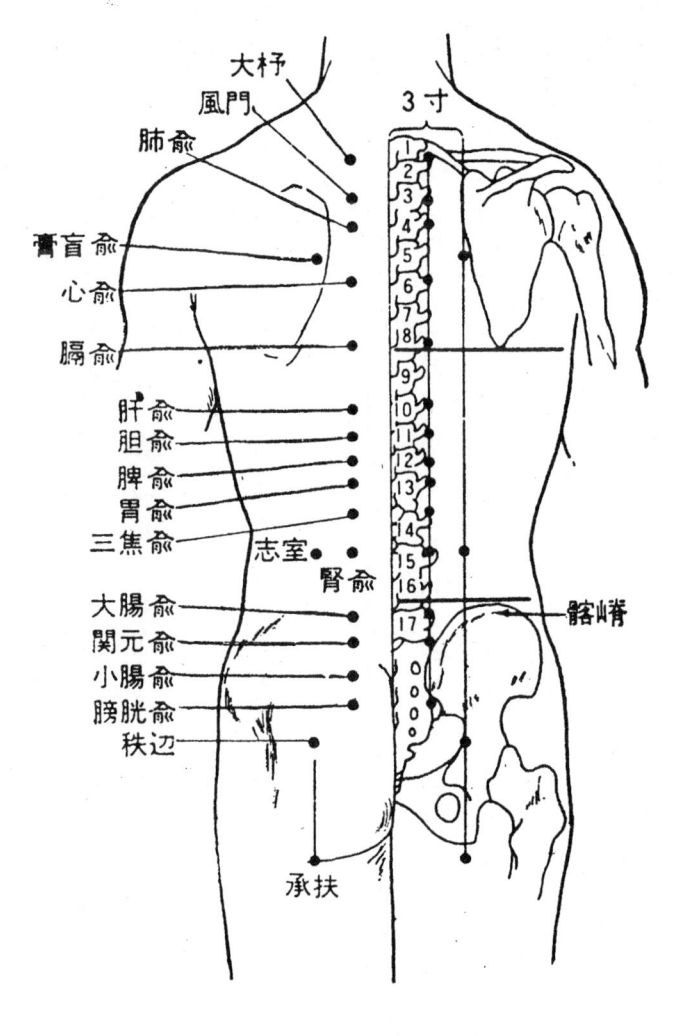

（그림
66
關元俞、小腸俞、膀胱俞、膏肓俞、志室、秩邊、承扶六）
大杼、風門、肺俞、心俞、膈俞、肝俞、膽俞、脾俞、胃俞、三焦俞、腎俞、大腸俞、

大杼
風門
肺俞
3寸
膏盲俞
心俞
膈俞
肝俞
胆俞
脾俞
胃俞
三焦俞
志室
腎俞
大腸俞
関元俞
小腸俞
膀胱俞
秩辺
髂峰
承扶

로손에 닿인 가장 突起한 뼈가 第七頸椎이다. 다시 아래로 더듬으면, 第一椎(第一胸椎)가 있고 그 아래의 오목한 곳에서 左右 外側으로 향하여 一寸五分의 위치에 이 經穴이 있다(그림 66).

〔說明〕 背部의 膀胱經의 經穴의 위치는 二列로 되어 있다. 脊椎의 가운데에서 肩胛骨의 內緣(脊椎緣)까지를 三寸으로 換算하여, 第一列의 各經穴의 위치는 脊椎에서 一寸五分 떨어진 곳에 있다.

이들의 經穴을 取穴할 때 우선 일정한 脊椎를 찾아, 左右로 향하여 一寸五分, 또는 三寸을 측량하면 되는 것이다.

脊椎는 數十節(마디)이나 있으므로 만약 下半身의 經穴의 位置를 찾으려 할 때는 위에서 차례로 찾아서는 시간이 걸린다. 그때는 몇 段으로 나누어서 찾으면 된다. 양 가랑이(股間)의 角과 대체로 同一線上으로 되어 있는 것이 第七椎下(즉 第七胸椎)이다. 兩肩胛骨의 下의 最高點(즉 髂嵴)와 同一線上으로 되어 있는것이 第十六椎(즉 腰四椎)인 椎體의 중간이다. 예컨대 第八椎을 찾으면, 아래에서 一椎인 第七椎을 찾을 수 있으며, 또 第十五椎를 찾으면 위의 一椎인 第十六椎를 찾을 수 있다.

다. 經穴을 取穴할 때 이 방법에 따르면 된다.

환자의 經穴을 取穴할 때 일반적으로는 의자에 正坐시키든지 엎드리는 자세를 취하게 하는 것이 좋다.

〈主로 낫는 病〉 기침, 發熱, 肩胛酸痛。

☆風門

〈取穴法〉 이 經穴은 第二椎(第二胸椎) 밑에 있는 오목한 곳에서 左右 밖으로 각각 一寸五分의 위치에 있다(그림 66)。

〈主로 낫는 病〉 기침, 發熱, 두통, 肩胛酸痛。

〈針法〉 아래로 향하여, 斜刺로 二~五分。

☆肺俞

〈取穴法〉 이 經穴은 第三椎(第三胸椎) 아래에 있는 오목하게 파인 곳에서 左右 바깥으로 각각 一寸五分의 위치에 있다(그림 66)。

〈主로 낫는 病〉 기침, 천식, 吐血。

〈針法〉 아래로 향하여 斜刺로 三~五分。

☆ 心　俞

《取穴法》 이 經穴은 第五椎(第五胸椎) 아래에 있는 움푹한 곳에서 左右 바깥으로 각각 一寸五分의 위치에 있다(그림 66).

《主로 낫는 病》 기침, 心臟의 動悸(두근거림), 癲癎.

《針法》 아래로 향하여 斜刺로 三~五分.

☆ 膈　俞

《取穴法》 이 經穴은 第七椎(第七胸椎) 아래에 있는 패인 곳에서 左右 바깥으로 각각 一寸五分의 위치에 있다(그림 66).

《主로 낫는 病》 천식, 기침, 딸꾹질, 吐血, 두드러기.

《針法》 아래로 향하여 斜刺로 三~五分.

☆ 肝　俞

《取穴法》 이 經穴은 第九椎(第九胸椎) 아래에 있는 오목한 곳에서 左右 바깥으로 각각 一寸五分의 위치에 있다(그림 66).

〈主로 낫는 病〉 背痛、肋膜炎、肝炎、전간、눈병。

〈針法〉 아래로 향하여 斜刺로 三∼五分。

☆膽 俞

〈取穴法〉 이 經穴은 第十椎（第十胸椎） 아래에 있는 오목한 곳에서 左右 바깥으로 각각 一寸五分의 위치에 있다（그림 66）。

〈主로 낫는 病〉 肝炎、담낭염、膽道回虫症、吐酸。

〈針法〉 아래로 향하여 斜刺로 三∼五分。

☆脾 俞

〈取穴法〉 이 經穴은 第十一椎（第十一胸椎） 아래에 있는 오목한 곳에서 左右 바깥으로 각 一寸五分의 위치에 있다（그림 66）。

〈主로 낫는 病〉 胃腸病、배가 켕긴다、浮症、四肢無力、傳染性下痢症、설사、背痛。

〈針法〉 아래로 향하여 斜刺로 三∼五分。

☆ 胃 俞

〈取穴法〉 이 經穴은 第十二椎(第十二胸椎) 아래에 있는 오목한 곳에서 左右 바깥으로 각 一寸五分의 위치에 있다(그림 66)。

〈主로 낫는 病〉 胃腸病、肝炎、脾臟炎。

〈針法〉 아래로 향하여 斜刺로 三～五分。

☆ 三焦俞

〈取穴法〉 이 經穴은 第十三椎(腰一椎) 아래에 있는 오목한 곳에서 左右 바깥으로 一寸五分의 위치에 있다。

〈主로 낫는 病〉 설사、傳染性설사症、浮症、腰脊痛。

〈針法〉 아래로 향하여 斜刺로 三～五分。

☆ 腎 俞

〈取穴法〉 이 經穴은 第十四椎(腰二椎) 아래에 있는 오목한 곳에서 左右 바깥으로 一寸五分의 위치에 있다(그림 66)。

〈主로 낫는 病〉 腎臟炎、腰痛、신경쇠약、遺精、月經不順、泌尿系統의 **病**。

〈針法〉 直刺로 五分～一‧二寸。

☆ **大腸俞**

〈取穴法〉 이 經穴은 第十六椎（腰四椎） 아래에 있는 오목한 곳에서 左右 바깥으로 一寸五分의 위치에 있다（그림 66）。

〈主로 낫는 病〉 腰痛、설사、傳染性설사症、座骨神經痛、脫肛。

〈針法〉 直刺로 七分～一‧三寸。

☆ **關元俞**

〈取穴法〉 이 經穴은 第十七椎（腰五椎） 아래에 있는 오목한 곳에서 左右 바깥으로 각각 一寸五分의 위치에 있다（그림 66）。

〈主로 낫는 病〉 腰痛、설사。

〈針法〉 直刺로 五分～一‧三寸。

☆ 小腸兪

〈取穴法〉 이 經穴은 第十八椎(第一骶椎) 아래에 있는 오목한 곳에서 左右 바깥으로 향하여 각각 一寸五分의 위치에 있다(그림 66).

〈主로 낫는 病〉 遺精、尿血、傳染性 설사.

〈針法〉 直刺로 五分～一・五寸.

☆ 膀胱兪

〈取穴法〉 이 經穴은 第十九椎(第二骶椎) 아래의 오목한 곳에서 左右 바깥으로 향하여 각각 一寸五分의 위치에 있다(그림 66).

〈主로 낫는 病〉 小便不通、夜尿症.

〈針法〉 直刺로 五分～一寸五分.

☆、上髎、次髎、中髎、下髎

〈取穴法〉 이 네 개의 經穴의 위치는、骶骨위의 네 개의 骶後孔 안에 있다. 經穴을 찾아낼 때、人指 끝으로 小腸兪의 經穴과 脊椎의 中心線과의 중간을 누르고、새끼손가락의 尾

— 86 —

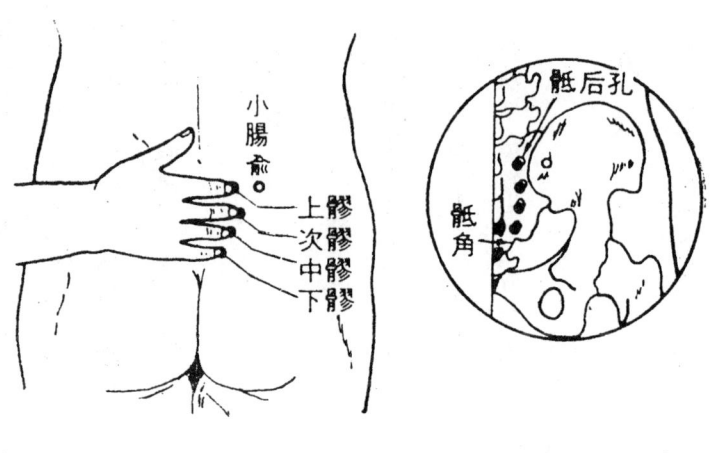

（그림 67 上膠、次膠、中膠、下膠）

小腸俞

膠膠膠膠
上次中下

骶后孔

骶角

骨 위의 콩만한 크기로 突起한 둥근 뼈 위를 누르고、中指와 藥指는 같은 距離로 떼어서、각각을 누르고、각 손가락 끝이 닿은 곳、즉 人指는 上膠、中指는 次膠、藥指는 中膠、새끼손가락은 下膠이다（그림 67）。

《主로 낫는 病》 네 개의 經穴은 전부 腰骶部의 통증、月經不順、夜尿症、小便不通을 고친다。次膠는 또 痛經、下膠는 便秘를 고칠 수가 있다。

《針法》 直刺로 五〜七分。

☆ 膏肓俞

《取穴法》 이 經穴은 第四椎（第四胸椎） 아래의 오목한 곳에서 左右 바깥으로 향하여 각각 三寸의 위치에 있다（그림 66）。

《主로 낫는 病》 肺結核、천식。

《針法》 肩胛骨을 향하여 아래로 斜刺한다。三〜五分

— 87 —

☆ 志 室

〈取穴法〉 이 經穴은 第十四椎(腰二椎) 아래의 오목한 곳에서 左右 바깥으로 각각 三寸의 위치에 있다(그림 66).

〈主로 낫는 病〉 遺精、腰痛、浮症.

〈針法〉 直刺로 七分~一·五寸.

☆ 秩 邊

〈取穴法〉 이 經穴은 第二十一椎(第四骶椎) 아래의 오목한 곳에서 左右 바깥으로 향하여 각각 三寸의 위치다(그림 66).

〈主로 낫는 病〉 腰骶痛、半身不隨、痔、座骨神經痛.

〈針法〉 直刺로 一~二寸.

☆ 承 扶

〈取穴法〉 환자를 엎드리게 한다. 이 經穴은 臀部의 大腿와 接한 곳에 있는 하나의 橫溝 紋의 중앙에 있다. 이 經穴 바로 위에는 秩邊이 있다(그림 66).

〈主로 낫는 病〉 腰痛、座骨神經痛、痔。

〈針法〉 直刺로 七分～一·五寸。

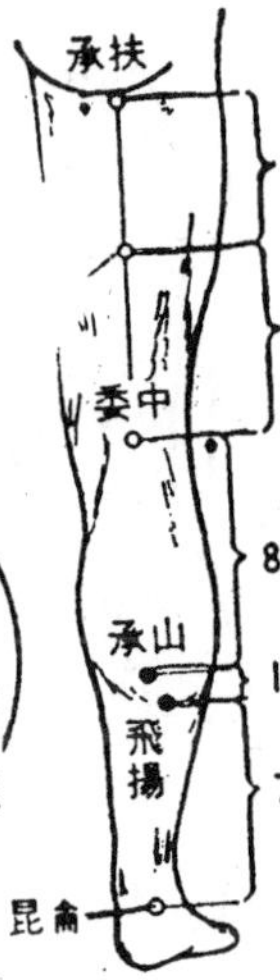

承扶
6寸
8寸
委中
8寸
承山
飛揚
7寸
昆崙
川
股二頭筋腱
半腱筋腱
委中

☆ 殷門

〈取穴法〉 承扶와 委中이 연결된 線上(承扶에서 委中까지를 十四寸으로 계산한다)。承扶의 아래 六寸의 위치에 이 經穴은 있다(그림 68)。

〈主로 낫는 病〉 腰、背、大腿等 통증。

〈針法〉 直刺로 一·五～一·八寸。

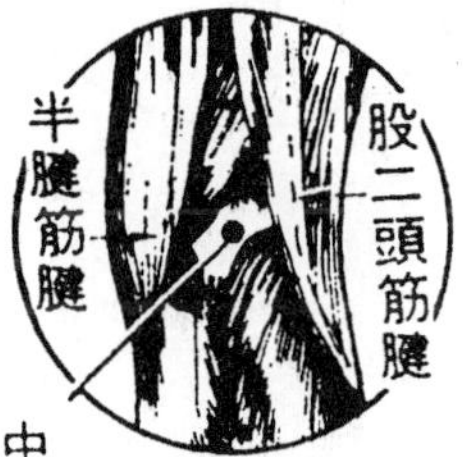

(그림 68 殷門、委中、承山、飛揚穴)

☆ 委中

〈取穴法〉 무릎 後側에 있는 橫紋의 중앙, 즉 左右 두 줄의 굵은 筋(하나는 股頭筋腱, 또 하나는 半腱筋腱이라 한다)의 중간에 있다(그림 68)。

〈主로 낫는 病〉 腰背痛、下肢痛、頭頂痛、腹痛、토사(토하고 설사함)、더위먹음。

〈針法〉 直刺로 八分~一·五寸。 委中의 위치에 있는 靜脈에 三稜針으로 點刺하여 피를 내어도 된다.

☆承 山

〈取穴法〉 환자를 直立시키고, 뒤꿈치를 들게하여 발끝으로 서게한다. 종아리 한 가운데에 『人』字가 생기며 이 『人』字. 頂點 아래에 이 經穴이 있다 (그림 69). 만약 人字가 분명하지 않는 경우에는 委中에서 뒤꿈치의 바깥쪽 복사뼈까지를 연결한 線의 중간에 이 經穴이 있다 (그림 68)。

〈主로 낫는 病〉 치질(痔)、 脱肛腰痛、 종아리의 근육의 어긋남。

〈針法〉 直刺로 八分~一·五寸。

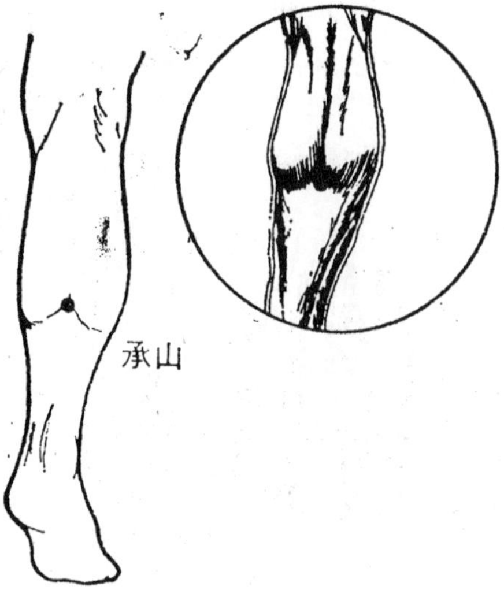

☆飛 揚

〈取穴法〉 昆崙에서 바로 위에 七寸、 承山의 아래

(그림 69 承山穴)

承山

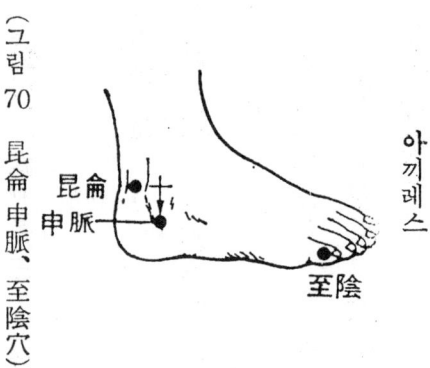

아끼레스 腱 昆侖 申脈 申 至陰

(그림 70 昆侖 申脈、至陰穴)

一寸과 수평으로 된 곳에 있다(그림 68)。

〈主로 낫는 病〉 下肢痛、발이 나른하다。

〈針法〉 直刺로 七分〜一寸。

〈昆 侖〉

〈取穴法〉 이 經穴은 바깥 복사뼈의 後緣과 아끼레스腱의 內側과의 중간에 있다(그림 70)。

〈主로 낫는 病〉 頭頂痛、眩暈、종아리의 筋肉경련、座骨神經痛、아이들의 전간。

〈針法〉 直刺로 五〜八分。

☆申 脈

〈取穴法〉 바깥 복사뼈 끝에서 바로 밑에、바깥 복사뼈의 下緣에서 五分 떨어진 곳에 있다(그림 70)。

〈主로 낫는 病〉 전간、두통、眩暈。

〈針法〉 直刺로 三〜五分.

☆至 陰

〈取穴法〉 이 經穴은 새끼발가락 外側의 발톱 뿌리의 모서리에서 一分 떨어진 곳에 있다 (그림 70).

〈主로 낫는 病〉 胎位의 矯正、難産.

〈針法〉 難産인 경우, 毫針으로 斜刺、一〜三分. 胎位를 矯正할 때는 灸를 사용한다. 정상적인 姙婦에게는 이 經穴에 針을 놓아서는 안된다.

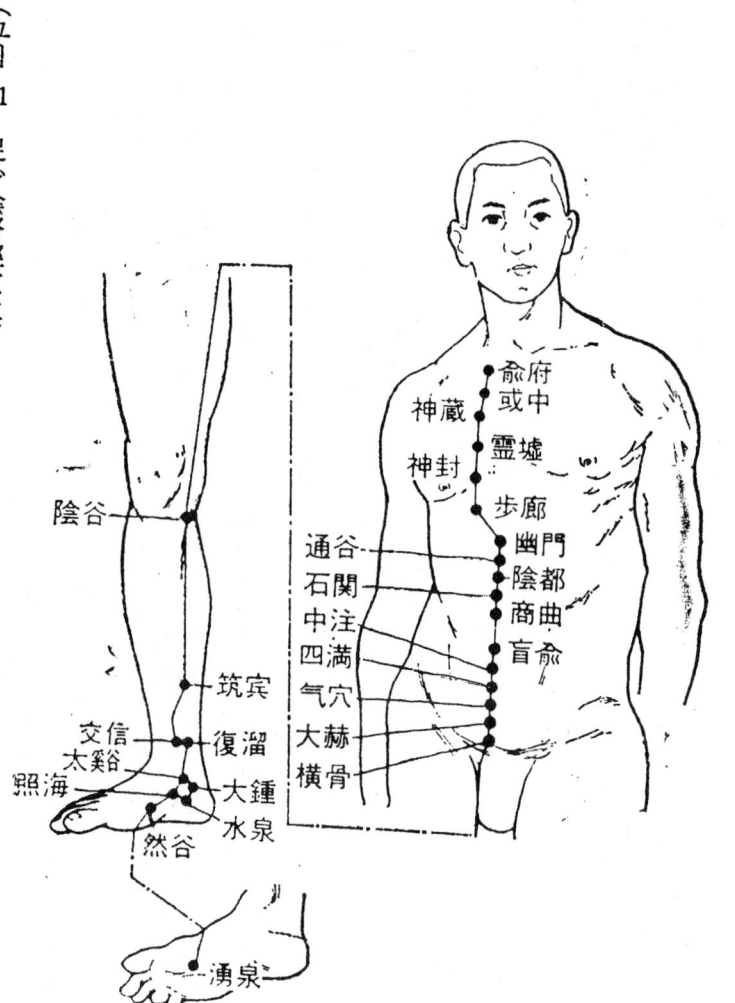

（그림 71 足少陰腎經穴位）

俞府
或中
神蔵
靈墟
神封
步廊
幽門
陰都
商曲
盲俞
通谷
石関
中注
四満
気穴
大赫
横骨

陰谷

筑宾
交信
復溜
太谿
照海
大鍾
水泉
然谷

湧泉

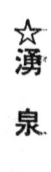

☆湧 泉

（그림 72 涌泉穴）

〈取穴法〉 환자를 위로 향하여 눕게 한다。 다섯 발가락의 중앙 앞 끝(前端)에 하나의 오목한 곳이 생긴다。 이 오목한 곳이 이 經穴이다 (그 자리는 발바닥(발가락은 除外)의 中央前端에서 약 三分의 一의 위 치, 즉 第二、第三跖趾關節의 뒤에 있다(그림 72)。

〈主로 낫는 病〉 어린이의 경풍、머리가 흔들거린다。 눈이 깜깜해 진다、전간、히스테리。

〈針法〉 直刺로 五～八分。

— 94 —

☆ 然 谷

〈取穴法〉 안쪽 복사뼈 앞의 아래쪽에 하나의 높은 뼈가 있으니, 이것을 舟骨粗隆이라 부른다. 그 높은 뼈의 앞, 아랫쪽에 이 經穴이 있다(그림 73).

〈針法〉 直刺로 八分〜一·二寸.

〈主로 낫는 病〉 발등의 浮症, 저림, 月經不順.

☆ 太 溪

〈取穴法〉 안쪽 복사뼈의 後緣과 아끼래스腱의 內側과의 중간이며, 안쪽 복사뼈의 頭頂과 수평이 되는 곳에 이 經穴이 있다 (그림 73).

〈針法〉 直刺로 七分〜一寸.

〈主로 낫는 病〉 胃炎, 膀胱炎, 月經不順, 복사뼈關節痛.

☆ 大 鐘

〈取穴法〉 안쪽 복사뼈의 下緣과 부평으로, 그리고 아끼래스腱

— 95 —

의 곁이 되는 곳에 이 經穴이 있다(그림 73).

〈主로 낫는 病〉 뒤꿈치의 통증.

〈針法〉 直刺로 三〜五分。

☆ 照 海

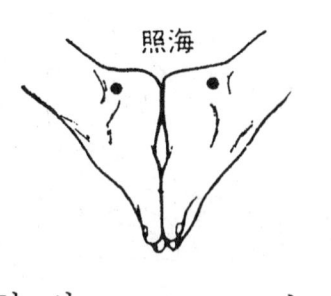

照海

（그림 74 照海穴）

〈取穴法〉 환자를 의자에 正座시킨다. 다음에 양 발바닥을 서로 맞붙여 안쪽 복사뼈의 頭部에서 발바닥으로 향하여 안쪽 복사뼈의 大緣에서 아래로 四分의 위치(距骨의 밑)에 이 經穴이 있다(그림 74).

발을 뻗치어서 經穴을 取穴할 때는 안쪽 복사뼈의 下緣에서 아래로 一寸의 위치에 이 經穴이 있다(그림 73).

〔說明〕 이 두 가지 방법으로 찾아내는 經穴의 위치는 같게 마련이다 양쪽 발바닥을 서로 맞붙이면, 안쪽 복사뼈와 발바닥과의 거리가 좁혀지므로 經穴은 안쪽 복사뼈의 下緣의 아래쪽 四分이 되는 위치다. 한편, 발을 뻗치어서 取穴을 할 때, 안쪽 복사뼈와 발바닥과의 거리는 보통이므로 經穴은 안쪽 복사뼈의 下緣의 아래 一寸의 위치가 된다.

(그림 75 復留穴)

〈主로 낫는 病〉 不眠症、 목구멍의 통증、 月經不順、 전간。

〈針法〉 直刺로 五~八分。

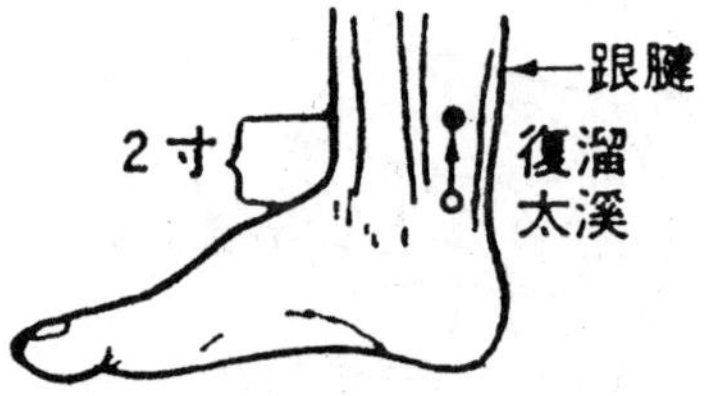

☆復 留

〈取穴法〉 이 經穴은 太溪의 바로 위 二寸、 아끼래스腱의 前緣에 있다 (그림 75)。

〈主로 낫는 病〉 浮症、 半身不隨。

〈針法〉 直刺로 一分~一·二寸。

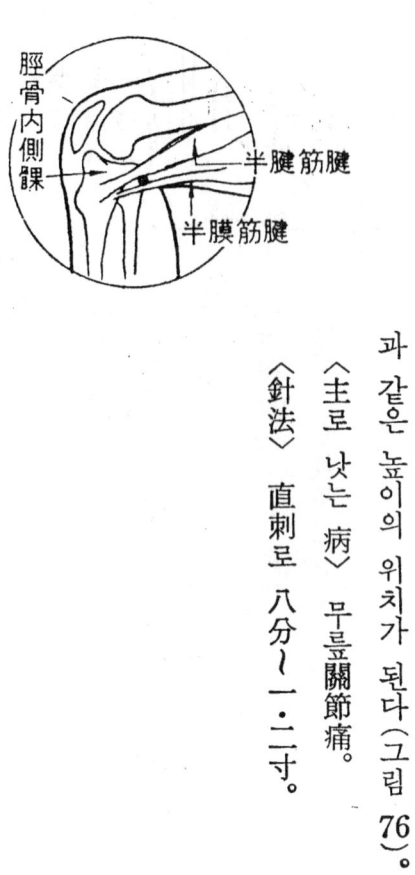

〈그림 76 陰谷穴〉

膣骨內側髁
半腱筋腱
半膜筋腱

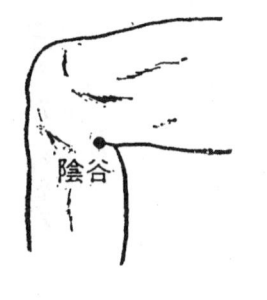

☆ 陰　谷

陰谷

〈取穴法〉 이 經穴은 무릎의 內側에 있다. 取穴을 할 때, 우선 무릎을 한 쪽을 세우고 앉게 한다. 무릎 關節의 內側 아래쪽에 돋아난 높은 뼈가 있으니, 이것을 脛骨內側髁라 부른다. 이 經穴은 脛骨內側髁의 뒤, 굽힌 무릎의 橫紋, 內側 위에 있다. 꼭 두 줄의 굵은 筋(하나는 半膜筋腱, 또 하나는 半腱筋腱이라 부른다)의 사이, 委中(膀胱腱)과 같은 높이의 위치가 된다(그림 76).

〈主로 낫는 病〉 무릎關節痛.

〈針法〉 直刺로 八分~一·二寸.

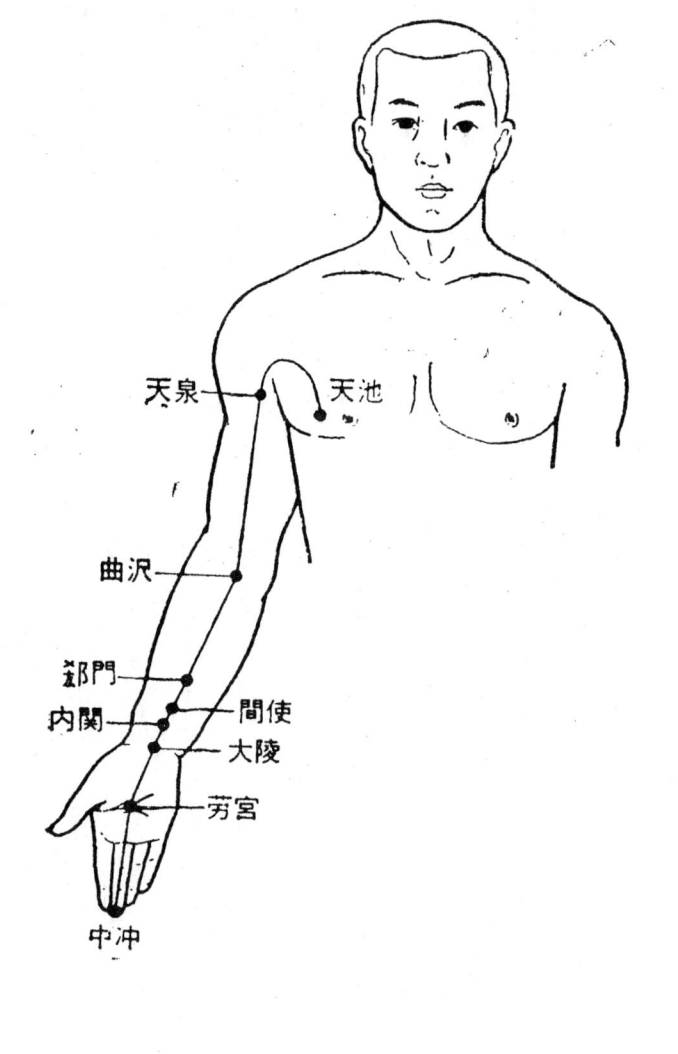

（그림 77 手厥陰心包經穴位）

天泉

天池

曲沢

郄門

内関

間使

大陵

労宮

中冲

☆曲 澤

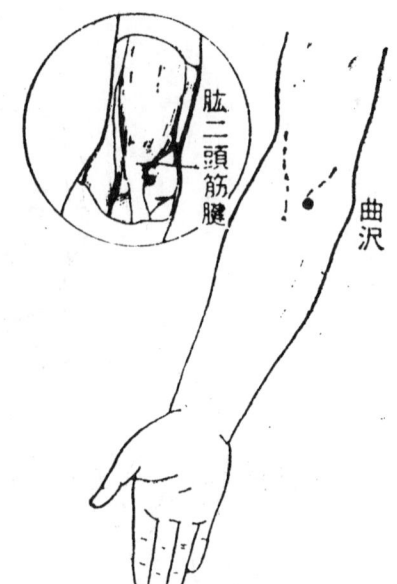

胘二頭筋腱
曲沢

〈取穴法〉 손바닥을 위로 하여 팔꿈치를 약간 굽히면, 팔꿈치 內側의 굽은 모서리에 하나의 굽은 筋(胘頭筋腱)을 찾을 수가 있다. 이 굽은 筋의 새끼손가락 쪽(尺側)이며, 팔꿈치의 內側 굽은 모서리의 橫紋 위에 이 經穴이 있다(그림 78).

〈主로 낫는 病〉 胃痛、吐瀉、熱病、팔꿈치의 통증.

〈針法〉 直刺로 五~八分、熱病、嘔吐의 경우 는 曲澤에 있는 靜脈에 三稜針으로 피를 내어도 된다.

(그림 78 曲澤穴)

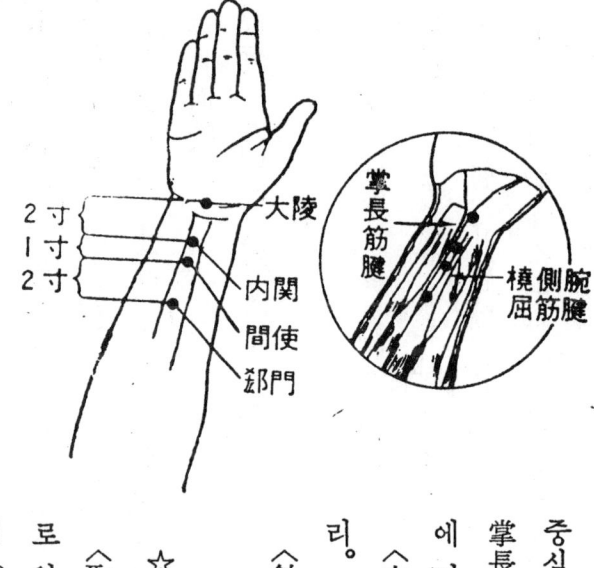

（그림 79 郄門、間使、內關、大陵穴）

☆郄門

《取穴法》 손바닥을 위로하여 손목의 第一橫紋의 중심(太陵經)의 바로 위로 五寸。 두 개의 筋(하나는 掌長筋腱、 또 하나는 橈側腕屈筋腱이라 한다) 중간 에 이 經穴이 있다(그림 79)。

《主로 낫는 病》 心臟의 두근거림、 血吐、 히스테리。

《針法》 直刺로 八分～一·三寸。

☆間 使

《取穴法》 郄門의 取穴法과 같으며、 大陵에서 바로 위 三寸、 꼭 두 줄의 筋의 중간 위치에 있다(그림 79)。

《主로 낫는 病》 말라리아、 胃病、 心臟의 動悸、 히스테리。

— 101 —

〈針法〉 直刺로 八分~一·三寸.

☆內關

〈取穴法〉 門使의 取穴法과 같으며, 大陵에서 바로 위 二寸(또는 二橫指), 두 개의 筋의 중간 위치에 있다(그림 79).

〈主로 낫는 病〉 嘔吐、 胃痛、 不眠症、 心臟의 動悸、 전간, 가슴의 肋膜痛, 히스테리, 딸꾹질, 高血壓.

〈針法〉 直刺로 八分~一·三寸.

☆大 陵

〈取穴法〉 손바닥을 위로 하여, 손바닥 後部, 즉 손목의 第一橫紋의 한가운데이며, 두 筋의 중간에 이 經穴이 있다(그림 79).

〈主로 낫는 病〉 不眠症, 심장의 두근거림, 전간.

〈針法〉 直刺로 三~五分.

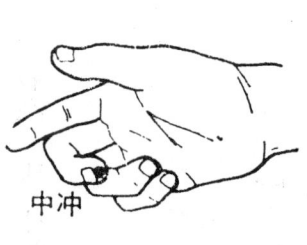

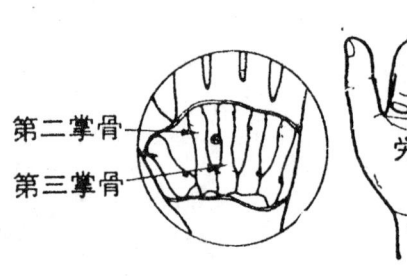

第二掌骨
第三掌骨

労宮

(그림 81 中冲穴)　　　(그림 80 勞宮穴)

☆ **勞 宮**

〈取穴法〉 주먹을 半쯤 펴고、中指 및 藥指의 손가락 끝으로 손바닥 중심의 第一橫紋(손가락 뿌리의 주름살이며 흔히 運命線이라고도 한다)를 누르고、두 손가락 끝의 중간이 이 經穴이다。第二、第三掌骨 사이이며、第三掌骨의 橈側에 얼마만큼 가까운 곳에 이 經穴이 있다(그림 80)。

〈針法〉 直刺로 五~一分。

〈主로 낫는 病〉 전간、입에 생긴 종기、姙娠中의 嘔吐。

☆ **中 冲**

〈取穴法〉 이 經穴은 中指 끝의 중앙이며、손톱에서 약 반알(半粒)의 쌀(橫幅) 정도의 거리를 둔 곳에 있다(그림 81)。

〈主로 낫는 病〉 中風昏迷、더위먹음、熱病。

〈針法〉 直刺로 二分、또는 三稜針으로 點刺、피를 낸다。

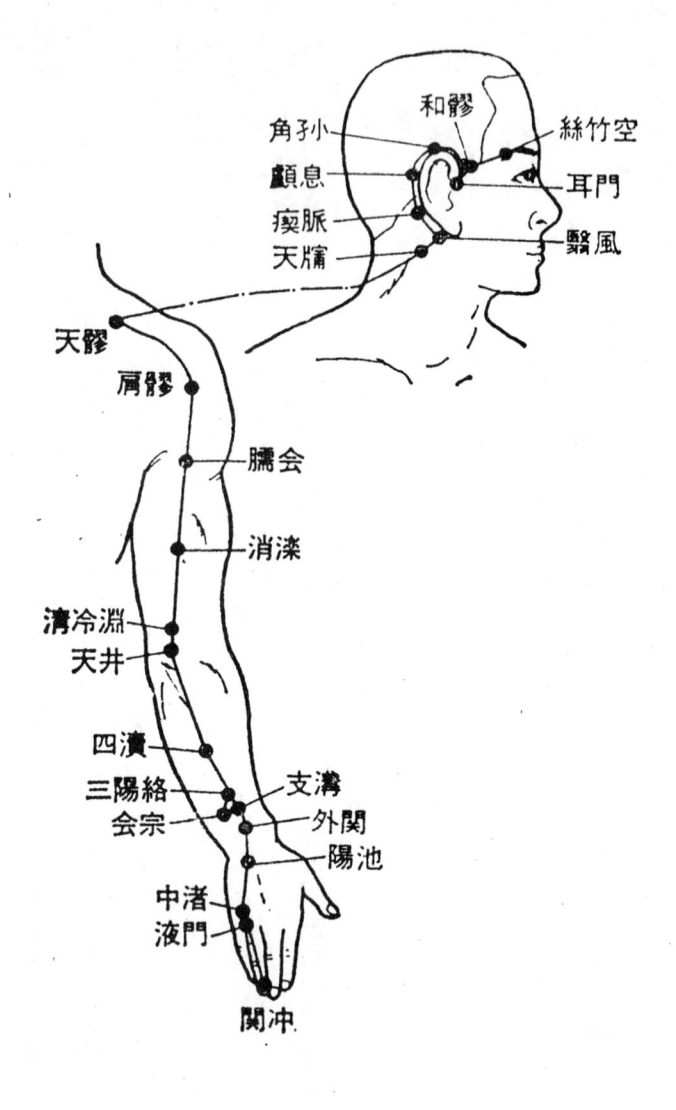

和髎

角孫　絲竹空

顱息　耳門

瘈脈　翳風

天牖

天髎

肩髎

臑会

消濼

清冷淵

天井

四瀆

三陽絡　支溝

会宗　外関

陽池

中渚

液門

関冲

（그림
82
手少陽三焦經穴位）

X、手小陽三焦經（全 二三穴中 常用 十一穴 紹介）

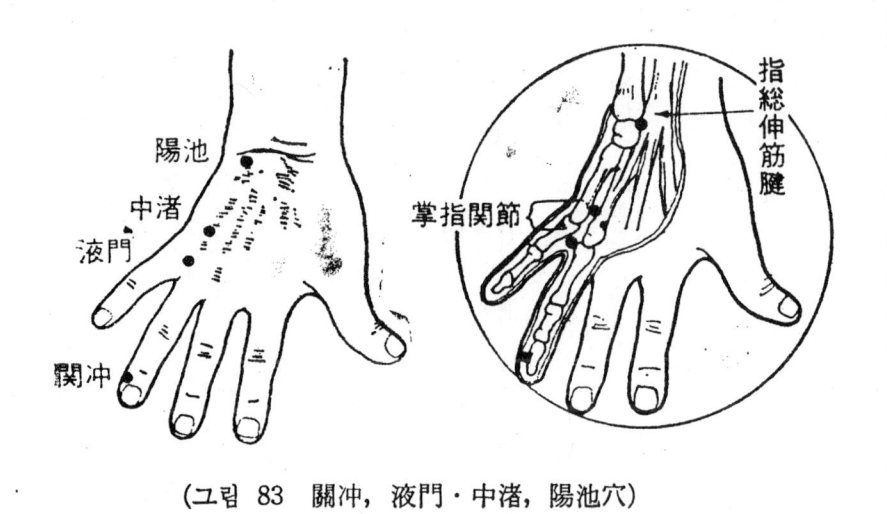

陽池

中渚

液門

關冲

指総伸筋腱

掌指関節

(그림 83 關冲, 液門·中渚, 陽池穴)

☆關 冲

〈取穴法〉 藥指의 外側(尺側), 손톱뿌리의 모서리에서 一分 떨어진 곳에 이 經穴은 있다(그림 83).

〈主로 낫는 病〉 두통, 목구멍의 통증, 熱病.

〈針法〉 斜刺로 二分, 혹은 三稜針으로 點刺하여 피를 낸다.

☆液 門

〈取穴法〉 이 經穴은 손등에 있다. 즉 第四(藥指) 第五指(새끼손가락)의 가랑이(股間)의 後部이며, 掌指關節 앞에 있다(그림 83).

〈主로 낫는 病〉 두통, 목구멍이 붓고 아프다.

〈針法〉 直刺로 五~八分.

☆中渚

〈取穴法〉 이 經穴은 液門에서 바로 위 一寸 정도의 위치이며 第四、第五掌指關節의 뒤에 있다(그림 83)。

〈針法〉 直刺로 五~八分。

〈主로 낫는 病〉 귀머거리、耳鳴、두통、목구멍이 붇고、아프다、손가락을 펼 수 없다。

☆陽池

〈取穴法〉 이 經穴은 손등 쪽의 손목 關節에 있다。藥指를 바로 위로(손목의 방향으로) 향하여 더듬으면 손목의 위치에 오목한 곳이 있다。그 오목한 곳 한 가운데에 있는 굵은 筋(指總伸筋腱)에서 약간 尺側(새끼손가락 쪽)에 치우친 곳이 이 經穴이다(그림 83)。

〈主로 낫는 病〉 손목의 통증。

〈針法〉 直刺로 三分。

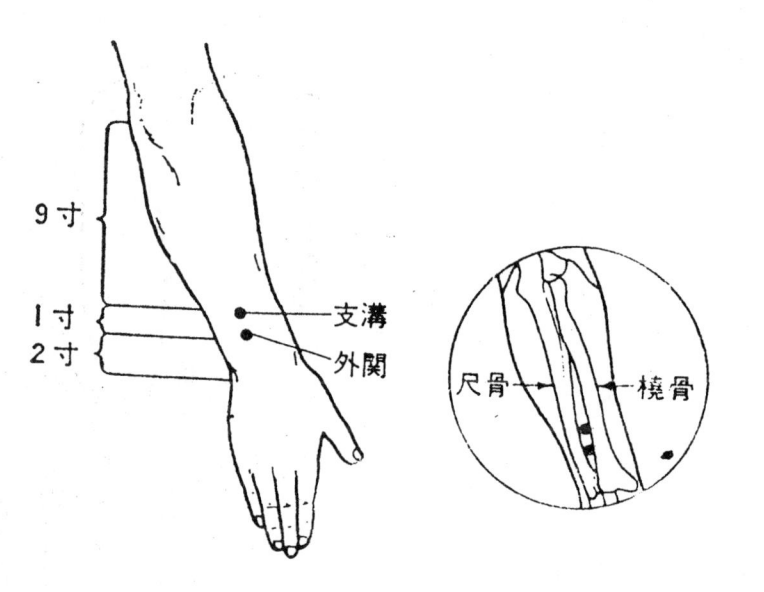

（그림 84 外關、支溝穴）

9寸
1寸
2寸

支溝
外関

尺骨 ← → 橈骨

☆外關

〈取穴法〉 이 經穴은 손 등쪽의 손목 關節 중앙에서 二寸 (혹은 二橫指) 위이며, 두 개의 뼈 (尺骨 및 橈骨) 사이에서 內關 (心包經) 과 마주 대하고 있다 (그림 84)。

〈主로 낫는 病〉 두통、 半身不隨、 上肢關節痛、 臀神經痛、 發熱、 귓병。

☆支溝

〈取穴法〉 이 經穴은 外關의 바로 위 一寸、 두 개의 뼈 (尺骨 및 橈骨) 사이에서 間使 (心包經) 와 마주 대하고 있다 (그림 84)。

〈主로 낫는 病〉 便秘、 肩背痠重、 가슴의 肋膜炎、 목구멍이 붓고 아프다。

〈針法〉 直刺로 一~一·三寸。

☆天井

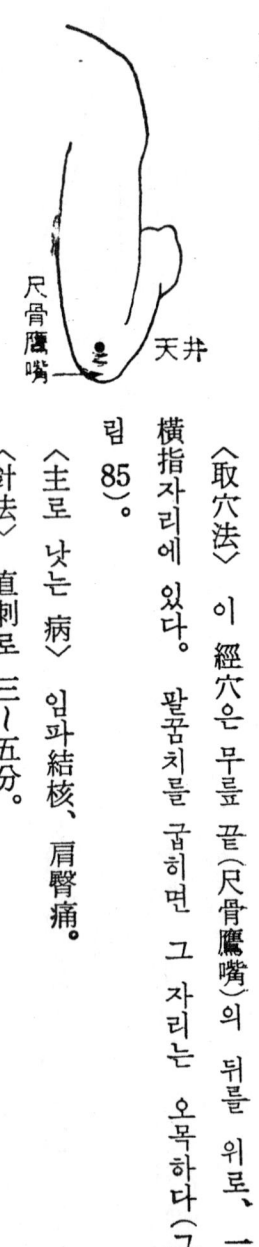

(그림 85 天井穴)

〈取穴法〉 이 經穴은 무릎 끝(尺骨鷹嘴)의 뒤를 위로, 一橫指자리에 있다. 팔꿈치를 굽히면 그 자리는 오목하다(그림 85)。

〈主로 낫는 病〉 임파結核、肩臂痛。

〈針法〉 直刺로 三〜五分。

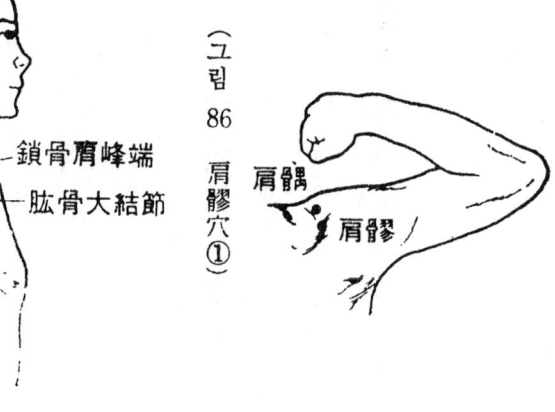

(그림 87 肩髎穴②)

(그림 86 肩髎穴①)

☆ 肩髎

〈取穴法〉 두 가지 방법이 있다.

(1) 팔을 水平으로 들면, 어깨의 關節에 두 개의 오목한 곳이 생긴다. 가슴 쪽의 것은 肩髃(大腸經)이며, 등쪽의 것이 이 經穴이다. 두 개의 經穴은 수평이며, 서로 一寸 정도 떨어져 있다(그림 86).

(2) 팔을 아래로 뻗치어 어깨의 돌기한 뼈(鎖骨肩峰端)의 後緣에서 바로 아래에 一寸、뼈 사이(肩峰과 肱骨大結節의 사이)에 이 經穴이 있다(그림 87).

〈主로 낫는 病〉 肩臂痛.

〈針法〉 直刺、혹은 아래로 향하여 斜刺로 七分~一·五寸。

☆ 翳 風

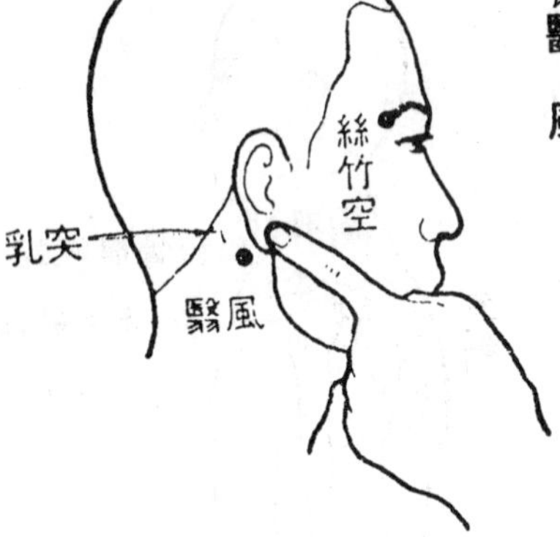

絲竹空

乳突

翳風

〈取穴〉 귓볼을 뒤로 누르면、 귓볼(耳尖) 끝이 귀 뒤

에 있는 乳樣突起의 앞、 아랫쪽에 닿는다。 이 오목한 곳에

이 經穴이 있다。이 오목한 곳을 손가락 끝으로 누르면 목

구멍이 막히는 듯한 불쾌감이 난다 (그림 88)。

〈主로 낫는 病〉 耳鳴、 귀머거리、 腮腺炎。

☆ 系竹空

〈取穴法〉 이 經穴은 눈섭의 外端에서 눈섭으로 약간 들

(그림 88 翳風・絲竹室穴)

어간 곳에 있다 (그림 88)。

〈主로 낫는 病〉 두통、 眼病。

〈針法〉 피부를 따라 後向으로 三~五分。

☆耳門

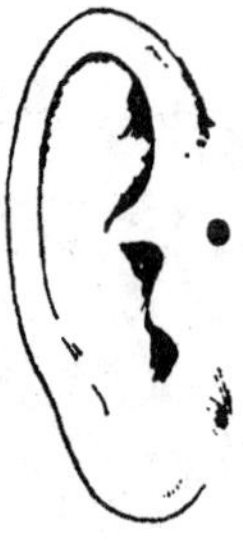

〔그림 89 耳門穴〕

《取穴法》 이 經血은 耳屛(小耳尖)의 上端이며, 조금 끊어져 들어간 (톱니 모양으로) 곳, 약간 앞쪽 오목한 곳 안에 있다. 입을 벌이면 그 오목한 곳은 더욱 또렷해진다(그림 89).

《主로 낫는 病》 耳鳴、귀머거리.

《針法》 直刺로 三~五分.

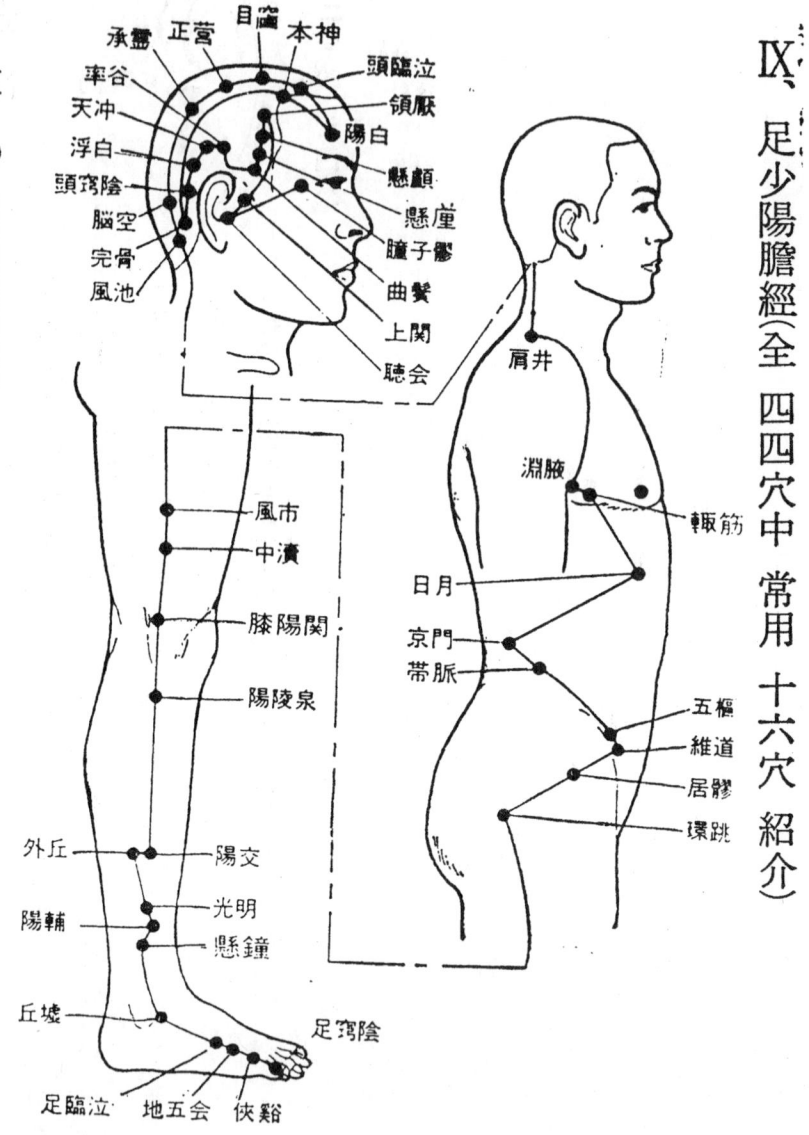

（그림 90 足少陽膽經穴位）

IX、足少陽膽經(全 四四穴中 常用 十六穴 紹介)

承靈　正営　目窓　本神
率谷　　　　　頭臨泣
天冲　　　　　頷厭
浮白　　　陽白
頭竅陰　　懸顱
脳空　　　懸釐
完骨　　　瞳子髎
風池　　　曲鬢
　　　　　上関
　　　　　聴会

肩井
淵腋
輒筋
日月
京門
帯脈
五樞
維道
居髎
環跳

風市
中瀆
膝陽関
陽陵泉

外丘　　陽交
　　　　光明
陽輔　　懸鐘
丘墟　　　　　足竅陰
足臨泣　地五会　侠谿

☆瞳子髎

〈取穴法〉 이 經穴은 눈꼬리에서 五分 떨어진 곳에 있다(그림 91)。

〈主로 낫는 病〉 눈병、두통。

〈針法〉 피부를 따라 밖으로(귓쪽) 橫刺하되 五~八分。

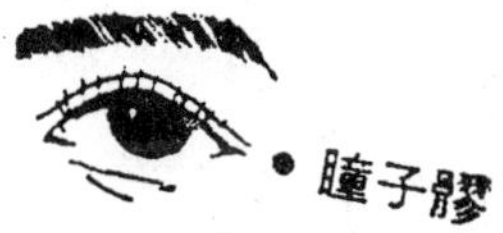

(그림91 瞳子髎穴)

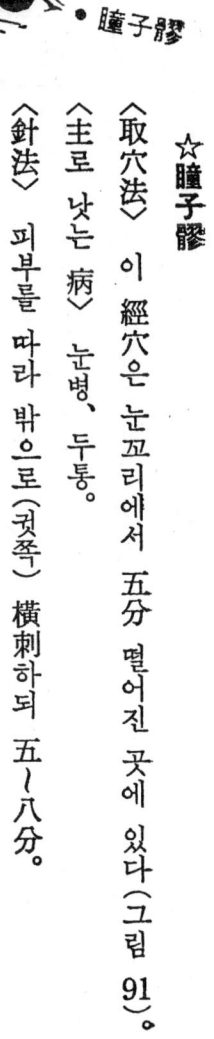

☆聽會

〈取穴法〉 耳屏의 앞 아래쪽이며、작게 갈라진 부분(耳屏間切跡)과 水平으로 되어 있는 곳、즉 입을 벌렸을 때 손가락으로 누르면 오목하다。그 오목한 곳이 이 經穴이다(그림 92)。〈註∶이 經穴은 耳門、聽宮의 아래가 된다)。

〈主로 낫는 病〉 귀머거리、耳鳴。

〈針法〉 直刺로 八分~一·三寸。

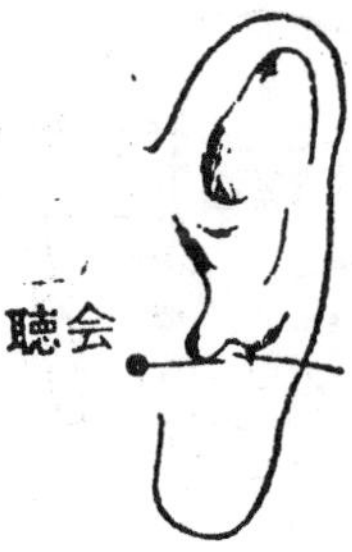

聽会

耳屏間切跡

(그림 92 聽會穴)

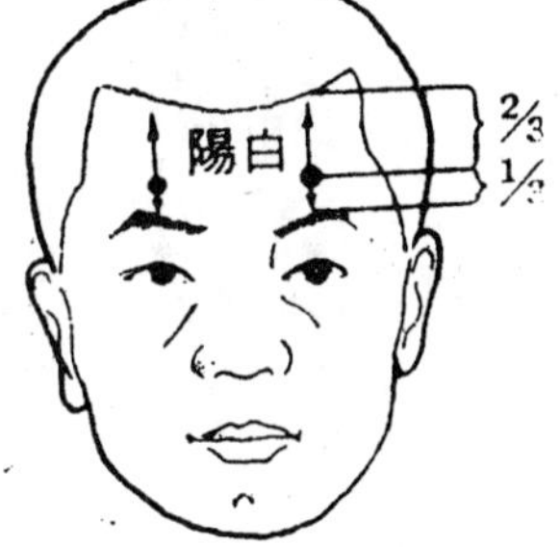

（그림 94 風池穴）

（그림 93 陽白·）

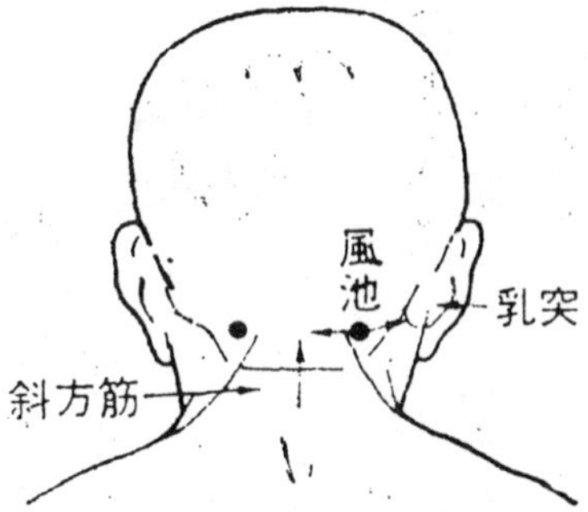

☆陽白

〈取穴法〉 이 經穴은 눈섭의 중앙과 머리털이 돋아난 데를 연결한 線의 三分의 一의 위치에 있다. 환자에게 正視시키면, 이 經穴은 瞳孔의 위이다 (그림 93).

〈主로 낫는 病〉 눈병, 이마의 통증, 顔面마비.

☆風池

〈取穴法〉 목 뒷부분의 한가운데에서 머리털이 돋아 나는 데로 一寸 들어간 곳과 귀 뒤에 있는 乳樣突起의 下緣을 연결한 線의 중간점에 이 經穴이 있다. 목의 後部에 굵은 筋(斜方筋)의 兩側이며, 머리털이 나는 언저리의 안쪽에 있는 오목한 곳이 이 經穴이다 (그림 94).

〈主로 낫는 病〉 감기, 두통, 머리가 흔들거린다, 眼鼻病, 귀병, 목과 머리의 통증.

〈針法〉 왼쪽의 風池는 오른쪽 눈의 방향으로, 오른쪽 風池는

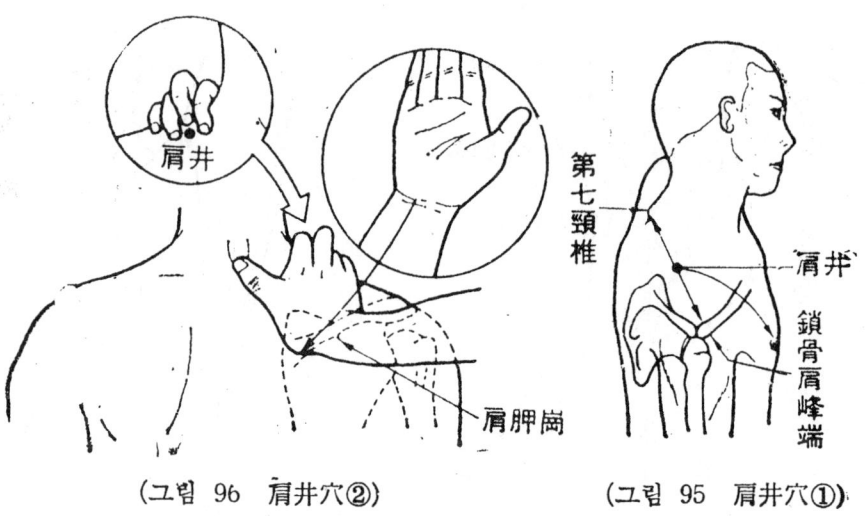

(그림 96 肩井穴②)　　　　(그림 95 肩井穴①)

☆肩 井

〈取穴法〉 두 가지 방법이 있다.

(1) 이 經穴은 第七頸椎아래와 어깨에 있는 높게 突起한 뼈(鎖肩峰端)과 連結한 線의 中間點에 있다(그림 95)。

(2) 醫師는 손바닥 後部(손목)의 第一橫紋을 환자의 肩胛崗의 下緣에 대고, 엄지손가락은 第七頸 아래를 누르며, 다른 네 손가락은 함께 어깨 위에 얹는다。그때 人指는 목을 따르고, 中指는 약간 굽히듯하여 中指 끝이 닿은 곳에 이 經穴이다(그림 96)。

〈主로 낫는 病〉 肩背痛, 젖이(乳汁) 적다、乳腺炎、難產。

〈針法〉 直刺로 三~五分。

왼쪽 눈의 방향으로 각각 直刺로 五~一·二寸。

(그림 98 居髎穴)

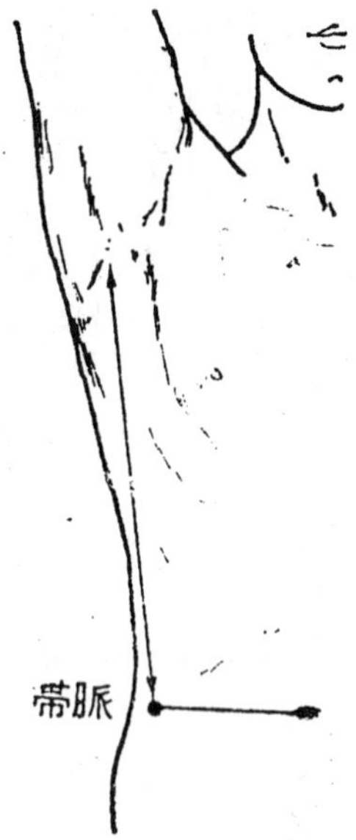

(그림 97 帶脈穴)

☆ 帶脈

〈取穴法〉 팔을 위로 들면 腋橫紋(겨드랑이의 옆 주름살)이 보인다. 腋橫紋의 중앙에서 바로 아래로 뻗친 線과 배꼽의 위치의 수평선으로 교차하는 點에 이 經穴이 있다(그림 97).

〈主로 낫는 병〉 月經不順、帶下、腰脇痛。

〈針法〉 直刺로 五分〜一寸。

☆ 居髎

〈取穴法〉 臀部側面의 膀骨(膀骨)의 앞 윗쪽에 하나의 突起한 뼈를 찾을 수 있다. 이것은 骼前上棘와 大轉子의 가장 높은 點과 연결한 線의 中間點에 이 經穴이 있다(그림 98).

〈主로 낫는 病〉 腰痛、胯痛。

〈針法〉 直刺로 一〜一·五寸。

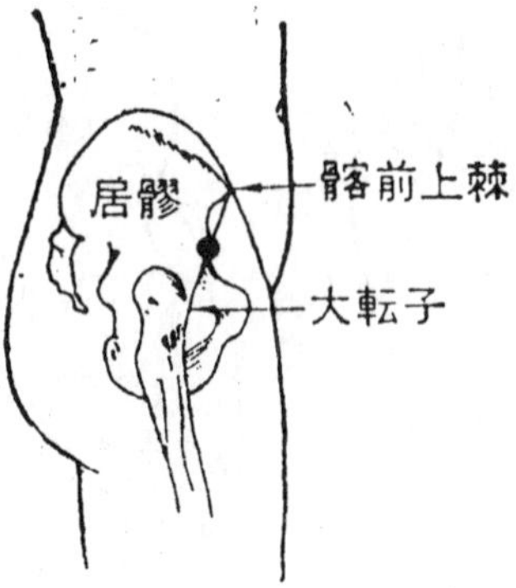

— 116 —

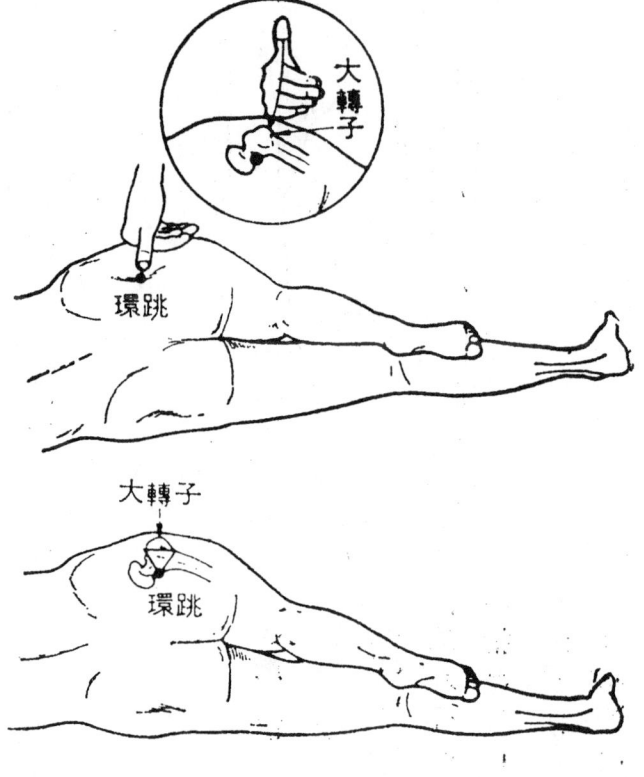

(그림 99　環跳穴①)

(그림 100　環跳穴②)

☆　環跳

〈取穴法〉　세 가지 방법이 있다.

(1) 이 經穴은 臀部의 側面에 있다. 取穴할 때、환자를 옆으로 눕힌다. 밑의 발을 뻗치고 윗쪽의 무릎을 九十度로 굽히게 한다. 醫師의 엄지손가락의 손가락 關節의 橫紋으로 大轉子의 頂點을、손끝을 脊椎로 향하여 눌러서 엄지 끝이 닿은 곳에 있다(그림 99).

(2) 體位는 (1)과 같다. 大轉子의 너비(幅)를 재어서 等邊 三角形으로 하면 그 頂點에 이 經穴이 있다(그림 100)。

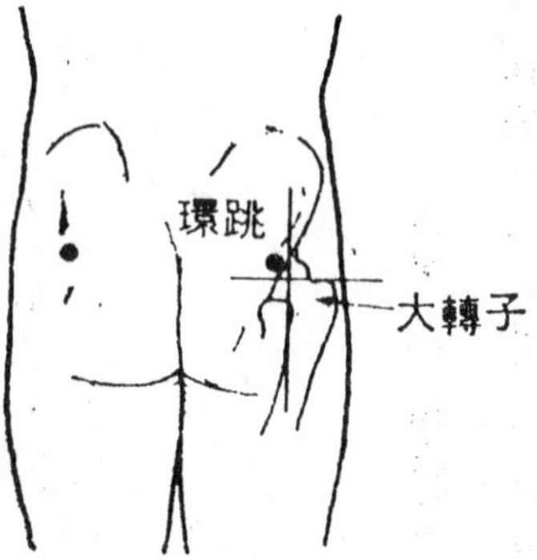

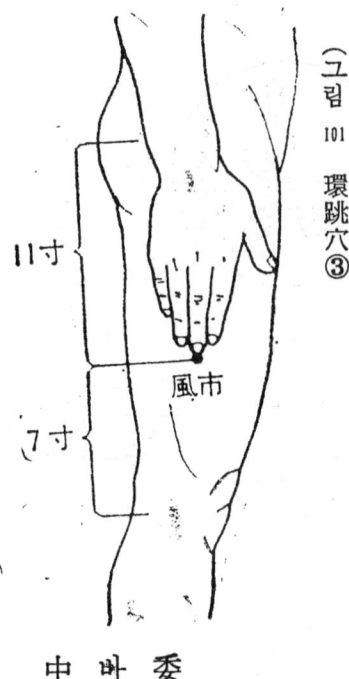

(그림 101 環跳穴③)

環跳

大轉子

(그림 102 風市穴)

11寸

7寸

風市

(3) 환자를 엎드리게 하고, 양발을 똑바로 펴게 한다. 大轉子의

後緣線과 內緣線이 교차하는 點에서 脊椎方向으로 一橫指의 위치

가 이 經穴이다(그림 101).

〈針法〉 直刺로 一·五~二·五寸.

〈主로 낫는 病〉 腰腿痛、半身不隨、座骨神經痛.

☆ 風 市

〈取穴法〉 이 經穴은 大腿의 外側中央이며、

委中에서 七寸 위와 同一線上에 있다. 환자가

바로 서서、양손을 자연스럽게 아래로 뻗치어

中指 끝이 닿은 곳에 이 經穴이 있다(그림 102)

〈主로 낫는 病〉 半身不隨、무릎關節痛.

〈針法〉 直刺로 一~一·五寸.

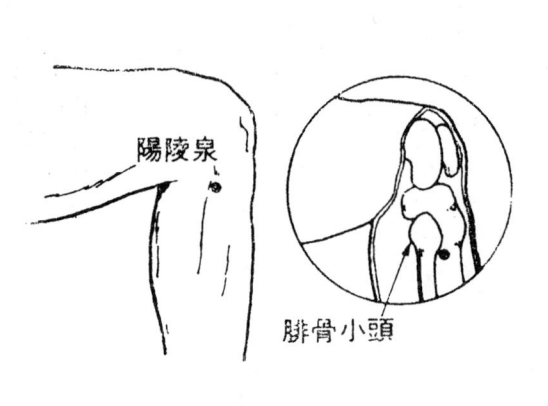

(그림 104　陽陵泉穴)

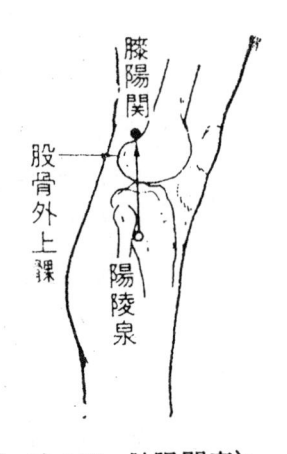

(그림 103　膝陽關穴)

☆膝陽關

〈取穴法〉　陽陵泉에서 바로 위로 三寸、 무릎 內側
에 크게 突起한 높은 뼈(股骨外上髁)가 있으며、 그
윗쪽의 오목한 곳에 이 經穴이 있다(그림 103)。

〈主로 낫는 病〉　무릎 關節痛。

〈針法〉　直刺로 五~八分。

☆陽陵泉

〈取穴法〉　환자를 의자에 正座시켜 무릎을 굽히고
발을 수직으로 세운다。 무릎 關節의 外側을 아래로
쓸어가면 하나의 작고 둥근 뼈가 突起하여 있다。 이
것을 腓骨小頭라 부른다。 腓骨小頭의 앞에서 약간
아래로 약 一寸의 위치에 오목한 곳이 이 經穴이다
(그림 104)。

〈主로 낫는 病〉　半身不隨、 膽道疾患、 腰腿痛 便秘

— 119 —

眩暈、虫酸（虫唾）。

〈針法〉　直刺로　八分〜一・五寸。

☆ 光 明

〈取穴法〉　바깥 복사뼈 중심에서 바로 위、五寸의 위치이며、腓骨의 前緣에 이 經穴이 있다（그림 105）。

〈主로 낫는 病〉　눈병, 下肢痛。

〈針法〉　直刺로　七分〜一・二寸。

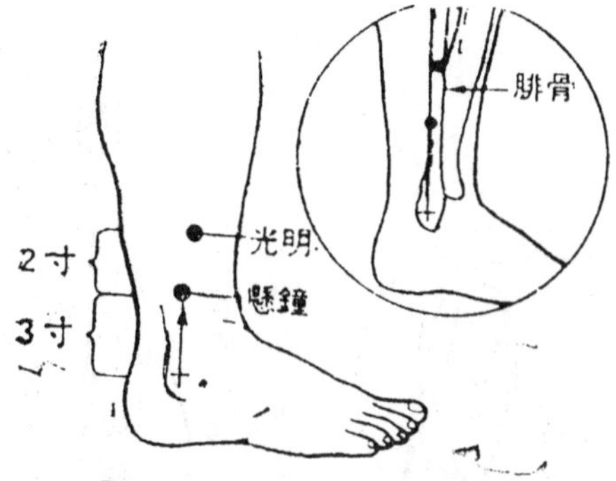

図105　光明、懸鐘穴

☆ 懸 鐘

〈取穴法〉　바깥 복사뼈 중심에서 바로 위 三寸（혹은 四橫指）의 위치이며、腓骨의 後緣에 이 經穴이 있다（그림 105）。

〈主로 낫는 病〉　半身不隨, 下肢痛, 복사뼈關節痛。

〈針法〉　直刺로　八分〜一・二寸。

☆丘墟

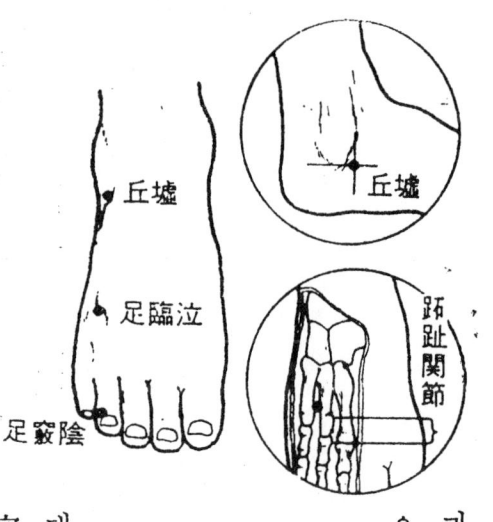

〈取穴法〉 바깥 복사뼈 前緣을 내려간 직선과 下緣과 수평으로 그은 가로줄(橫線)이 교차하는 점에 있는 오목 곳 가운데에 이 經穴은 있다(그림 106).

〈主로 낫는 病〉 下腹痛, 복사뼈關節痛.

〈針法〉 直刺로 三~五分.

☆足臨泣

〈取穴法〉 발의 第四指와 새끼발가락의 股間 한가운데(第四, 第五跖趾關節)에서 五分 뒷쪽 위치가 이 經穴이다(그림 106).

〈主로 낫는 病〉 退乳, 乳腺炎, 月經不順, 足痛, 귀머거리, 耳鳴.

〈針法〉 直刺로 五分~一寸.

(그림 106) 丘墟、足臨泣、足竅陰穴

〈足竅陰〉 丘墟 足臨泣 足竅陰

— 121 —

☆足竅陰

《取穴法》 이 經穴은 第四跖趾外側(새끼 발가락쪽) 발톱 뿌리의 모서리에서 一分 떨어진 곳에 있다(그림 106)。

《主로 낫는 病》 熱病、눈병。

《針法》 斜刺로 一～二分。

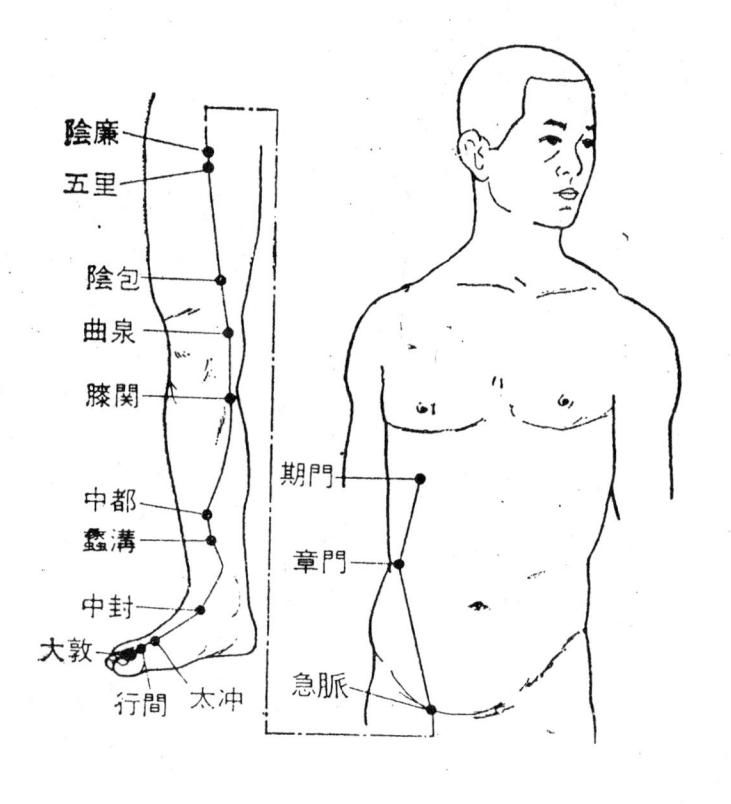

（그림 .07 足厥陰肝經六立）

陰廉
五里

陰包
曲泉
膝関

中都
蠡溝
中封
大敦
行間　太冲

期門
章門
急脈

☆大敦

〈取穴法〉 엄지발가락 발톱 뿌리의 外側(새끼발가락 쪽)에 있다. 즉 엄지발가락의 뿌리 중앙에서 趾關節의 外側까지에 『田』이라는 글자가 생긴다. 이 『田』字의 한가운데가 이 經穴이다(그림 108).

〈主로 낫는 病〉 脫腸、夜尿症.

〈針法〉 斜刺로 一~二分.

☆行間

〈取穴法〉 엄지발가락과 둘째발가락의 股間 한가운데에서 약 五分 뒤의 위치이며, 第一、第二跖趾關節의 앞쪽에 이 經穴이 있다(그림 108).

〈主로 낫는 病〉 두통、肋膜炎、전간、脫腸、小便不通、尿道痛、月經不順.

〈針法〉 斜刺。五分~一寸。

☆太冲

〈取穴法〉 行間에서 위로 一寸五分인 위치에 있다。즉、第一、第二跖趾 關節뒤가 이 經穴이다。(그림 108)。

〈主로 낫는 病〉 두통、머리가 흔들거린다、전간、子宮出血、脫腸、小便不通、半身不隨。

〈針法〉 直刺로 五分～一寸。

☆中封

〈取穴法〉 안쪽 복사뼈의 가운데와 수평인 위치의 바깥쪽 복사뼈의 前緣과 발목의 앞쪽이며、안쪽 복사뼈에 치우쳐 있는 한 개의 굵은 筋(脛骨前筋腱)과의 중간에 이 經穴이 있다(그림 108)。

〈主로 낫는 病〉 복사뼈의 關節痛。

〈針法〉 直刺로 三～五分。

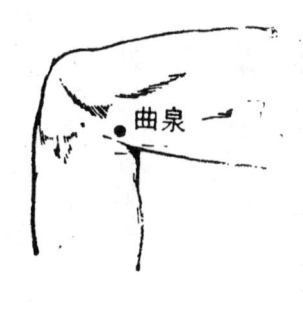

（그림 109 曲泉穴）

股骨內上髁

半膜筋腱
半腱筋腱

☆ 曲 泉

〈取穴法〉 환자를 의자에 正座시키고 무릎을 굽히게 한다. 무릎의 안쪽에 있는 둥근 크고 둥근 뼈(股間內上髁)의 뒷쪽에 있다. 무릎의 內側의 굽어지는 모서리의 橫紋頭의 윗쪽이며, 두 개의 筋(半膜筋腱과 半腱筋腱) 前緣에 이 經穴이 있다(그림 109).

〈主로 낫는 病〉 무릎의 關節痛, 子宮下垂.

〈針法〉 直刺로 五分～一·二寸.

（그림 110 期門穴）

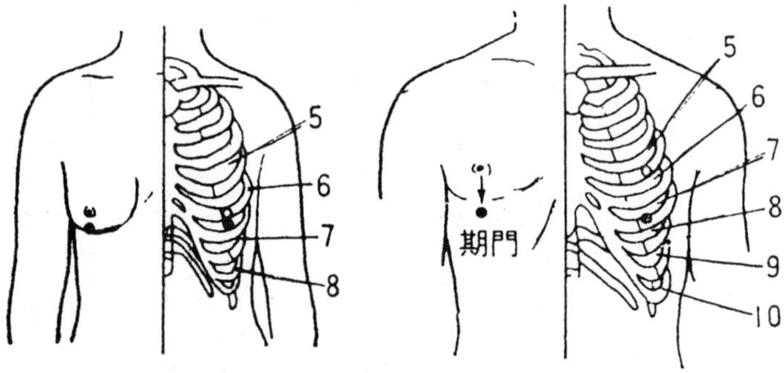

②

☆ 期門

〈取穴法〉 젖꼭지（乳頭） 바로 밑 두째번의 肋骨의 위치이며、第

六、 第七 肋骨사이에 이 經穴이 있다。 女性으로 젖꼭지가 밑으로

드리워져 있는 경우는 乳頭와 맞춘 第六、 第七肋骨 사이에 있다

①（그림 110）。

〈主로 낫는 病〉 胸脇이 캥기고 아프다。

〈針法〉 斜刺로 三分。

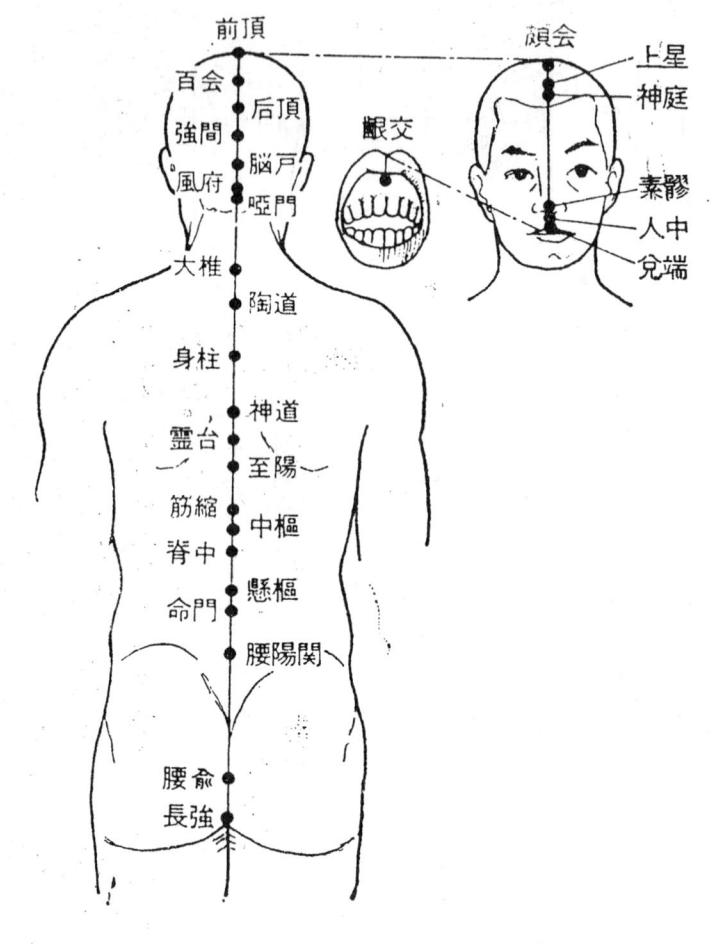

ⅩⅢ、督脈(全 二八穴中 常用 十二穴 紹介)

前頂　顖会　上星　神庭　素髎　人中　兌端

百会　后頂　齦交

強間　脳戸

風府　啞門

大椎　陶道

身柱　神道

靈台　至陽

筋縮　中樞

脊中　懸樞

命門　腰陽関

腰兪

長強

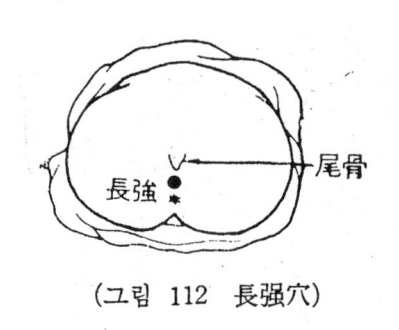

(그림 112 長强穴)

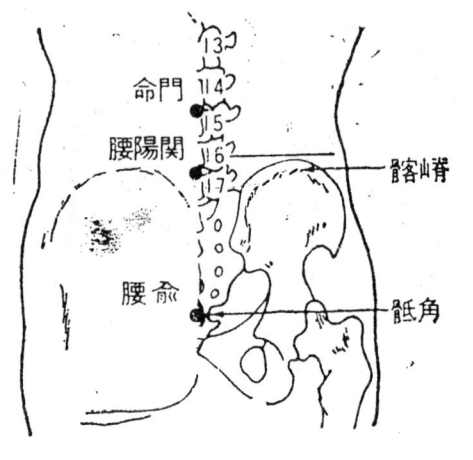

(그림 113 腰俞, 腰陽關, 命門穴)

〈針法〉 直刺로 四~六分。

☆ 長 强

〈取穴法〉 환자를 엎드리게 하거나 膝胸位(환자를 앉게 하여、양 무릎을 끌어 안듯이 하여 엎드리게 한다)에서 取穴한다. 이 經穴은 尾骨의 頂點과 肛門과의 중간에 있다(그림 112)。

〈主로 낫는 病〉 치질、설사、便秘、腰脊痛。

〈針法〉 直刺로 五分~一寸。

☆ 腰 俞

〈取穴法〉 尾骨의 윗쪽 左右에 조그만 콩알 만한 크기의 둥근 뼈를 더듬을 수 있다. 이것을 骶骨이라 부른다 兩骶骨의 下緣을 수평으로 연결한 線의 중앙에 조그맣게 오목한 곳이 있으니、그 안에 이 經穴이 있다(그림 113)。

〈主로 낫는 病〉 腰脊痛、치질。

☆ 腰陽關

〈取穴法〉 환자를 의자에 正座시키거나, 엎드리게 한다. 이 經穴은 第十六椎(腰四椎) 아래의 패인곳 가운데에 있다(그림 113).

〔說明〕 등에 있는 督脈의 各 經穴은 모두 脊椎에 있다. 등에 있는 膀胱經의 經穴을 찾아내는 것과 같이 등을 문질러 經穴을 찾아낸다. 그 구체적인 방법은 大杼欄을 참조하기를 바란다. 예컨대, 腰陽關을 찾을 때 兩胯骨의 가장 높은 점과 同一線上의 위치이며 第十六椎體의 中間點인 椎 아래에 이 經穴이 있다.

〈主로 낫는 病〉 腰骶痛, 遺精.

〈針法〉 直刺로 五分〜一·二寸.

☆ 命 門

〈取穴法〉 환자를 의자에 正座시키든지, 엎드리게 한다. 이 經穴은 第十四椎(腰二椎) 아래의 오목한 곳 안에 있으며(그림 113) 보통은 배꼽의 위치와 마주 보고 있다(그림 114).

〈主로 낫는 病〉 腰痛, 遺精, 帶下, 설사.

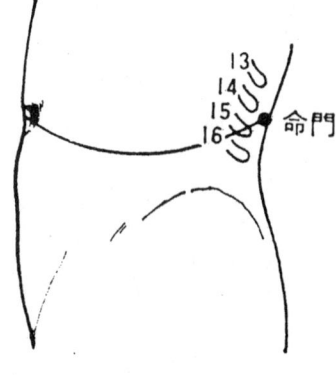

(그림 114 命門穴)

— 130 —

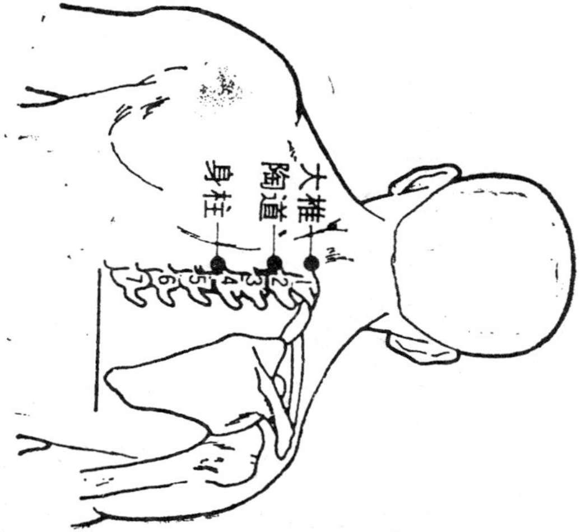

（그림 115　身柱、陶道、大椎穴）

☆陶　道

〈取穴法〉　환자를 의자에 正座시키고, 머리를 숙이게 한다. 이 經穴은 第一椎（第一胸椎

아래의 오목한 곳에 있다（그림 一一五）。

〈主로 낫는 病〉　말라리아, 熱病, 전간。

〈針法〉　直刺로 五～八分。

☆身　柱

〈取穴法〉　환자를 의자에 正座시키고 머리를 숙이게 한다. 이 經穴은 第三椎（第三胸椎） 아래의 오목한 곳에 있다（그림 115）。

〈主로 낫는 病〉　천식, 기침, 전간。

〈針法〉　直刺 三～五分。

〈針法〉 直刺로 五〜八分。

☆ 大椎

〈取穴法〉 환자를 의자에 正座시키고, 머리를 숙이게 한다. 이 經穴은 第七頸椎 아래의 패인 곳에 있다(그림 一一五).

〈主로 낫는 病〉 急性熱病、말라리아、전간、천식、감기。

〈針法〉 直刺로 五〜一分。

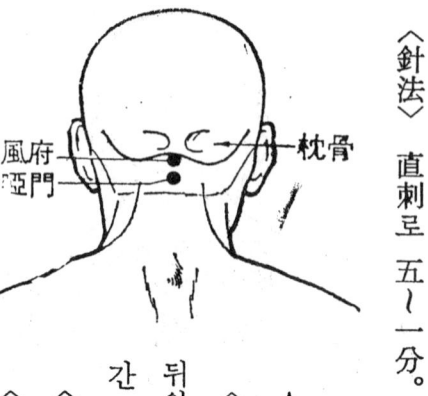

(그림 116 啞門、風府穴)

☆ 啞門

〈取穴法〉 환자를 의자에 正座시키고, 머리를 숙이게 한다. 목 뒤의 중앙에서 위로 向하여 머리털이 돋아난 안으로 五分쯤 들어간 곳(第一〜二頸椎 사이)이 이 經穴이다(그림 116).

〈主로 낫는 病〉 귀머거리, 히스테리, 전간, 項强、後頭痛。

〈針法〉 환자를 의자에 正座시키고 머리를 숙이게 한다. 針을

第二頸椎棘突의 上緣을 따라 목구멍 방향으로 천천히 찌른다. 針

에 힘을 주어 찔러서는 안된다。 보통은 五分~一·五寸。

☆風府

〈取穴法〉 환자를 의자에 正座시키고 머리를 숙이게 한다。 이 經穴은 啞門 위로 六分의 위치이며、後頭部(枕骨) 아래의 패인 곳에 있다(그림 一一六)。

〈主로 낫는 病〉 頸項痛、頭痛、眩暈、히스테리。

〈針法〉 直刺로 三~五分、깊이 찔러서는 안된다。

(그림 117 百會穴)

☆百會

〈取穴法〉 이 經穴은 머리의 頂點에 있다。 眉間의 중심을 위로 一橫指의 위치에서 똑바로 머리를 뒷쪽、머리털이 돋아난 변죽을 연결하는 線의 가운데에 있다(그림 117)。

〈主로 낫는 病〉 두통、머리가 흔들거린다。 脫肛、전간。

〈針法〉 뒷 방향으로 향하여 피부를 따라 五分。

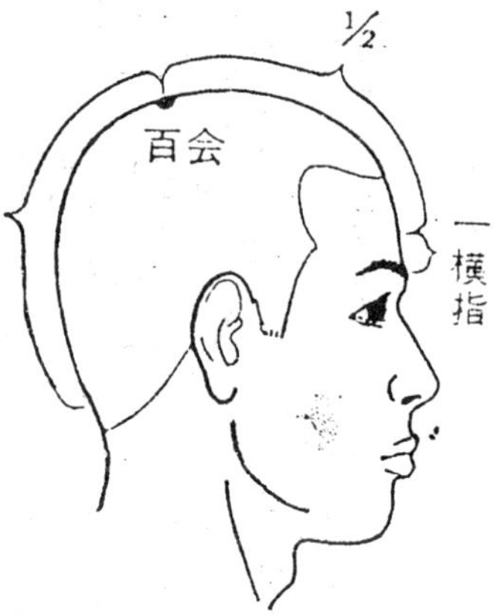

☆ 上 星

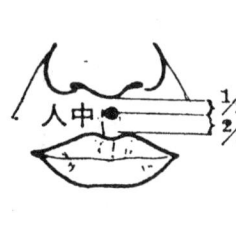

〔그림 118 上星穴〕

〈取穴法〉 眉間의 中心에서 위로 향하여 前哨部의 머리털이 돋아난 部分에서 다시 위로 一寸(혹은 一橫指)의 위치가 이 經穴이다 (그림 118)。

〈主로 낫는 病〉 두통、 전간。

〈針法〉 위로 향하여 피부를 따라 三〜四分의 깊이로 찌른다。 혹은 三稜針으로 點刺하여 피를 낸다。

☆ 人 中

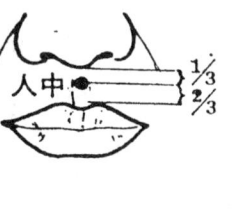

〔그림 119 人中穴〕

〈取穴法〉 코 밑과 윗입술 사이의 조그만 홈이 있다。 이것을 人中溝라 한다。 이 經穴은 人中溝에 가까운 三分의 一의 위치에 있다(그림 119)。

〈主로 낫는 病〉 昏迷、 쇼크、 中風、 腰痛。

〈針法〉 위로 향하여 斜刺로 三〜五分。

— 134 —

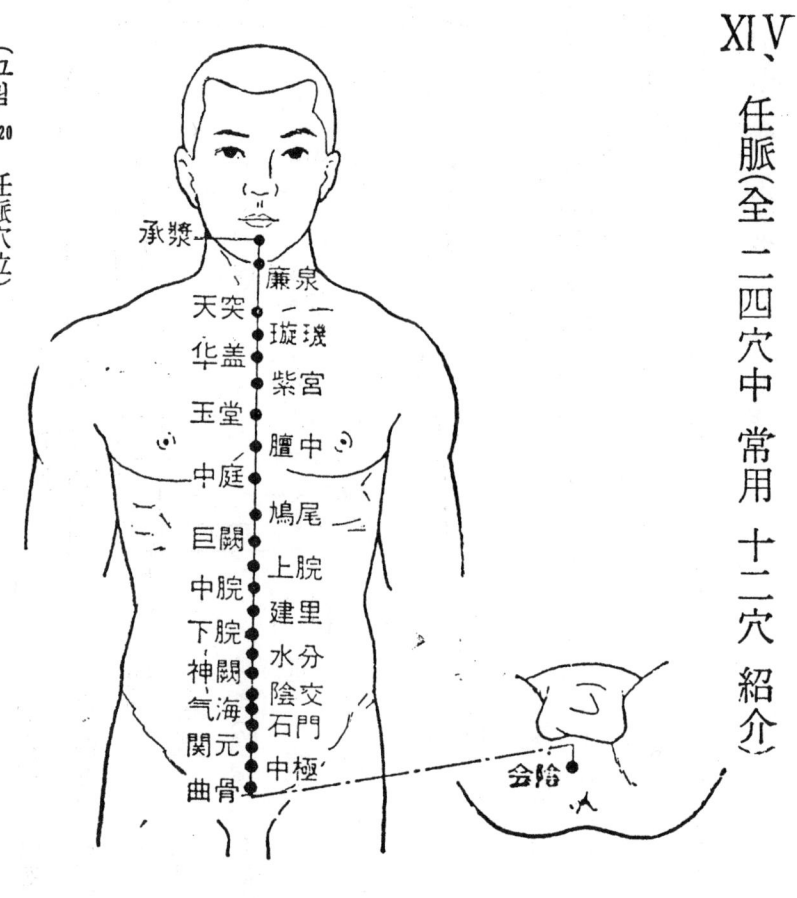

ⅩⅣ、任脈（全 二四穴中 常用 十二穴 紹介）

（그림 120 任脈穴位）

承漿
廉泉
天突
璇璣
華蓋
紫宮
玉堂
膻中
中庭
鳩尾
巨闕
上脘
中脘
建里
下脘
水分
神闕
陰交
气海
石門
関元
中極
曲骨
会陰

☆中 極

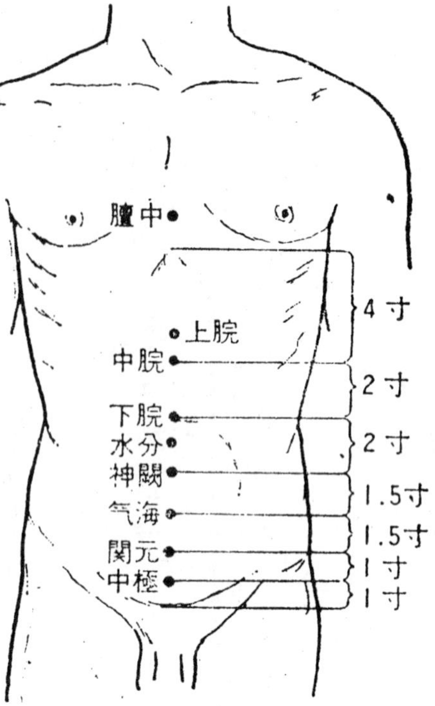

膻中

上脘
中脘
下脘
水分
神闕
気海
関元
中極

4 寸
2 寸
2 寸
1.5寸
1.5寸
1 寸

121

〈取穴法〉 배꼽 한가운데에서 바로 아래로 四寸의 위치가 이 經穴이다(그림 121).

〈主로 낫는 病〉 夜尿症、遺精、인포탠츠(陰萎)、月經不順、帶下症、子宮下垂、小便不通。

〈針法〉 直刺로 八分~一・七寸。

☆關 元

〈取穴法〉 배꼽 한가운데에서 바로 밑으로 三寸(혹은 四橫指)의 위치가 이 經穴이다(그림 一二一).

〈主로 낫는 病〉 精力增强에 효과가 있는 經穴이다. 夜尿症、遺症、임포탠츠、月經不順、帶下、小便不通、尿道炎、子宮下垂。

(그림 121 中極、關元、氣海、神闕、水分、下脘、中脘、上脘、膈中穴)

〈針法〉 直刺로 一分~一・七寸。

☆ 氣 海

〈取穴法〉 배꼽 한가운데에서 바로 밑 一寸五分의 위치가 이 經穴이다(그림 一二一)。

〈主로 낫는 病〉 腹痛、 배가 캥긴다、 脫肛、 夜尿症、 遺精、 月經不順、 便秘、 설사。

〈針法〉 直刺로 八分~一・二寸。

☆ 神 闕

〈取穴法〉 이 經穴은 배꼽 가운데에 있다(그림 一二一)。

〈主로 낫는 病〉 腹痛、 설사、 脫肛。

〈灸法〉 쑥條灸 五~十五分間(針을 사용해서는 안된다)。

☆ 水 分

〈取穴法〉 배꼽 한가운데에서 바로 위 一寸의 위치이다(그림 一二一)。

〈主로 낫는 病〉 배가 캥긴다、 浮症。

〈針法〉　直刺로　五分～一寸.

☆下　脘

〈取穴法〉　배꼽　가운데에서　바로　위　二寸의　위치이다(그림　一二一).

〈主로　낫는　病〉　胃痛、　傳染性설사症、　구토.

〈針法〉　直刺로　八分～一·二寸.

☆中　脘

〈取穴法〉　배꼽　한가운데에서　바로　위　四寸의　위치이며　胸骨體의　下端에서　배꼽까지의　直線의　二分의　一이　되는　곳이　이　經穴이다(그림　一二一).

〔說明〕　胸骨體는　胸部의　중앙에　세로로　있으며、　左右의　肋骨과　연결되어　있는　뼈이다.　胸骨體의　배　방향으로　향해　있는　것을　下이라하여、　목청쪽으로　향해　있는　것을　上端이라　한다.

〈主로　낫는　病〉　胃病、　소화불량、　배가　캥긴다、　구토、　설사、　便秘.

〈針法〉　直刺로　一·二～一·七寸.

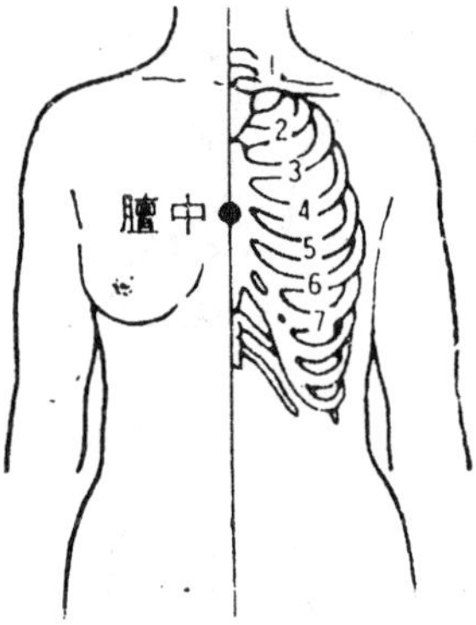

(그림 123 天突穴)

(그림 122 膻中穴)

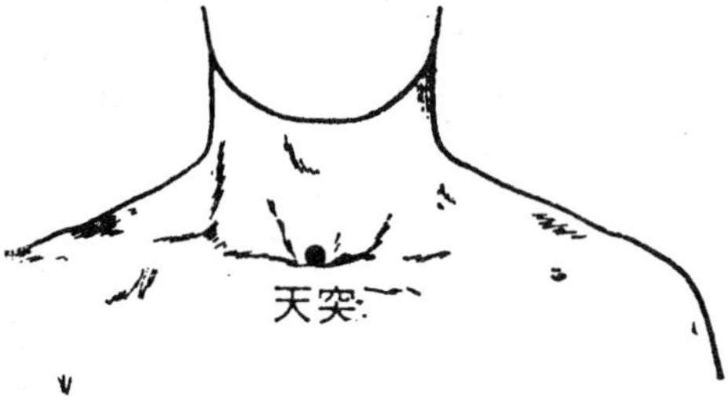

☆上脘

《取穴法》 배꼽 가운데에서 바로 위 五寸의 위치(그림 一二一).

《主로 낫는 病》 胃痛、구토、소화불량。

《針法》 直刺로 八分～一·二寸。

☆膻中

《取穴法》 이 經穴은 胸骨의 正中線과 兩乳頭를 연결한 線이 교차하는 곳에 있다(그림 一二一)。 젖꼭지가 아래로 처져 있는 女性의 경우는 胸骨의 正中線이 第四、第五肋骨 사이와 수평이 되어 있는 곳에 이 經穴이 있다(그림 122)。

《主로 낫는 病》 천식、乳汁이 적다。

《針法》 아래로 향하여 피부를 따라 三～五分。

— 139 —

☆ 天 突

〈取穴法〉 이 經穴은 胸骨의 上端의 옴팍 파인 곳의 가운데에 있으며, 鎖骨의 胸骨側 上緣과 同一線上이 되어 있다 (그림 123).

〈主로 낫는 病〉 천식, 기침, 딸꾹질, 甲狀線이 부어오르다. 편도선炎.

〈針法〉 胸骨의 뒤, 아랫쪽으로 향하여 斜刺로 六～七分.

☆ 廉 泉

〈取穴法〉 이 經穴은 喉頭甲狀軟骨이 隆起하고 있는 곳의 윗쪽에 있다. 엄지손가락의 指關節의 橫紋을 아래턱 뼈의 가운데에다 대고 엄지손가락 끝이 닿은 곳이 이 經穴이다 (그림 124).

〈主로 낫는 病〉 벙어리, 혀의 마비.

〈針法〉 혀뿌리로 향하여 五分～一寸.

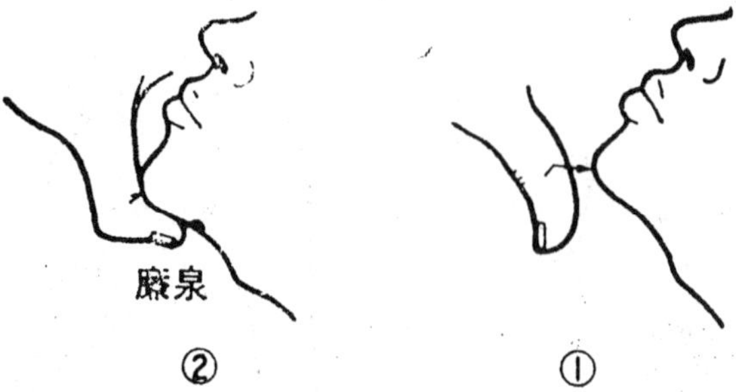

廉泉

②

①

(그림 124 廉泉穴)

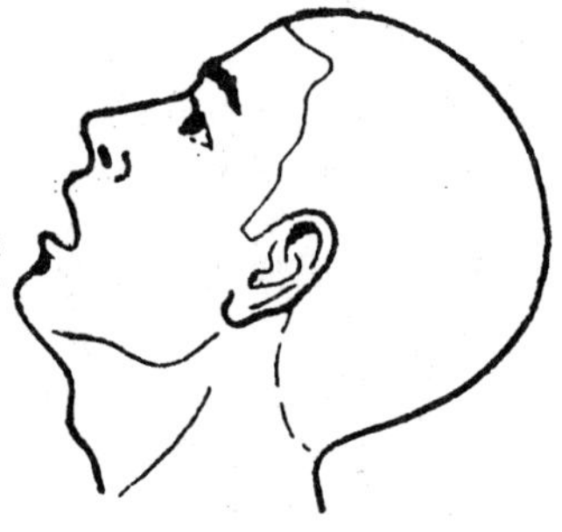

☆承　漿

（그림 125　承漿穴）

承漿

〈取穴法〉　입을 벌려서 經穴을 찾는다。 이 經穴은 아랫입술 아래의 가운데에 오목한 곳에 있다（그림 125）。

〈主로 낫는 病〉　齒痛、顔面마비。

〈針法〉　위로 향하여 斜刺로 二～三分。

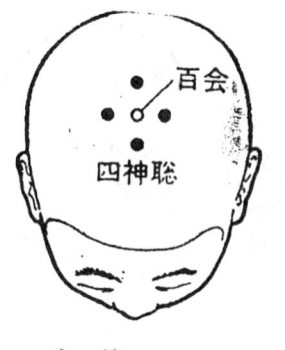

☆四神聰

〈取穴法〉 이 經穴은 머리의 頂點에 있다. 즉 百會(督脈)의 後、左、右 각각 一寸 떨어진 곳이 이 經穴의 위치이다(모두 네 개가 있다(그림 126)。

〈主로 낫는 病〉 두통、머리가 흔들거린다。

〈針法〉 피부를 따라 二～三分。

〈그림 126 四神聰穴)

— 142 —

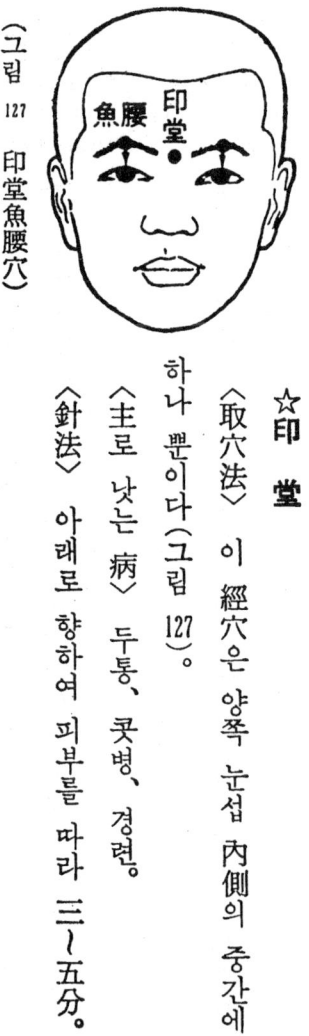

（그림 127 印堂魚腰穴）

☆印 堂

〈取穴法〉 이 經穴은 양쪽 눈섭 內側의 중간에 있다（이 經穴은 하나 뿐이다（그림 127）。

〈主로 낫는 病〉 두통、콧병、경련。

〈針法〉 아래로 향하여 피부를 따라 三～五分。

☆魚 腰

〈取穴法〉 이 經穴은 눈섭의 중간이며 瞳孔의 중심에서 바로 위의 위치에 있다（左右 두 개 있다。그림 一二七）

〈主로 낫는 病〉 눈병。

〈針法〉 피부를 따라 左右 外側으로 향하여 각각 一寸。

☆太陽

〈取穴法〉 눈섭 外側의 끝과 眼外角(눈꼬리)과의 중간점이며, 약 一橫指정도의 위치가 이 經穴이다 (左右 두개) (그림 128).

〈主로 낫는 病〉 두통、눈병、顔面마비、齒痛。

〈針法〉 直刺로 三~四分、혹은 三稜針으로 點刺하여、피를 낸다。

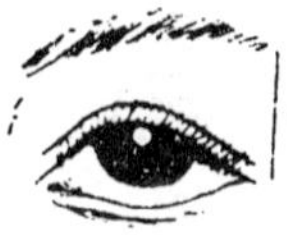

(그림 128 太陽穴)

☆金津、玉液

〈取穴法〉 혀끝을 위로 감고 上下의 앞 니로 혀를 깨문다。혀의 뒷쪽 양편에 靜脈이 있고、그 왼쪽의 經穴을 金津、오른쪽의 經穴을 玉液이라 한다(그림 129)。

〈主로 낫는 病〉 혀가 붓고 아픈데、입에 생긴 종기、구토。

〈針法〉 혀끝은 윗턱에 붙이고、혀뿌리 부분의 靜脈을 三稜針으로 點刺하여 피를 낸다。

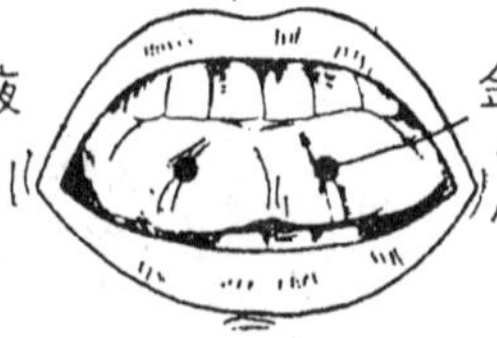

(그림 129 金津、玉液穴)

☆百勞

〈取穴法〉 이 經穴은 大椎에서 바로 위 二寸의 위치에서 다시 左右 각각 各一寸 바깥 쪽으로 떨어진 곳이다(左右 두개 그림130)。

〈針法〉 直刺로 三~五分。

〈主로 낫는 病〉 임파腺結核。

☆喘息

〈取穴法〉 이 經穴은 大椎에서 左右 外側에 각각 一寸 떨어진 곳에 있다(左右 두개、그림 130)。

〈主로 낫는 病〉 喘息、두드러기。

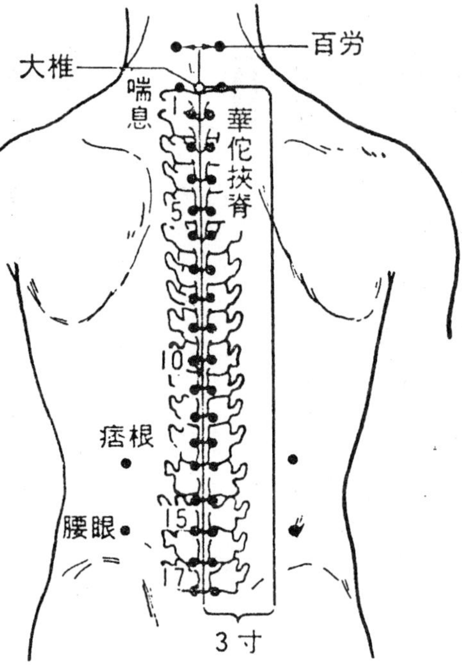

(그림 130 百勞、喘息、痞根、腰眼、華佗挾脊穴)

〈針法〉 直刺로 三〜四分,

☆痁根

〈取穴法〉 第十三椎(腰一椎) 아래의 오목한 곳에서 左右 밖으로 향하여 三寸五分(혹은 약 四橫指 남짓하게) 떨어진 곳에 있다. (左右 두개、 그림 130)。

〈針法〉 아래로 향하여 斜刺로 三〜五分。

☆腰眼

〈取穴法〉 환자를 바로 세운다。 허리 밖으로 향하여 三寸五分 떨어진 곳의 ...에 있는 패인 곳(腰三、四椎 사이에서 ... 經穴이다。(左右 두개、 그림 130)。

〈主로 낫는 病〉 腰痛、月經不順。

〈灸法〉 쑥條灸 五〜十五分間

☆華佗挾脊

〈取穴法〉 第一椎(第一胸椎)에서 第十七椎(胸五椎)까지 각각의 脊椎 아래에서 左右 五分

떨어진 곳이 이 經穴의 위치이다(한 쪽에 十七個씩 있으므로 모두 합하여 三十四穴, (그림 130).

〈主로 낫는 病〉 기침、천식、신경쇠약、모든 慢性的인 病.

〈針法〉 脊椎 방향으로 향하여 斜刺로 五～八分.

《腹部》

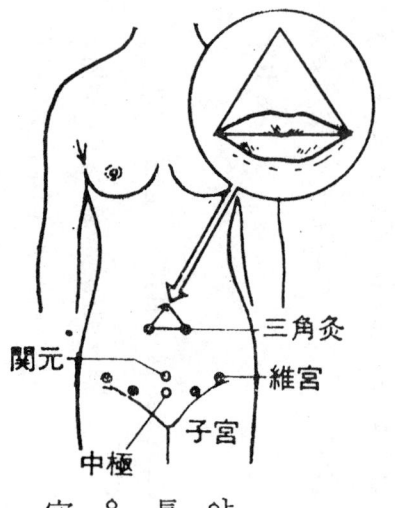

関元　三角灸　維宮　子宮　中極

☆三角灸

〈取穴法〉 伸縮하지 않는 가는 끈을 써서、환자의 입 양 끝의 길이를 잰다. 그리고 이 길이를 세 곱으로 延長하여、그 길이로 等邊三角形을 만든다. 三角形의 頂點을 배꼽 가운데에 놓고、底邊의 兩角이 닿은 곳이 이 經穴이다(그림 131).

〈主로 낫는 病〉 脫腸.

〈灸法〉 쑥條灸 五～十分間.

(그림 131 三角灸、維宮、子宮穴)

☆ 維宮

〈取穴法〉 關元에서 左右 옆으로 떨어진 곳에 꼭 股根의 溝紋에 이 經穴이 있다 (左右 두 개) (그림 一三一)。

〈主로 낫는 病〉 子宮下垂。

〈針法〉 안의 아래쪽으로 향하여 斜刺 一·二~一·八寸。

☆ 子宮

〈取穴法〉 中極에서 左右 옆으로, 각각 三寸의 위치가 이 經穴이다 (그림 一三二)。

〈主로 낫는 病〉 子宮下垂、月經不順。

〈針法〉 直刺로 一~一·五寸。

《上肢部》

☆ 十宣

〈取穴法〉 손바닥을 위로 하여, 양손 열개의 손가락 끝의 중앙이며 손톱에서 쌀알만큼 떨

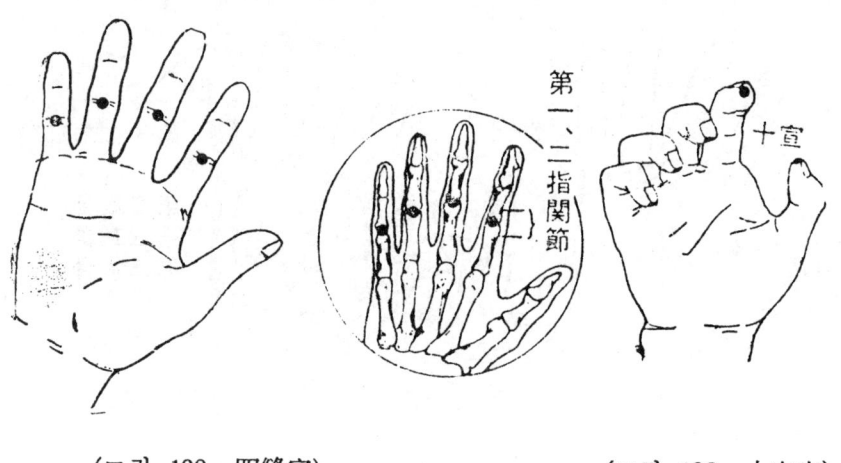

(그림 133 四縫穴)　　　　　　　　(그림 132 十宣穴)

어진 곳이 이 經穴이다(左右 모두 열개、 그림 132)。

〈主로 낫는 病〉 中風、 熱病昏迷救急。

〈針法〉 三稜針으로 點刺하여 피를 낸다。

☆ 四縫

〈取穴法〉 손바닥을 위로 한다。 두 손의 人指、 中指 藥指、 새끼손가락의 손바닥 쪽의 第一、 第二指關節의 橫紋의 중앙이 이 經穴이다(한 손에 네 개씩이므로 양 손 합하여 여덟 개의 經穴이 된다。 (그림 133)。

〈主로 낫는 病〉 幼兒貧血症。

〈針法〉 三稜針으로 點刺하여 피 또는 黃白色에 粘 性液體를 짤아낸다。

☆ 八邪

〈取穴法〉 손등을 위로 한다。 이 經穴은 第一과 第

— 149 —

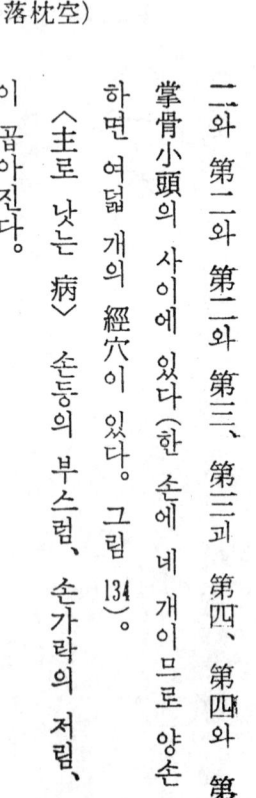

(그림 134　八邪, 小骨空, 大骨空, 落枕空)

二와 第二와 第三、 第三과 第四、 第四와 **第五**
掌骨小頭의 사이에 있다 (한 손에 네 개이므로 양손 합
하면 여덟 개의 經穴이 있다. 그림 134)。

〈針法〉　直刺로 五～八分。

〈主로 낫는 病〉 손등의 부스럼, 손가락의 저림, 손
이 곱아진다.

☆**小骨空**
〈取穴法〉 손등을 위로한다. 이 經穴은 새끼손가락
의 손등 쪽의 第一、 第二指關節의 가운데點에 있다 (左
右 두개)(그림 一三四)。

〈主로 낫는 病〉 눈병, 새끼손가락 **關節痛**。

〈灸法〉 쑥條灸 五～七分間。

☆**大骨空**
〈取穴法〉 손등을 위로 한다. 이 經穴은 엄지손가락

二白
橈側腕屈筋腱
4寸

약 손등側의 指關節의 가운데 點에 있다 (左右 두 개、 그림 一三四)。

〈主로 낫는 病〉 눈병、 엄지關節痛。

〈灸法〉 쑥條灸 五〜七分間。

☆落枕

〈取穴法〉 손등을 위로 한다。 이 經穴은 第二、第三掌骨小頭의 뒷쪽 오목한 곳 안에 있다 (左右 두 개 그림 一三四)。

〈主로 낫는 病〉 잘못 자서 생긴 통증。

〈針法〉 直刺로 七分〜一寸、 혹은 三稜針으로 點刺하여 피를 낸다。

☆二白

〈取穴法〉 손목의 橫紋의 중앙에서 바로 위、 四寸의 위치이며、 엄지손가락의 굵은 筋(橈側腕屈筋腱)을 境界하여、 한 經穴은 筋의 뒤에 있으며、 또 하나는 筋의 바깥에 있다. (한 손에 두 군데의 經穴이 있으므로 양손에 네 군데의 經穴이 있다. 그림 135).

〈針法〉 直刺로 五分～一寸.

〈主로 낫는 病〉 치질.

《下肢部》

☆鶴頂

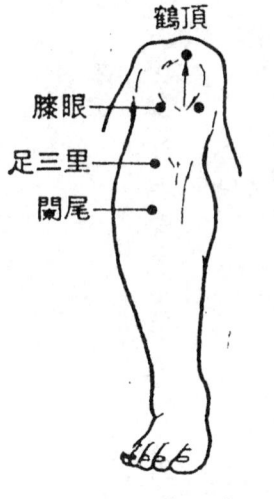

鶴頂
膝眼
足三里
闌尾

〈取穴法〉 환자를 의자에 앉게 하여, 무릎을 굽히고 발을 드리우게 한다. 무릎팍의 한가운데에서 위로 향하여 무릎팍의 上緣을 찾은 곳이 이 經穴이다 (左右두 군데(그림 136).

☆膝眼

〈取穴法〉 환자를 의자에 앉게 하여, 무릎을 굽히고

(그림 136 鶴頂、膝眼、關尾穴)

발을 드리우게 한다. 이 經穴은 무릎팍 아래의 左右에 있는 두 개의 오목한 곳에 있다 (한

쪽 발에 두 개의 經穴이 있으므로 양쪽 발에 네 개가 된다) (外膝眼의 胃經의 犢鼻穴과 같은 위치에 있다。(그림 一三六)。

〈主로 낫는 病〉 膝關節痛。

〈針法〉 直刺로 七分~一·二寸。

☆闌尾

〈取穴法〉 이 經穴은 足三里(胃經)를 바로 아래로 二寸 前後의 위치에 있다。보통 이자리를 누르면、똑똑하게 통증이 있다(양발에 두 군데。(그림 一三六)。

〈主로 낫는 病〉 盲腸炎。

〈針法〉 直刺로 八分~一·三寸。

— 153 —

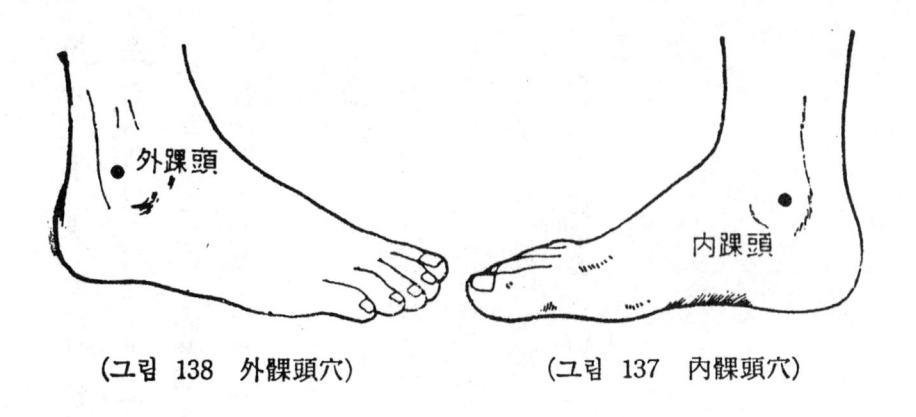

(그림 138 外踝頭穴)　　　　(그림 137 內踝頭穴)

☆ **內踝尖**(또는 呂細라고도 함)

〈取穴法〉 이 經穴은 안쪽 복사뼈의 頂點에 있다(양쪽 발 합

하여 두 군데(그림 137)。

〈主로 낫는 病〉 齒痛。

〈灸法〉 쑥條灸 五〜十分間。

☆ **外踝**

〈取穴法〉 이 經穴은 바깥 복사뼈의 頂點에 있다(양발에 두

군데、 그림 138)。

〈主로 낫는 病〉 齒痛。

〈灸法〉 쑥條灸 五〜十分間。

— 154 —

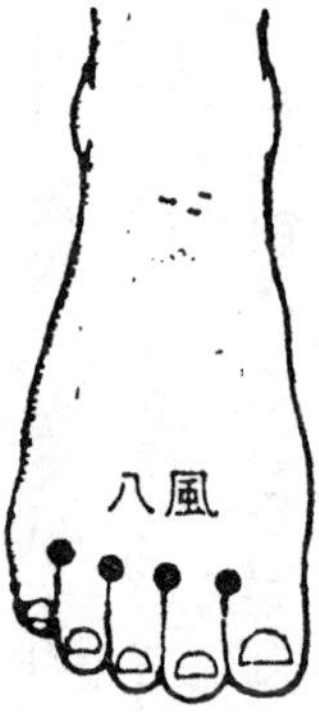

☆八風

그림 139 八風穴

八風

〈取穴法〉 이 經穴은 손등의 다섯 발가락의 股間의 가운데에 있다(양발에 여덟군데 있다。(그림 139)。

〈主로 낫는 病〉 脚氣、발등의 발갛게 붉은 종기。

〈針法〉 위로 향하여 斜刺로 七分～一·二寸。

附 錄

I、鍼灸法

鍼灸療法은 鍼을 利用하여 人體에 일정한 자극을 주어 일정한 酸痛(저림) 팽창, 혹은 感電된 것 같은 感覺을 일으킨다. ——이 감각을 鍼感 또는 氣라고도 한다—— 그것에 依하여, 치료의 목적을 달성한다. 鍼灸療法을 또 쑥條를 이용하여 人體에 일정한 溫熱의 감각을 주어 그것에 의하여 病을 고치는 효과를 걷운다.

일반적으로 말하면, 鍼感의 발생은 치료효과에 대하여 크다란 作用을 일으킨다. 어떻게 해서 鍼感을 일으키는가, 즉 어떻게 해서 氣를 얻을 수 있는가, 이것은 바른 進鍼法과 手法을 쓰지 않으면 안된다.

一、 **鍼法**: 鍼法이란 어떻게 해서 鍼을 찌르는가 하는 방법인 것이다.

鍼의 종류는 대단히 많으나 일반적으로 常用되는 것은 毫鍼과 三稜鍼의 두 종류다.

毫鍼은 보다 廣範하게 應用되고 있으며, 그 鍼體는 가늘고, 鍼끝은 그다지 날카롭지 않다. 길이는 五分、一寸五分、二寸、三寸、五寸 等의 몇 종류가 있고 굵기도 같지 않다.

三稜針의 쇠끝은 三角形으로 되어 있으며、비교적 날카롭게 되어져 있다。三稜針은 대개의 경우가 點刺하여、피를 내게하는데 사용되고 있다。

처음으로 針 놓는 法을 배울 때는 우선 指力 및 進針의 연습을 해야 한다。

환자가 針을 맞을 때、그들의 아픔을 적게 하고、그들에게 바른 進針을 행하는가 하는 것은 직접적인 경험에서 체득해야 할 것이다。그러므로、어떻게 해서 進針을 掌握하는가、

특히 針을 놓은 뒤의 여러 가지 감각을 어떻게 체득할 수 있는가에 대한 가장 좋은 방법은 자기 몸에 針을 놓아 연습하는 일이다。

처음에는 足三里、三陰交 따위의 經穴이 적당하지만 널리 常用되는 經穴도 되도록이면 스스로 맞아 보는 것이 좋다。

二、針을 놓을 때 注意할 事項

1、먼저 針體가 굽어지지 않았는가、녹쓸지 않았는가、針끝이 무디어져 있지는 않는가를 검사하지 않으면 안된다。만일 上述한 어느 한 가지라도 발견되면、그 針은 사용해서는 안된다。좋은 針으로 바꾸어서 써야만 한다。

2、針을 끓는 물에 약 十分間 소독한다。혹은 七五% 알콜에 十五分間정도 담구어 두어

도 된다.

3、 먼저 어느 經穴을 찌를 것인가를 잘 선택하고、 各經穴의 깊이를 확인한다。 다음에 환자가 살이 쪄있는가、 여위어 있는가에 따라 길고 짧은 적당한 針을 선택한다.

4、 針을 놓는 經穴의 위치에 따라 환자에게 적당한 자세를 취하게 한다。 그렇게 하면、 환자는 편하고、 자세도 오래 지킬 수 있다。 또 針을 놓을 때、 환자에게 몸을 움직이지 않도록 미리 주의시켜 둔다.

예를 들면 腹部、 顔面部、 四肢部의 經穴에 針을 놓을 때는 일반적으로 위를 보고 눕는 體位를 취하게 한다。 臀部側面의 經穴인 경우는 모로(옆으로) 눕는 體位를 취한다. 背部、 下肢의 뒷쪽 등의 經穴일 때는 업드려 눕는 體位를 취하게 한다。 顔面、 四肢部일 경우에는 의자에 正座시키든지 몸을 의자의 등받이에 기대게 하여도 좋다.

5、 經穴의 위치가 결정되면、 그 위치에 『十』이란 記號를 표시하여 본다.

6、 醫者는 두 손을 비누물로 잘 씻는다。 針을 놓을 때 다시 七五%의 알콜(혹은 質이 좋은 燒酒라도 된다)이 스며있는 솜공(綿球)으로 손가락을 二、 三分間 물질러 닦는다。 환자의 經穴 자리는 알콜이 스며 있는 綿球로 經穴의 중심에서 바깥쪽으로 향하여 돌리면서 문질러 소독하고、 그것에 의하여 感染을 막는다.

7、 처음으로 針을 맞는 患者에 대해서는 針은 그렇게 아픈 것이 아니며, 무서운 것도 아니라는 것을 잘 납득시켜 둘 필요가 있다。 이것은 恐怖心에서 생기는 暈針事故를 막기 위해서이다。 病弱하거나 혹은 暈針의 경험을 가진 환자에 대해서는 위로 향하여 눕는 體位가 제일 좋다。 만약、 환자에게 針을 놓은 뒤、 머리가 흔들거리거나 현기증을 일으키거나、 식은 땀을 흘린다든지、 구역질이 난다는 등의 症狀이 일어난 경우는 지체없이 곧 暈針處理法에 따라 처리한다。

8、 뒤에 소개하는 各 經穴에 찔러야 하는 깊이는 어른의 경우만을 가리킨다。 아이들에게 針을 놓을 때는 어느 정도 얕게 찌르고 進針을 너무 깊게 해서는 안된다。 보통 經穴에 대해서는 불과 二~三分의 깊이로 찌르면 충분하다。 동시에 아이에게 위치를 움직이지 않도록 주의를 한다。 그렇게 하면、 針의 進出의 困難을 減少시킬 수가 있다。

9、 姙婦에게는 規定된 禁針 經穴을 찔러서는 안되는 동시에、 그 발과 손가락、 발가락의 經穴(예컨대、 少商、 商陽、 中沖、 陰白、 厲兌 等)에 대해서도 될수 있는 대로 針을 놓지 않을 것이 좋다。

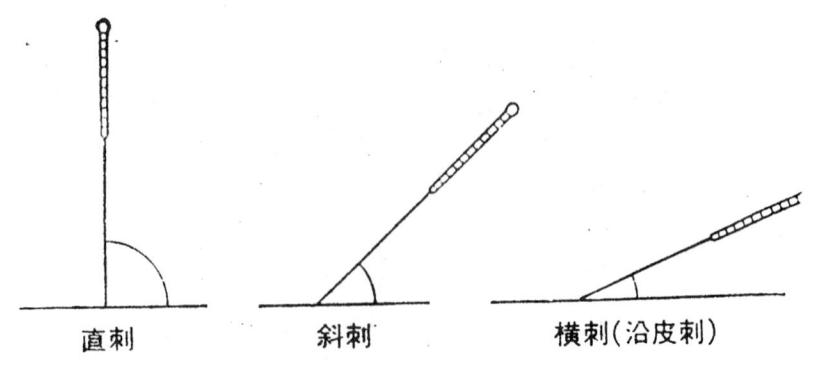

直刺　　　斜刺　　　横刺(沿皮刺)

（그림 140　横刺沿皮刺）

三. 鍼을 놓을 때의 角度

經穴이 있는 部位와 病情에 따라 鍼을 놓는 角度도 달라진다. 보통은 直刺、 斜刺、 横刺의 세 가지로 나눌 수 있다 （그림 140）.

1 直刺∶鍼體를 수직으로 찌른다. 直刺法은 비교적 널리 응용되고 있으며 근육이 두꺼운 筋肉의 經穴에는 모두 直刺法이 사용된다.

2、 斜刺∶鍼體를 비스듬이 斜面으로 찌른다. 斜刺法은 근육이 엷은 또는 內臟이 가까운 곳 예컨대、 頭部、 顔面胸部 등의 經穴에 적용된다.

3、 三横刺∶沿皮刺라고도 한다. 즉 鍼을 피부를 따라 찌르는 것이다. 이 針刺法은 대개의 경우、 머리와 顔面部 및 약간의 중요한 臟器에 있는 經穴에 사용된다.

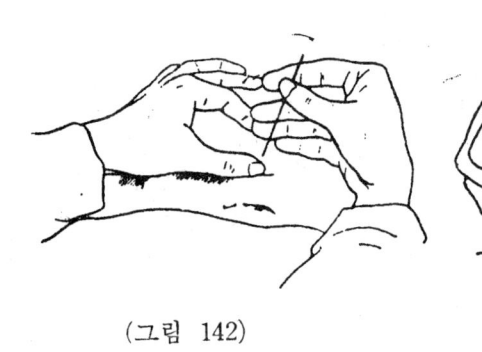

(그림 142)　　　　　(그림 141)

四. 進針法

進針은 下針이라고도 한다. 가장 많이 쓰이는 進針法에는 다음의 네 가지가 있다.

1、왼손의 엄지, 또는 人指의 손가락 끝을 經穴의 곁에다 대고, 오른 손 엄지와 人指로 針자루(針柄)를 쥐고, 中指로 針體의 아랫 부분을 받치어, 針끝과 손가락 끝을 平行으로 하든가, 아니면, 針끝에서 一~二分 정도 떨어진다. 그리하여, 針끝으로, 經穴을 제빨리 皮下까지 찔러, 다시 계속하여 壓力을 더하거나 또는 針體를 비틀면서 經穴에 찔러 넣는다. 이러한 進針法은 一~五寸 以內의 短針에 적합하다(그림 141).

2、오른 손의 엄지와 人指로 針體의 아랫부분을 쥐고 針끝을 經穴에 제빨리 皮下까지 찌르고, 다시 針體를 틀면서 찔러 넣는다. 만약 근육이 늦추어져 있는 곳(腹部, 臀部 等)의 經穴에 進針할 때는 針을 찌르는 동시에, 왼손의 엄지와 人指의 두 손가락으로 經穴의 피부를 단단하게 잡아당긴다(그림 142). 이

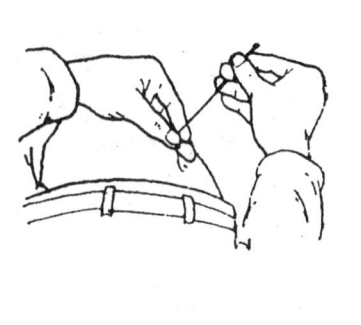

（그림 144）

（그림 143）

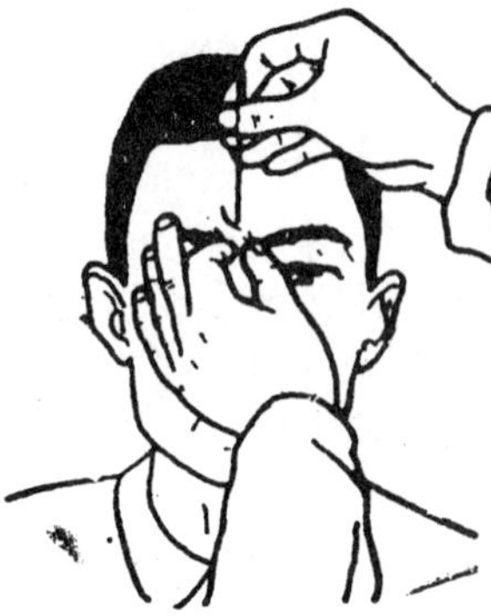

와 같은 進針法은 三寸 또는 四寸 등의 長針에 적합하며、또

一・五寸 以內의 短針에 적합하다。

3、왼 손의 엄지와 人指로 있는 綿球로 針 끝 부분을 싸고、오른 손은 針자루를 집는다。針끝을 밑으로 밀어 넣으면 서 皮下까지 찔렀을 때、오른 손은 그대로 계속하여 針을 밀어 넣는다。이와 같은 進針法은 長針에 적합하다（그림 143）。

4、왼손의 엄지와 人指 두 손가락으로、經穴의 피부를 집어 올려、오른 손의 엄지、人指、中指로 針 자루를 쥐고 藥指로 針體를 받치면서 針을 斜面으로 찌른다。이와 같은 進針法은 피부가 비교적 엷은 곳（顏面部 等）에 적합하다（그림 144）。

五、針을 찔렀을 때 患者가 받는 感覺

針을 經穴에 찌르고、일정한 깊이에 이르렀을 때、환자는 往 往、酸痛、저림、팽창감 혹은 무겁다는 감각을 일으킨다。동시 에 醫者에게는 손가락 아래에 一種의 무겁고 긴장된 것을 느끼

— 162 —

며、 이것은 漢方醫에서 말하는 『氣』를 얻게 된다。

氣를 얻게 된 후、 다시 病情에 응하여、 다른 手法을 사용한다。 만일、 氣를 얻지 못했을 경우에는 針을 가볍게 들어 올려서 찌르거나 아니면 비비면 氣를 얻을 수 있게 될 것이다。

그러나 어떤 사람이나 어떤 經穴에는 氣를 얻을 수 없는 경우도 있다。 그 때는 留針(針을 움직이지 않도록 한다)하면、 치료 효과를 걸을 수 있다。

針을 찌르는 부분의 깊이가 틀리거나、 針을 비트는 방향이나 각도、 또는 針을 들어 올리는 것、 혹은 찌르는 속도와 强弱이 다르다든지、 더구나 환자의 體質이나 敏感의 정도가 다르므로、 針을 찌른 감각은 어떤 때는 가볍고、 어떤 때는 분명하며、 어떤 때는 찔러 넣은 部位에 局限하고、 어떤때는 다른 部位에 까지 發散하며、 더구나 상당히 멀리까지 전해지는 경우도 있다。 일반적으로 말하면、 강하게 느꼈을 때가 치료 효과도 비교적 현저하다。

六、 針을 찌르는 方法

1、 針을 들어 올려서 찔러 넣고、 左右로 비비는 방법

針을 찌르고서 氣를 얻은 후、 우선 왼손의 엄지 또는 人指로 針體가 經穴에 들어간 곳을 固定시키고、 오른 손의 엄지와 人指로 針자루를 집고、 針을 들어 올려서、 찔러 넣고、 左右

로 비튼다. 이렇게 함으로 해서 鍼感을 강하게 하며, 치료 효과를 增大시킬 수가 있다.

2、 鍼자루를 문지르는 방법.

鍼感을 일정한 時間 持續시키기 위하여, 鍼자루를 문지르는 방법이 사용된다. 이 방법은 鍼을 찔러서 氣를 얻은 후 왼 손의 엄지와 人指로 鍼體가 經穴에 들어간 곳을 固定시키고 오른손의 엄지로 鍼의 頂點을 누르고、 人指 또는 中指로 鍼자루를 上下로 문질러서 鍼體에 진동을 일으키게 한다.

3、 鍼을 돌리면서 찌르는 方法

鍼感을 發散시키기 위하여、 鍼을 찔러서 氣를 얻은 후에 오른 손의 엄지와 人指의 두 손 가락으로 鍼자루의 밑에서 윗쪽으로 밖을 향하여 가볍게 비비듯이 돌린다.

七、 出鍼法(起鍼法이라고도 함)

鍼을 찔러서 鍼이 찔린 상태의 調整、留鍼 등의 과정을 마치면、起鍼(鍼을 뺀다)해야 한 다。 鍼을 뽑을 때는 왼손으로 消毒이 된 마른 綿球를 사용하여 鍼에 가까운 피부를 누르고 오른 손으로 鍼자루를 천천히 비틀면서 徐徐히 뺀다。 起鍼을 할 적에는 성급하게 鍼을 잡 아 당겨서 뽑으면 안된다。 鍼을 뽑은 후 鍼구멍(鍼穴)의 出血을 막기 위해 곧 마른 솜(綿

球으로 針을 뽑은 뒤의 經穴 자리를 가볍게 문지른다.

八、透針

두 經穴의 위치가 서로 마주하고 있을 경우, 한 經穴에서 進針하여 그것을 깊게 찔러 또 하나의 經穴의 皮下까지 뚫는다. 그런 경우는 皮外로 貫通하지 않는다. 예컨대 陽陵泉에서 陰陵泉을 刺通한다.

九、氣胸의 發生을 防止한다.

針을 胸部 혹은 背部의 經穴을 찌를 때, 너무 깊게 찌르면, 針 끝은 肺의 組織을 파괴하고, 氣體를 胸腔에 넣는 사태를 초래하게 된다. 그 때 환자는 갑자기 가슴의 통증을 느끼거나 호흡이 곤란하게 되거나 입술이 紫色으로 되고 얼굴빛이 창백하게 되며, 식은 땀이 나오고, 脈은 빨리 뛰거나, 血壓이 낮게되거나, 심하면, 虛脫의 症狀이 일어난다. 이것이 이른바 氣胸이다.

氣胸의 발생을 막기 위해서는 針을 찌르기 전에 환자가 살찐 사람인가, 여윈 사람인가에 따라 進針의 깊이를 掌握하여 너무 깊게 찔러서는 안된다. 일반적으로 斜刺나 橫刺가 사용되고 있다. 이밖에 환자에게 鍼을 찌를 때 體位를 移動해서는 안되며, 또 기침을 하지 않도록 주의해야 한다.

氣胸의 症狀은 暈鍼의 그것과는 다르므로 자세하게 관찰하지 않으면 안된다. 만약 氣胸이 발생한 경우 가벼운 症狀이면 환자를 安靜시켜 눕게 하면 자연히 나아지지만 무거운 症狀의 환자는 될 수 있는 대로 病院에 보내어 치료를 받게 한다.

十、 暈鍼의 處理

暈鍼의 태반은 처음으로 鍼을 맞는 사람의 공포심이 생기거나, 또는 進鍼한 후의 비비기를 너무 심하게 하거나, 혹은 鍼을 찌르기 전에 지나친 피로, 너무 배가 고팠다든가 하는 일로서 일어나게 되는 것이다.

症狀으로서는 鍼을 찌른 후, 환자는 머리를 흔들거린다, 眩暈、惡心、구역질 등을 느낀다. 무거운 것은 얼굴이 창백하게 되고 手足이 차거워지며, 식은 땀이 흐르고 심할 때는 意識不明이라는 症狀조차 일으킨다.

處理方法∷ 환자에게 暈鍼의 현상이 나타났을 때 鍼 찌르는 것을 중지하고 될 수 있는 대로 鍼을 뽑아낸다. 暈鍼이 가벼운 환자는 잠시 옆으로 눕히고 더운 물을 약간 마시게 하면

회복한다. 暈針이 무거운 경우는 반드시 針을 뽑아내지 않으면 안된다. 환자를 옆으로 눕

히고 손가락으로 환자의 人中을 눌러 환자에게 통증을 주어서 눈을 뜨게 하는 동시에 더운

물은 조금 마시게 한다. 만약 脈動이 정지하면 곧 針을 人中、太冲 두 經穴에 찔러 넣고

동시에 脈이 뛸때 까지 人工呼吸을 행한다. 脈이 뛰기 시작하면 잠시 조용하게 눕히어 더

운물을 마시게 하면 천천히 회복한다. 만약 상태가 도무지 好轉되지 않는 경우에는 곧 病

院으로 보내어 치료를 받게 한다.

이밖에 上半身의 經穴에 針을 찔러 暈針이 일어났을 때는 신속하게 발의 三里에 針을 찌

르고 下半身 經穴에 針을 찔러 暈針이 일어났을 때는, 人中 혹은 合谷에 다시 針을 찌르면

정상을 회복한다.

十一、彎針의 處理

針을 찌른 후, 돌연 외부에서 부닥침을 받았을 때, 또는 환자가 體位를 움직였을 때, 針

은 쉽사리 굽어진다. 針이 굽어지면 먼저 體位를 바르게 하고, 針體를 가볍게 비틀면서 針

이 굽은 방향을 따라 針을 천천히 뽑으면 된다. 절대로 힘을 넣어서 針을 뽑아서는 안된다.

十二、滯針의 處理

滯針이란 針을 비벼 돌리거나、 針을 안 뽑필 때 針이 비틀려지지 않거나、 심할 때는 針이 뽑히지 않는 것을 말한다。 이것은 태반이 針 주위의 근육이 긴장으로 해서 일어나는 현상이다。 이와 같은 경우에는 針의 주위를 안마하는 동시、 환자에게 근육의 긴장을 풀도록 지시하고 針을 가볍게 비틀면 針을 뽑을 수 있다。

十三、斷針의 處理

針體가 녹쓸거나 혹은 환자가 體位를 움직였을 때 針은 쉽게 부러진다。 針이 부러졌을 때、 우선 침착하게 환자를 움직이지 않도록 한다。 만약 針體가 피부 표면에 조금이라도 솟아 나오면 족찝게로 뽑아내면 된다。 만일 針 전체가 體內에 들어간 경우에는 수술로써 빼내면 된다。

— 168 —

灸法

오래된 마른 쑥의 잎을 호박(臼)에 넣어、動物의 綿毛같이 될 때까지 찧어、雜物인 줄

기를 떨어버리면 약쑥이(뜸쑥) 된다。 그것이 灸法의 원료가 된다。 그리하여、약쑥을 艾炷

(燈心型으로 비벼는 것) 혹은 쑥條灸로 만들어야 비로소 응용할 수가 있다。

가장 常用되는 쑥 條灸를 만드는 방법은 다음과 같다。가늘은 桑皮紙 혹은 불에 타기 쉬

운 엷은 종이를 길이 六寸、너비 四寸의 長方形으로 잘라、무게 약 六錢(一錢은 약 三·七

五그램) 정도의 약쑥을 그 위에 평평하게 펴고、다시 조그만 板子조각으로 쑥을 두드려 두

께를 平均으로 하고、종이의 四方을 각각 약 半寸의 넓이로 餘白을 남겨놓고 감는다。

다음에 털실을 짜는 스틸針、혹은 곧은 철사를 종이 끝에 놓고、종이를 천천히 감는다。

최후까지 감으면 손이나 板子 조각으로 문질러서 단단하게 하고、스틸 針이나 스틸 철사를

뽑아 종이의 끝에 풀칠을 하면 손가락만한 굵기의 쑥條灸가 완성된다(그림 145)。

灸를 뜰 때、불을 붙인 쑥條灸의 한 끝을 經穴로 향하여 태우며、환자의 감각 상태에 맞

추어 經穴과의 거리를 가까이 했다가 멀리 했다가 한다(그림 146)。 혹은 올렸다 내렸다 하

여도 좋다(그림 147)。 그것은 局部에 火傷을 입히지 않는 범위 안에서 溫熱을 느낄 정도를

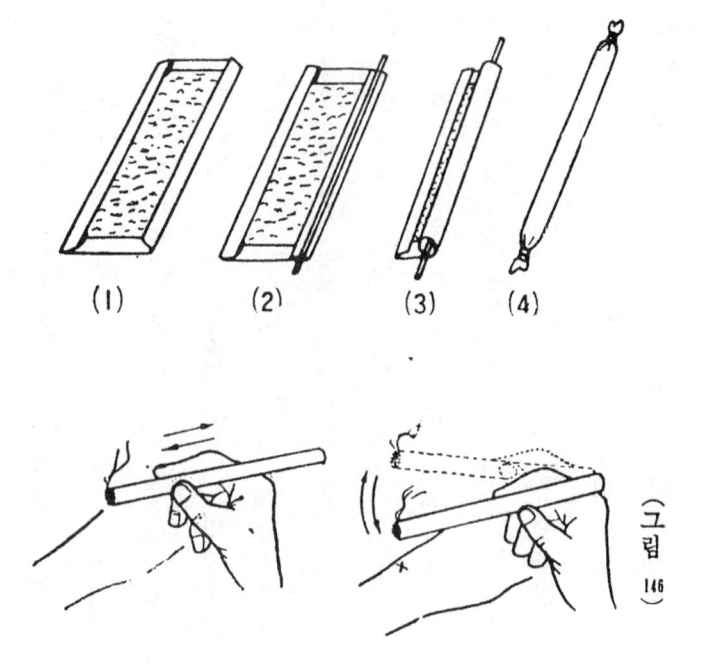

(1)　　(2)　　(3)　　(4)

기준으로 한다. 局部가 따뜻해지고 快適하게 느껴지면 피부의 표면에 붉은 輪狀이 나타난다. 그때 쑥條灸 태우는 것을 중지한다. 一般的으로 쑥條灸를 태우는 時間은 약 五分～十五分間이지만 때에 따라서는 三十分間 걸릴 때도 있다.

이와 같은 灸法은 慢性疾患, 예컨대 소화불량, 慢性的 설사, 胃痛, 腹痛, 痛經, 關節痛 등에는 비교적 치료 효과가 있다. 熱性病이나 顔面部位, 姙婦의 腹部에는 灸法을 피하는 편이 좋다.

吸角療法(拔罐療法)은 보통 拔火罐 또는 拔罐子라 부른다. 이 치료법은 설비가 간단하고 操作도 편리하다. 또 이것은, 단독으로 사용할 수 있을 뿐만 아니라, 다른 치료법과 같이 사용할 수도 있다. 吸角을 吸着시키는 部位는 基本的으로는 鍼灸의 위치와 같다.

一、 吸角(吸玉、 吸鐘、 火罐)의 種類

吸角치료법의 도구는 吸角(火罐)이다. 현재 흔히 쓰이고 있는 吸角은 세 종류이다.

竹筒吸角 : 대나무의 마디로 만든 것으로 그 주둥이(口)와 밑(底)은 비교적 가늘지만 중간은 약간 부풀어 있으며, 허리에 매어단 小形의 북과 흡사하다.

陶製吸角 : 陶土로 구운 것으로 주둥이(口)는 작으며 배는 굵어 모양은 조그만 단지를 닮았다.

유리製吸角 : 유리製로서, 허리가 크고 주둥이가 작은 것이다, 그것을 덮어씌워서 밖에서 吸角안의 피부의 변화를 관찰할 수가 있다.

이들 세 종류의 吸角은 吸着하는 部位의 需要에 응하여 각각 다소간 口徑이 다른 것이 있다.

二、 吸角의 吸着法

1、 投火法: 종이 쪽지, 혹은 알콜이 스며 있는 綿球에 불을 붙여 吸角 안에 넣는다。 그리하여 吸着해야 하는 部位에 吸角을 재빨리 덮어씌우면 곧 吸着된다。 이 방법은 吸角을 옆으로 치우치게 하여 吸着시켜야 한다。

2、 閃火法: 삔세트로 알콜이 스며 있는 綿球 또는 종이쪽지(가늘고 긴 것)를 집어 불을 붙여 吸角 안에 넣어 잠시 태운다。 그후, 곧 綿球나 종이 쪽지를 집어내는 동시에 吸着할 部位에 吸角을 덮어 씌운다。 이것은 가장 안전한 방법이다。

3、 滴酒法: 알콜을 몇방울 吸角안의 가운데에 떨어뜨리고、 吸角을 옆으로 기울려 몇 번 빙빙 돌린다。 그렇게 하면 알콜은 吸角의 內側壁에 고루고루 묻는다(그러나、 알콜을 吸角의 주둥이에 묻혀서는 안된다)。 그다음 거기에 성냥으로 불을 붙여、 吸着할 部位에 吸角을 얼른 덮어 씌우면 곧 吸着한다。

4、 四貼綿法: 消毒을 한 엷고 조그마한 綿球에 알콜을 베게 하여 (綿球에서 알콜 방울이 떨어지도록 베게 해서는 안된다)。 그것을 吸角의 內側壁의 가운데에서 위에 걸린 부분에

— 172 —

붙여서 불을 붙이고 얼른 피부에 덮어 씌우면 吸着한다.

三、 操作의 순서

1、 術前의 준비 ∷ 吸角을 吸着하기 전에、 口徑이 다른 몇 개의 吸角 및 긴 삔세트, 알콜 綿球, 성냥、 비누、 수건, 대야 (洗面器) 등을 준비한다.

2、 吸角의 選別 ∷ 部位에 맞추어 적당한 크기의 吸角을 선택한다. 피부의 면적이 조그마하고, 근육이 엷은 곳 (예컨대、 머리 및 목의 部位) 에는 小型의 吸角을 쓴다. 피부의 면적이 넓고, 근육이 두터운 곳 (예컨대 臀部、 大腿部、 背部) 에는 大型의 吸角을 쓴다.

3、 吸着하여 두는 時間 ∷ 보통 五~十分間이다. 그러나 吸着되는 部位의 감각、 吸角의 吸、引力의 大小、 局部 근육의 두께와 病의 狀況에 따라 吸着하여 두는 時間의 長短을 결정한다. 감각이 快適하고 局部의 근육이 두껍고, 吸引力이 적당하다면、 吸着하여 두는 시간에 길게 해도 좋다. 그렇지 않다면、 시간을 짧게 한다. 통증의 症狀에는 긴 시간이 걸려도 괜찮으나 저리는 症狀의 경우는 짧은 편이 낫다. 또 重病일 때는 시간을 약간 길게 하고 가벼운 病에는 약간 짧은 편이 좋다.

4、 吸角을 벗기는 (起罐) 方法 ∷ 吸角을 벗길 때 한 손으로 吸角의 주둥이의 피부를 누르

고、다른 손으로 吸角을 잡는다。다음에 吸角을 옆으로 기울이면 吸角 안에 공기가 들어가

서 吸角은 저절로 떨어진다。

5、吸角을 벗긴 뒤의 處理∶吸角을 벗기면、局部의 피부가 赤紫色으로 축축하게 습기가

끼어 있거나 또는 吸角의 주둥이의 깊은 자국이 남아 중앙이 突起하여 있다。이것은 정상

적인 현상이다。몇 시간、또는 하루 이틀이 지나면 저절로 사라진다。만약 色이 黑紫色

이 되었을 경우 문질러져서 피부가 찢어지는 것을 막기 위해 붕대로 감는 것이 좋다。火傷

을 입거나 하였을 경우 化膿을 막기 위해 消毒軟膏를 발라 둔다。만약 조그만 竹筒으로 吸

着하였다가 그것을 벗기었을 때 水泡가 생겨났다든가 했을 때는 가위로 자르지 말고 針으

로 水泡의 底部를 찔러서 水泡 안에 있는 물을 빼고 매칠바이어렙을 바르고 소독을 한 붕

대를 감아두면 여러가지의 感染을 막을 수 있다。

6、注意事項∶吸角을 벗긴 뒤는 保護에 주의하여 감기에 들지 않도록 주의한다。만약

환자가 局部的으로 熱을 낸다든지 긴장을 느낀다든지 게운한 느낌이 나거나 過溫이거나 하

는 등의 감각을 가지면 정상적인 형상이다。반대로、긴장이나 아픔을 느끼거나、火傷의 통

증을 느꼈을 때、吸角을 벗기고 火傷을 하였는가의 여부를 검시하여 火傷을 입었으면 吸着

部位를 바꾸지 않으면 안된다。단지 반응이 過敏한 것 뿐이라면 吸角을 벗길 필요는 없다。

환자에게 머리가 흔들거린다、 眩暈、 구역질、 顔色이 창백해진다、 四肢가 차겁게 느껴진

다、 冷汗이 난다、 호흡이 빨라진다 따위의 현상이 나타나면 곧 吸角을 떼고 환자를 옆으로

눕게 한다。 가벼운 症狀이면 더운 물을 조금 마시게 하면 곧 낫는다。 무거운 症狀이면 暈

針의 處理法에 따라 처리한다。

四、 吸角療法의 適應症

1、 감기로 일어난 두통、 머리가 흔들거린다、 眼暴瞳痛。

2、 기침、 천식、 百日기침。

3、 류마치、 筋骨이 나른하고 아프다、 허리와 넙적다리의 통증。

4、 胃腸消化不良、 腹痛、 설사。

5、 종아리筋肉의 틀어짐、 토한다。

五、 吸角의 治療를 禁하는 症狀

1、 局部의 피부병、 몸이 극단으로 여위어 근육의 탄력성의 상실、

2、 갑작이 意識不明、 四肢에 극단적인 경련。

3、 피부에 심한 過敏性의 반응이 일어나고 또는 심하게 붓는다。

4、 혹, 임파 結核、 너무 熱이 심하여 몸에 發疹、 이밖에 姙娠期의 下腹部 및 心臟部、 乳頭部에 吸角을 吸着해서는 안된다。

六、 吸角으로 치료하는 主가 되는 病과 經穴

1、 감기‥太陽、 印堂、 合谷。

2、 頭病‥大椎、 太陽。

3、 百日기침‥身柱。

4、 말라리아‥大椎、 陶道。

5、 두드러기‥大椎、 命門、 曲池、 委中。

6、 喘息‥大抒、 肺俞、 身柱、 中脘、 氣海。

7、 胃痛‥中脘、 足三里、 內關、 脾俞。

8、 딸꾹질‥大抒、 脾俞、 中脘。

9、 嘔吐、 설사‥天樞、 氣海、 關元、 三陰交、 脾俞,

10、 傳染性 설사症‥왼쪽 天樞、 中極。

11、腹痛‥天樞、中脘、氣海。

12、脇痛‥앓고 있는 部位。

13、腰痛‥腎俞、腰俞。

14、肩背痛‥大椎、身柱、大抒、肺俞。

15、腿股痛‥腎俞、環跳、血海。

16、넓적다리를 펴고 굽히는 것의 곤란‥環跳、委中、腎俞、足三里。

17、손을 들수 없다‥大抒、肩髃、曲池。

18、감기의 통증‥上肢部에는 肩髃、曲池、外關、合谷、局部。下肢部에는 環跳、足三里、懸鐘、局部。腰背部에는 大椎、環跳、腎俞、命門、委中。

19、종아리의 筋肉이 틀어짐‥承山、委中、三陰交。

20、痛經‥氣海、中極、關元、天樞、腎俞。

21、帶下症‥關元、氣海、三陰交。

22、外傷에 依한 腰痛‥腰俞、腎俞、環跳、委中

23、關節의 捻挫 및 넘어져 損傷된 경우‥局部。

Ⅲ、梅花針（皮膚針）

梅花針은 피부의 표면을 두드려서 얕게 찌르고 그것에 의하여 病을 치료하는 一種의 方法이며 피부침이라고도 한다.

一、使用方法

針끝을 알콜로 소독한 후, 엄지, 中指, 藥指, 새끼손가락으로 針 자루를 쥐고, 人指는 곧게 펴서 針자루를 누른다. 그리하여 針 끝을 두드리는 部位로 향하여 두드리는 것이다(그림 148).

針을 두드리기 전에 針끝이 너무 날카롭게 벼루어져 있지 않도록 검사하고 各 針끝을 나란히 간추려 두지 않으면 안된다. 그렇게 하면, 두드렸을 때의 통증을 피할 수 있다.

針을 두드리는 要領은 주로 손목의 彈力에 의하는 것이다. 針 끝을 피부에 얕게 찌르고 손목의 힘으로 곧 針을 퉁긴다. 그것은 마치 닭이 쌀을 쪼아 먹을 때처럼 톡톡 두드린다. 보통은 針으로 三~五回 피부를 두드리는

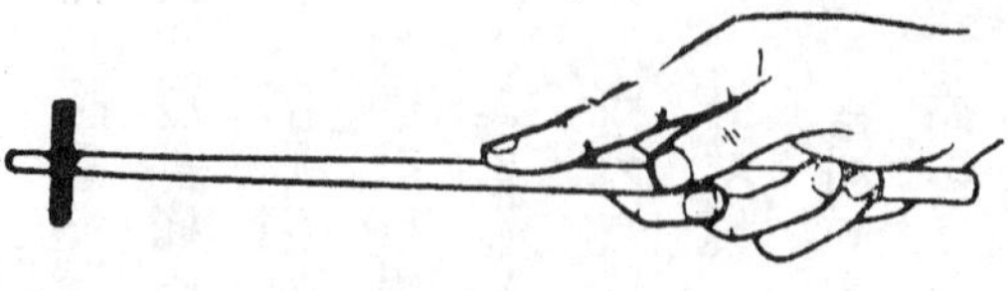

（그림 148 梅花 針 쥐는법）

것이지만 가볍게 두드리는 경우 피부의 표면에 붉은 輪狀이 나타날 때까지 두드린다. 무겁게 두드리는 경우에는 피부에서 조금 피가 베어날 때까지 두드린다. 하루 건너 한 번 두드리거나 症狀에 응하여 매일 한 번 행한다. 針을 바르게 쥐고 斜刺해서는 안된다. 긁히지 않도록 해야 한다.

二、 適應하는 範圍

일반적으로 頭痛、眩暈、不眠症、胃腸病、婦人科의 慢性病 및 神經性 皮膚炎 등에 적합하다.

三、 두드리는 部位

어떠한 病이라도 먼저 脊椎의 兩側을 두드린다. 구체적인 내용은 다음과 같다.

頸椎의 兩側을 두드려서 上肢의 病을 치료한다. 背部의 第一胸椎에서 第七胸椎까지의 兩側은 胸部의 病(즉 肺病 따위)을 치료한다. 第七胸椎에서 第二腰椎까지의 兩側은、上腹部의 病(예컨대 肝臟、脾臟、腸등의 病)을 치료한다. 第二腰椎에서 骶椎까지의 兩側은 배꼽部位와 아랫배(小腹部)의 病(즉 腸과 泌尿系統、生殖系統病) 및 下肢의 病을 치료한다.

그밖에 四肢、顔面部의 病은 그 局部의 經穴을 두드리면 된다. 피부 搔痒症은 그 가려운 局部를 두드리며, 통증 또는 저린 病은 그 통증이나 저림을 느끼는 곳을 두드리면 된다.

IV、治療에 適合한 經穴의 順序와 手法의 結合法

鍼灸로 치료하는 病은 매우 많다. 여기에서는 흔히 볼 수 있는 더구나 치료 효과가 현저한 病 六一種만을 紹介한다. 그 가운데 약간의 症狀이 포함된다. 症狀은 病에 대한 치료는 물론 동시에 症狀을 好轉시킬 수가 있으나 症狀에 대한 치료도 病의 회복을 도울 수 있다.

다음 세 가지 點은 치료를 행할 때 유의할 점이다.

1、다음。 紹介하는 病의 症狀에 대해서는 상세히 叙述하지 않는다. 臨床의 응용을 갖추기 위하여 列擧된 病名 및 症狀에 대해서는 漢方醫學의 名稱도 있으며, 西洋醫學의 名稱도 있다. 필요한 때 病名 뒤에 괄호를 달아 그 症狀의 흔히 볼 수 있는 病을 說明한다. 예를 들면 胃脘痛은 胃경련, 急性 및 慢性의 胃炎、胃 및 十二指腸潰瘍 등에서 引用한 것이며, 病은 틀리는데도 불구하고、그 치료법은 基本的으로 같다. 그러므로, 이들 病은 전부 一括하여 胃脘痛에 넣는다.

2、하나의 病、혹은 하나의 症狀의 項目 아래 數組의 치료법이 있는 경우 일반적으로 먼저 第①組를 취한다. 그리하여 치료 효과가 시원치 않을 때는 第②組 혹은 第③組를 取

— 181 —

한다。

3、針灸의 記號∵各 經穴 곁에 다음 記號로 나타내고 있다。

Ⅰ——針만 쓰고 灸는 쓰지 않는다。

Ⅹ——灸만 쓰고 針을 쓰지 않는다。

ⅨⅩ——針과 灸를 倂用하여 쓴다。즉 針 다음에 灸를 쓴다。

↓——三稜針으로 點刺하여 피를 낸다。

經穴 뒤에 記號가 표시되어 있지 않는 경우 毫針의 일반적인 針刺法으로 행한다。

1、감기∵大椎、風池、合谷、足三里、이고 코가 막힘에는 迎香을 追加한다。

2、기(침 急 慢性 氣管支炎)∵肺俞ⅨⅩ、天突、天澤、列缺、喘息。

3、喘息(氣管支喘息、喘息性氣管支炎)∵喘息、天突、膻中、內關、豊隆。

4、胃脘痛(胃경련、急·慢性胃炎、胃、十二指腸潰瘍)∵①中脘、內關、足三里。②脾俞、胃俞、肝俞。

5、딸꾹질(膈筋경련)∵①內關Ⅰ、天突Ⅰ、②膈俞Ⅰ、足三里Ⅰ。

6、嘔吐(神經性嘔吐、急性、慢性胃炎、姙娠구토)∵①內關、②中脘、足三里、③金津

玉液↓

註·姙娠구토의 경우, 보통, 針을 內關에 刺入할 뿐이다.

7、설사(급성、만성腸炎、細菌性설사)‥①中脘、天樞、足三里、陰陵泉(급성、만성 설사 양 쪽에 쓰임) ②曲澤↓、委中↓(급성 설사에 常用되고 있다)。③脾俞 胃俞 大腸俞(만성 설사에 常用되고 있다)。

8、脱肛‥①百會Ⅸ、大腸俞、長强、②百會Ⅸ、神闕Ⅹ、氣海Ⅹ。

9、小兒貧血症‥①四縫↓ ②足三里、關元、脾俞、胃俞、三陰交Ⅹ。

10、急性 盲腸炎‥闌尾Ⅰ、合谷Ⅰ、(강하게 자극하여 留針을 오래 한다、매일 三~四回 針을 찌른다)。

11、膽道疾患(膽道回虫 膽膿炎、膽石症)‥①陽陵泉Ⅰ、支溝Ⅰ、太冲Ⅰ、足三里Ⅰ、②肝俞Ⅰ、膽俞(肝俞와 膽俞 부근에 壓通點을 찾아내어도 좋다)。

12、高血壓‥①曲池、足三里 ②內關、三陰交。

13、半身不隨

上肢‥肩髃、曲池、外關、合谷。

下肢‥環跳、陰陵泉、太冲

— 183 —

顔面神經마비症‥地倉에서 頰車로 刺通 下關

失語‥廉泉

14、眩暈(매니아르氏綜合症)‥①風池、陽陵泉 ②翳風、內關、足三里

15、陣發性心動過速‥①內關I、足三里I、通里I、公孫I、太溪I

16、히스테리‥人中I、內關I、三陰交I、涌泉I、後溪(이밖에 다른 症狀이 있는 경우、

症狀에 응하여 선택한다)。

17、전간(지랄병)

발작을 일으키고 있을 때는 다음의 經穴을 取穴한다、啞門、中脘、內關、後溪、人中 ①心俞、肺俞、脾俞 ②足三里、

발작이 없을 때의 치료에는 다음의 經穴을 선택한다。

豊隆、內關、通里、兩組의 經穴을 교체로 쓴다。

18、不眠症‥神門、內關、三陰交、隱白

19、夜尿症‥①關元Ⅸ、三陰交 ②腎俞Ⅸ、足三里

20、尿不通(尿留留)‥①關元、三陰交 ②腎俞、膀胱俞、陰陵泉

21、임포텐츠、遺精‥①關元Ⅸ、三陰交 ②腎俞Ⅸ、足三里

22、泌尿系感染(尿道炎、膀胱炎)‥①中極、三陰交 ②腎俞、膀胱俞、太溪

全頭痛 : 百會、風池、風府、合谷、委中、崑崙

前頭痛 : 印堂、攢竹、上星、太冲、合谷

偏頭痛 : 風池、太陽、糸竹空、外關、陽陵泉

頭頂痛 : 百會、風池、涌泉、太冲、太溪

24、顔面마비(顔神經마비) : 地倉에서 頰車로 刺通함。四白、下關、顴髎、太陽、合谷、太冲。

25、三叉神經痛 : ①太陽(아래로 향하여 찌른다) 陽白에서 攢竹으로 刺通한다、合谷 陽陵泉 I、II支神經痛에 적용한다。②下關에서 頰車에 刺通한다。四白(아래로 향하여 斜刺한다。合谷、陽陵泉 II、III支神經痛에 적용한다。

26、暴發火眼(急性結膜炎) : 太陽 I、晴明 I、合谷 I

27、電光性眼炎 : 風池、太陽、合谷。

28、麥粒腫(다래끼) : 四白、瞳子髎

29、蓄膿症(急性、慢性鼻炎) : 迎香、印堂、風池、合谷

30、齒痛 : 合谷(윗니일 때는 下關을 加하고 아랫니일 때는 頰車를 더한다)。

31、 목의 통증(편도腺炎、 咽峽炎)：① 合谷 I、 內庭 I、 少商 I、 魚際 I、 ②귀가 먼 경우、 靜脈에서 피를 낸다(혹은 귀 뒤의 靜脈에서 피를 낸다)。

32、 귀머거리、 벙어리

귀머거리를 치료하는 경우：耳門、 聽宮、 聽會 위의 三穴中 每回 그것의 하나를 自由로 선택한다)。 翳風、 中渚、 足臨泣

벙어리를 치료하는 경우：啞門、 廉泉

33、 中耳炎：翳風、 風池、 外關

34、 甲狀腺腫：天突、 阿是穴(부푼 周邊에서 進針하여、 부푼 部位의 방향으로 향하여 斜刺한다。 혹은 梅花針으로 局部를 두드린다。

35、 腰痛(急性의 腰部捻挫、 허리의 筋肉을 疲勞 메꾼다)：①人中、 委中、 養老(급성에 적용) ②阿是穴、 局部를 毫針으로 찌르든가 혹은 針을 놓은 뒤에 灸를 炷하든가 吸角을 사용한다(만성에 적용함)。

36、 座骨神經痛：①環跳、 ②陽陵泉、 ③殷門、 丘墟

37、 關節痛

肩關節：肩髃、 臑兪、 天宗、 曲池

팔꿈치關節 ·· 曲池、 陽陵泉。

팔關節 ·· 陽池、 外關

指關節 ·· 八邪

髖關節 ·· 居髎、 環跳、 昆侖

무릎關節 ·· 鶴頂、 膝眼、 陽陵泉에서 陰陵泉으로 刺通한다。 陽關에서 曲泉으로 刺通한다

踝關節 ·· 解溪、 丘墟、 陽池

趾關節 ·· 八風

以上의 各 經穴은 대개의 경우、 針과 灸를 併用한다。

38、 小兒마비

上肢 ·· 肩髃、 曲池、 外關、 手三里、 合谷

下肢 ·· 足三里、 陽陵泉、 解溪、 懸鐘、 環跳、 次髎、 風市、 太溪

39、 捻挫 ·· 急性의 關節捻挫의 경우、 對象部位의 위치에 針을 찌른다。(예컨대 왼팔 關節의 背側에 있는 陽地의 위치가 捻挫했을 때는 오른팔 關節의 背側에 있는 陽地의 위치에 針을 찌른다。 다른 關節捻挫도 이 方法에 準하여 針을 찌른다)。 손으로 비트는 동시에 捻挫한 關節을 활동시킨다。②慢性의 關節捻挫의 경우는 局部에 針을 찌르거나 或은 針을 놓

은 뒤에 灸를 뜬다.

40、저림

손 : 八邪、後溪

발 : 八風、然谷

그 밖의 部位 : 저린 部位는 毫針으로 上下 左右로 애워 싸서 찌른다. 또는 梅花針으로 두드린다.

41、腱鞘囊腫 : 局部를 굵은 毫針으로 애워싸서 針을 찌른다. 三〜五針、 針을 뽑은 뒤 膿腫을 터주어 버린다.

42、말라리아 : 大椎、 陶道、 間使、 發作이 일어난다. 一〜二時間 전에 針을 찌른다.

43、發熱 : 일반적인 發熱에는 大椎、 曲池、 魚際、 高熱로 昏迷狀態일 때는 少商→中冲→
(혹은 十宣→)

44、두드러기 : 膈俞、 血海、 足三里、 曲池

45、神經性皮炎 : 曲池、 血海、 針을 찌른 후、 局部를 梅花針으로 무겁게 두드린다.

46、丹毒 : 局部를 消毒한 후、 梅花針으로 두드린다. 發熱의 경우는 大椎I를 加한다.
曲池I 委中→

47、 急性임파管炎(紅糸疗∶惡性종기의 하나)∶赤線의 終點을 三稜針으로 點刺하여 약간 의 피를 낸다。 一〜二寸 건너 針을 赤線의 起點까지 계속해서 찌른다。高熱의 경우에는 十宣→을 加한다。

48、 더위먹음∶① 少商→ 中冲→ 人中、合谷 ② 曲澤→ 委中→

49、 月經不順∶① 關元、三陰交 ② 中極、血海、陰陵泉 ③ 足三里、腎俞、脾俞

50、 痛經∶① 關元、三陰交 ② 中極、三陰交、行間、次髎

51、 月經閉止∶① 關元、三陰交 ② 氣海、中極、足三里、三陰交 ③ 脾俞、腎俞、次髎、中脘、血海

52、 帶下症∶① 氣海、三陰交 ② 帶脈、足三里、陰陵泉、次髎

53、 子宮脱垂∶① 關元、三陰交、氣海、百會 ② 維宮

54、 胎位의 異常∶至陰에 灸를 十〜十五分間、매일 一回

55、 盆腔炎∶關元、三陰交、腎俞、關元俞、足三里

56、 引產、催產∶合谷、內關、三陰交、太冲

57、 乳汁의 分泌가 적다∶膻中、少澤、足三里、三陰交

58、 小兒의 경풍∶① 急性∶十宣→ 人中、大椎、曲池、後溪、太冲 ② 慢性∶肝俞、脾俞

關元、足三里……

59、 腮腺炎（流行性耳下腺炎）∷ 翳風、頰車、合谷、曲池

60、 百日기침∷ 身柱、大椎、合谷、豐隆、四縫 →

61、 잘못자서 생긴 통증∷ 後溪、懸鐘、風池

③ 정경침 이수 의 지름길 !

鍼灸治療의 醫典(集大成)

차 례

— 6 —

— 10 —

針 灸

第一部 針과 灸의 基本知識

Ⅰ、 針灸治療法

針과 灸는 옛부터 있는 두 種의 病治療方法이다. 金屬으로 만든 針을 人體의 어느 特定된 곳(經穴、 穴位)을 찔러 治療하는 것을 針治療라 한다. 쑥잎으로 뜸쑥(약쑥)을 만들어 經穴의 表皮에다 태우거나、 떠서 치료의 효과를 나타내는 方法을 灸라 한다.

以上 두 가지의 치료 방법은 다르나 맞히는 經穴은 같은 곳이다. 또 針과 灸는 치료할 때 가끔 같이 사용되므로、 보통 「針灸治療」라고 부르고 있다.

Ⅱ、 針灸治療의 長點

針灸 치료법은 몇 千年전부터 널리 民間에게 환영 받아온 치료 방법이다. 그 이유는 다음과 같은 몇 가지의 長點이 있기 때문이다.

一、 **簡便하고 經濟的이다.**

몇 자루의 針과 약간의 약쑥과 少量의 알콜만 갖추면 치료는 간단하게 할 수 있기 때문이다. 간단한 준비와 사용 방법이 쉬운 點、藥의 費用이 節約되므로 病者에게 經濟的 負擔이 되지 않는다.

二、 배우기 쉽고、사용하기 쉽다.

針灸를 배운다는 것은 經穴의 位置를 잘 외워둘 것、操作에 熟練될 것、病症을 診斷한다는 일이다. 배우기는 그렇게 어렵지 않다.

三、 治療 效果가 廣範圍이다.

內科、外科、產婦人科、小兒科 및 五管이나 皮膚科目까지 針灸로 치료할 수 있다. 效果도 매우 기대할 수 있다.

四、 安全하며 副作用이 없다.

消毒에 조심하여 針灸의 基本操作法 대로만 행하면 안전하게 치료가 되고 副作用도 없다

Ⅲ、針 法

(1) 針의 種類

針의 종류는 많이 있으나、비교적 많이 사용되는 針은 毫針과 三稜針의 두 종류이다。특히 毫針이 많이 쓰인다。

毫針의 本體는 가늘지만 끝(先端)은 그다지 날카롭기나 뾰족하거나 하지 않는다。길이는 五分、一寸五分、二寸、三寸、五寸 等이다。針體의 大小에 따라 二六號、二八號、三〇號、三一號 등의 네 종류가 있어서 각기 特定의 病症 치료에 적합하도록 되어 있다。

三稜針의 針끝은 三角形으로 되어 있고、針의 本體는 약간 굵으며、針끝은 뾰족하여 날카롭다。피부에 얕게 찔러서 피를 내는데 쓰이는 것이다。

(二) 指力의 鍛鍊과 捻出의 練習

初心者에게 중요한 것은 指力의 鍛鍊과 捻針을 손가락으로 비트는 것을 練習하는 일이다。이 操作에 熟練해야 비로소 人體에 針을 놓을 수 있게 되는 것이다。

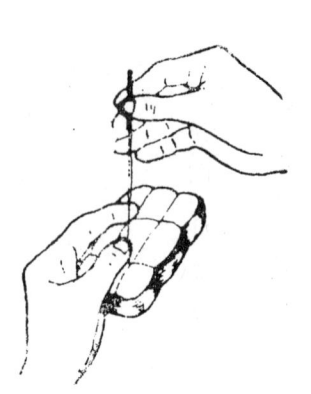

(그림 1 指力鍛鍊法①)

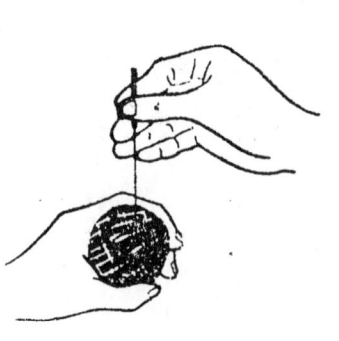

(그림 2 指力鍛鍊法②)

① 指力의 鍛鍊法

草紙(中國의 휴지, 혹은 포장지로써 쓰이고 있는 황갈색의 약간 두터운 까칠까칠한 짚으로 만든 종이)를 二十枚 준비하여 그것을 네 번 접어서, 그 가장자리를 실로 단단하게 묶어 매트같이 만든다. 이 종이 매트를 왼손으로 쥐고, 오른손의 엄지손가락, 人指(집게손가락)、中指(장지、가운데손가락)로 針을 쥐고、종이 매트에 틀면서 찌르는 연습을 한다. 처음에는 五分 길이의 毫針으로 연습하여 차차로 一寸、二寸、三寸의 긴 針으로 익힌다. 힘을 그리 쓰지 않고 針을 찌를 수 있게 되면、指力이 붙은 것으로 人體에 찌르는 것도 순조롭게 진행시키는 것을 立證한다(그림 1)。

② 솜을 둥글게 뭉쳐、그 둘레를 실로 十回 이상 단단하게 묶어 솜공을 만든다. 왼손으로 솜공을 잡고、오른손의 엄지손가락、人指、中指로 針을 쥐고 솜공에다 針을 찌르면서 針을 비틀고 동시에 針을 올렸다 내렸다하는 연습을 한다. 연습이 거듭되면 솜

공에다 실을 감아서 굳게 하여, 그 솜공으로 연습을 되풀이 하여 가면, 솜공도 점점 더 커져간다. 이렇게 해서 徐徐히 숙련할 수가 있다.

鍼을 비틀면서 찌르는 것도 비틀면서 뽑는 것도 쉽게 할 수 있게 되면, 人體에 鍼을 놓는 것도 쉽게 할 수 있는 것이다.

(三) 鍼을 찌를 때 注意할 일

一、鍼의 點檢

鍼이 굽어져 있지 않는가, 특히 鍼끝이 갈구리모양으로 되어 있지 않는가, 혹은 무디어져 있지 않는가, 녹이 쓸어 있지 않는가를 확인한다. 그리하여 경우에 따라서는 좋은 鍼으로 바꾸어 鍼이 부러지는 것을 예방한다.

二、鍼의 消毒

鍼을 蒸氣 또는 알콜로 소독한다. 蒸氣인 경우는 十分間 쯤, 알콜의 경우에는 十五分間쯤 걸린다.

三、 選擇

經穴을 선택하고、 찌르는 깊이를 정하여、 환자의 체격의 本型에 따라 針의 종류를 선택한다.

四、 患者의 姿勢

찌르는 經穴의 位置에 따라 환자에게 針을 놓을 때의 자세를 정한다. 이 자세는 환자가 長時間 一定한 자세를 편하게 지킬 수 있는 자세가 되도록 해야 할 것이다. 針을 찌르기 전에 환자는 자기의 몸을 움직이지 않도록 주의한다. 腹部、 얼굴、 四肢의 經穴을 찌르는 경우에는 위를 보고 눕게 한다. 등이나 下肢의 뒷쪽 經穴을 찌를 때는 엎드리게 한다. 또 팔의 側面을 찌르는 경우에는 옆으로 눕힌다. 목이나 四肢를 찌르는 경우에는 의자에 바로 앉게 하거나 편하게 앉힌다.

五、 消毒

醫師는 치료를 하기 전에 비누로 자기 손을 잘 씻고、 針을 놓기 直前에는 다시 七五% 알콜(혹은 燒酒)로 소독을 한다. 그리고 환자의 經穴 중심에 알콜 솜을 대어 중심에서 천

— 18 —

천히 소용돌이 무늬로 바깥쪽으로 퍼나가듯이 문질러서 소독을 한다.

六、暈針(어지러움)의 注意

처음으로 針을 맞는 환자에게는 아픔에 대한 공포심 등에서 오는 긴장을 말로써 부드럽게 하여 주에 暈針을 예방한다. 체질이 약한 환자는 될 수 있는 대로 옆으로 눕게 한다.

치료중에 환자가 창백하게 되거나 땀에 젖거나 구역질 등의 病狀이 발생하면 곧 치료를 중지하고, 暈針의 處置 방법을 취한다.

七、針을 찌르는 깊이

針을 찌르는 깊이는 어른을 기준으로 하고 있으므로, 아이들인 경우에는 얕게 찌른다.

일반적인 經穴은 二~三分으로서 충분하다. 특히 아이의 경우에는 몸을 마음대로 움직이는 일이 있으므로 針을 뽑기 쉽게 하여 두지 않으면 안된다.

八、姙婦

姙婦의 치료는 신중하게 하지 않으면 안된다. 規定에 따라 禁止되어 있는 몇 군데의 經

— 19 —

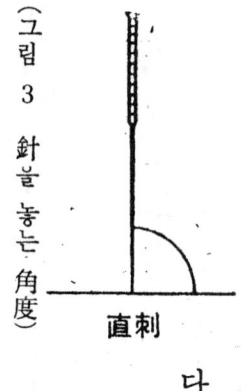

（그림 3 針을 놓는 角度）

直刺　　斜刺　　横刺(沿皮刺)

穴 외에도 손가락이나 발가락(예컨대 少商、商陽、中沖、隱白、厲兌따위)도 될수 있는 대로 금지하는 것이 좋다.

（四） 針을 찌르는 角度

經穴의 場所、病狀 등에 따라 針을 찌르는 角度도 다르게 된다 보통은 直刺、斜刺、横刺의 세 종류이다(그림 3)。

一、直刺

體表에 수직으로 針을 찌르는 것을 말한다。이 方法은 일반적으로 널리 사용되며、근육이 두꺼운 經穴에는 대체로 直刺를 한다。

二、斜刺

피부와 四五度의 각도로 針을 찌르는 것을 말한다。經穴이 있는 곳의 근육이 엷거나 혹은 內臟에 가까운 경우에 쓰인다. 예컨대、 머리、 얼굴、 胸部等의 經穴이다.

三、 橫刺

피부를 따라(沿하여) 얕게、 피부에 평형하면서 찌르는 방법으로、 別名을 沿皮刺라고 한다. 이 방법은 주로 중요한 臟器가 있는 經穴을 찌를 때에 사용된다(그림 3).

(五) 進針法(針을 찌르는 法)

針을 찌르는 법에는 두 종류의 방법이 있다.

一、 捻入法

이 방법은 毫針(보통 쓰는 가늘은 針)을 찌르는 경우에 대개 쓰인다. 오른 손으로 針을 쥐고、 針끝을 經穴에 맞추어 가볍게 피부에 접촉시켜 조금 힘을 넣어서 누르고、 表皮에 찔러 넣으면、 천천히 針을 틀면서 깊이 찔러 넣는 것이다. 비트는 방법에는 왼손의 협력이 필요하다.

구체적인 捻入操作方法으로서는、다음의 두 종류가 있다.

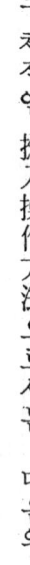
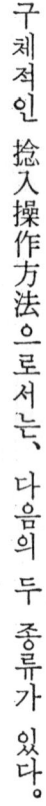
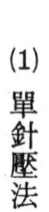

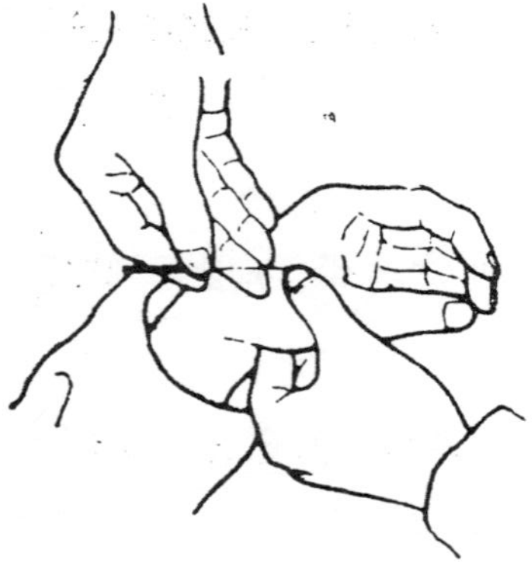

(1) 單針壓法

왼손의 엄지 손가락 끝을 찌르는 經穴의 中心에다 대고、오른손에 쥔 針끝을 왼손 엄지손가락의 손톱에 붙여、經穴에다 비틀면서 찌르는 방법이다。이 방법은、짧은 針으로 찌르는 경우에 널리 사용된다。이를테면 合谷、列缺 등이다(그림 4)。

(2) 双指壓法

왼손 엄지손가락 人指를 經穴의 中心에 대어서、經穴의 피부를 펴듯이 긴장시켜 오른손에 쥔 針을 비틀면서 찔러 넣는 방법이다。이 방법은 주로 긴 針으로 찌를 때 사용된다。혹은 環跳나 足三里 등의 經穴을 찌를 때 사용된다(그림 5)。

(그림 4 엄지로 누른다)

(3) 挾指壓法

근육이 엷은 經穴、예를 들면 얼굴에 있는 印堂、人中 등의 經穴에 針을 찌르는 경우、왼손의 엄지손가락과 人指로 經穴의 피부를 집어 올려서 오른 손으로 針을 찌르는 방법을 말

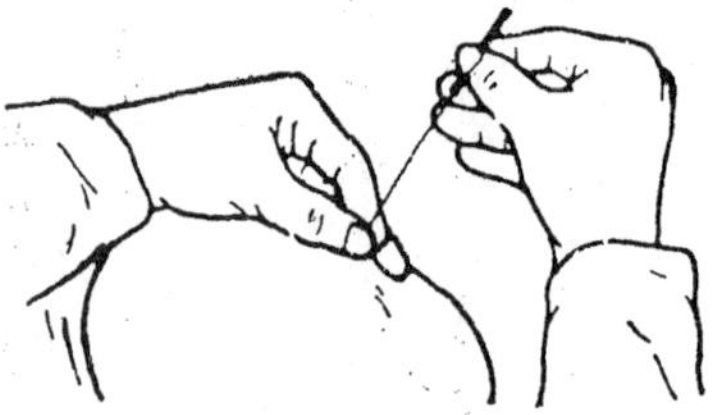

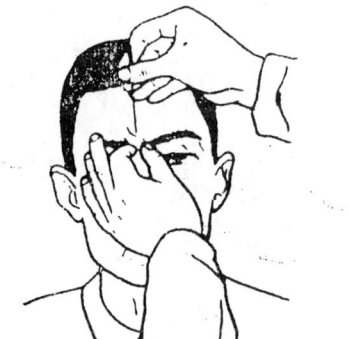

（그림 5　엄지人指로누른다）

（그림 6）

한다（그림 6）。

二、刺針法

三稜針으로 재빨리 二～三分의 깊이로 찌르는 방법을 말한다. 이 방법도 왼손을 잘 쓰지 않으면 잘 되지 않는다.

三、管針打入法

小管(tube)보다 약간 긴 정도의 毫針을 小管 안에 넣어서 管을 經穴의 중심에 대고 왼손으로 管을 가볍게 잡고, 오른손 人指로 管 위로 나와 있는 針자루를 툭하고 잽싸게 때린다. 針끝이 表皮에 꽂힌 곳에서 管을 빼내고, 오른 손으로 針을 틀면서 찌른다(그림 7).

이 방법은 表皮를 통과할 때의 통증을 싫어하는 아이들에게 널리 사용되어 왔다.

(六) 針感

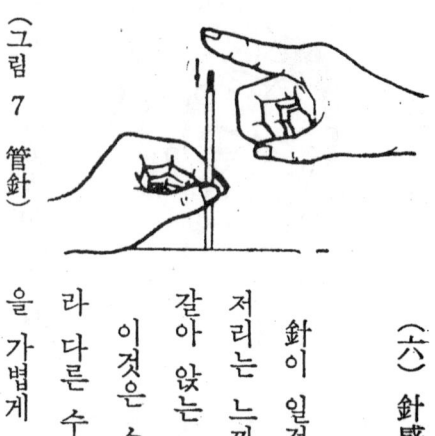

針이 일정한 깊이에 도달하면, 환자는 나른해짐, 마비感, 膨脹感, 저리는 느낌 등의 감각을 일으킨다. 한편, 醫師의 손가락에도 一種의 갈아 앉는 듯한 긴장감이 전해져 온다.

이것은 소위 『得氣』라고 부르는 것이다. 『氣』를 얻고서, 病情에 따라 다른 수법을 쓰기도 한다. 만약 『得氣』를 할 수 없는 경우에는 針을 가볍게 上下로 움직여 비틀면 『得氣』를 할 수가 있다.

(그림 7 管針)

그러나 特定의 經穴로 針感을 얻지 못하는 사람도 있다. 그런 경우에는 針을 꽂은 채로 一定時間동안 두면 역시 효과가 있다.

針을 찌른 깊이, 비트는 方向, 찌르는 角度, 찌르는 速度와 힘의 量 등에 따라 혹은 환자 의 체질의 敏感에 의하여 針에 대한 감각은 현저하게 다르다. 針의 감각은 어떤 경우에는 經穴의 局部에 한정되는 것도 있고, 신속하게 퍼지는 것도 있다. 일반적으로는 手法이 적 당하게 처리되어, 針감각이 빠른 것은 치료 효과도 현저하다.

— 2 4 —

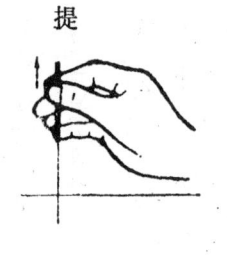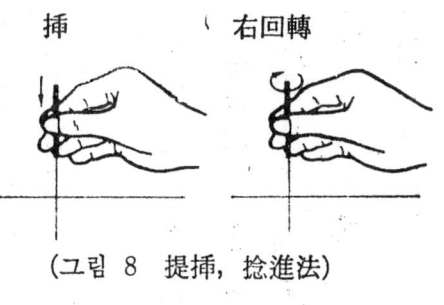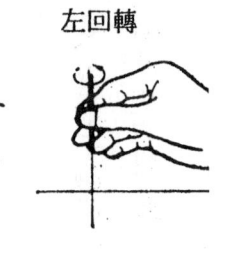

捻轉

提　　　　　挿　　　　　右回轉　　　　左回轉

(그림 8　提挿, 捻進法)

(七) 補瀉法

針을 찌르는 手法을 全體的으로 보아 크게 나누면, 둘이 된다.

하나는 『補』의 手法이고 또 하나는 『瀉』의 手法이다.

補 또는 瀉의 手法은 환자의 체질과 病狀에 따라 결정된다. 일

반적으로 말하면, 체질이 强한 환자에게는 『瀉』의 手法을 쓰고

체질이 弱한 환자에게는 『補』의 手法을 쓴다. 發熱, 急病 등에

屬하는 환자에게는 『瀉』의 手法을 쓰고, 쇠약 寒氣, 慢性病 등의

病에 屬하는 환자에게는 『補』의 手法을 쓴다.

일반적인 病, 혹은 發熱과 寒氣가 바꿔가면서 음습하고 쇠약과

발열이 바꿔가면서 나타나는 病에 대해서는, 平補 또는 平瀉의

手法을 쓴다.

補瀉法에는 여러가지 있으나, 여기에서는 그 중에서 일반적으

로 자주 사용되고 있는 三種의 手法을 紹介한다.

1、 아래 위로 찔렀다 뽑았다 하는 補瀉法

— 25 —

針을 經穴에 찔러 得氣가 되면, 의사는 뽑았다 찔렀다 한다(提는 針을 빼는 것이며, 揷은 찌르는 것이다)(그림 8)。

처음에는 針을 약간 얕게 찌르고 나중에는 깊게 찌른다。 그리하여 針을 강하게 찔러 넣어서 가볍게 뽑기를 되풀이하는 것이 『補』의 手法이다。

반대로 처음에는 깊이 찌르고 나중에 얕게 하여 針을 강하게 뽑아 가볍게 찌르기를 되풀이 하는 것이 瀉의 手法이다。

2、針을 비트는 補瀉法

針을 經穴에 찔러 得氣가 되면 (針感은 환자가 느끼는 것으로 그것이 의사에게도 傳해진다) 의사는 針을 비튼다。 針을 비틀때 엄지손가락을 앞쪽으로(오른 편으로 돌린다) 힘을 넣어 트는 것이 補의 手法이며, 거꾸로 엄지손가락을 뒷쪽으로(왼편으로 돌림) 힘을 넣어 비트는 것이 瀉의 手法이다(그림 8)。

3、平補平瀉法

針을 經穴에 찔러 得氣를 한 후에 의사는 엄지와 人指로 針을 오른쪽으로 돌리고、왼쪽으로 돌리되 平等하게 힘을 넣어 비틀고、 또는 針을 찌르는 것도 뽑아내는 것도 같은 힘으로 찌르거나 뽑는 것(提揷)을 平補平瀉이라 한다。

이것은 臨床上에서 가장 많이 쓰이는 手法의 하나이다。

이 밖에 각종의 補瀉法을 行한 후、 針을 뽑지 않고、 經穴 안에 일정한 시간 찌른채로 두는 것을 留針 또는 行針이라 부른다。

留針의 目的은 補瀉作用을 强化하는 것으로써 補瀉의 手法은 아니다。

補의 手法을 행한 후 留針을 하면、 補의 作用을 强化할 수가 있으며、 瀉의 手法을 행한 후 留針을 하면 瀉의 作用을 强化할 수 있다。

以上 말한 각종의 補瀉手法은 반드시 환자의 體質의 强弱과 病狀의 輕重에 基本을 두고 巧妙하게 掌握하지 않으면 안된다。

感覺에 敏感한 아이、 혹은 신체가 쇠약해 있는 환자에 대해서는 補 혹은 瀉의 手法을 묻지 않고 針의 操作은 보다 가볍고 조용하게 행하지 않으면 안된다。

또 반대로 感覺에 둔한 또는 病狀이 重態가 되어 있는 환자에 대해서는 補 혹은 瀉의 手法을 묻지 않고、 針의 操作은 보다 강하게 행하지 않으면 안된다。

(八) 拔針法

針을 뽑아내는 起針法이라고도 한다。 針을 찔러 補瀉法 또는 留針 등의 과정을 거친 후 針을 뽑아 낸다。 이 때 왼손으로 消毒솜(綿)을 쥐고 針을 싸는 듯이 하여 피부를 누르고 오른 손으로 천천히 針을 비틀면서 뽑아낸다。 뽑을 때는 단숨에 쑥 뽑아서는 안된다。 針을 뺀 후에는 消毒솜으로 針구멍을 눌러 가볍게 주무른다。

(九) 拔針이 困難한 경우의 處置方法

보통 針을 빼는 것은 간단하나, 환자가 마음대로 몸을 움직이거나 해서 찌른 針이 굽거나 하면、 눌러도 당겨도 針은 움직이지 않고, 뽑기 어렵게 될 때가 있다。 그 때는 우선 환자를 본래의 자세를 取하게 하고、 針이 굽은 쪽을 잘 확인하여 왼손의 엄지와 人指로 針의 根本이 되어 있는 피부를 누르고 오른 손으로 針이 굽은 方向으로 잡아 당기었다 눌렀다 하면서 뽑아낸다。 억지로 잡아 당겨도 결코 針은 빠지지 않는다。

근육이 긴장하여 針을 끼어 뽑혀지지 않을 때는 우선 針을 다시 一~二分 깊이 찔러 앞

에서 말한 바와 같은 方法으로 빼낸다。 그리하여도 빠지지 않는 경우에는 그 經穴의 옆이

나 혹은 떨어진 經穴에 또 하나의 다른 針을 찔러 가볍게 올리고 내리는 提揷法을 행하면

근육의 긴장이 풀리어 뽑기 쉬워진다。 그러나、 환자가 다른 針을 찌르는 것을 무서워 할 때

에는 의사는 針이 꽂혀 있는 부근의 근육을 손톱으로 가볍게 꼬집으면 긴장감이 풀리어 針

을 빠지기 쉬워진다。

(十) 暈針의 處理

暈針이란 대부분의 경우、 처음으로 針을 맞는 사람、 針을 무서워하는 사람、 혹은 針을

찌른 후、 비트는 방법이 너무 심한 경우、 환자가 과로로 空腹이었을 경우 등의 원인으로

일어난다。

病狀은、 針을 찌른 후 머리가 멍하여지고 눈이 흐려지고 기분이 나쁘며、 얼굴빛이 창백

해지고、 手足이 싸늘해지고 몸에 땀이 배고 혹은 정신을 잃어버리는 따위다。 이외 처치 방

법은 우선 針의 치료를 一時 중지하고 할 수 있다면 針을 뽑아낸다。 가벼운 病狀일 때는

환자를 옆으로 눕혀 쉬게 하고、 물을 한 모금 마시면 회복한다。 重症일 때는 針을 뽑고 환

자를 옆으로 눕혀 人中(코밑에 있는 經穴)을 아프게 느낄 정도로 꼬집으면 생기를 도루 찾는다. 그 후에 물을 한 모금 마시게 한다.

만일 맥박이 멈추는 일이 있을 때는 곧 人中、太冲의 두 經穴을 찔러 동시에 인공호흡을 맥박이 회복할 때까지 계속한다. 그리고 나서 물을 한 모금 마시게 하면 徐徐히 회복한다.

또 上半身의 經穴로 치료 중에 暈針을 일으켰을 때는 足三里를 찌르고、下半身을 치료 중에 일어난 暈針은 人中보다 合谷에 針을 놓으면 효과가 있다.

(一) 灸의 原料

灸의 원료는 말린 약쑥을 돌호박(石鉢)에 잘게 찧으면 잎 뒤의 하얀 털의 부분이 남는다 이것을 체에 바친 것이다. 이것을 뜸쑥(약쑥)이라고 하며, 圓椎形이나 條(가늘은 가닥)로 만들어서 쓴다.

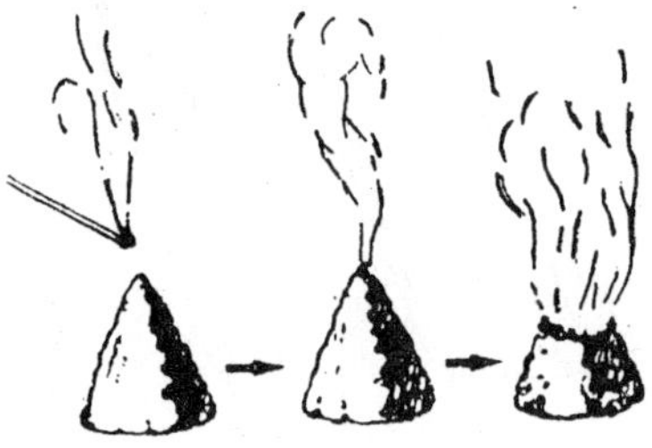

一、쑥柱의 製造法

한 줌의 약쑥을 널판지 위에 놓고、 엄지손가락과 人指、中指로 圓錐形으로 반죽하듯이 하여서 모양을 만든다(그림 9)。반죽할 때는 약간 힘을 넣어서 딴딴하게 한다。쑥柱의 크기는 病狀 뜸을 뜨는 經穴의 部位에 따라 정해진다。작은 것으로는 보리알만한 것으로부터 큰 것으로는 대추의 半만한 것으로、 좀더 큰 것도 있다。一柱(한 알)를 一壯이라고 한다。

(그림 9 쑥柱灸 뜸 뜨는 法)

(1)　(2)　(3)　(4)

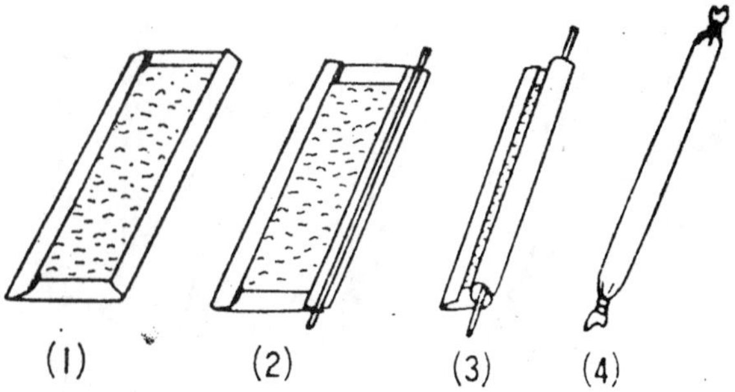

(그림 10 쑥條灸 만드는 법)

二、 쑥條灸의 製造法

타기 쉬운 엷은 종이, 草皮紙(中國의 휴지)를 길이 六寸、너비 四寸의 모양으로 잘라서 약쑥 六錢(무게의 單位로서 一錢은 約 三·七五 그람=約 二〇그람)을 종이 위에 깔아 두께를 平均하게 하여, 종이의 끝에서 약 半寸쯤의 餘白을 남긴다(그림 10)。 그리하여, 그림과 같이 옆으로 굵은 철사를 심으로 하여 감는다。 약간 단단하게 말은 후에 끝에 풀칠을 하여 완성시킨다。 거의 손가락의 굵기 정도의 쑥條가 된다.

(二) 灸(뜸) 뜨는 법

一、 直接灸法

쑥柱(약쑥을 圓錐形으로 만든 것)를 치료하는 病에 적합한 經穴 위에 놓고 성냥 또는 만수향으로 불을 붙인다. 뜸쑥이 다 타는 直前, 즉 환자가 뜨겁다고 하는 순간을 뜸쑥을 들어버리고, 또 새 쑥柱를 놓고 불을 붙인다. 이것을 몇번 되풀이 한다.

이 몇번인가 반복하는 것을 「몇壯」 까지 뜬다고 하는데 그 壯數는 환자의 病狀、 經穴의 특

성에 따라 결정되는 것이다。

二、 間接灸法

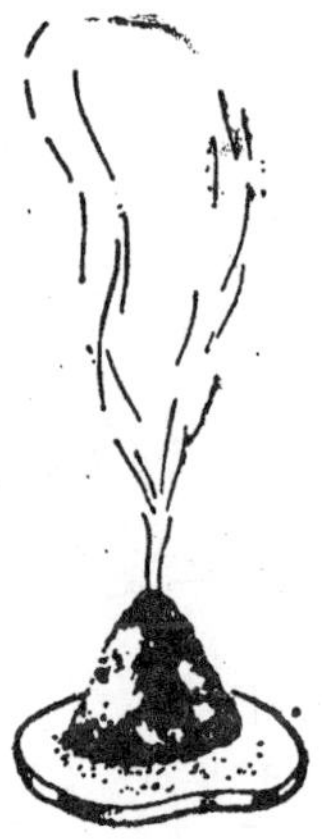

(그림 11 間接灸)

灸를 뜨기 전에 經穴위에 엷게 빚은 생강 또는 마늘을 깔고、 그 위에 쑥柱를 얹어서 불을 붙이는 방법이다。 經穴 위에 놓는 물건에 따라 이름도 틀리지만 臨床上 잘 쓰여지는 것은 다음의 몇 종류가 있다(그림 11)。

① 隔姜灸

○五分의 두께로 빚은 생강에 몇 개의 작은 구멍을 뚫어서 經穴 위에 놓고、 그 위에 쑥柱을 얹고 불을 붙여 환자가 뜨겁게 느낄때 까지 태운다。 그리하여 다시 새 쑥柱를 얹어서 불을 붙이기를 반복한다。 이것을 一定時間 반복하면、 피부의 표면이 圓狀으로 붉으스레하게 되면 그친다。

이 뜸은 嘔吐、 설사、 腹痛 등의 虛(註 1)한 寒性疾病 환자에게 적용된다。

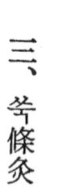

② 隔蒜灸

마늘을 엷게 빚어 앞에 말한 것과 같이 하여 뜬다.

③ 隔鹽灸

食鹽을 배꼽에 넣어 그 소금 위에 쑥柱를 얹고 불을 붙이는 방법이다.

이 灸는 腹痛、急性嘔吐와 설사、產後의 貧血、虛脫 등의 치료에 효과적이다.

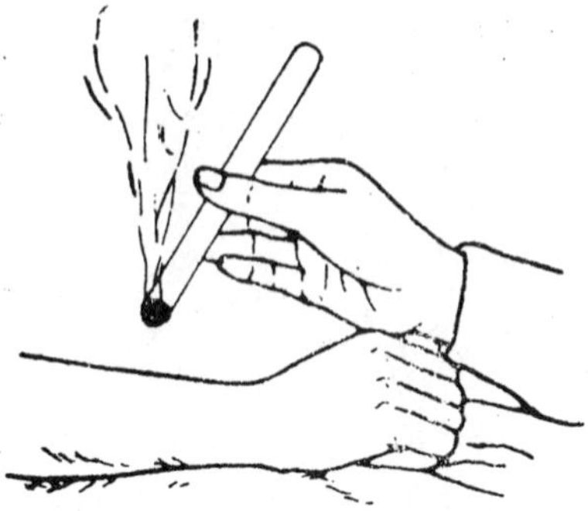

(그림 12 쑥條灸法)

三、쑥條灸

쑥條(권연처럼 말은 뜸쑥)의 한쪽 끝에 불을 붙여 經穴 위에서 태운다. 이 灸는 피부에 직접 붙이지 않고、환자가 따뜻하게 느낄 정도로 經穴 위를 上下로 이동하면서 거리를 조절하여 五分〜三〇分 떠서、드디어 피부의 표면이 圓狀으로 붉으스럼하게 되면 그친다.

이 치료법은 慢性病、예컨대 消化不良、氣候의 變化에 따르는 통증、또 局部마비 등에 비교적 효과가 있다(그림 12).

四、 溫針法

針柄灸라고도 한다。 보통 針으로 치료를 할 적에 하는 灸法이다。 대추 정도의 크기로 약

쑥을 뭉쳐서 針자루에 붙여 그것에 불을 붙여서 熱을 傳하는 것이다。 이 灸의 壯數는 病狀

에 따라 결정된다。

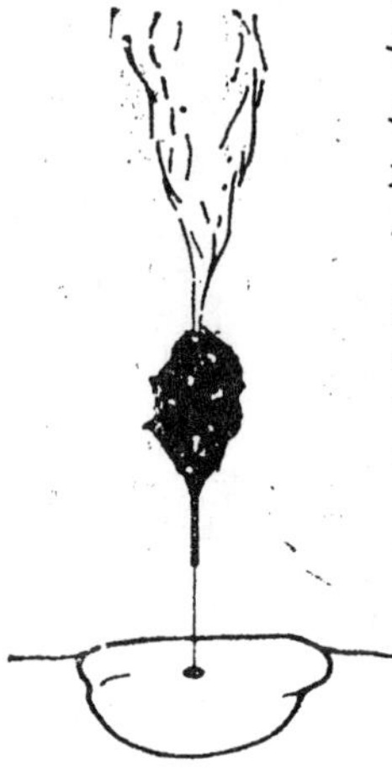

또 약쑥 뭉치의 타는 깨스가 피부에 떨어져 火傷하는

것을 막기 위해 마분지에 작은 구멍을 뚫어 그 구멍에서

針을 通하여 마분지를 피부 위에 대어 두면 좋다。

〈그림 13 溫針灸〉

Ⅴ、經絡

(一) 經絡이란

글자의 意義로 해석하면、經은 즉 『經絡』으로 『길』이라는 뜻이고、絡은 『羅絡(싸서 감추다)』의 뜻이다。따라서 간단히 말하면、經絡은 몸의 內臟과 외부의 體表를 접속시키는 通路이다。구체적으로 말하면 經이 『幹線』이며 모든 內臟은 거기에 屬한다。經을 가지고、또한 일정한 循行路線(일정한 路線을 따라 걷는 것을 循行이라 함)을 가진다。

또 모든 經은 그 循行 路線의 각곳에 일정한 數의 穴位(經穴)을 가지고 있다。

『絡』은 經에서 파생된 수많은 脈絡이다。絡은 그물과 같이 온몸 각 곳에 散在하여 經을 잇고 있다。

이와 같이 經絡은 몸의 안、밖、위、아래、앞、뒤의 각 부분을 連貫시켜 하나의 완전한 個體를 形成하고 있다。

上述한 것 같이 經絡이 몸 전체를 連貫하게 되면、그것은 스스로 다음 두 가지의 作用을 가진다。

하나는 『氣血을 運行』하는 作用

인간의 활동 능력(예컨대 손으로 물건을 쥐는 일, 입으로 말하는 일, 頭腦로 문제를 생각하는 일 등)은 主로 『氣血의 運行』에 의하는 것으로 『氣血』이 자유로 체내를 流通하는 것은 經絡을 빌려 運行하기 때문이다.

다른 또 하나의 作用은 『病을 傳達』하는 作用이다.

원래 經絡이 內臟과 외부 體表와를 잇는 通路이기 때문에 病을 몸밖에서 내부로 전달(예를 들면 몸 밖에서 감기가 걸리면 이내 기침이나 腹痛을 일으키는 따위) 할 뿐만 아니라 內臟의 病을 體外에 反映시켜 所屬된 經絡의 循行의 장소에 病症을 나타낸다. (예컨대 肝病이면 옆배가 아프고 腎臟病이면 허리가 아프다).

따라서 臨床에서 본 病症에 기본을 두면 곧 病이 어느 『經』어느 『臟』혹은 어느 『腑』에서 발생되었는가를 단정할 수 있다.

針灸의 치료는 이러한 經絡의 連貫性에 기본을 두고, 針灸로써 內臟과 관계가 있는 經穴에 치료를 施療하면, 治病의 목적을 달성하게 되는 것이다. 예를 들면 足三里를 찌르므로 해서 胃病을 고치는 따위로, 이것은 足三里가 꼭 足陽明胃經 經脈위에 있기 때문이다.

이 經脈은 머리에서 얼굴, 가슴, 배를 따라 넙적다리와 발에 도달하는 것이다.

또 손의 合谷에 針을 찌르면 齒痛이 낫는 것도, 原理는 合谷穴이 손의 陽明大腸經 經脈上

에 있기 때문이다. 이 經脈은 人指에서 上行하여 어깨나 목을 거쳐 얼굴에 이른다.

以上의 설명에서 經絡이 針灸치료에 있어서 얼마나 중요한가 쉽게 이해가 될 것이다.

(二) 正經

몸에는 心, 肝, 脾, 肺, 腎, 心包 등 여섯개의 臟器가 있어 또 膽, 胃, 大腸, 小腸, 膀

胱, 三焦 등의 여섯 개의 腑가 있어 통털어 十二개의 臟腑가 있다. 어느 장부도 각기 所屬

된 經을 가지고 있으며, 전부 十二條이다. 이것들을 正經이라 부른다. 正經의 名稱은 전부

所屬한 臟腑의 이름으로 지어져 있다. 예를 들면 心經, 肝經, 胃經 등이다.

東洋 醫學의 陰陽學說로 說明한다면 六臟은 陰에 屬하여 이를테면 肺와 脾는 太陰이라

부르고, 心과 腎은 少陰이라 부르며, 肝과 心包는 厥陰이라 부른다.

六腑는 全部 陽에 屬하여, 이를테면 小腸과 膀胱은 大陽이라 부르고, 膽과 三焦는 少陽

이라 부르고, 胃와 大腸은 陽明이라 부른다.

六臟이 所屬하는 陰經의 循行路線은 전부 四肢의 內側面(陰面)에 있고、 반대의 六腑의 經路는 거의 四肢의 外側面(陽面)에 있다.

또 陰陽經絡은 四肢에 分布하여 上肢에 있는 것은 手經、 즉 手三陰과 手三陽、 下肢로 循行하는 것을 足經이라 부른다. 즉、 足三陰과 足三陽이다.

이들을 總合하면 十二經이 되니、 十二經脈이라고도 한다.

十二經脈의 循行路線은 四種類로 나눌 수 있다.

○手三陰經──手太陰肺經、 手厥陰心包經、 手少陰心經、 이 세 개의 經脈의 어느 것도 가슴보다 上肢의 陰面에 따라 손가락에 도달한다.

○手三陽經──手陽明大腸經、 手少陽三焦經、 手太陽小腸經、 이 세 개의 經脈은 어느 것이나 손가락에서 上肢의 陽面을 지나 頭部에 도달한다.

○足三陽經──足陽明胃經、 足少陽膽經、 足太陽膀胱經、 이 세 개의 經脈의 어느 것도 頭部에서 가슴 등을 거쳐 下肢의 앞쪽이나 뒷쪽 또는 뒤를 따라 발가락 끝까지 도달한다.

○足三陰經──足太陰脾經、 足厥陰肝經、 足少陰腎經、 이 세 개의 經脈은 어느 것이나 발가락에서 下肢의 內側面을 따라 가슴이나 배에 도달한다.

〇十二經脈에 대해서는、 陰經에는 반드시 陽經이 있으며、 이것은 소위 表裏가 서로 조화하는 것을 뜻한다。 조화하는 經脈은 循行하여 손가락、 발가락으로 서로 이어진다。 따라서 이들이 所屬한 內臟도 서로 영향을 주고 받는다。 (十二經脈의 表裏의 조화는 다음 表와 같다)。

臨床에서 얻은 經驗에서 각기의 經의 經穴에 있어서 同經에 屬하는 病을 치료할 수 있는 外에 同經과 서로 조화하는 經에 屬하는 病도 치료할 수 있다。 예를 들면、 陽明大腸經과 手太陰肺經은 表裏로 서로 조화하는 것으로、 肺經의 經穴인 尺澤에서 기침을 치료하고、 同時에 大腸經에 屬하는 赤痢(痢疾)도 치료할 수 있다。 또 足太陰脾經과 足太陰脾經과 足陽明胃經도 表裏의 관계를 가지므로 胃經의 經穴 足三里로써 胃痛을 치료하는 동시에 설사에도 효과가 있다。 이와 같이 陰經계통과 陽經계통은 서로 밀접한 관계를 가지고 있는 것이다。

〈〇二經脈의 表裏(陰陽) 關連表〉

手太陰肺經——手陽明大腸經

手少陰心經——手太陽小腸經

手厥陰心包經——手少陽三焦經

足太陰脾經 —— 足陽明胃經

足少陰腎經 —— 足太陽膀胱經

足厥陰肝經 —— 足少陽膽經

(三) 奇　經

奇經은 正經十二經脈을 河川에 비유하는 경우, 放水路와 같은 補助的 루―트이다. 따라서 正經을 통하여 처음으로 內臟과 관계되는 것으로 正經과 구별하기 위하여 奇經이라 부른다.

奇經은 督脈、任脈、衝脈、帶脈、陰蹻、陽蹻、陰維、陽維、 등의 八脈을 가지고 있다. 그 중 任・督의 二脈은 몸 앞뒤의 중심을 달리고 있어 專屬하는 經穴이 있으나 다른 여섯 奇經은 正經十二經脈 사이에 존재하고 있어 전속하는 經穴이 없으므로, 針灸學에서는 任督의 二脈은 비교적 중요시 되어 十二經과 나란히 十四經으로 불리어지고 있다.

（四） 十四經의 走行과 主로 낫는 病

十二經의 하나하나에 대해서는 이미 말한 대로、 그 走行을 더듬어 가면 經의 명칭으로 되어 있는 臟腑에 반드시 한 번은 歸屬하도록 되어 있으나、 그밖의 臟器에도 많고 적고 간에 관계하여、 특히 表裏 관계에 있는 臟腑에는 반드시 相扶相助하게 되어 있다.

또 各經이 제각기가 屬하는 病을 反映하는 것은 이미 말한 대로이다.

다음에 各經이 走行하는 路線을 구체적으로 記述하여 主로 치료할 수 있는 疾病을 적는 다.

一、 手太陰肺經

左右 각기 十一穴씩 있어서 合하여 二十二穴이 된다. 젖위、 第三肋骨에 있는 經穴 中府 에서 시작하여、 上肢의 內側을 거쳐 엄지손가락의 안쪽 끝에 있는 經穴 少商에서 끝나고、 거기서 陽明大腸經과 이어진다.

〔主로 낫는 病〕 : 氣喘、 기침、 가슴앓이、 어깨나 팔의 안쪽의 통증.

二、手陽明大腸經

左右 각기 二十穴、 合하여 四十穴、 人指의 안쪽 끝에 있는 經穴商陽에서 시작하여 손의 外面 앞쪽을 통하여 어깨、 목、 얼굴、 코의 안쪽에 있는 經穴인 迎香에서 끝나고 여기서 발의 陽明胃經에 이어진다.

[主로 낫는 病] : 腹痛、 입이 마르는 것、 齒痛、 코피、 푸른 콧물、 목의 통증、 앞 어깨의 통증、 人指의 통증.

三、足陽明胃經

左右에 각기 四十五穴씩 합하여 九十穴、 눈 밑에 있는 經穴 承泣에서 시작되어 顴部를 거쳐 입술을 감돌아 아랫턱의 關節 부근에서 둘로 나누어져 하나는 위로 가서 귀의 앞을 지나 머리털이 난 언저리를 따라 앞이마 쪽에 있는 經穴 頭維 부근에서 끝난다. 또 하나는 아래로 가서 목、 가슴、 배 등의 각 부분을 거쳐 大腿의 바깥쪽 앞面을 지나 발의 둘째 발가락 바깥쪽에 있는 經穴厲兌에서 끝나고 거기서 太陽脾經과 이어진다.

[主로 낫는 病] : 배가 캥기는 것、 胃痛、 嘔吐、 코피、 中風、 高熱.

四、足太陰脾經

左右 각기 二一穴, 합하여 四二穴, 엄지발가락의 안쪽 끝에 있는 經穴 隱白보다 위로 가서 발의 안쪽 앞面을 따라 橫隔膜에 있는 經穴 大包에서 끝나고, 거기서 手少陰心經과 이어진다.

〔主로 낫는 病〕: 배가 캥기는 것, 胃痛, 嘔吐, 설사, 股膝 안쪽의 冷.

五、手少陰心經

左右 각기 九穴, 합하여 十八穴, 겨드랑이 밑의 가운데에 있는 經穴, 極泉에서 시작하여 上肢의 內面 後側을 따라 새끼손가락의 안쪽 끝에 있는 經穴 少衝에서 끝나며, 거기서 太陽小腸經에 이어진다.

〔主로 낫는 病〕: 목이 마르는 것, 입이 마르는 것, 心痛, 옆배와 팔꿈치의 통증.

六、手太陽小腸經

左右에 十九穴씩, 합하여 三八穴, 새끼손가락 外側에 있는 經穴 少澤에서 시작하여 上肢의 外面後側을 따라 목을 지나 귀 앞에 있는 經穴 聽宮에서 끝나며, 거기서 足太陽膀胱經

과 이어진다.

〔主로 낫는 病〕∶귀머거리, 눈의 黃濁, 목이 붓는 것, 목 및 팔꿈치 뒤의 外側의 통증.

七、足太陽膀胱經

左右 六十七穴씩 合하여 一三四穴, 눈의 內側角에 있는 經穴 睛明에서 위로 가서 頭頂部를 거쳐 아래로 향하여 목을 지나서 脊柱 양측을 따라 허리, 엉덩이를 지나 下肢의 후면을 따라 바깥쪽에 있는 經穴 至陰에서 끝나고, 거기서 少陰腎經과 이어진다.

〔主로 낫는 病〕∶頭痛、脊背痛、腰痛、넙적다리의 통증、넙적다리 後側의 근육통、貧血症。

八、足少陰腎經

左右에 二十七穴씩、합하여 五四穴、발바닥의 오목한 곳에 있는 經穴 涌泉에서 시작하여 위에 下肢의 內側을 거쳐 腹部를 지나 가슴에 있는 經穴 俞府에서 끝나고 거기서 手厥陰心包經과 이어진다.

〔主로 낫는 病〕∶기침、吐血、氣喘、腰痛、혀가 마름。腰痛 等

— 4 5 —

九、手厥陰心包經

左右 九穴씩、합하여 十八穴、젖 양바깥쪽 一寸의 위치에 있는 經穴 天地에서 위로 가서 上肢의 안쪽 중앙을 지나 中指의 끝에 있는 經穴 中衝에서 끝나고 거기서 手少陽三焦經과 이어진다.

[主로 낫는 病] :: 胸脇張滿、動悸(두근거림)、노이로제、嘔吐、意識不明、무릎팍의 통증.

十、手少陽三焦經

左右 각각 二三穴씩、합하여 四六穴、藥指의 外側 끝에 있는 經穴、關衝에서 시작하여 上肢의 바깥쪽의 중앙을 지나서 목을 거쳐、귀의 뒷쪽에서 눈섭의 바깥쪽 끝에 있는 經穴 糸竹空에서 끝나고、거기서 足少陽膽經과 이어진다.

[主로 낫는 病] :: 두통、眼痛、귀머거리、咽喉痛、어깨 무릎팍의 통증.

十一、足少陽膽經

左右 四四穴씩 합하여 八八穴、눈꼬리에 있는 經穴瞳子髎에서 시작하여 머리의 양쪽을 감돌아 귀의 後側에서 목、어깨에 이어져、가슴의 양쪽을 지나 腹部 둔부를 거쳐 下肢의

外側을 내려서 네째발가락에 있는 經穴 竅陰에서 끝나 거기서 足厥陰肝經에 이어진다。

〔主로 낫는 病〕∶두통、 눈꼬리의 疼痛、 胸脇痛、 무릎外側의 痛症。

十二、 足厥陰肝經

左右 十四穴씩、 합하여 二八穴、 엄지발가락의 外側에 있는 經穴 大敦에서 시작하여 下肢를 위로 나가 腹部를 거쳐 젖 밑에 있는 經穴、 期門에서 끝나고、 거기서 太陰肺經과 이어진다。

〔主로 낫는 病〕∶女性의 小腹痛、 腰痛、 水樣便、 오줌싸개、 또는 小便不通。

十三、 任脈

모두 二四穴、 陰部와 肛門 사이에 있는 經穴 會陰보다 윗쪽의 陰毛를 지나 몸의 중앙선 상에 올라 목구멍을 거쳐 입술 밑에 있는 經穴 承漿에서 끝나고、 거기서 督脈과 이어진다。

〔主로 낫는 病〕∶아랫배의 疼痛、 尿閉塞、 尿를 산다。

十四、 督脈

모두 二八穴、 尾骨 밑에 있는 經穴、 長强에서 시작하여 脊柱의 한가운데를 지나 直上하

— 47 —

여、 목을 거쳐 머리의 頂上에서 내려 코에서 입술 안에 있는 經穴 齒交에서 끝나고、 거기서 任脈과 이어진다。

〔主로 낫는 病〕‥脊柱의 硬直 等。

— 48 —

Ⅵ. 孔穴

(一) 經穴이란 무엇인가

經穴이란 몸의 表面과 經絡・臟腑가 相通하는 곳으로 즉, 針灸術을 배푸는 곳이다. 穴位 라고도 한다.

몸의 表面에는 많은 經穴이 있으니, 보통 經穴、 經外奇穴、 阿是穴의 세 종류로 나누어지 고 있다.

일정한 이름이 있으며, 일정한 部位의 經穴로서 手足의 三陰經、 手足의 三陽經과 督・任 의 二脈의 配列에 따른 것은, 十四經의 계통에 屬하는 것으로서 經穴이라 한다.

十四經의 계통에 들어 있지 않는 經穴이라도, 臨床 경험을 거듭 쌓으므로써 확실한 효과 가 인정된 것은 經外奇穴이라 한다.

固定된 部位가 없이 다만 환자의 病에 따라 특정된 部位를 누르면 통증을 느끼는 곳을 阿是穴 또는 不定穴・天應穴이라 한다. 阿是穴은 筋肉의 통증등 얕은 表面的인 病을 치료 하는데 좋으며, 經穴 치료의 補助에 사용한다.

— 49 —

(二) 經穴의 取穴法

몸의 表面에는 많은 經穴이 널리 散在하고 있다. 따라서 정확하게 經穴을 찾아내는 것은 즉 치료 효과를 올리는 것과 聯關된다.

보통 많이 사용되는 取穴 方法에는 다음의 세 종류가 있다.

一、 몸의 自然標示에 基本을 두는 方法

이 방법은 간단하여 외우기 쉽고, 정확하므로 臨床에 많이 쓰인다. 예컨대 두 눈섭의 중심점에 印堂이 있으며, 양손의 엄지 손가락과 人指의 가랑이를 交叉하였을 때, 손등을 눌린 손의 人指 끝이 닿은 다른 손목의 部位에 列缺이 있으며, 양쪽 젖의 중심점에 膻中이 있다. 또는 배꼽 바로 뒤에 해당하는 背部에 命門이 있고, 脊椎를 기준으로 第一胸脊 위에 大椎가 있으며、 第二胸椎 위에 陶道가 있다。

二、 中指同身寸法

환자의 中指와 엄지손가락을 구부리어 동그라미를 만든다。 그 中指의 第一、 第二關節의

(그림 14 中指同身寸)

橫紋(橫주름살) 끝에서 끝사이의 거리를 一寸으로 換算하여 經穴을 取穴하는 방법이다(그림 14). 이 方法은 일반적으로 四肢의 經穴을 取穴하는 경우나 등의 가로너비를 재는 尺度로서 使用된다.

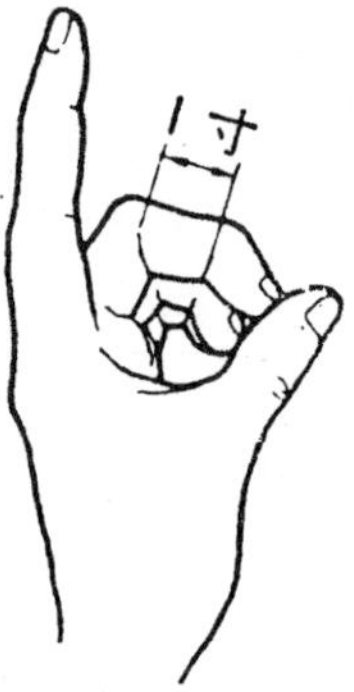

三、 骨度分寸折量法

等分折量法 혹은 骨度法이라고도 한다. 몸의 어느 부분을 일정하게 等分하여 經穴을 찾아내는 방법이다. 男、女、老、幼나 肥滿、細瘦에 관계없이 모다 이 표준으로써 換算된다.

다음은 잘 쓰여지고 있는 骨度分寸法(그림 15)이다.

(1) 頭部의 橫量尺寸(橫寸이라고도 함)。 귀 뒤에 있는 完骨(귀 뒤에 솟아난 뼈로서 乳突이라고도 함) 사이의 거리를 九等分하여 一等分은 一寸으로 한다.

(2) 頭部의 直量尺寸(直寸이라고도 함)

앞 머리카락이 난 언저리에서 뒷머리카락이 난 언저리까지의 거리를 十二等分하여 그 一等分을 一寸으로 한다.

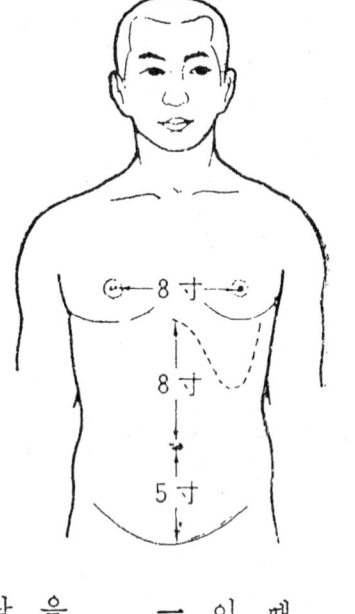

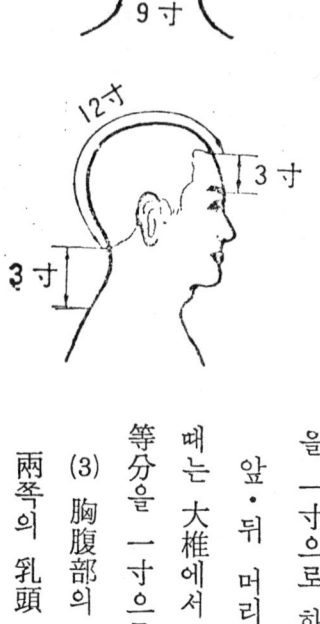

림
15
骨度法)

만약 뒷머리카락이 난 언저리가 분명치 않을

때는 脊柱 위에 있는 經穴 大椎에서 앞머리카락

이 난 언저리까지를 十五等分하여 그 十五分의

一을 一寸으로 한다。

또 만약 앞머리카락이 난 언저리가 분명치 않

을 때는 양쪽 눈섭의 중간의 印堂에서 뒷머리카

락이 난 언저리까지를 十五等分하여 그 一等分

을 一寸으로 한다。

앞·뒤 머리카락의 언저리를 다 알 수 없을

때는 大椎에서 印堂까지를 十八等分하여 그 一

等分을 一寸으로 한다(그림 15)。

(3) 胸腹部의 橫量尺寸

兩쪽의 乳頭 사이를 七等分하여 그 一等分을

一寸으로 한다。

(4) 胸部의 直量尺寸

兩肋의 거리를 一·六寸으로 한다。

(5) 上腹部의 直量尺寸。

胸骨體의 下端에서 배꼽까지를 八等分하여 그 一等分을 一寸으로 한다。

(6) 下腹部의 直量尺寸

배꼽에서 바로 밑 恥骨끝까지를 五等分하여 그 一等分을 一寸으로 한다。

(7) 背部의 直量尺寸

大椎에서 尾椎(전부 二一개의 脊椎가 있다)까지를 三〇等分하여 一等分을 一寸으로 한다。 臨床에 臨해서는 脊椎를 기본으로 하여서 經穴을 取穴하는 수가 많다。

(8) 등의 橫量尺寸과 四肢의 橫量 및 直量尺寸은 거의 中指同身 寸法을 쓴다。

(三) 經穴의 配穴法

針灸 치료도 藥物療法과 같이 환자의 체질、病의 輕重에 따라 經穴을 선택하여 치료해 간다。 따라서 臨床치료에 즈음하여 한 사람의 환자의 몸에서 同時에 여러 개의 經穴을 선정하여 얽고 합쳐서 응용하는 수가 있다。 이것을 配穴이라 하며 藥物處方과 같이 얽어 합

치는 것에 의하여 치료 효과를 증가시킬 수 있다.

이 經穴의 선택에는 일정법칙이 있으니 다음의 몇 가지 방법이 잘 쓰여진다.

一、 經絡을 따라 經穴을 取穴한다.

病이 일어난 經絡 위에 치료하는 經穴을 取穴할 것、 일반적으로 잘 쓰여지는 것은 팔꿈치、 무릎의 關節보다 아랫쪽에 있는 經絡의 經穴을 선택한다。 예를 들면 콧병일 때는 手陽明經의 계통에 屬하므로 本經에 屬하는 合谷을 선택한다。 胃病에는 足陽明經의 계통에 屬하므로 같은 계통에 있는 經穴、 발의 三里를 선택한다。

이것을 『循經取穴』 혹은 『遠道取穴』이라고도 한다。

二、 近隣取穴

病이 일어나 있는 근처의 經穴을 선택하는 방법이 있다。 예컨대 頭痛의 경우에는 머리에 있는 經穴인 百會、 風池、 上星、 太陽 등을 선택한다。 어깨가 뻣뻣하고 통증이 생겼을 경우에는 肩髃、 曲池를 선택하며、 腰痛은 腎俞나 環跳를 선택하고、 눈병일 때는 晴明、 攢竹 등을 선택한다。

— 54 —

三, 相配取穴

치료를 할 때 한 개의 經穴 뿐이면 효과가 적으므로 다른 한 두 군데의 經穴을 보태어 치료 효과를 올리는 것을 相配取穴이라 한다. 이것은 臨床의 응용으로서 널리 쓰이고 있으며 다음의 여섯 종류가 있다.

① 遠近相配

病의 部位에 가까운 經穴과 멀리 떨어져 있는 經穴을 동시에 取穴한다. 예를 들면 胃病일 때는 먼 經穴인 足三里와, 가까운 經穴인 中脘을 取穴한다. 콧병일 때는 먼 經穴로는 合谷을 取穴하며, 가까운 經穴은 迎香을 取穴한다. 生理痛인 경우에는 먼 經穴로는 太冲을 取穴하고, 가까운 經穴로는 關元을 取穴한다. 눈병일 때는 먼 經穴로 後溪를 取穴하고, 가까운 經穴로 晴明을 取穴하는 따위이다.

② 左右相配

双穴法이라고도 한다. 한 가지 病을 치료할 적에 左右 양쪽의 經穴을 동시에 取穴하는 것을 말한다. 즉 胃病일 경우에는 두 足三里를 取穴하고, 혹은 양쪽의 內關을 동시에 取穴한다. 頭痛일 때는 兩側의 太陽 또는 兩側의 列缺을 동시에 取穴한다. 婦人病인 경우는 兩側의 三陰交 혹은 兩側의 血海를 取穴하는 따위이다.

③ 上下相配

上下肢相應法이라고도 한다. 즉 上肢와 下肢의 經穴을 서로 配合하는 것이다. 예컨대 上肢에 있는 經穴 內關과 下肢에 있는 足三里에 經穴을 取穴하면 齒痛의 치료가 된다. 上肢의 經穴 支溝과 下肢의 經穴 照海에 經穴을 取穴하면 便秘의 치료가 된다.

④ 前後相配

內外呼應法이라고도 한다. 예컨대 머리의 앞 쪽에 있는 經穴 迎香과 뒷쪽에 있는 風池를 配合하여 코가 막히는 病을 치료할 수 있다.

⑤ 表裏相配

陰陽相配라고도 한다. 經脈三陽과 三陰이 表裏의 관계에 있으니 그 陰經의 經穴과 陽經의 經穴을 配合하여 치료하는 방법을 말한다. 예컨대 大腸經의 經穴合谷과 肺經의 經穴 列缺을 配合하여 감기를 치료한다. 胃經의 經穴 足三里와 脾經의 經穴 三陰交를 配合하여 消化不良을 치료하는 따위이다.

⑥ 連鎖相配

몸의 同一側에서 上下二肢로부터 동시에 두서너곳의 관련되는 經穴을 配合하여 取穴하는 것을 말한다. 예컨대 上肢疼痛에는 肩髃、曲池、合谷 등의 經穴을 配合하여 半身不隨에는

環跳 陽陵泉 懸鐘 등을 配合하여 치료한다。

(四) 자주 使用되는 經穴

十四經脈에 屬하는 經穴의 數는 約 三百六十一 개가 있다。 또 經外奇穴도 최근까지 發見된 것을 더하면 六百을 넘고 있다。

여기서는 일반에게 잘 쓰여지고 있는 經穴 八四穴과 經外奇穴 十三穴을 紹介한다。

① 手太陰肺經 (全十一穴 中 四穴을 소개함)

一、尺澤

(部位)‥팔꿈치의 안쪽의 굽어지는 모서리에 있는 橫紋 중앙에 있다。

(取穴法)‥의자에 바로 앉게 하고、 손바닥을 위로 향하여 팔꿈치를 약간 굽힌다。 팔꿈치 內側의 굽어지는 곳에 생긴 橫紋 아래에 굵은 한 줄기의 (肱二頭筋腱) 이 있다。 이 굵은 근육의 바깥쪽 (엄지손가락쪽) 을 손가락으로 누르면 오목한 곳이 있다。 이것이 尺澤이다 (그림 16)。

— 57 —

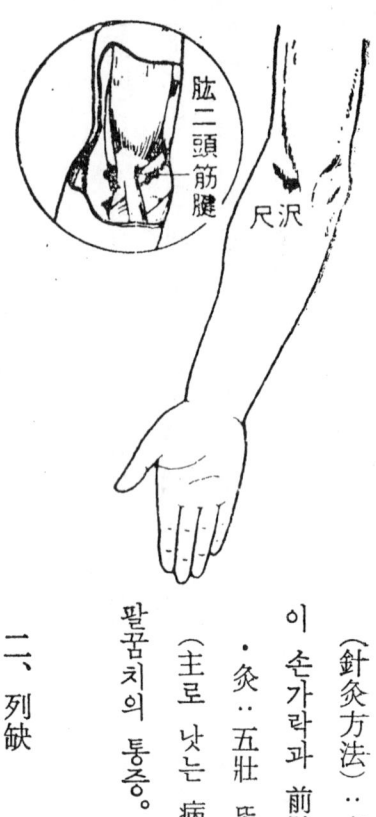

肱二頭筋腱

尺沢

(針灸方法)∷直刺로 三~五分、저림과 마비感

이 손가락과 前臂의 外側에까지 傳해진다.

•灸∷五壯 또는 쑥條를 五十分間。

(主로 낫는 病)∷감기、기침、가래、百日기침

팔꿈치의 통증。

(그림 16 尺澤穴)

二、列缺

(部位)∷손바닥의 엄지손가락 뒷쪽、손목 옆

에 솟아 있는 뼈(橈骨莖突)의 上部로서 손목 關節보다 一寸五分 떨어진 곳이다.

(取穴)∷의자에 正坐시키고 환자의 左右 양손의 엄지손가락과 人指를 교차시킨다. 손등

을 누른 쪽 손의 人指 끝이 닿는 곳에 높은 뼈가 있고 그 뼈의 오목한 곳이 이 經穴이다

(그림 17)。

(針灸方法)∷斜刺로 二~三分、針끝은 팔꿈치 쪽으로 향한다. 나른한 疼痛感 손가락이나

팔에 傳해진다.

•灸∷三~七壯、쑥條灸，五分間 정도。

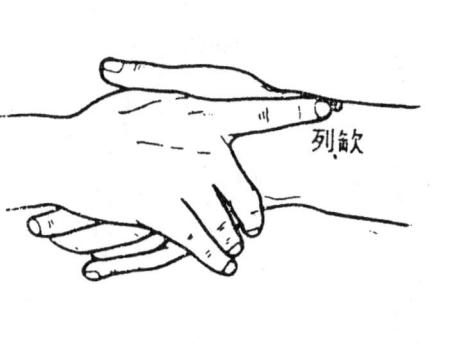

(그림 17) 列缺穴

列缺

(그림 18) 魚際穴

魚際　第一掌骨

(主로 낫는 病) ‥ 감기、두통、기침、손목의 통증、齒痛、中風。

三、魚際

(部位) ‥ 손바닥 쪽 엄지 손가락 뿌리 밑에 있다。

(取穴法) ‥ 손바닥을 위로 향하여、손바닥의 중심점에서 一掌骨의 중앙 外緣까지 직선을 끄어、그 직선의 길이를 四等分하여 掌骨에서 四分의 一 떨어진 곳이 이 經穴이다(그림 18)。

(針灸方法) ‥ 直刺로 三～五分

● 灸 ‥ 三壯、쑥條灸는 五分間

(主로 낫는 病) ‥ 熱、기침、胸脇痛、목구멍의 통증。

四、少商

(部位) ‥ 엄지의 안쪽(內側)(人指의 反對側)으로서 손톱의 뿌리의 모서리에서 一分의 위치에 있다。

(取穴法) ‥ 가볍게 주먹을 쥐게 하고、엄지손가락만을 쭉 뻗친

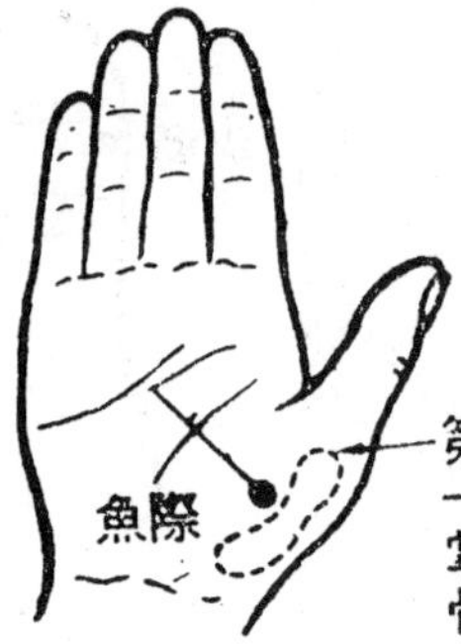

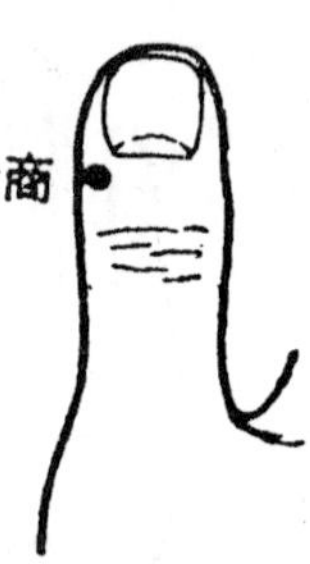

다。엄지손가락、內側의 손톱뿌리에서 約 一分 內側에 이 經穴이 있다(그림 19)。

(針灸方法)‥斜刺로 一分、바늘 끝을 약간 위로 향한다。보통은 三稜針으로 點刺하여 (가볍게 찌른다) 피를 약간 나게 한다。

(主로 낫는 病)‥코피、구토、목멍의 통증、百日기침、전간、中風卒倒、급성유행 눈병。

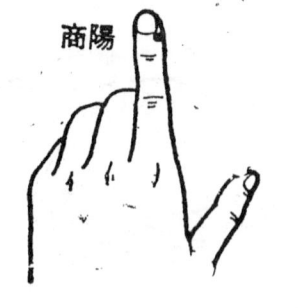

(그림 19 少商穴)

② 手陽明大腸經(全二十六 中 五穴 소개)

一、商陽

(部位)‥人指 소톱의 뿌리에 있다。

(取穴法)‥人指의 內側(엄지손가락쪽)의 손톱뿌리에서 약 一分 內側에 떨어진 곳이 이 經穴이다(그림 20)。

(針灸方法)‥斜刺로 一分、針끝을 약간 위로 향한다。三稜針으로 點刺하여 피를 약간 나게 한다。

(그림 20 商陽穴)

商陽

少商

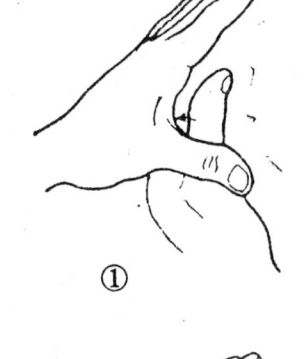

〔그림 21 合谷穴〕

①　②　③　④

合谷　第一、二掌骨結合部　虎口

●灸∷三壯、쑥條灸는 五分間∙

二、合谷

(部位)∷손등이며、엄지와 人指의 뿌리에 있다.

(取穴法)∷손바닥을 아래로 향하여 엄지와 人指의 가랑이(股間)를 넓게 벌린다 다른 손의 엄지의 橫紋(횡주름살)을 벌린 손가락의 股間의 피부의 끝 줄에 대고 엄지로 누르는 다른 손의 엄지 끝으로 누르는 데서 약간 人指側에 이 經穴이 있다. (그림 21).

(針灸方法)∷直刺로 五~八分、저리는 느낌이 손가락 끝 혹은 팔까지 傳해 진다. 姙婦는 이 經穴에 針을 놓아서는

— 61 —

안 된다.

●灸 : 三壯、 쑥條灸이면 五~七分間.

(主로 낫는 病) : 감기、 熱、 기침、 嘔吐、 頭痛、 齒痛、 목구멍의 痛症、 축농증、 中風에 의한 眩暈、 호열자、 百日기침、 더위먹음、 귀머거리와 벙어리、 유행성 눈병、 生理痛、 月經不順、 難産、 팔의 통증、 천연두、 中風、 모반(母斑).

三、 曲池

(部位) : 팔꿈치 內側의 橫紋 바깥끝에 있다.

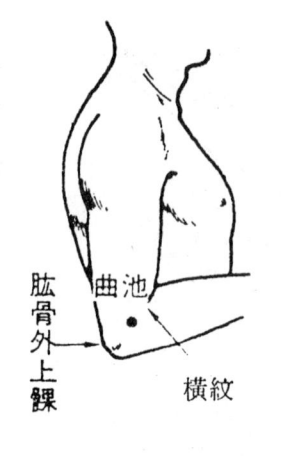

肱骨外上髁

曲池

横紋

(그림 22 曲池穴)

(取穴法) : 의자에 正坐시켜 팔꿈치를 굽힌다. 팔꿈치의 內側의 橫紋 끝과 팔꿈치의 外側에 튀어나온 뼈(肱骨外上髁) 중간에 이 經穴이 있다(그림 22).

(針灸方法) : 直刺로 八分~一寸五分、 저리는 느낌이 팔에 전해진다.

●灸 : 三~七壯、 쑥條灸는 五~十分間.

(主로 낫는 病) : 감기、 熱、 구토、 더위먹음、 전간(지랄

四、肩髃

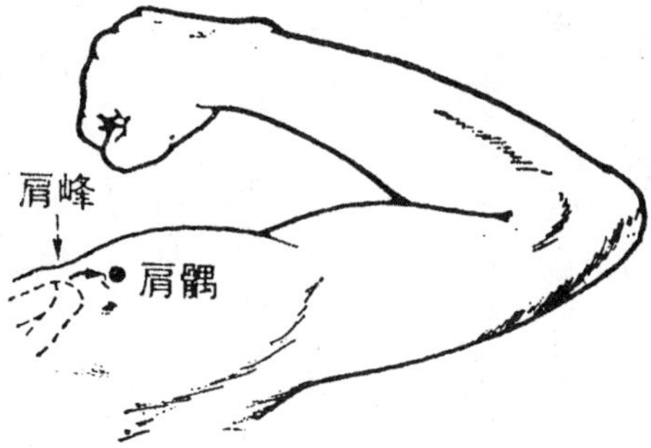

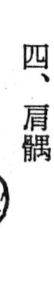

肩峰
肩髃

(그림 23 肩髃穴)

(部位)‥어깨 끝의 **關節**에 있다。

(取穴法)‥팔을 수평으로 들게 한다。어깨의 큰 뼈(肩峰)보다 약간 앞쪽에 생긴 오목한 곳이 이 經穴이다(그림 23)。

(針灸方法)‥直刺로 六分~一寸。

●灸‥쑥條灸는 五~十五分間。

(主로 낫는 病)‥어깨나 팔의 통증。

五、迎香

(部位)‥코 양 쪽에 있다。

(取穴法)‥小鼻의 外緣에서 五分 떨어진 곳에 이 經穴이 있다(그림 24)。

(針灸方法)‥直刺로 一~三分、灸는 쓸 수 없다。

(三) 足陽明胃經(全四五穴 中 十六穴 소개)

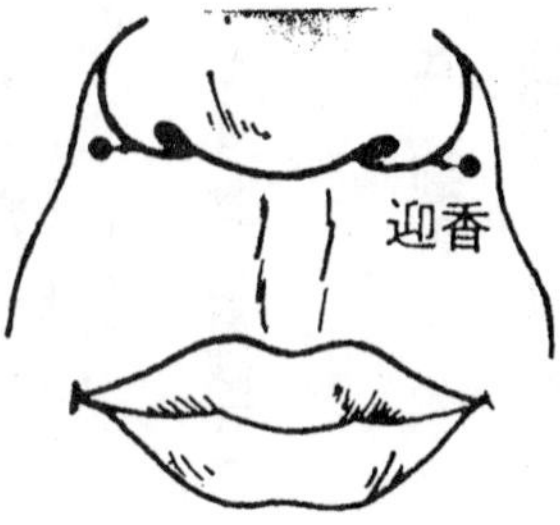

(그림 24 迎香穴)

一、地倉

(部位)‥입의 兩端外側에 있다。

(取穴法)‥입의 兩端을 잇는 線을 延長하여 입가에서 약 四分 外側이 이 經穴이다(그림 25)。

(針灸方法)‥斜刺로 三~五分 針끝은 귀쪽으로 향한다。

●灸‥五壯、쑥條灸면 五分間

(主로 낫는 病)‥中風

二、頰車

(部位)‥양턱에 있다。

（取穴法）‥下顎角의 앞 위에 약 一分의 위치로 잇치로 잇빨을 깨물면 筋肉 《筋》이 隆起한다. 그 근육의 가장 높은 곳의 가운데가 이 經穴이다(그림 25)。

（針灸方法）‥直刺로 四分、地倉을 향하여 斜刺。

●灸‥三～五壯、쑥條면 五～七分間

（主로 낫는 病）‥齒痛、전간、천연두、中風。

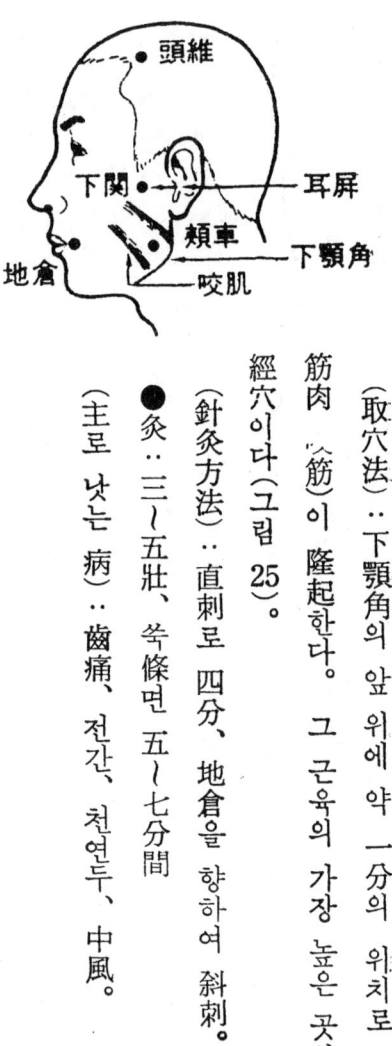

頭維
耳屏
下関
頰車
下顎角
咬肌
地倉

三、下關

（部位）‥小耳의 앞쪽이다。

（取穴法）‥환자의 입을 다물게 한다. 귀 앞쪽의 頰骨弓 밑의 오목한 곳으로 귀 한 가운데에서 약 七～八分 떨어진 곳이 이 經穴이다. 이 經穴은 입을 벌리면 오목한 곳이 치켜 올라 온다(그림 25)。

（針灸方法）‥直刺로 三分、灸는 禁한다。

（主로 낫는 病）‥齒痛、中風

（그림 25 地倉、頰車、下關、頭維穴

四、頭維

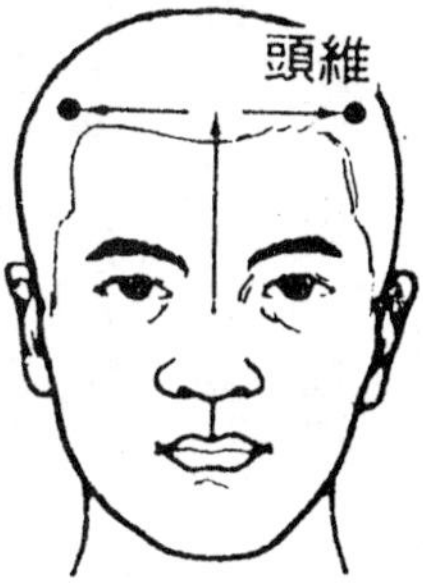

(그림 26 頭維穴)

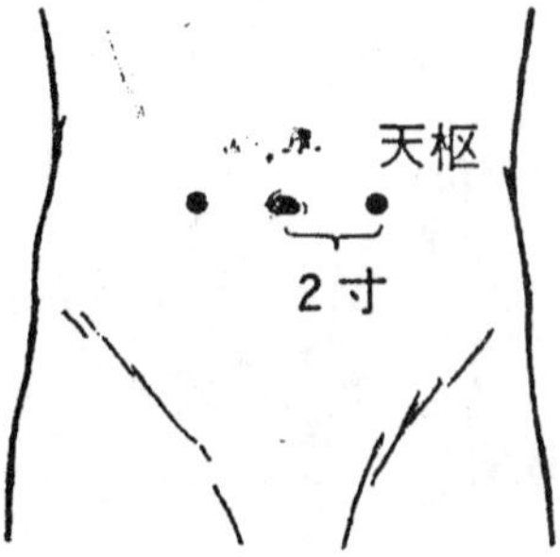

(그림 27 天樞穴)

(部位)∷이마의 머리털이 나는 언저리 양 모서리에 있다.

(取穴法)∷양쪽 눈섭의 중심점에서 바로 위로 가서 머리털이 나는데서부터 五分 정도 들어간 곳으로, 左右 양쪽에 四寸五分 떨어지고, 거기서 또 머리털이 난 언저리로 五分 들어간 곳이 이 經穴이다(그림 25、26)。

(針灸方法)∷針끝을 머리의 頂上으로 向하여 瀉皮刺 또는 斜刺로 三分, 灸는 禁한다.

(主로 낫는 病)∷두통、편두통、眉骨痛

五、天樞

(部位)∷배꼽의 양쪽에 있다.

(取穴法)∷환자를 위로 보고 눕게 한다。배꼽에서 左右 바깥쪽 二寸의 위치가 이 經穴이다(그림 27)。

(針灸方法) 直刺로 五分에서 一寸.

●灸：七~十五壯、쑥條灸라면 五~十五分間。

(主로 낫는 病)：腹痛、설사、호열자、生理不順、血便赤痢(痢疾)。

六、犢鼻

胫骨粗隆
犢鼻
足三里

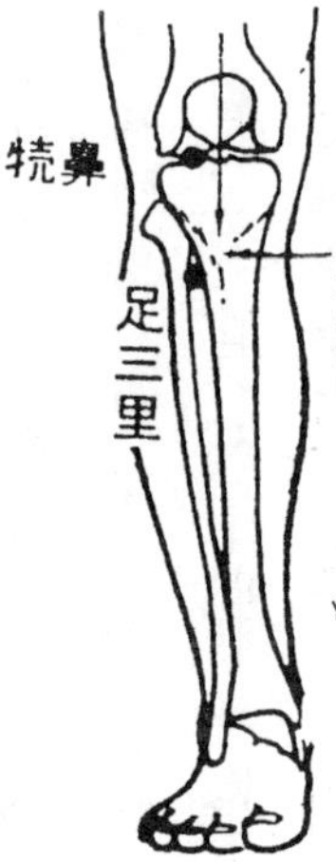

(그림 28 犢鼻、足三里穴)

(部位)：무릎파의 아래쪽에 있다。

(取穴法)：환자를 의자에 正坐시키고、다리를 九十度로 굽힌다。무릎파 밑、外側이 조그맣게 오목한 여기가 이 經穴이며、따로 外膝眼이라고도 한다(그림 28)。

(針灸方法)：斜刺 三~四分、針끝을 약간 안 쪽으로 향한다.

●灸：三壯、쑥條는 五~十分間。

(主로 낫는 病)：무릎의 關節痛。

七、足三里

(部位)：무릎의 關節의 밑、약간 外側에 있다。

(取穴法)∷ 환자의 손바닥 중심을 무릎의 頂上의 가운데에 닿게 하고、 中指의 끝이 닿은 곳에서 一寸 外側에 이 經穴이 있다. 또 한가지 方法은 脛骨의 앞쪽의 한 가운데에서 위로 더듬어 가면、 무릎파 밑에 솟아난 뼈(脛骨粗隆)의 下緣을 알 수 있다(그림 28)。 이 下緣에서 外側에 一橫指(人指 한 개의 너비) 떨어진 곳이 經穴이다(그림 29)。

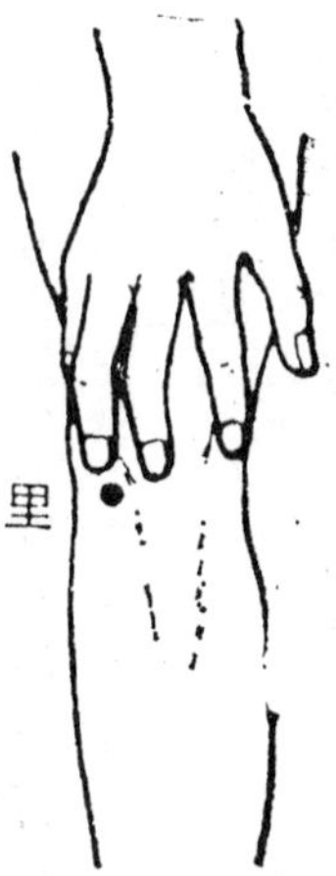

(그림 29 足三里穴)

足三里

(針灸方法)∷ 直刺로 五分~一寸. 局部에 나른한 팽창감을 느끼며、 漸次 脚面에 미쳐 가끔 세째 발가락、 네째 발가락에 직접 전하여진다. 또는 上腹部까지 傳해지는 수도 있다.

●灸∷ 七壯에서 十餘壯 쑥條면 三十分間.

(主로 낫는 病)∷ 胃痛、腹痛、구토、호열자、설사、尿閉、便秘、齒痛、眩暈、腸궤양、生理不順、生理病、閉經、더위먹음.

八、豊隆

(部位)∷ 다리의 앞 外側 가운데에 있다.

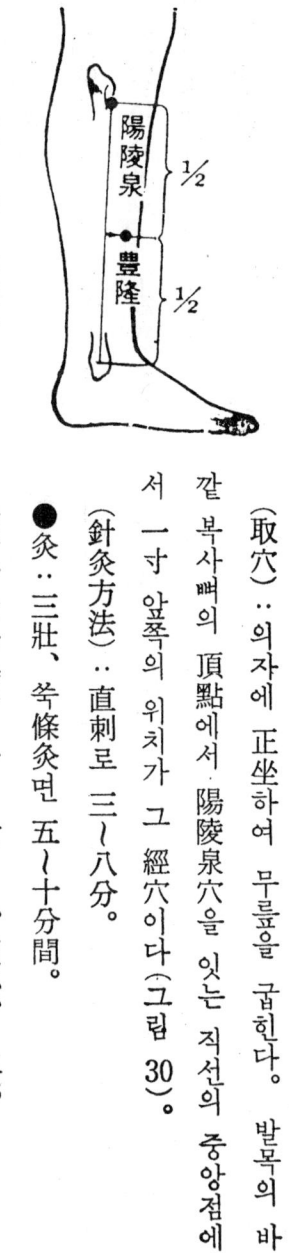

(取穴)：의자에 正坐하여 무릎을 굽힌다。 발목의 바깥 복사뼈의 頂點에서 陽陵泉穴을 잇는 직선의 중앙점에서 一寸 앞쪽의 위치가 그 經穴이다(그림 30)。

(針灸方法)：直刺로 三～八分。

●灸：三壯、쑥條灸면 五～十分間。

(主로 낫는 病)：담이 굳어짐、便秘、전간。

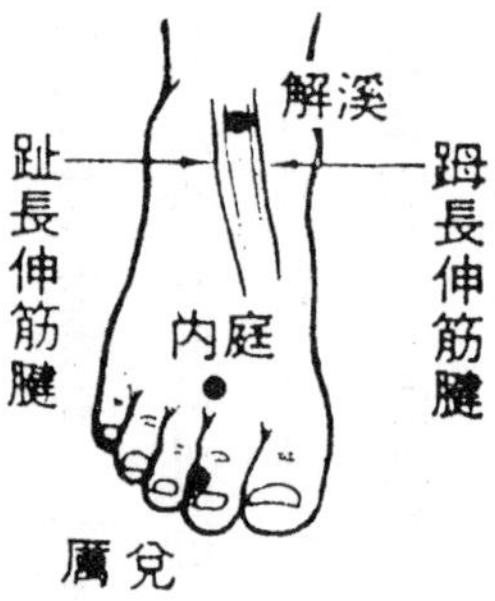

(그림 30 豐隆穴)

九、解溪

(部位)：발목 關節의 正面의 中央에 있다。

(取穴法)： 의자에 正坐시킨다。 이 經穴은 발목의 前側에 발등에서 정갱이를 지나고 있는 굵은 두 가닥의 뼈(趾長伸筋腱과 母長伸筋腱)의 중간에 패인 곳에 있다(그림 31)。

(針灸方法)：直刺로 五～八分、針끝은 안쪽 복사뼈의 頭上으로 향한다。

●灸：五壯、쑥條灸라면 五～十分間。

(그림 31 解溪、內庭、厲兌穴)

（主로 낫는 病）∷ 발목의 捻挫、구토

十、內庭

（部位）∷ 발가락、둘째와 셋째의 가랑이 가운데에 있다。

（取穴法）∷ 의자에 바로 앉게 한다。 둘째와 셋째 발가락의 가랑이 가운데에서 약간 뒷쪽 위치가 이 經穴이다（그림 31）。

（針灸方法）∷ 直刺로 三～五分

● 灸∷ 쑥柱로 五分間

（主로 낫는 病）∷ 齒痛、喉痛、便秘、生理痛、不眠症。

十一、厲兌

（部位）∷ 둘째발가락의 外側（새끼발가락에 가까운 쪽）의 발톱 뿌리에 있다。

（取穴法）∷ 의자에 正坐시킨다。 둘째발가락의 外側、발톱의 뿌리에서 약 一分정도의 위치가 이 經穴이다（그림 31）。

（針灸方法） 直刺로 一分 정도。

●灸 : 쑥條灸로 五分間。

(主로 낫는 病) : 腸궤양, 意識不明

(四) 足太陰脾經(全二十穴中 四穴을 소개)

一、隱白

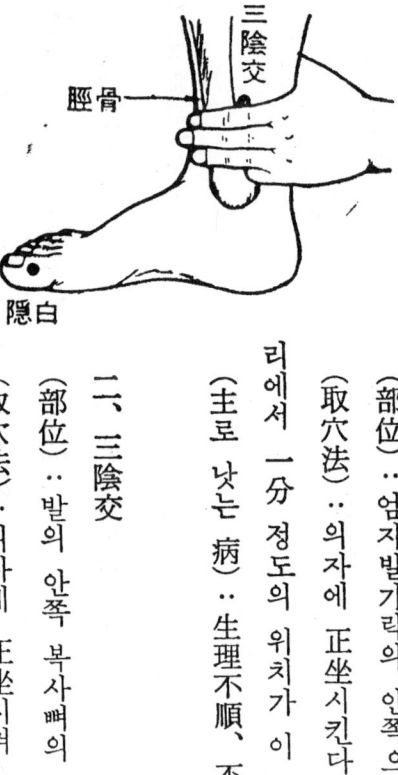

(部位) : 엄지발가락의 안쪽으로、발톱의 뿌리 가까이에 있다。

(取穴法) : 의자에 正坐시킨다。 엄지발가락의 內側、발톱의 뿌리에서 一分 정도의 위치가 이 經穴이다(圖 32)。

(主로 낫는 病) : 生理不順、不眠症、意識不明、子宮出血。

二、三陰交

(部位) : 발의 안쪽 복사뼈의 윗쪽에 있다。

(取穴法) : 의자에 正坐시켜 무릎을 굽히고 발을 늘어뜨린다。 안쪽 복사뼈의 上端에서 위로 四寸의 위치에 굵은 뼈(脛骨)의 뒷

(그림 32 隱白、三陰交穴)

쪽의 변죽이 이 經穴이다 (그림 32)。

(針灸方法)‥ 直刺로 三~五分、姙婦에게는 이 經穴에 針을 놓아서는 안된다.

●灸‥三壯、쑥條灸는 五~十分間。

(主로 낫는 病)‥生理不順、腹痛、生理痛、子宮出血、難產、產後의 貧血、中風에 의한 虛脫、不眠症、夜尿症。

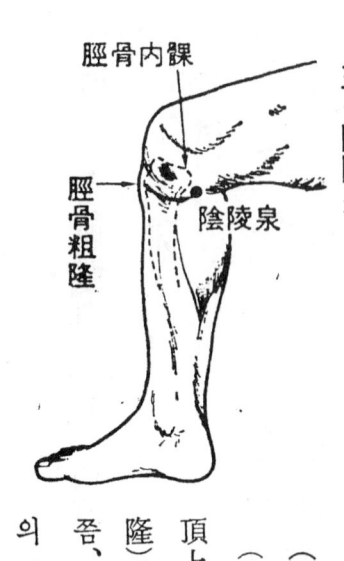

脛骨內髁

脛骨粗隆

陰陵泉

三、陰陵泉

(針灸方法)‥直刺로 五~八分。

(그림 33 陰陵泉‥)

(部位)‥무릎의 內側에 있다。

(取穴法)‥의자에 正坐시키고、무릎을 굽힌다。무릎 頂上보다 아래로 더듬어가면 솟아오른 높은 뼈(脛骨粗隆)의 頂點을 찾을 수 있다。거기서 안쪽으로 四寸 정도쯤、꼭 넙적다리의 뼈 끝(脛骨內髁)의 後側과 무릎 頂上의 뒷쪽에 있는 橫紋 끝과의 중간 위치가 이 經穴이다

(그림 33)。

●灸∷三壯、 쑥條灸는 五分間。

(主로 낫는 病)∷ 뱃속에 空氣가 모인다。 무릎이다 발이 부어서 아픈데。

四、 血海

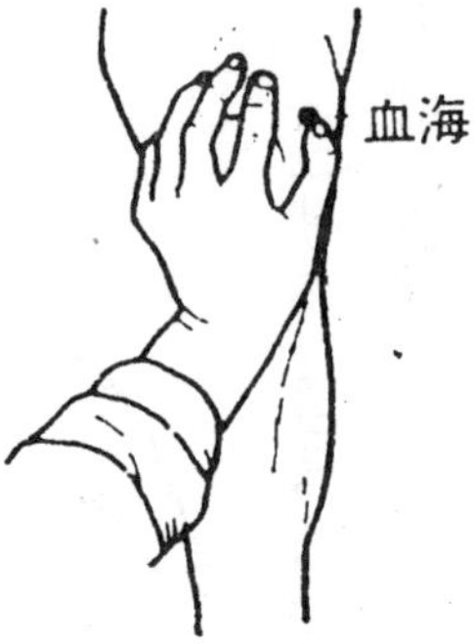

血海

(部位)∷ 넙적다리 안쪽이며、 무릎에서 二寸 위의 위치에 있다。

(取穴法)∷ 의자에 正坐시킨다。 醫師는 환자를 향하여 손바닥의 중심을 환자의 무릎팍의 중앙에 대고 엄지손가락 끝이 닿은 곳이 이 經穴이다 (그림 34)。

(針灸方法)∷ 直刺로 五分。

●灸∷三壯、 쑥條灸는 五～十分間。

(그림 34 血海穴)

(主로 낫는 病)∷ 腹痛、 生理不順、 子宮出血、 홍역。

(五) 手少陰心經 (全九穴中 三穴 소개)

一、 通里

(部位)∷ 손목의 새끼손가락 쪽에 있다。

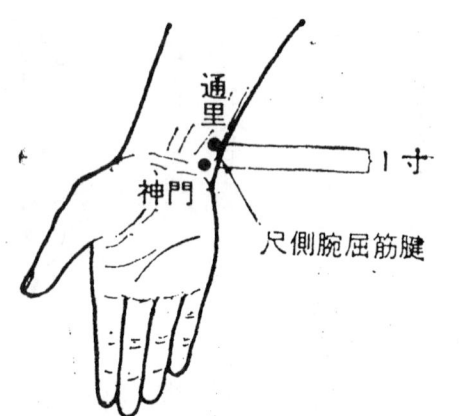

(그림 35 通里、神門穴)

(取穴法)‥손바닥을 위로 향하여 팔꿈치를 약간 굽힌다 (그림 35)

神門穴보다 위로 一寸 떨어진 위치가 이 經穴이다 (그림 35)

(針灸方法)‥直刺로 三分。

●灸‥三壯、쑥條灸는 五~十五分間。

(主로 낫는 病)‥기분이 나쁘다, 가슴의 두근거림。

二、神門

(部位)‥손목의 横紋 새끼손가락의 끝에 있다。

(取穴法)‥손바닥을 위로 향하여、팔꿈치를 약간 구부린 다。새끼손가락과 약지를 바깥쪽으로 향하여 비틀면 손목

의 第二横紋 위의 끝은 筋肉의 橈側에 나타나는 패인 곳이 이 經穴이다 (그림 35)。

(針灸方法)‥針끝을 새끼손가락 쪽으로 향하여、斜刺로 四~五分。

●灸‥三壯、쑥條灸는 五分~十分間。

(主로 낫는 病)‥不眠症、전간、기분이 나쁘다、가슴의 두근거림、意識不明。

— 74 —

(그림 36 少冲穴)

(部位)‥새끼손가락의 손톱 뿌리에 있다.

(取穴法)‥새끼손가락을 약간 구부린다. 새끼손가락의 손톱뿌리의 모서리, 약지쪽에 一分쯤 떨어진 곳에 이 經穴은 있다(그림 36).

(針灸方法)‥一分정도 찌른다.

●灸‥三壯, 쑥條灸는 五分間.

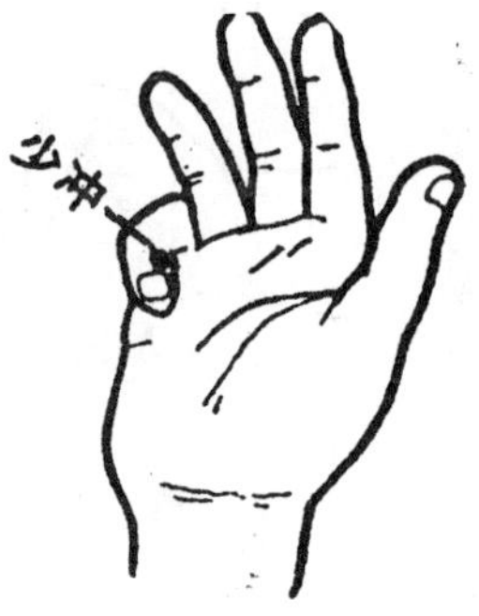

(主로 낫는 病)‥가슴의 두근거림, 中風에 의한 卒倒, 熱病(救急의 경우).

(六) 손의 太陽小腸經(全十九穴中 三穴 소개)

一、 少澤

(部位)‥새끼손가락의 바깥쪽 손톱의 뿌리 모서리에 있다.

(取穴法)‥손바닥을 아래로 향하게 한다. 새끼손가락의 끝 外側으로서 손톱의 뿌리 모서리에서 一分쯤 떨어진 위치이다(그림 37).

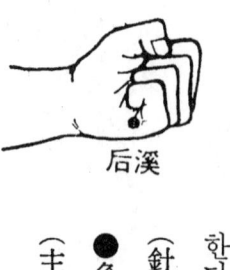

(針灸方法)‥一分쯤 直刺한다。

● 灸‥一~三壯、 쑥條灸는 五分間。

(主로 낫는 病)‥中風에 의한 卒倒、熱病〔救急의 경

우)

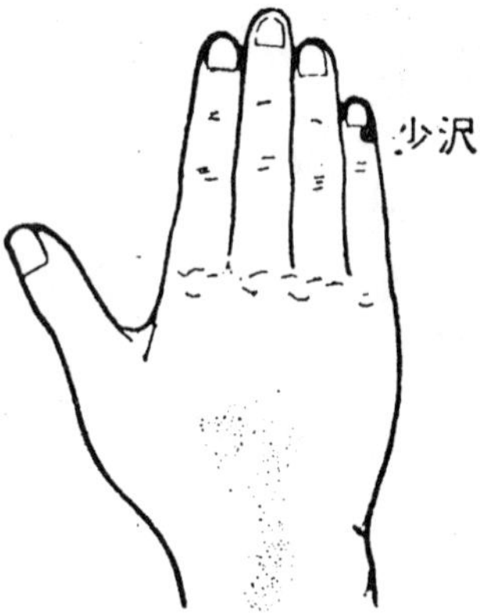

(그림 37 少澤穴)

二、後溪

(部位)‥손바닥의 새끼손가락쪽 끝에 있다。

(取穴法)‥손바닥을 위로 향하게 하고、주먹을 쥐게
한다。새끼손가락의 外側에 있는 橫紋끝이 이 經穴이다(그림 38)。

(針灸方法)‥주먹을 쥔채로 直刺로 三分。

● 灸‥三壯, 쑥條灸는 五分間。

(主로 낫는 病)‥말라리아、전간、홍역、손가락의 경련。

(그림 38 後溪穴)

三、聽宮

(部位)‥귀(小耳) 앞쪽 오목한 곳 안에 있다。

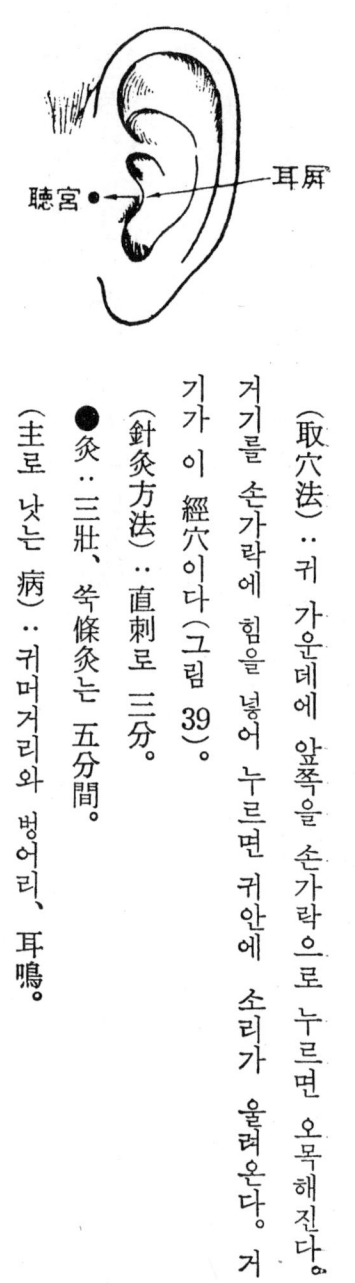

(그림 39 聽宮穴)

(取穴法)∶귀 가운데에 앞쪽을 손가락으로 누르면 오목해진다. 거기를 손가락에 힘을 넣어 누르면 귀안에 소리가 울려온다. 거기가 이 經穴이다(그림 39).

(針灸方法)∶直刺로 三分。

● 灸∶三壯、쑥條灸는 五分間。

(主로 낫는 病)∶귀머거리와 벙어리, 耳鳴。

(七) 足太陽膀胱經(全 六七穴中 十二穴 소개)

一、晴明

(部位)∶눈시울에 있다。

(取穴法)∶의자에 正坐시키고, 머리를 쳐들게하여 기대게 하거나 또는 눕힌다。눈시울에서 밖으로 一分 떨어진 곳에 눈이나 뼈의 안쪽 변죽에 가까운 곳에 이 經穴이 있다(그림 40)。

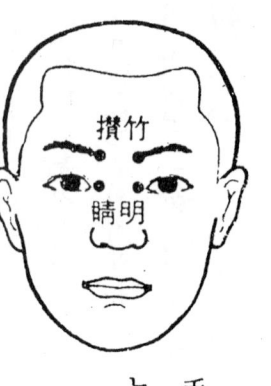

（針灸方法）∷一~二分의 깊이로 찌른다。針을 찔은 뒤 어떠한

手法도 쓰지 않고、針을 그대로 經穴에 十五分間 꽂아둔 다。灸

는 사용하지 않는다。

（主로 낫는 病）∷눈병、風眼。

二、攢竹

（部位）∷눈섭의 안쪽 끝에 오목한 곳에 있다。

（그림 40 晴明、攢竹穴）

（取穴法）눈섭의 안쪽 끝에서 눈섭으로 一分쯤 들어간 곳에 이經穴이 있다（그림 40）。

（針灸方法）∷針끝을 눈섭의 안쪽 끝에서 밖으로 향하여 피부를 따라 三分의 깊이로 찌른

다。

● 灸를 떠서는 안된다。

三、大杼

（部位）∷第一椎 밑의 兩側에 있다。

(取穴法)∷의자에 正坐시키고 목의 뒷부분 중심을 아래로 향하여 쓰다듬어 내려가면, 가장 솟아오른 脊椎骨(第七頸椎骨)이 있다. 그 아래에 있는 第一椎(第一胸椎) 아래의 오목한 곳에서 左右로 약 一寸五分의 위치가 이 經穴이다(그림 41).

〈註〉人間의 몸에는 전부 二二節의 脊椎骨이 있는데, 鍼灸學에서는 第一、第二椎에서 第二十一椎를 잘 사용한다. 現代醫學과 對照하여 보면, 一椎에서 十二椎는 즉 胸一椎에서 胸十二椎이며、十三椎에서 十七椎는 즉 腰一椎에서 腰五椎이며 十八椎에서 二十一椎가 骶椎이다.

以下 肺兪、膈兪、胃兪、腎兪의 各 經穴의 取穴法은 모두 위에서 세어 第 몇 椎, 거기서 밖으로 향하여 몇寸에서 取穴한다고 하는 方法을 쓴다.

(針灸方法)∷直刺로 三〜五分.

●灸∷三〜七壯, 쑥條灸는 十〜二十分間.

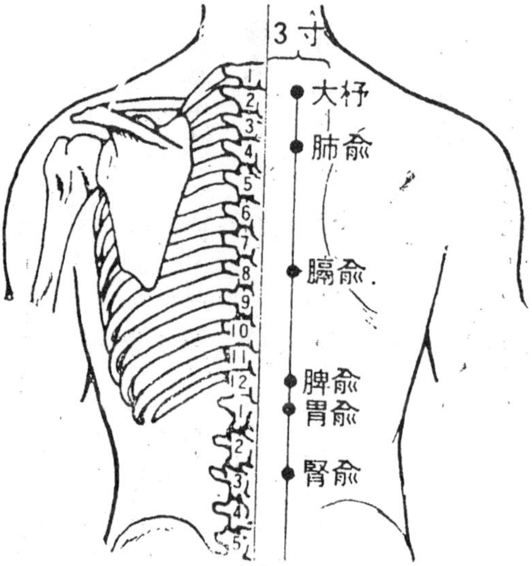

〔그림 41〕大杼、肺兪、膈兪、脾兪、胃兪、腎兪穴

― 79 ―

（主로 낫는 病）‥ 기침、 齒痛、 머리頂上의 통증。

四、 肺兪

（部位）‥ 第三椎의 아래 兩脅에 있다。

（取穴法）‥ 의자에 正坐시키거나 혹은 엎드리게 하여 눕힌다。 第三椎（第三胸椎） 밑에 패인 곳에서 左右兩側에 一寸五分 떨어진 곳에 있다（그림 41）。

（針灸方法）‥ 直刺로 三~五分。

● 灸‥ 五~七壯、 쑥條는 五分~二十分間。

（主로 낫는 病）‥ 기침、 百日기침。

五、 膈兪

（部位）‥ 第七椎 밑、 兩脅에 있다。

（取穴法）‥ 의자에 正坐시키거나 또는 엎드려 눕게 한다。 第七椎（第七胸椎） 밑에 오목한 곳의 양쪽에서 左右 一寸五分의 위치가 이 經穴이다（그림 41）。

（主로 낫는 病）‥ 閉經、 胸胁痛、 血便、 딸꾹질。

六、脾俞

(部位)：第十一椎 밑 兩脇에 있다.

(取穴法)：의자에 正坐시키거나 혹은 엎드리게 한다. 第十一椎(第十一胸椎) 밑에 패인 곳의 양쪽에서 左右 一寸五分의 위치가 이 經穴이다(그림 41).

(針灸方法)：直刺로 三~五分.

● 灸：三壯, 쑥條灸는 五~十分間.

(主로 낫는 病)：消化不良、구토、설사、生理不順.

七、胃俞

(部位)：第十二椎 밑 左右兩脇에 있다.

(取穴法)：의자에 正坐시키거나 엎드리게 한다. 第十二椎(第十二胸椎 밑에 오목한 곳에서 左右 一寸五分의 위치가 이 經穴이다(그림 41).

(針灸方法)：直刺로 三~五分.

● 灸：五壯, 쑥條灸는 五~二十分間.

(主로 낫는 病)：胃痛、구토、설사、배의 脹滿이나 空氣가 차 있는 것 등.

八、 腎俞

(部位)‥第十四椎 밑의 兩脇에 있다.

(取穴法)‥의자에 正坐시키거나, 엎드리게 한다. 第十四椎(第二腰椎) 밑에 패인 곳에서 左右 一寸五分의 위치가 이 經穴이다(그림 41).

(針灸方法)‥直刺로 五〜八分

●灸‥五壯, 쑥條灸는 五〜二十分間

(主로 낫는 病)‥腰脊痛, 夜尿症, 生理不順, 生理痛, 閉經, 血便.

九、 委中

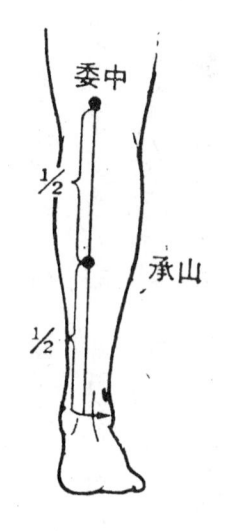

(그림 42 委中承山穴)

(部位)‥무릎의 뒷쪽의 중앙에 있다.

(取穴法)‥엎드리게 한다. 이 經穴은 무릎의 뒷쪽이며, 굽히고 펴고 할 때 생기는 橫주름살의 중앙에 있다(그림 42).

(針灸方法)‥直刺로 五分〜一寸, 나른한 膨脹感이 위의 臀部와 아래의 발가락까지 傳해진다. 달리 三稜針

으로 點刺(얕게 찌름)하여 피를 약간 내는 수도 있다.

●灸는 사용하지 않는다.

(主로 낫는 病)∶ 허리와 등의 통증, 腹痛, 무릎의 통증, 發熱, 手足의 경련, 腸궤양, 發疹、더위를 먹음、목이 마름.

十、承山

(그림 43 承山穴)

(部位)∶종아리의 근육에 있다.

(取穴法)∶환자를 바로 세운다. 발가락 끝에 힘을 넣어서 세우고, 발밑을 위로 끌어 올리듯이 하면 종아리의 근육에 『人』字形이 나타난다. 이 『人』字의 갈라지는 곳이 이 經穴이다(그림 43).

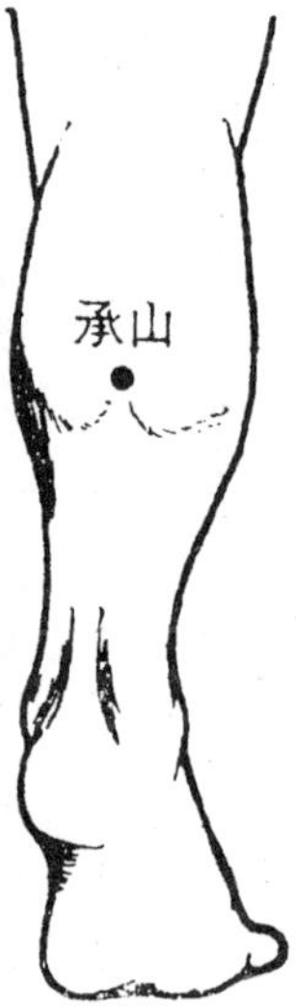

(針灸方法)∶直刺로 七分.

●灸∶三~五壯、쑥條灸는 五~十五分間.

(主로 낫는 病)∶四肢의 疼痛、발목의 捻挫、便秘.

十一、昆侖

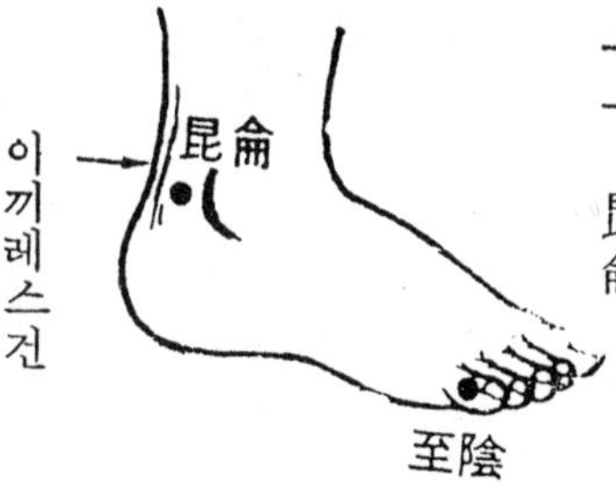

이끼레스건　昆侖

至陰

그림 44　昆侖, 至陰穴

（部位）‥ 바깥 복사뼈의 뒷쪽에 있다.

（取穴法）‥ 의자에 正坐시킨다. 바깥쪽 복사뼈의 頂上보다 後側에, 五分 떨어진 오목한 곳으로, 아끼래스腱과의 중간이 이 經穴이다（그림 44）. 太溪穴과 정반대 되는 곳에 있다.

（針灸方法）‥ 直刺로 五分, 단 姙婦에게는 針을 禁한다.

● 灸‥ 쑥條灸는 五～十分間.

（主로 낫는 病）‥ 두통, 허리나 등의 통증, 발목의 捻挫（挫閃）、下肢不隨、難產、小兒전간.

十二、至陰

（部位）‥ 새끼발가락의 外側, 발톱뿌리의 모서리에 있다.

（取穴法）‥ 새끼발가락의 外側이며, 발톱의 뿌리 모서리에서 一分쯤 떨어진 위치가 이 經穴이다（그림 44）.

（針灸方法）‥ 斜刺로 一分.

●灸∷三～五壯、쑥條灸는 五分間。

(主로 낫는 病)∷不眠症、難產。

(八) 手少陰腎經 (全二七穴中 三六 소개)

一、湧泉

湧泉

(部位)∷발바닥의 중심에서 앞부분에 있다。

(取穴法)∷환자를 위로 보고 눕게 한다。 다섯 발가락을 아래로 구부리게 하면、발바닥의 중심에서 약간 앞부분이 오목하게 된다。 거기가 이 經穴이다 (그림 45)。

(針灸方法)∷直刺로 三～五分。

●灸∷三壯、쑥條논 五～十五分間。

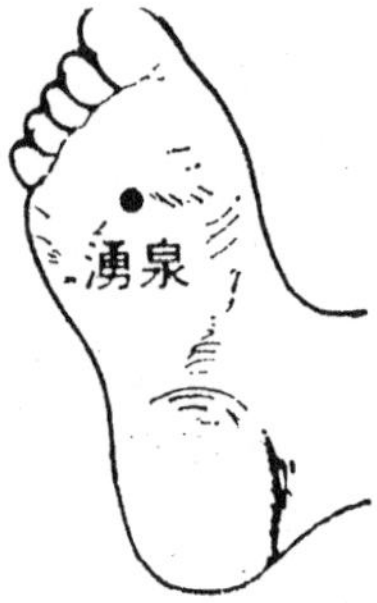

(그림 45 湧泉穴)

(主로 낫는 病)∷意識不明、두통、전간。

— 85 —

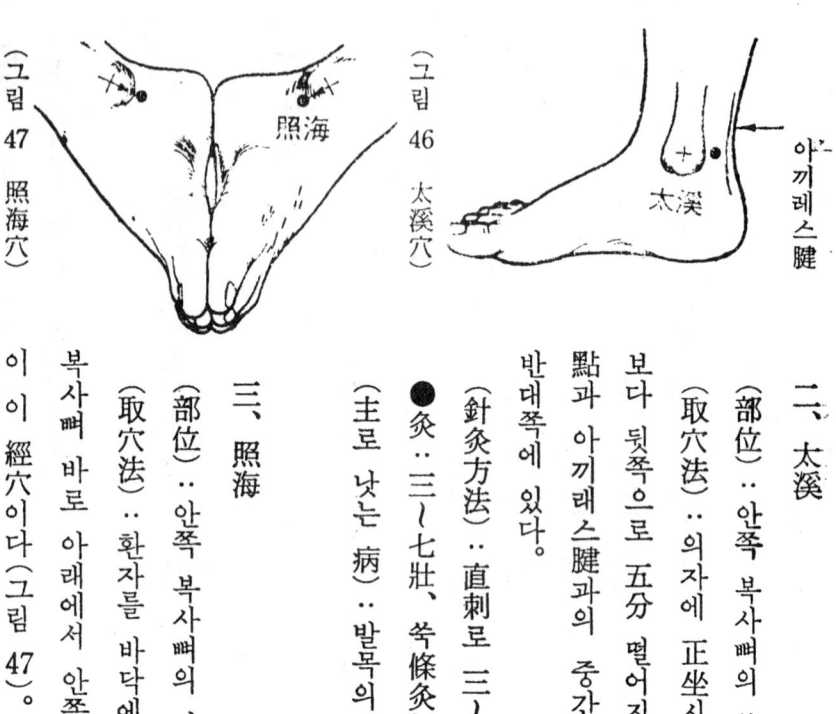

照海

太溪

아끼레스腱

二、太溪

（部位）‥안쪽 복사뼈의 後側에 있다。

（取穴法）‥의자에 正坐시키거나 옆으로 눕게 한다。 안쪽 복사뼈 보다 뒷쪽으로 五分 떨어진 곳에 오목한 곳으로、안쪽 복사뼈의 頂點과 아끼레스腱과의 중간이 이 經穴이다（그림 46）。 꼭 昆侖穴의 반대쪽에 있다。

（針灸方法）‥直刺로 三～五分。

● 灸‥三～七壯、쑥條灸는 五～十分間。

（主로 낫는 病）‥발목의 捻挫、眩暈、齒痛、딸꾹질。

三、照海

（部位）‥안쪽 복사뼈의 아래에 있다。

（取穴法）‥환자를 바닥에 앉히고、두 발바닥을 맞붙인다。 안쪽 복사뼈 바로 아래에서 안쪽 복사뼈의 뼛가의 밑에 약간 오목한 곳 이 이 經穴이다（그림 47）。

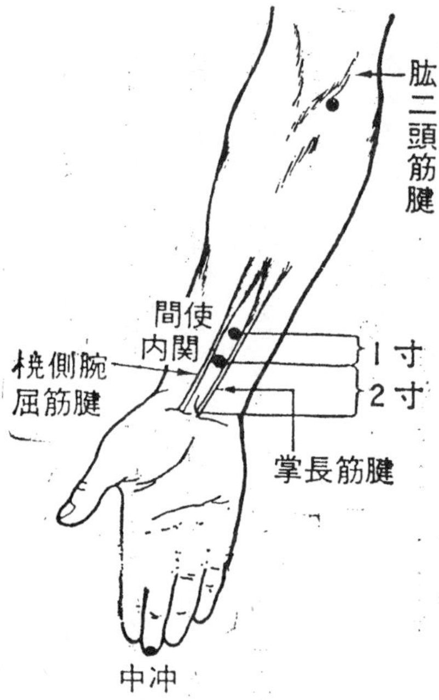

（그림 48 曲澤、間使、內關、中冲穴）

肱二頭筋腱
間使
內関
橈側腕屈筋腱
掌長筋腱
中冲
1寸
2寸

（針灸方法）‥直刺로 三〜七分。

●灸‥三〜七壯、쑥條灸는 五十分間。

（主로 낫는 病）‥便秘、不眠症、月經不順、전간、咽喉痛。

（九） 手厥陰心包經（全九穴中 四穴 소개）

一、曲澤

（部位）‥팔꿈치의 안쪽 구부러지는 모서리의 가운데에 있다.

（取穴法）‥손바닥을 위로 향하여 팔꿈을 뻗치게 한다. 팔꿈치의 內側의 구부러진 모서리의 橫紋에 굽은 한가닥의 근육이 있다. 이 굽은 근육(肱二頭筋腱)의 새끼손가락쪽 이이 經穴이다(그림 48)。

（針灸方法）‥直刺로 三分。

● 灸∷ 三壯、 쑥條灸는 五~十五分間.

(主로 낫는 病)∷ 손이나 발의 捻挫、 腸궤양、 구토.

二、 間使

(部位)∷ 손목의 關節의 가운데에서 위로 三寸 떨어진 곳에 있다.

(取穴法)∷ 손바닥을 위로 향하여 주먹을 쥐게 한다. 손목에 있는 第一橫紋의 가운데에서 위로 향하여 三寸 정도 두 가닥의 근육(掌長筋腱과 橈側腕屈筋腱)의 중간이 이 經穴이다 (그림 48).

(針灸方針)∷ 直刺로 三~五分.

● 灸∷ 三~五壯、 쑥條灸는 五~十分間.

(主로 낫는 病)∷ 말라리아、 전간、 胸脇痛、 胃病.

三、 內關

(部位)∷ 손목의 關節의 가운데에서 위로 二寸 떨어진 곳에 있다.

(取穴法)∷ 손바닥을 위로 향하여、 주먹을 쥐게 한다. 손목에 있는 第一橫紋의 가운데에

서 위로 二寸정도 되는 곳에 있는 두 줄기의 근육의 중간이 이 經穴이다(그림 48)。 바로

外關穴의 반대쪽이다。

(針灸方法) : 直刺로 三~五分、 저리는 듯한 느낌이 가끔 팔꿈치、 어깨、 목、 귀까지、 아

래로는 中指까지 傳해진다。

●灸 : 二~五壯、 쑥條灸는 五~十分間。

(主로 낫는 病) : 胃痛、 구토、 胸脇痛、 딸꾹질、 不眠症、 호열자、 더위먹음、 腹痛、 전간。

四、 中冲

(部位) : 中指끝의 가운데에 있다。

(取穴法) : 中指끝、 가운데에 손톱에서 一分 떨어진 곳이 이 經穴이다(그림 48)。

(針灸方法) : 一分의 깊이로 찌른다。

●灸 : 一壯、 쑥條灸는 五分間。

(主로 낫는 病) : 意識不明의 救急、 熱病、 더위먹음。

（十） 手少陽三焦經（全二三穴中 七穴 소개）

一、關沖

（部位）‥ 약지（藥指）의 外側、손톱 뿌리의 모서리에 있다.

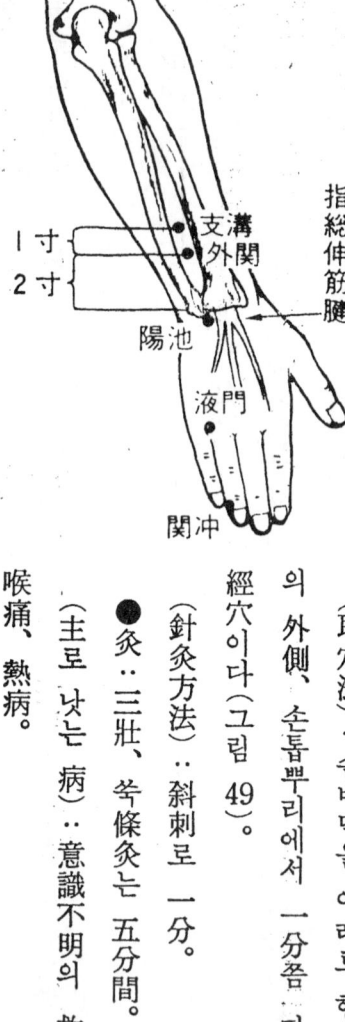

（그림 49 關沖、液門、陽地、外關支溝穴）

二、液門

（部位）‥ 약지와 새끼손가락의 뿌리 사이에 있다.

（取穴法）‥ 손바닥을 아래로 향하게 하여 약지의 外側、손톱뿌리에서 一分쯤 떨어진 곳이 이 經穴이다（그림 49）.

（針灸方法）‥ 斜刺로 一分.

●灸‥三壯、쑥條灸는 五分間.

（主로 낫는 病）‥ 意識不明의 救急、두통、咽喉痛、熱病.

(取穴法) :: 손바닥을 아래로 향하게 하여, 약지와 새끼손가락의 股間에서 약간 뒷쪽에 이

經穴이 있다(그림 49).

(針灸方法) :: 直刺로 三分.

● 灸 :: 三壯、쑥條灸는 五分間.

(主로 낫는 病) :: 손등의 통증, 두통, 말라리아, 젖不足.

三、陽地

(部位) :: 손목의 關節의 背面(손등 쪽)에 있다.

(取穴法) :: 손바닥을 아래로 향하여 팔꿈치의 關節을 조금 굽힌다. 손목의 관절과 약지의

延長線이 교차하는 곳에 손목의 關節의 가운데를 지나는 굵은 근육의 外側에 오목한 곳이

이 經穴이다(그림 49).

(針灸方法) :: 直刺로 五分、灸는 禁한다.

(主로 낫는 病) :: 팔의 통증、두통

四、外關

(部位) :: 손목 關節의 背部(손등 쪽)에서 二寸 떨어진 두 줄의 뼈 사이에 있다.

(取穴法)…손바닥을 아래로 향하여 팔꿈치의 關節을 절반 굽힌다。 陽池穴에서 위로 二寸

정도, 두 개의 뼈(尺骨、橈骨) 사이가 이 經穴이다(그림 49)、 內關穴의 반대쪽이 된다。

(針灸方法)…直刺로 三~六分、 저리는 듯한 느낌이 팔꿈치나 어깨, 목 부분 아래로는 손

가락까지 傳해진다。

● 灸…三壯、 쑥條灸는 五~十分間。

(主로 낫는 病)…頭痛、齒痛、胸脇痛、 팔꿈치의 안쪽의 통증, 귀머거리, 意識不明、 産後

의 便秘。

五、支溝

(部位)…손목의 關節의 背部에서 三寸 위에 떨어진 곳에 있다。

(取穴法)…손바닥을 아래로 향하여 무릎의 關節을 절반 굽힌다。 外關穴보다 윗쪽 二寸

정도 그곳의 두 개의 뼈 사이가 이 經穴이다(그림 49)。 間使穴(心包經)의 반대쪽에 있

다。

(針灸方法)…直刺로 三~六分 ● 灸…三壯、 쑥條灸 五分~十分。

(主로 낫는 病)…胸脇痛、胃痛、 팔의 통증, 便秘、구토、産後의 貧血。

六、翳風

(部位)‥귀볼(頰) 後側의 오목한 곳에 있다.

(取穴法)‥귀볼 뒷쪽 五分의 위치의 오목한 곳을 누르면 목구멍에 긴장을 느낀다. 그 오목한 곳이 經穴이다(그림 50).

(針灸方法)‥直刺로 三～五分.

● 灸‥쑥條灸는 五分～十分間.

(主로 낫는 病)‥耳鳴, 귀머거리.

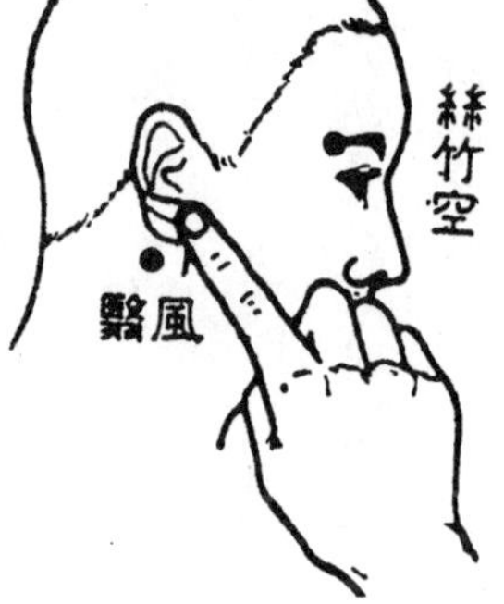

七、絲竹空

(部位)‥눈섭의 外端에 있다.

(取穴法)‥눈섭의 先端의 패인 곳이 있는 자리가 이 經穴이다(그림 50).

(針灸方法)‥양 눈섭의 중앙(眉間)에 針 끝을 향하여 斜刺로 三～五分, 灸는 떠서 안된다.

(主로 낫는 病)‥유행성 눈병, 편두통, 眉稜骨痛.

(그림 50 翳風、絲竹空穴)

絲竹空

翳風

(十一) 足少陽膽經 (全四四穴中 六穴 소개)

一、聽會

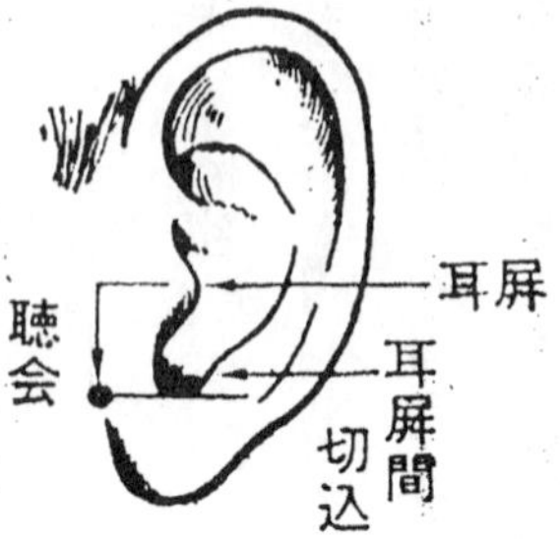

(그림 51 聽會穴)

耳屏
耳屏間
切込
聽会

(部位) : 귀 (小耳) 의 앞쪽이며 약간 아래에 있다。

(取穴法) : 귀의 앞쪽 아래쪽이며、 입을 열면 오목하다。 그 오
목한 곳이 이 經穴이다。

(針灸方法) : 直刺로 二~三分。

● 灸 : 三壯、 쑥條灸는 五~十分間。

(主로 낫는 病) : 귀머거리와 벙어리、 耳鳴。

二、風池

(部位) : 목 뒤에 있다。

(取穴法) : 의자에 正坐시켜서 머리를 앞으로 숙인다。 목뒤의 머리털이 나는 언저리에서 一寸、 머리털로 들어간 곳부터 다시 兩側 一寸五分 떨어진 곳이다。 즉 목 뒤에 있는 굵은

근육(斜方筋)의 양쪽의 오목한 곳이 이 經穴이다(그림 52)。

(針灸方法) :: 깊이 五~八分을 찌른다。 왼쪽의 風池穴을

찌를 때는 針끝을 오른쪽 눈을 향하여 찌르고 오른쪽 風池

穴을 찌를 때는 針끝을 왼쪽 눈을 향하여 찌른다。

針感은 머리의 頂上 및 눈 주위까지 아래는 어깨의 부근

까지 傳해진다。

● 灸 :: 三壯、 쑥條灸는 五~十五分間。

(主로 낫는 病) :: 두통、 감기、 熱、 기침、 齒痛、 風眼、 百

日기침、 귀병。

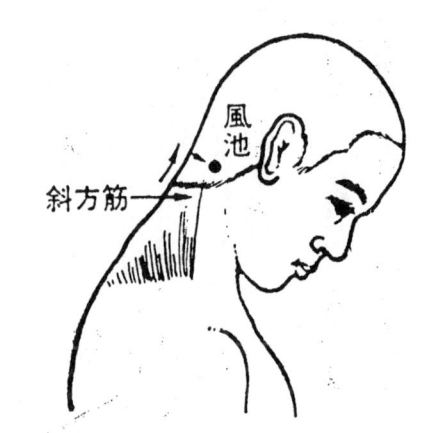

(그림 52 風池穴)

三、 環跳

(部位) :: 臀部(엉덩이) 側面에 있다。

(取穴法) :: 옆으로 눕힌다。 윗쪽이 되는 무릎은 굽히고 아랫쪽의 넙적다리와 발은 쪽바로 뻗친다。 엉덩이 거의 중앙을 더듬으면 제일 튀어나온 큰 뼈(大轉子)가 있다。이제 일 높은 뼈에서 尾骨 위 까지를 연결하는 線을 三等分하여 大轉子에 가까운 三分의 一의 자

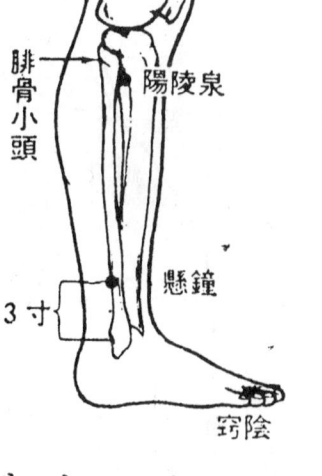

(그림 53 環跳穴)

라가 이 經穴이다 (그림 53)。

(針灸方法)∷ 直刺로 二~三寸。 저리는 느낌이 넓적다리 後側을 따라 발 끝까지 傳해진다.

(主로 낫는 病)∷ 腰腿의 疼痛, 반신불수, 류마치 (股腿部)。

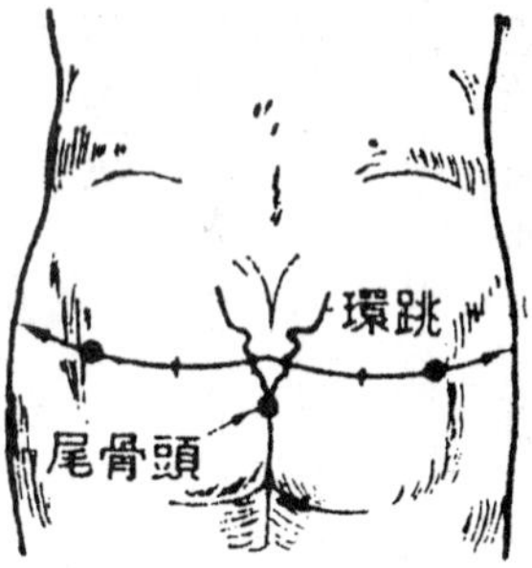

●灸∷ 七壯, 쑥條灸는 十~二十分間。

四、陽陵泉

(部位)∷ 무릎 關節의 外側에 있다.

(取穴法)∷ 의자에 바로 앉게 하여 무릎을 굽히거 나 아니면, 옆으로 눕히고 무릎을 굽힌다. 무릎 關節의 外側에 조그마하고 둥근 뼈(腓頭骨) 가 돌출해 있다. 이 뼈에서 약간 정갱이 쪽의 아래 에 오목한 곳이 이 經穴이다(그림 54)。

(針灸方法)∷ 直刺로 八分~一寸二分。 針感은 때로 는 세째, 네째 발가락 또는 겨드랑이 아래의 胁肋部까지 傳한다.

(그림 54 陽陵泉, 懸鐘, 竅陰穴)

● 灸∶三壯、 쑥條灸는 五〜十分間。

(主로 낫는 病)∶下肢不隨、 무릎의 關節痛、 두통、 小便不通、 四肢의 경련。

五、 懸鐘

(部位)∶바깥 복사뼈 바로 위 三寸의 위치에 있다。

(取穴法)∶바깥 복사뼈 上端에서 위로 三寸의 위치로서 굵은 뼈(腓骨)의 後側의 변쪽이 이 經穴이다(그림 54)。

(針灸方法)∶直刺로 四〜五分。

● 灸∶三〜五壯、 쑥條灸는 五〜十分間。

(主로 낫는 病)∶반신불수、 넙적다리、 무릎、 다리의 통증、 잠을 잘못 자서 생긴 통증。

六、 竅陰

(部位)∶네째 발가락의 바깥 쪽 발톱 뿌리에 있다。

(取穴法)∶네째 발가락의 外側(새끼발가락 쪽)으로서 발톱의 뿌리의 모서리에서 一分 정도 멀어진 곳이 이 經穴이다(그림 54)。

（針灸方法）：一分의 깊이로 찌른다.

● 灸：三壯、쑥條灸는 五分間。

（主로 낫는 病）：두통、脇肋痛、熱病。

（十二）足厥陰肝經（全十四穴中 三穴 소개）

一、大敦

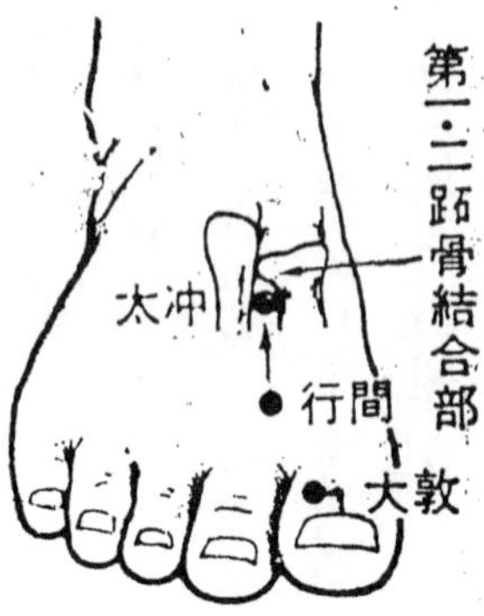

第一・二跖骨結合部

太冲

行間

大敦

（그림 55　大敦、行間、太冲穴）

（部位）：엄지발가락의 바깥쪽、발톱 뿌리의 모서리。

（取穴法）：위로 보고 눕게 하거나 의자에 正坐케 한다。엄지발가락 뿌리、중앙에서 뒷쪽 一分 떨어진 곳에서 새끼발가락 쪽에 一分쯤 가까운 곳이 이 經穴이다（그림 55）。

（針灸方法）：斜刺로 一~二分。

● 灸：三壯、쑥條灸는 三~五分間。

（主로 낫는 病）：子宮出血、夜尿症。

二、 行間

(部位)‥엄지발가락과 다음 발가락 사이에 있다.

(取穴法)‥위로 보고 눕히거나, 正坐시킨다. 발등의 첫째와 둘째 발가락 보다 약간 뒷쪽

에 이 經穴이 있다(그림 55).

(針灸方法)‥깊이 三分으로 찌른다.

● 灸‥三壯、 쑥條灸는 五~十分間.

(主로 낫는 病)‥齒痛、 生理不順、 閉經。

三、 太冲

(部位)‥第一, 第二跖骨이 結合하는 곳의 앞쪽에 있다

(取穴法)‥위로 보고 눕게 하거나, 의자에 正坐케 한다. 엄지발가락과 둘째발가락 사이

를 위로 二寸의 위치, 거기는 바로 第一跖骨과 第二跖骨이 結合하고 있는데 그 앞의 오목

한 곳이 이 經穴이다.

(針灸方法)‥直刺로 三分。

● 灸‥三壯、 쑥條灸는 五分間.

(主로 낫는 病)：頭痛、咽喉痛、胸脇痛、足痛、生理不順。

(十三) 任脈(全二四穴中 七穴을 소개)

一、中極

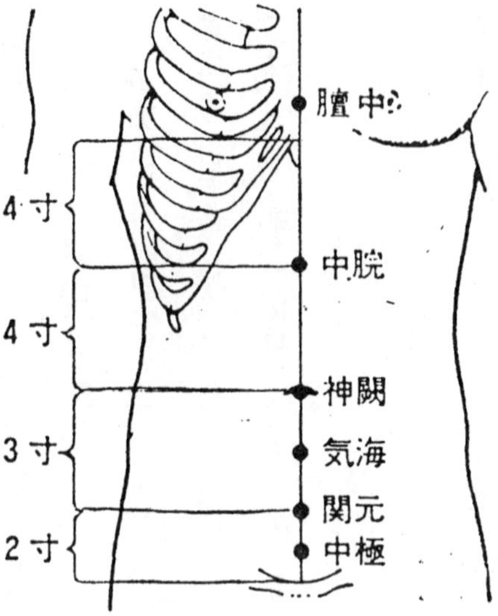

膻中
中脘
神闕
気海
関元
中極
4寸
4寸
3寸
2寸

(그림 56 中極、關元、氣海、神闕、中極、膻中穴)

(部位)：배꼽 아래에 있다。

(取穴法)：엎드리게 한다。배꼽 가운데부터 四寸 아래의 위치가 이 經穴이다(그림 56)。

(針灸方法)：直刺로 八分~一寸、但 姙婦에게는 針은 禁한다。

●灸：五壯、艾條灸는 五~十分間。

(主로 낫는 病)：夜尿症、生理不順、生理痛、閉經。

二、關元

(部位) ‥ 배꼽 아래에 있다.

(取穴法) ‥ 위로 보고 눕히어 배꼽 중심에서 바로 밑 三寸(中極穴 보다 一寸 위)의 위치가 이 經穴이다(그림 56).

(針灸方法) ‥ 直刺로 八分~一寸五分.

● 妊婦에 鍼의 使用을 禁함.

● 灸 ‥ 七壯, 쑥條灸는 五~十五分間.

(主로 낫는 病) ‥ 精力增强에 효과가 있는 經穴이다. 遺精, 임포텐츠(陰萎) 腰痛, 腹痛, 夜尿症, 生理不順, 子宮出血, 生理痛, 産後의 貧血, 中風에 의한 虛脱(돌연 卒倒), 腸궤양

三、氣海

(部位) ‥ 배꼽 아래에 있다.

(取穴法) ‥ 위를 보고 눕게 하여, 배꼽의 중심에서 바로 아래의 一寸五分의 위치가 이 經穴이다(그림 56).

(針灸方法) ‥ 直刺로 八分~一寸五分.

● 灸 : 七壯, 쑥條灸는 五~十五分間.

(主로 낫는 病) : 腹痛、脫肛、夜尿症、月經不順、遺精、便秘、설사.

四、神闕

(部位) : 배꼽 한가운데에 있다.

(取穴法) : 배꼽의 한가운데가 이 經穴이다 (그림 56).

(針灸方法) : 隔鹽灸方法으로 五~十五壯, 혹은 數十壯.

■針刺는 禁한다.

(主로 낫는 病) : 설사、中風에 의한 虛脫、產後의 貧血、腹痛.

五、中脘

(部位) : 배꼽의 上部 四寸의 위치에 있다.

(取穴法) : 위로 보고 눕게 한다. 배꼽의 가운데에서 바로 위 四寸의 위치가 이 經穴이다 (그림 56).

(針灸方法) : 直刺로 八分~一寸.

● 灸‥七壯、쑥條灸는 五~十五分間。

(主로 낫는 病)‥胃痛、腹脹、酸液을 嘔吐、설사、便秘、호열자。

六、膻中

(部位)‥胸部의 양쪽 젖의 중간에 있다。

(取穴法)‥위로 보고 눕힌다。 胸骨의 中線과 두 젖꼭지를 연결하는 線이 교차하는 點이 이 經穴이다(그림 56)。

(針灸方法)‥針끝을 피부를 따라 三~五分。

● 灸‥五壯、쑥條灸는 五~十分間。

(主로 낫는 病)‥젖이 나지 않는다。

七、承漿

(部位)‥아랫 입술의 下部에 있다。

(取穴法)‥입을 크게 벌리게 하여 아랫입술의 가운데에 패이는 곳이 이 經穴이다。

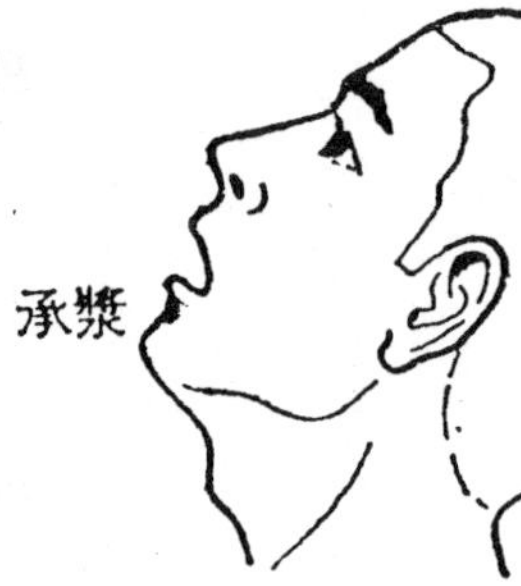

承漿

(그림 57 承漿穴)

（針灸方法）‥直刺로 三分。

●灸‥一壯、쑥條灸는 五分間。

（主로 낫는 病）‥목이 벗벗해진다, 전간, 齒痛。

（十四） 督脈（全二八穴中 十二穴 소개）

一、長強

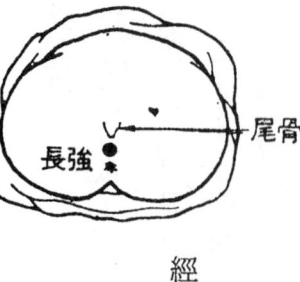

尾骨
長強

（그림 58 長強穴）

經穴이다（그림 58）。

（取穴法）‥엎드리게 한다。 尾椎骨과 肛門의 중간에 오목한 곳이 이

（部位）‥肛門과 尾骨 사이에 있다。

（針灸方法）‥直刺로 五〜一寸。

●灸‥三壯、쑥條灸는 五分間。

（主로 낫는 病）‥脫肛、血便。

— 104 —

二、腰俞

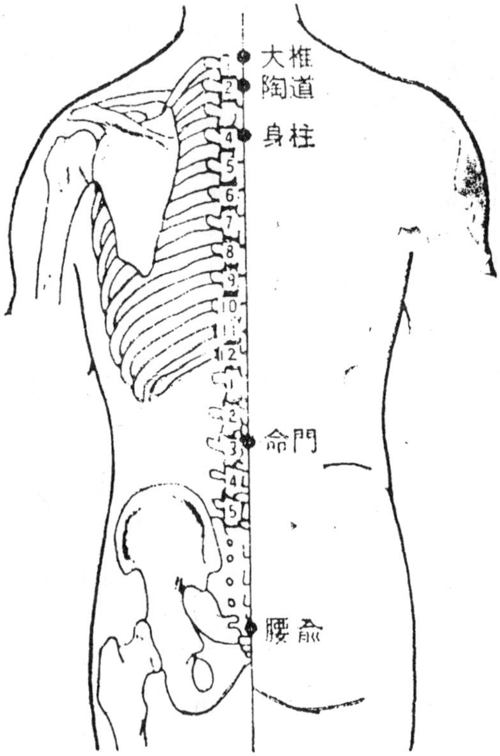

그림 59

腰俞、命門、身柱、陶道、大椎穴

椎道 大陶 身柱

命門

腰俞

(部位) ‥ 第二十一椎 아래 오목한 곳에 있다。

(取穴法) ‥ 엎드리게 한다 第二十一椎(第四骶骨과 尾椎骨의 사이) 바로 아래의 오목한 곳이 이 經穴이다(그림 59)。

(針灸方法) ‥ 直刺로 三~五分。

●灸 ‥ 七壯、 쑥條灸는 五~十五分間。

(主로 낫는 病) ‥ 허리와 등의 疼痛。

三、命門

便。

(그림 60 命門穴)

(部位)：第十四椎 바로 아래에 패인 곳 안에 있다。

(取穴法)：의자에 바로 앉히거나 엎드리게 한다。 第十四椎(第二腰椎)의 바로 아래에 있는 오목한 곳이 이 經穴이다(그림 59)。 第十四椎(第二腰椎)의 바로 아래에 있는 오목한 곳이 이 經穴이다(그림 59)。 배꼽(任脈의 神闕穴)의 正反對側에 있다(그림 60)。

(針灸方法)：直刺로 三〜五分。

●灸：三壯、쑥條灸는 五〜十分間。

(主로 낫는 病)：腰痛、腹痛、生理不順、生理痛、子宮出血、血

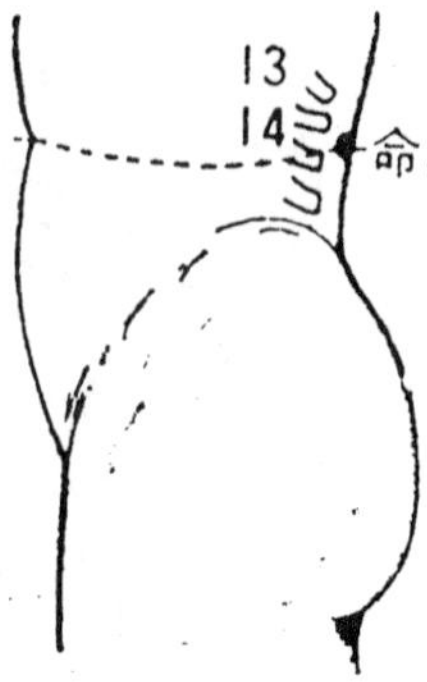

四、身柱

(部位)：第三椎 바로 밑의 오목한 곳에 있다。

(取穴法)：의자에 바로 앉혀서、머리를 앞으로 숙이게 하거나 엎드려 눕게 한다。 第三椎(第三胸椎) 바로 밑에 있는 오목한 곳이 이 經穴이다(그림 59)。

(針灸方法)：針끝을 위로 향하여 斜刺로 三〜五分。

● 灸 : 三〜五壯、쑥條灸는 五〜十分間。

(主로 낫는 病) : 腰脊의 疼痛, 천식, 기침.

五、陶道

(部位) : 第一椎 바로 밑의 오목한 곳에 있다.

(取穴法) : 의자에 正坐시켜서 머리를 앞으로 숙이게 한다. 第一椎(第一胸椎) 바로 아래의 오목한 곳이 이 經穴이다(그림 59)。

(針灸方法) : 直刺로 三〜八分。

● 灸 : 五壯、쑥條灸는 五分間。

(主로 낫는 病) : 말라리아, 發熱。

六、瘂門

(部位) : 목 後側의 머리털이 나는 언저리의 가운데에 있다.

(取穴法) : 의자에 正坐시키고 머리를 숙이게 한다. 목 後側의 한가운데로서 머리털이 나는 언저리에서 머리털 속으로 五分 들어간 곳(第一、第二頸骨 사이)이 이 經穴이다(그림

第二頭骨

啞門

61

(그림 61 啞門穴)

(針灸方法) : 여윈 사람은 깊이 一寸五分、 살진 사람에게는 二寸 정도의 깊이로 찌른다. 이 經穴에 鍼을 찌를 경우에는 특히 角度에 주의하지 않으면 안된다. 鍼끝은 반드시 아래즉 환자의 喉部로 향하여 찌른다. 절대로 윗쪽으로 향하여 찔러서는 안된다. 또 찌르는 속도에 있어서도、천천히 찔러 不規則的으로 鍼을 움직여서는 안된다. 환자가 電氣에 닿았을 때와 같은 반응을 보이면、곧 鍼을 뽑아내어야 하며 결코 깊이 넣어서는 안된다. 만약、二寸 정도 찔러도 환자가 미처 반응을 보이지 않을 경우에도 절대로 더 깊이 넣어서는 안된다. 뜻밖의 사고를 막기 위해서이다.

(主로 낫는 病) : 귀머거리와 벙어리.

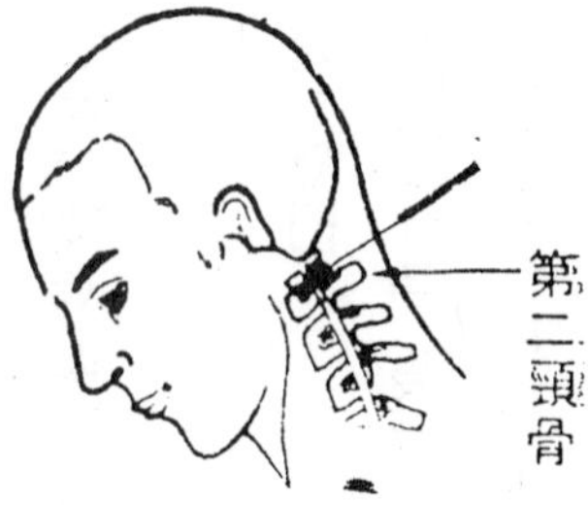

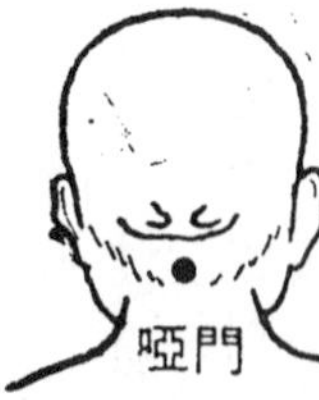

七、大椎

(部位) : 第一椎 바로 위의 패인 곳에 있다.

(取穴法)‥의자에 正坐시켜서 머리를 앞으로 숙이게 한다。 第一椎의 바로 위에 있는 패

인 곳이 이 經穴이다(그림 59)。

(針灸方法)‥直刺 五分。

● 灸‥五~七壯、쑥條灸는 五~十五分間。

(主로 낫는 病)‥감기、熱、구토、말라리아、전간、齒痛。

八、百會

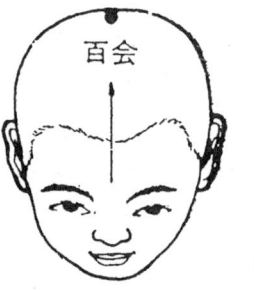

百会

(部位)‥머리 頂上의 가운데에 있다。

(取穴法)‥의자에 正坐시키거나 또는 옆으로(모로) 눕힌다。 이 經穴은 머리의 頂上에 있다。 두 눈섭의 중심에서 一寸의 위치에서 똑바로 머리의 뒷쪽 머리털이 난 언저리 까지를 연결하는 線의 가운데에 있다(그림 62、63)。

(針灸方法)‥피부에 따라 깊이 二~三分으로 찌른다。

(그림 62 百會穴)

● 灸‥三壯、쑥條灸는 五~七分間。

(主로 낫는 病)‥中風、頭痛、眩暈、전간、脫肛、發熱、목이 뻣뻣해짐、코피、귀머거리、

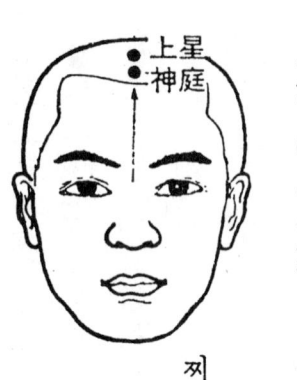

（그림 64 上星、神庭穴）

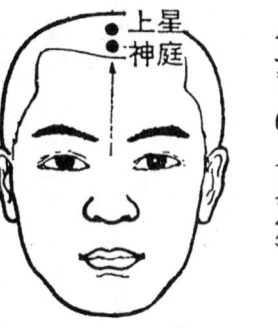

（그림 63 百會穴）

벙어리、 아이들의 설사。

九、上星

（部位）：：이마의 머리털이 나는 언저리 부분에서、 一寸 머리털 속으로 들어간 곳에 있다。

（取穴法）：：의자에 正坐시키거나 위로 보고 눕힌다。 眉間의 중심에서 위로 향하여 머리털이 나는 부분에서、 一寸 위가 이 經穴이다

（그림 64）。

（針灸方法）：：針끝을 머리 頂上으로 향하여 피부를 따라 二〜三分 찌른다。

● 灸：：三壯、 쑥條灸는 五分間。

（主로 낫는 病）：：두통、 코피、 코가 막힘。

十、神庭

（部位）：：이마의 가운데에서 위로 머리털이 나는 언저리에서 五分

— 110 —

들어간 곳에 있다.

(取穴法) ∷ 의자에 正座시키거나 위로 보고 눕힌다. 두 눈섭의 중간에서 똑바른 위에 머리털이 나는 곳에서 五分 위의 위치가 이 經穴이다(그림 64).

(針灸方法) ∷ 針끝을 머리의 위點으로 향하여 피부를 따라 二~三分 찌른다.

(主로 낫는 病) ∷ 두통, 眉稜骨痛, 전간.

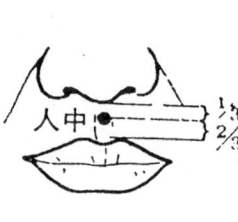

人中

十一、人中(別稱∷水溝)

(部位) ∷ 코밑에 있는 작은 홈에 있다.

(取穴法) ∷ 의자에 正座시켜、 머리를 쳐들고 기대게 하거나 또는 위로 보고 눕게 한다.

코와 입술 사이의 중앙에 작은 홈이 있다。 醫學에서는 人中溝(혹은 水溝)라 한다。 이 經穴은 人中溝의 三分의 一의 위치에 있다(그림 65).

(그림 65 人中穴)

(針灸方法) ∷ 針끝을 약간 위로 향하여 斜刺로 二~三分、 환자가 아픔을 느끼면, 곧 針을 뽑아낸다。 留針이나 灸로 떠서는 안된다.

(主로 낫는 病) ∷ 전간、 돌연卒倒의 救急(中風의 경우)、 意識不明、 더위먹음、 손 발의 捻

挫(挫閃)、腰痛。

(十五) 經外奇穴(十三穴 소개)

一、印堂

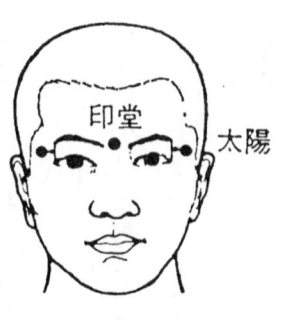

（그림 66 印堂, 太陽穴）

(部位)‥두 눈섭 중간에 있다。

(取穴法)‥의자에 正座시키거나 또는 머리를 위로 향하게 히여 의 자에 기대게 한다。

(針灸方法)‥針끝을 위나 아래로 向하여 一～二分의 깊이로 찌른 두 눈섭 가운데의 오목한 곳이 이 經穴이다(그림 66)。

다。灸는 써서 안된다。

二、太陽

(部位)‥눈꼬리 끝에서 약간 옆위에 있다。

(主로 낫는 病)‥두통、콧병、경련。

— 112 —

이다(그림 66)。

(取穴法)‥눈섭 끝과 눈꼬리의 중간에서 뒤로 一寸의 위치에 있는 오목한 곳이 이 經穴

(針灸方法)‥直刺로 三~五分、 혹은 三稜針으로 點刺하여 피를 조금 낸다。

(主로 낫는 病)‥유행성눈병、偏腦痛。

三、耳尖

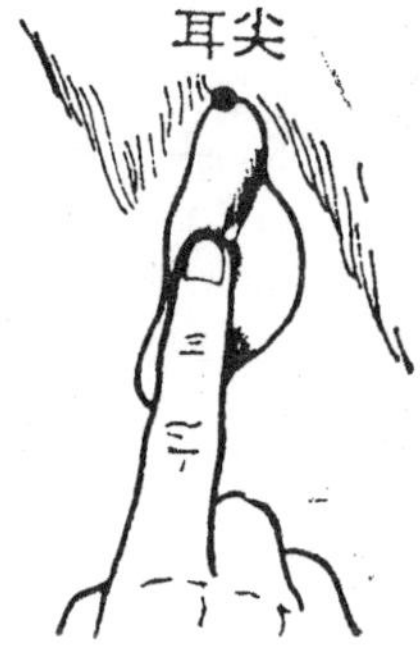

(그림 67 耳尖穴)

(部位)‥귀의 頂點에 있다。

(取穴法)‥의자에 正座시킨다。 귀를 앞쪽으로 접어서、 그 귀 끝의 제일 頂點이 이 經穴이다(그림 67)。

(針灸方法)‥點刺하여 약간 피를 나게 한다。

(主로 낫는 病)‥喉痛。 돌림눈。

四、十宣

(部位)‥두 손의 열손가락 끝에 있다。

(取穴法)‥손바닥을 위로 향하여、 두 손의 손가락 끝 한 가운데에、 손톱에서 一分 떨어

十宣

四縫

진곳이 이 經穴이다(그림 68).

(針灸方法)‥鍼으로 찌르거나 또는 點刺하여 피를 약간 낸다

(主로 낫는 病)‥더위먹음、發熱、四肢의 捻挫、卒倒의 救急

中風.

五、四縫

(部位)‥두 손의 人指、中指、藥指、새끼손가락의 손바닥쪽

第一指關節과 第二指關節의 橫紋의 중앙이 이 經穴이다.

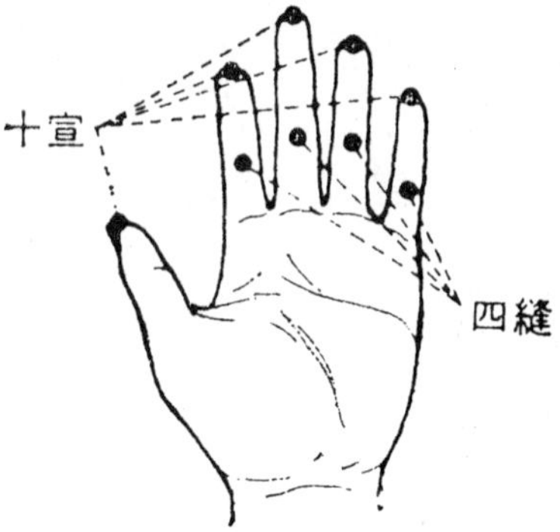

(取穴法)‥손바닥을 위로 향하게 하고、손가락을 펴서 經穴을 取穴한다(그림 68).

(針灸方法)‥얕게 찔러서 黃白色의 粘液을 낸다.

(主로 낫는 病)‥小兒疳疾.

(그림 68 十宣、四縫穴)

六、落枕

(部位)‥손등이며、人指와 中指 關節의 後側에 있다.

(取穴法)‥손바닥을 아래로 향하게 하여 第二、第三掌骨의 小突起 사이의 오목한 곳이 이

— 114 —

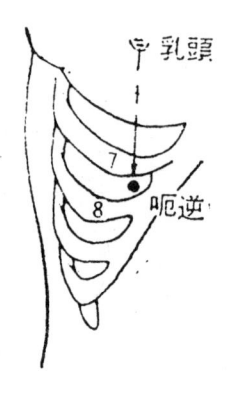

(그림 70 呃逆穴)

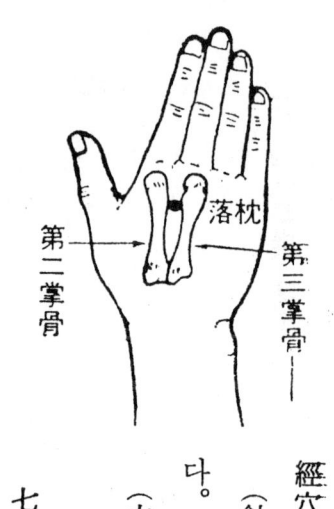

(그림 69 落枕穴)

經穴이다(그림 69)。

(針灸方法)‥直刺로 一~二分、 혹은 點刺하여 피를 낸
다。

(主로 낫는 病)‥잘못 자서 일어난 통증。

七、呃逆

(部位)‥젖꼭지 밑에 있다。

(取穴法)‥의자에 正座시키거나 혹은 머리를 위로 쳐들
고 기대게 한다。左右 양 젖꼭지에서 바로 아래에 第七肋
骨과 第八肋骨 사이가 이 經穴이다(그림 70)。

(針灸方法)‥三分의 깊이로 찌른다。

●灸‥七壯、쑥條灸는 五~十五分間。

(主로 낫는 病)‥딸국질

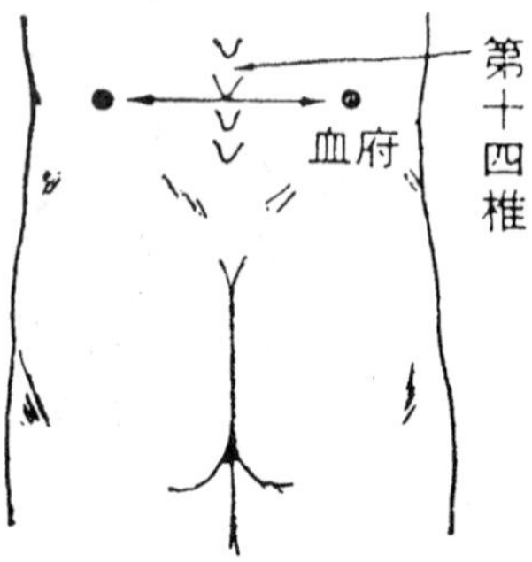

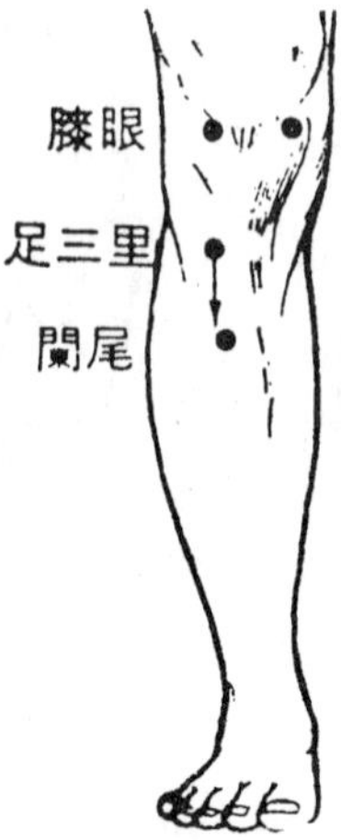

膝眼
足三里
闌尾

(그림 72 膝眼、闌尾穴)

第十四椎

血府

(그림 71 血府穴)

八、血府

(部位) ‥ 엎드려 눕게 한다. 第十四椎(第二腰椎) 바로 아래에서 左右 兩側 約 四寸의 위치가 이 經穴이다 (그림 71).

(針灸方法) ‥ 三寸의 깊이로 찌른다.

● 灸 ‥ 五壯.

(主로 낫는 病) ‥ 閉經.

九、膝眼

(部位) ‥ 무릎 關節部의 側面에 있다.

(取穴法) ‥ 환자를 의자에 正座시켜 무릎을 수직으로 굽히게 한다. 이 經穴은 무릎팍 밑 左右 두 개의 패인곳 안에 있다 (그림 72).

(針灸方法) ‥ 五分의 깊이로 찌른다.

● 灸 ‥ 三~五壯.

(主로 낫는 病) : 무릎의 關節痛、 胃痛。

十一、 闌尾

(部位) : 오른쪽 外側(즉 腓骨側 정갱이)에 있다.

(取穴法) : 足三里穴(胃經)에서 바로 아래 二寸 정도로 약간 앞쪽에 있다(그림 72). 거기를 누르면 분명하게 통증을 느끼거나, 딴딴한 작은 덩어리가 있는 곳이 이 經穴이다.

(針灸方法) : 直刺로 一寸~一寸五分。

● 灸 : 五~十五壯、 경우에 따라서는 많이 행할 것, 쑥條灸는 十~二十分間。

(主로 낫는 病) : 腸궤양(闌尾炎)。

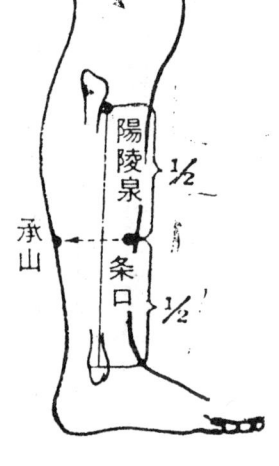

陽陵泉
条口

承山

(그림 73 條口穴)

十一、 條口

(部位) : 무릎 아래에 있다.

(取穴法) : 의자에 正座시켜서 무릎을 수직으로 굽힌다 바깥 복사뼈의 頂點과 陽陵泉을 연결하는 線의 중간점에 서 二橫指 앞의 위치가 이 經穴이다. 條口穴(胃經)에서

— 117 —

承山穴(膀胱經)로 貫通한다(그림 73).

(針灸方法)∶條口穴에서 直刺로 針끝을 承山穴로 향하여 비틀면서 밀어 넣어、 承山穴의 皮下 二~三寸의 위치에서 針을 멈춘다.

(主로 낫는 病)∶腰痛、 背痛。

十二、 十二井

(部位)∶少商、 商陽、 中冲、 少冲、 少澤의 左右에 있으니、 전부 十二穴이다.

(針灸方法)∶直刺로 一分 혹은 點刺하여 피를 조금 낸다.

(主로 낫는 病)∶意識不明의 救急。

十三、 商白

(部位)∶엄지손가락의 등쪽 손톱의 뿌리 모서리의 左右에 二穴、 혹은 발의 엄지발가락의 안쪽에 있는 발톱 뿌리모서리의 左右 兩穴、 전부 네 經穴이다.

(取穴法)∶左右 두 엄지손가락의 內側이며、 손톱뿌리의 모서리 부분(즉、 少商)에 각 한 개의 經穴이 있으며、 거기에 엄지발가락의 內側에 있는 발톱뿌리의 모서리(隱白)에 각 한

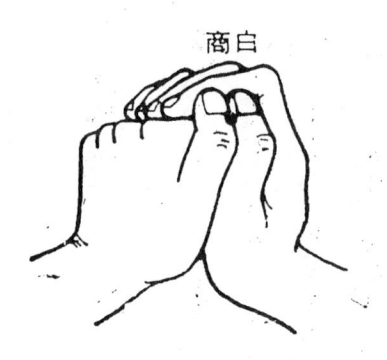

商白

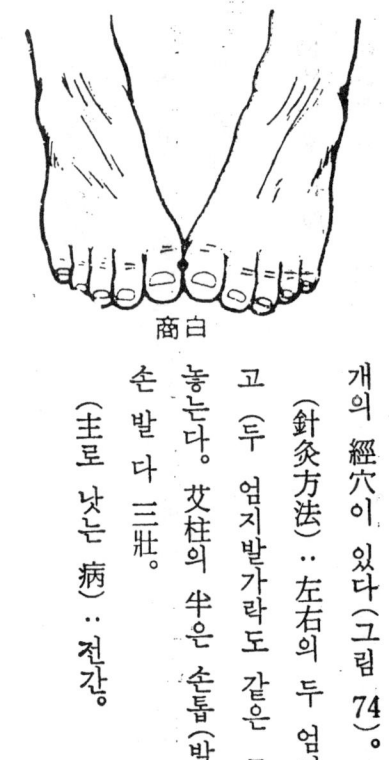

商白

（그림
74
商白穴）

개의 經穴이 있다（그림 74）。

（針灸方法）‥ 左右의 두 엄지손가락을 나란히 맞추어、 실로 묶고 （두 엄지발가락도 같은 모양으로 한다） 艾柱（쑥）를 그 위에 놓는다。艾柱의 半은 손톱（발톱） 위에、 半은 피부 위에 놓는다。

손 발 다 三壯。

（主로 낫는 病）‥ 전간。

〈附 錄〉

拔罐療法

拔罐요법은 「吸鐘(吸角) 요법」 또는 拔火罐이라고도 불리어지고 있다.

이 치료법은 器具가 간단하고, 操作이 쉽고, 단독으로 사용하여도 좋고, 다른 치료법과 併用하여도 좋은 특징을 가지고 있다.

拔罐은 (吸鐘은 吸着시키는 것)의 部位는 基本的으로 針灸의 經穴과 같다.

(一) 罐의 種類

拔罐요법에 사용되는 기구는 「火罐」이라 하는 조그마한 단지 모양을 한 것으로서 다음 三種이 있다.

● 竹筒製 火罐

대나무를 한 마디 잘라서 만든 것으로 밑부분(底部), 입부분(아가리)의 양쪽이 좁고 중

— 120 —

앙부가 약간 굵게 되어 있다。

●유리製 火罐

모양은 앞엣 것과 같으나 罐의 바깥에서 吸着한 피부의 변화를 관찰할 수 있는 長點이 있다。

●陶製 火罐

사기로 만들어져、 아가리가 작고、 배가 큰 조그마한 罐이다。

（二） 拔罐의 方法

一、 投火法

알콜에 적시어 스미게 한 솜덩이나（綿球） 종이쪽에 불을 붙여、 그것을 罐 안에 던져 넣어 罐을 곧 患部의 經穴에 대어 누르면、 罐은 피부에 吸着한다。 이 방법을 吸着한 部位가 환자의 側面 혹은 아랫쪽인 경우에 限한다。 즉、 罐이 옆으로 향하거나 밑바닥이 아래로 되어 있지 않으면, 點火物이 피부에 닿아서 火傷을 입기 때문이다.

二、 閃火法

불을 罐안에 넣어서 조금 태운 후、 불을 罐에서 꺼집어내는 동시에 제빨리 罐을 患部에 댄다。 이 方法이 제일 완전하다고 한다。

三、 滴酒法

알콜을 한 두방울、 罐안에 떨어뜨리고、 罐을 빙빙 돌려 罐壁에 알콜을 고루고루 무쳐서 불을 붙인다。 불이 붙는 동시에 재빨리 罐을 患部에 댄다。

四、 貼綿法

消毒한 솜에 알콜을 약간 스미게 하여、 罐의 밑바닥 중앙에、 거꾸로 하여도 떨어지지 않게 붙인다。 불을 붙여서 재빨리 患部에 댄다。

(三) 操作의 順序

一、 術以前의 準備

크기가 다른 여러 종류의 罐과 긴 핀세트, 알콜, 솜공(綿球), 성냥, 비누, 수건 등을 준비한다.

二、 罐을 選擇한다

吸着하는 患部의 部位를 관찰하여, 罐의 크기를 정한다. 患部의 살갗의 넓이가 적고 근육이 엷은 곳(예컨대, 머리나 목 따위)은 작은 罐을 쓰고, 患部의 面積이 넓고 근육이 두꺼운 곳(예컨대 엉덩이, 넓적다리, 등어리 등)은 大型의 罐을 사용한다.

三、 吸着하여 두는 時間

보통 五~十分間으로 하지만 더욱 정확하게 시간을 정하는 경우에는 患部의 감각、 吸着力의 強弱、 患部의 근육 두께、 病의 程度 따위로 時間의 길이를 결정한다.

患部의 근육이 두껍고, 吸着力이 적당하여, 환자가 기분이 좋을 떼는 시간을 길게 한다.

― 123 ―

그 반대의 경우에는 시간을 짧게 한다.

그 외에 疼痛을 느끼는 病은 시간을 길게 하며, 마비를 느끼는 病은 시간을 짧게 한다.

病이 무거울 때는 시간을 길게 하고, 가벼운 症狀일 때는 짧게 한다.

四、罐을 벗겨낸 後의 處理

罐을 벗겨낸 후 患部의 피부가 紅紫色을 띄우고, 축축하게 되어 罐, 아가리의 깊은 흔적
이나 가운데가 부풀어 오른 것은 정상적인 상태다. 하루, 이틀쯤으로 낫는다. 만약 患部가
黑紫色을 띄우는 경우에는 붕대를 감아서 피부를 보호한다. 피부에 火傷이 있을 때는 소독
약으로 처리하여 化濃을 방지한다. 小竹管으로 吸着하여 물집이 생겼을 때는 鍼으로 물집
의 밑을 따서 물을 내고 소독을 하여 붕대를 감고 感染을 防止한다.

五、罐을 벗겨내는 方法

罐을 벗겨낼 때는 한 손으로 罐이 吸着되어 있는 피부를 누르고 다른 손으로 罐을 누르
고 있는 손의 반대쪽에 기울게 하여 空氣를 넣으면 곧 罐은 벗겨진다.

六、 注意

拔罐의 치료 중에는 바람에 쏘이지 않도록 주의한다. 患部가 發熱, 긴장, 寒氣가 사라지고 기분이 좋은 따뜻함을 느끼는 것은 正常的인 상태이다. 만약 患部감각이 긴장하여 아프고 火傷痛이 있을 때는 곧 罐을 벗기어 火傷인지 어떤지를 살핀다. 火傷이면 곧 다른 經穴을 선택하여 치료를 계속한다. 그러나, 過敏한 반응이면 拔罐의 치료를 그만둘 것이다.

拔罐치료 중에 환자가 眩暈, 頭痛, 不安에 의한 구역질, 갑자기 파랗게 되어, 四肢가 차겁고, 식은 땀이 나와 호흡이 피로운 따위의 症狀이 나타나면 곧 罐을 벗겨내고 옆으로 눕는다. 病情이 가벼운 경우에는 물을 마시게 하면 곧 회복하지만 무거운 경우에는 救急處理를 한다.

(四) 拔罐治療法의 適應症

1, 감기에 의한 두통, 眩暈, 急性 눈병의 통증.

2, 기침, 百日기침, 가래에 의한 喘息.

3, 류마치, 筋骨의 통증, 허리나 넓적다리의 疼痛.

4、소화불량、腹痛、胃痛、腸울림、설사。

5、호열자에 의한 구토。

(五) 拔罐治療를 禁하는 病症

1、患部에 피부병이 있는 환자、신체가 극단적으로 수척한 환자、근육에 彈力을 잃은 환자。

2、갑작스런 卒倒로 四肢가 심하게 경련하고 있는 환자。

3、피부가 過敏症、혹은 부증(浮症)이 있는 환자。

4、腫瘤、瘰癧局部、熱毒斑疹이 있는 환자。

5、그밖에 姙婦의 下腹部、젖꼭지 및 심장部位가 금하게 되어 있다。

(六) 흔히 볼 수 있는 病과 拔罐

1、감기‥太陽、印堂、合谷에 걸친다。

2、 頭痛‥大椎、太陽에

3、 百日咳‥身柱에

4、 말라리아‥大椎、陶道에

5、 風疹塊‥大椎、命門、曲池、委中에

6、 몹시 심한 기침‥大杼、肺俞、身柱、中脘、氣海에

7、 胃痛‥天樞、足三里、內關、脾俞、胃俞에

8、 딸꾹질‥大杼、肺俞、中脘에

9、 嘔吐와 설사‥天樞、中脘、氣海에

10、 赤痢‥왼쪽의 天樞。中極에

11、 腹痛‥天樞、中脘、氣海에

12、 脇痛‥疼痛部에

13、 腰痛‥腎俞、腰俞에

14、 어깨와 등부분의 통증‥大椎、身柱、大杼、肺俞

15、 大杼의 통증‥腎俞、環跳、血海에

16、 大杼의 不自由‥環跳、腎俞、足三里에

— 127 —

17、 손을 들 수가 없다 : 大杼、 肩髃、 曲池에

18、 通風(天候의 변화에 의하여 局部가 아픈 病 : 上肢部의 경우는 肩髃、 曲池、 外關、 合谷。 下肢部의 경우는 環跳、 足三里、 懸鐘。 腰脊部는 大椎、 環跳、 腎俞、 命門、 委中

19、 발의 경련 : 承山、 委中、 三陰交에

20、 生理痛 : 氣海、 中極、 關元、 天樞、 腎俞에

21、 帶下症 : 關元、 氣海、 三陰交에

22、 眼赤痛腫 : 太陽에

23、 外傷에 의한 腰痛 : 腰俞、 腎俞、 環跳、 委中에

24、 關節의 脫臼 및 事故에 의한 傷害 : 患部에

第二部　흔히 보는 (常見) 病의　治療法

一、 감기(感冒)

감기는 一年 내내 볼 수 있는 病이다. 氣候의 變化에 따른 기온의 변화가 심할 때 잘 걸린다.

감기의 症狀으로서는 寒氣、 發熱、 頭痛、 기침、 재채기、 콧물、 코가 막힌다、 四肢가 나른하게 힘이 빠진다、 목구멍이 아픈 따위다.

〈치료법〉

大椎、 合谷、 風池의 三穴에 毫針으로 捻轉進法(비틀면서 찌르는 것)을 행하고、 補瀉法(천천히 찔러、 빨리 뺀다)을 한 후 三十分쯤 留針으로 한다.

두통이 있을 경우는 太陽에 針의 치료를 加하고 그대로 두통이 심할 때는 다시 頭維、 列缺을 더한다.

목구멍이 아플 경우에는 三稜針으로 少商을 點刺(재빨리 얕게 찔렀다가 뺀다)하여 피를 약간 낸다.

— 129 —

기침이 나올 때는 尺澤과 肺兪를 加한다. 코막히는데는 迎香穴을 加하고、온몸과 四肢가 나른하게 아플 경우에는 曲池와 承山穴에 針의 치료를 더한다.

二、기침

기침도 흔히 볼 수 있는 病狀으로서 肺臟의 病에서 나타나는 病狀이다. 물론 다른 여러 가지의 臟器의 病도 肺에 영향을 미쳐서 기침이 나오는 일도 많다. 기침의 원인은 주로 外感(밖으로부터의 感染)과 內傷(內臟의 傷害)의 두 원인에 歸納한 다.

(1) 外感에 의한 기침

寒氣가 나고 發熱하며、코가 막히고 재채기가 나온다. 담(가래)은 엷고 하얀 거품이 모여 있어 때로는 두통이 난다. 따위가 外感에 의한 기침의 主되는 病狀이다.

〈치료법〉

大椎、風池、肺兪、合谷、列缺의 각 經穴에 毫針으로 捻轉進法과 補瀉法을 행하고、그후

二十分間 留針한다.

(2) 內傷에 의한 기침

主된 病狀으로서、 가끔 기침을 한다。 담이 白色의 粘液이다。 담은 없으나 기침을 한다。 목구멍이 乾燥하여 아리듯이 아프다。 입술이 붉다、 그밖에 손바닥이 뜨겁고 胸背가 아프다

〈치료법〉

肺俞、 大杼、 足三里、 魚際의 각 經穴에 毫針으로 補瀉法을 행하고 그 후에 灸의 치료를 더한다。

三、 頭痛

두통은 대부분의 病에서 볼 수 있는 病狀으로서 外感이나 內傷의 어느 것이나 두통을 일으킨다。

여기서 말하는 두통은 頭痛을 주로 하는 病을 가르킨다。 또 두통이라고 한마디로 말하지만 아픈 部位가 각각 다르므로 針灸로 치료를 할 적에는、 아픈 部位에 따라 個別의 처치

를 해야 한다.

(1) 全頭痛(머리 전체가 아프다)

〈치료법〉

1、 足三里、 合谷、 陽陵泉、 의 三穴의 양쪽에 毫針으로 捻轉進法을 행하여 환자가 나른한 마비감을 느끼면 중지하고 瀉法을 쓰고 그 뒤에 三十分間 留針한다. 치료 回數는 매일 또는 이틀에 한 번씩.

2、 百會、 神庭、 陽地의 三穴에 灸를 三~五壯 뜬다.

(2) 頭頂痛(머리의 꼭지가 아프다)

〈치료법〉

百會、 列缺을 取穴하고 百會에는 毫針을 後向으로 三分으로 捻轉進法으로써 斜刺한다. 列缺에는 針끝을 上向으로 斜刺하여 환자가 나른하게 저리면 중지한다. 百會、 列缺、 兩穴 함께 三十分間 留針한다.

그밖에 風池、 大杼、 太冲에도 치료를 더한다.

(3) 偏頭痛(왼쪽이나 오른쪽이 아프다)

〈치료법〉

1、懸鐘에 毫針으로 捻轉進法、瀉法을 행하고 그 뒤에 三十分間 留針한다。

2、涌泉에 灸를 三壯 뜬다。

3、列缺、頭維를 取穴하고、우선 頭維에 毫針을 머리의 頂點을 향해 피부를 따라 찌른다。 환자가 숨이 답답해지는 느낌이 되면 중지한다。 그 뒤 列缺에 바늘 끝을 上向하여 찌르고 三十分間 留針한다。 때로는 糸竹空을 더하여도 된다。

(4) 머리의 앞 정면 부분의 통증

〈치료법〉

上星、百會、太陽、合谷、列火의 經穴을 取穴한다。

(5) 後頭部의 통증

〈치료법〉

風池、外關、昆侖、列缺의 經穴을 取穴한다。

(6) 眉稜骨(눈섭의 아래에 있는 뼈)의 통증

〈치료법〉

頭維、攢竹、列缺、神庭、糸竹空의 經穴을 取穴한다。百會、列缺 兩穴 모두 三十分間 留針한다。

前述의 (4)에서 (6)의 三種의 두통에는 어느 것이나 毫針으로 捻轉進法、瀉法을 행하고 一五~十五分間 留針한다。

四、眩懈(眩暈)

배를 탔을 때 일어서려다가 앗질하여 넘어지는 狀態를 말한다。이 病은 보통 몸이 허약한 때문에 일어난다。

〈치료법〉

우선 百會、太溪의 두 經穴을 灸로 뜬다。구역질이 따르거나 不眠症이 따를 때는 足三里、合谷을 加하고、嘔吐했을 경우는 中脘、內關에 針을 加하고 그 뒤에 灸로 뜬다。불안이나 가슴이 두근거릴 적에는 神門에 針治療를 加한다。

五、不眠症

밤이 되어도 편안하게 잠들지 못하는 것을 不眠症이라 한다.

主된 症狀은, 여간해서 잘 수 없다、 잠들어도 눈이 잘 뜨인다、 잠들어도 곧 깬다、 처음부터 잘 수 없다. 한번 눈이 뜨이면 절대로 잘 수 없다. 따위이지만 重症이 되면 하루밤 내내 잘 수 없다라고 하는 케이스도 있으며、 동시에 眩暈, 가슴이 두근거림, 기억력의 감퇴、 四肢가 나른하다、 등의 症狀을 併發하는 수도 있다.

〈치료법〉

內關、神門、三陰交를 取穴하고、 毫針으로 捻轉進法을 행하며 補瀉法을 행한 후、 三十分間 留針한다.

그밖에 자기전에 隱白과 至陰穴에 조그만 알(粒子)의 灸를 三壯 뜨는 것도 효과가 있다.

灸의 치료는 하루에 한 번씩 十五日間 계속하면 효과가 나타난다. 그래도 시원치 않을 때는 針의 치료를 加한다.

六、 더위먹음

여름의 심한 더위 속에서 오랫동안 노동이나 여행을 할 때에 잘 일어난다.

일반적인 症狀은 우선 두통, 眩暈, 四肢의 脫力, 구토, 그리하여 卒倒하여 잇빨을 굳게 깨물며 얼굴이 샛파랗게 되는 따위이다.

〈치료법〉

合谷、內關、足三里、人中을 取穴한다.

우선 손가락으로 人中을 세게 꼬집는다. 이어서 毫針으로 合谷、內關、足三里를 찌르고, 瀉法과 補法(천천히 찌르고 천천히 뺀다)을 행하여 十宣과 十二井을 點刺하여 피를 짜낸다.

경련을 일으키고 있을 때는 委中에 針을 찌르고, 曲澤을 點刺하여 피를 짜낸다. 不安이나 가슴이 두근거림에는 通里에 針의 치료를 加한다.

七、 中風

中風은 노인이나 몸이 살진 사람에게 많은 病이다. 이 病은 갑자기 卒倒하여 意識이 不

明하게 되어 입이나 눈이 일그러져 비뚜러지고, 半身不隨가 되는 等의 症狀이 나타난다.

針灸치료는 救急조치로써 많이 쓰인다.

中風은 閉症 中風과 脫症中風의 두 種類로 나눌 수 있다.

(1) 閉症中風

主된 症狀은 두 눈을 뜨고 입은 굳게 깨물며 두 손을 굳게 쥐고 목구멍에 가래가 끓어 톱질할 때와 같은 거친 호흡하는 소리가 나며 顔色은 붉게 된다. 大小便은 싸지 않는다.

〈치료법〉

人中、十宣、合谷、百會를 取穴한다.

우선 三稜針(끝이 三角形)으로 人中을 찌르고, 이어서 十宣을 點刺하여 피를 낸다. 그후 毫針으로 百會와 合谷을 찌르고, 瀉法(빨리 찌르고 빨리 뺀다)을 행하여 十~十五分間 留針한다.

가래가 많을 때는 豊隆・尺澤에 針을 加하고, 입이나 눈이 일그러진 경우는 地倉、頰車、下關에 針을 加하며, 意識 不明일 때는 神門에 針을 加하고, 手足에 경련이 일어났을 때는 肩髃、陽陵泉에 針을 加하고, 半身不隨일 때는 環跳、陽陵泉、委中、懸鐘에 針의 치료를 加한다.

(2) 脫症、中風

主된 症狀은 눈을 감고, 입은 벌리고 두 손을 펴며, 小便을 싸며, 手足은 차고, 호흡은 微弱하며, 몸 전체에 땀을 흘리고 있다.

〈치료법〉

關元、氣海、神闕、三陰交、人中을 取穴하여 關元、氣海、神闕(이 經穴에는 隔鹽灸)、三陰交는 灸十壯을 뜬다. 그 후에 人中을 毫針으로 찌른다.

小便을 쌀 때는 百會에 灸를 뜬 후、腎俞에 補法으로 針을 놓는다.

八、전간

主된 症狀은 發作을 일으키면 갑자기 넘어져서 意識不明이 되고, 手足이 경련、眼球는 캥겨서 굳어지고、입에서 거품을 뿜고, 때로는 이상한 고함소리를 지를 때도 있다. 발작이 진정되면 전혀 보통 사람과 다름이 없어진다.

이 病은 周期的으로 발생하는 것이 아니고、一年에 한 번 일어나는 사람도 있고、한 달에 몇 번씩 일어나는 사람도 있다.

〈치료법〉

1、 商白、涌泉의 두 經穴을 取穴한다。 전간의 발작을 일어키면、 환자의 두 엄지손가락과 양 엄지발가락을 각각 나란히 하여 끈으로 묶는다。

灸柱를 묶은 손가락과 발가락을 얹고 손과 발에 동시에 불을 붙여 연속하여 몇壯을 뜬다 이것으로 환자의 의식이 회복하지 않을 때는 涌泉에 한 번 더 灸를 四~五壯 뜬다。

2、 大椎、百會、人中、間使를 取穴한다。 각 經穴을 毫針으로 찌르고、 二十分間 留針한다。 끝나면 大椎、百會에 灸를 뜬다。

그 밖에、 風府、頰車、承漿、神門、曲池、豐隆、後溪 각 經穴에 症狀에 따라 적당하게 取穴하여 針으로 치료한다。

九、 딸꾹질

主된 症狀은 胃에서 空氣가 위로 끊임없이 나와、 목구멍에서 딸꾹거리며 낮은 소리가 난다。 이 소리는 짧으나、 연발한다。 이 症狀은 우연히 일어나、 저절로 낫지만、 계속해서 연발할 경우에는 病으로서 치료를 필요로 한다。

— 139 —

〈치료법〉

內關을 取穴하여、 毫針으로 치료한다。

환자에게 심호흡을 하도록 하여 환자가 천천히 숨을 깊게 들이 마시는 것에 맞추어 內關에 針을 五分 찔러 넣어、 숨을 내어쉴 때 針을 三分 정도 뺀다。 이 一進一退를 세번 반복 하여 十~十五分間 留針한다。

이 치료를 하여도 효과가 없을 때는 太溪、 膈兪、 呃逆에 針의 치료를 加한다。

十、 嘔吐

구토는 病의 表證(表面的인 症狀)이며、 많은 病에 구토의 症狀이 보인다。 主된 원인은、 外感、 過食、 肝의 不全胃에 水分이 過重하게 고인다、 따위이다。

臨床上、 寒性 구토와 熱性구토의 두 種類로 나눌 수 있다。

熱性구토는 음식을 먹은 후、 곧 토해내는 외에 口臭나 목이 마른다。 小便이 적고 붉다、 便秘를 하는 등의 症狀이 있다。

寒性구토는 음식을 먹고나서 상당한 시간이 지나서 토해낸다。 한기가 나므로 暖氣를 요 구하며 大便이 약간 흰편이며 온몸이 나른한 症狀들이다。

— 140 —

〈치료법〉

曲池、內關、足三里를 取穴한다.

毫針으로 曲池 內關에 瀉法으로 찌르고, 그 후 足三里에 針끝을 아래로 향하여 斜刺하여 捻轉進法과 補法을 행하여 三十分間 留針한다.

熱性 구토의 경우는 合谷과 解溪에 針의 치료를 加한다.

寒性구토의 경우는 脾俞와 氣海에 針의 치료를 加한 후 다시 隔姜灸를 뜨거나 아니면 소금을 구어 뜨겁게 하여 그것을 베에 싸서 腹部를 주물러 누른다.

十一、胃痛

胃痛을 일으키는 원인은 寒氣나 熱氣가 음습하고, 혹은 不規則한 식사, 혹은 지나치게 화를 내거나, 너무 우울해지는 것이 主이다. 初期에 있어서는 단지 胃가 상쾌하지 않는 것 뿐이다. 차차 소화불량이 되어 드디어 胃部의 脹滿、구토、구역질、酸液을 토하거나 식사의 전후에 아프거나 식욕이 부진하게 되거나 한다.

〈치료법〉

1、 膝眼을 取하여 毫針으로 치료한다。 急性 胃痛의 경우는 瀉法을 행하여、 慢性 胃病의 경우는 補法을 행한다。 체질이 강하고 병이 무거운 환자에게는 먼저 瀉法을 행하고、 後에 補法을 더하여、 체질이 약하고 병이 가벼운 환자에게는 먼저 補法을 행하고、 후에 瀉法을 加한다。 그 뒤에 三十∼五十分間 留針한다。

2、 中脘、 內關、 足三里의 三穴을 取穴한다。 치료가 끝나면 환자는 이불을 덮고 땀을 낸다。 毫針으로 直刺하여 提挿法(찔렀다 뽑았다 함)을 행하여 三十分間 留針한다。 치료는 하루 건너 한 번씩 행한다。

十二、 腹痛

腹痛의 원인은 冷해지거나 지나치게 화를 내거나 過食하는 等、 單獨인 경우와 複合인 경우가 있다。

앓는 部位는 배 전체일 때도 있고、 아랫배 뿐일 때도 있으며、 또는 배꼽 주위만 아플 때도 있다。

〈치료법〉

1、 배 전체가 아플 경우

— 142 —

內關과 委中을 取穴한다. 毫針으로 內關을 直刺하여 補瀉法을 行하여 五～十分間 留針한

후 三稜針으로 委中을 點刺하여 피를 조금 낸다.

2、 아랫배가 아픈 경우

三陰交를 取穴하여 毫針으로써 깊이 六分으로 捻轉進法을 행하고、瀉法으로 針을 三分

빼면 다시 捻轉進法으로 六分까지 찌르는 것을 三回(찔렀다 빼는 것이 一回) 행한 후 깊이

一分으로 直刺하여 十五分～二十分間 留針한다.

그래도 통증이 감퇴하지 않을 때는 그 局部(아픈 곳)에 針의 치료를 加한다. 예컨대 氣

海、關元、胃俞 等이다.

뜨거워 하지 않는 경우에는 針과 灸의 치료를 동시에 행하여도 좋다. 氣海 關元의 두 經

穴에는 隔姜灸로 떠도 좋다.

3、 배꼽 주위가 아픈 경우

天樞、氣海를 取穴、熱이 있을 때는 針 밑으로 치료 하지만、熱이 없을 때는 針과 灸를

併用하여 神闕에 隔鹽灸를 뜬다.

十三, 설사

설사는 大便이 엷고、 또한 자주 排泄하는 病이다。 대부분의 원인은 음식의 부주의、 차거운 음식이나 기름진 음식을 먹거나、 또는 감기가 드는 따위에 의한 것이다。

臨床上 急性 설사와 慢性 설사로 나눈다。 그 밖에 五更瀉(새벽에 설사하는 것)과 하는 것도 있으나、 이것은 慢性 설사에 屬하는 것이다。

(1) 急性설사

이 病의 症狀은 배가 아프고 大便이 엷으며、 便의 色은 노란(黃色) 粘液狀이고 便中에 消化되지 않은 음식이 섞여 있다。 小便은 적고 色은 붉다。 때로는 두통이나 微熱이 나는 환자도 있다。

〈치료법〉

中脘、 天樞、 足三里를 取穴한다。 毫針으로 捻轉進法과 瀉法을 행하고 二十分間 留針한다。 腹痛이 심할 때는 神闕에 隔鹽灸로 뜬다。

(2) 慢性 설사

이 病의 症狀은 오랫동안 설사가 계속하여, 먹으면 설사를 하고, 식사의 양을 감소하여 도 배가 끄르럭거리나 아프거나 하여 소화가 안된 음식을 排泄하여 大便는 성게의 알젓(雲丹) 같은 粘液이 된다.

〈치료법〉

中脘、天樞、脾俞、神闕을 取穴하여 以上의 각 經穴에 隔姜灸로 뜬다. 血便인 경우는 命門에 針의 치료를 加하면 좋다.

(3) 五更瀉

이것도 慢性설사의 一種이다. 症狀은 새벽頃이 되면 아랫배가 심하게 아파서 곧 설사를 한다. 배가 冷해지고 팽창해져 발이 차거워지는 따위이다.

〈치료법〉

照海、氣海、腎俞、神闕을 取穴하여 毫針으로 照海、氣海、腎俞를 찔러 補法을 행하고, 三十分間 留針하고 있는 동안에 針을 두번 튼다. 이 치료는 하루에 한 번이다. 이틀에 한 번 행한다. 氣海와 腎俞는 針을 놓은 후 다시 灸로 뜬다. 神闕에는 隔姜灸를 뜬다.

十四、赤痢(痢症)

이 病은 여름과 가을에 많이 볼 수 있다. 原因은 불결한 음식이나 찬 음식을 먹는데서

일어나는 일이 많다.

主된 症狀은 설사이며 하루에도 몇회씩 혹은 몇十回씩 排泄한다. 아랫배가 아프고 肛門

이 내려 앉는 느낌이 나서 排便하고 싶은 생각은 있으나 大便이 나오지 않게 된다.

排泄된 大便은 붉은 것도 있고, 흰 것도 있다. 붉은 것은 赤痢, 흰 것은 白痢라 한다.

〈치료법〉

中脘、天樞、足三里를 取穴、毫針으로 捻轉進法과 補瀉法을 행하여 各 經穴에 각각 三十

分間 留針한다. 이 치료는 매일 한 번씩 행한다.

高熱일 때는 大椎曲池에 針의 치료를 加하며、腹痛이 심할 때는 支溝、太冲에 針을 加하

여 頭痛이 날 때는 風池와 百會에 針을 加한다.

白痢일 경우에는 留針하는 동시에 天樞에 灸를 뜨고, 脫肛일 경우에는 百會에 灸를 뜨고

熱은 없이 자주 설사를 하는 경우에는 神闕에 隔塩灸의 치료를 加한다.

十五、 콜레라 (호열자)

호열자는 구토와 설사가 동시에 일어나는 급성 전염병이며 여름에서 가을에 많이 볼 수 있다.

症狀의 특징은 갑자기 구토와 설사가 동시에 발생하여 小便이 희게 되고, 배가 조여들듯이 아프며, 입술이 샛파랗게 된다. 手足이 싸늘해지고, 온몸에 차거운 기름땀(油汗)을 흘리며, 意識이 不明하게 되고 발이 경련하는 수도 있다.

〈치료법〉

足三里、中脘、內關、合谷、天樞를 取穴、각 經穴에 毫針으로 補瀉法을 행하여, 각각 三十分間 留針한다.

手足이 차접고 땀이 많을 때는 關元、氣海에 灸로 뜬다. 腹痛이 멎지 않을 때는 氣海、三陰交、陰陵泉에 針의 치료를 加하고, 意識不明일 때는 外關、人中、內庭、太冲에 針의 치료를 더한다.

熱이 높고, 목구멍이 마르고 불안하여 침착해지지 않을 때는 委中、十宣을 點刺하여 피를 약간 짜낸다. 발이 경련할 때는 崑崙과 承山에 針의 치료를 加한다.

— 147 —

十六、 말라리아

이 病은 가을에 많이 발생한다. 主로 모기가 媒介하여 전염한다. 감연이 되면 몸에 심한 寒氣가 음습하고、 덜덜덜 떨리며、 거의 三十分쯤 지나면 이번에는 高熱이 난다. 熱이 식으면 대단히 피로해진다. 이러한 발작은 매일 일정한 시간에 일어나 하루에 한 번인 것도 있고 두 번에서 세 번까지 일어나는 환자도 있다.

〈치료법〉

1. 阿是穴 (아픈 部位를 經穴로 한다) 을 取穴한다.

말라리아가 일어나는 한 두시간 전에 환자의 저고리를 벗기고、 의자에 正坐시킨다. 醫師는 환자의 脊椎에서 左右로 一寸五分쯤 떨어진 部位를 위의 大椎에서 아래로 향하여 指壓을 해가면서 환자가 가장 아파하는 部位나 敏感한 곳이 있다. 이 部位가 阿是穴이다. 거기를 毫針으로 二〜五分 찌른 뒤에 다시 灸를 七壯 뜬다.

2. 後谿、 大椎를 取穴한다.

말라리아의 발작이 일어나는 한 두시간 전에 毫針으로 大椎에 針끝을 약간 上向하여 五〜六分 斜刺한다. 환자가 酸痛、 저린 느낌을 느끼면 溫針灸 (針을 꽃은채 針자루에 灸알 粒

子)을 얹고 點火한다)를 一～二壯 뜬다.

다음에 後溪와 間使를 直刺하여 捻進法과 補瀉法을 행하고 三十分間 留針한다.

구토할 때는 中脘과 足三里에 침의 치료를 加하고 두통이 심할 때는 百會와 風池에 針을 加한다.

몸이 약한 환자로 上腹部 왼쪽에 단단하게 굳은 곳이 있으면 脾俞와 足三里에 灸를 뜬다.

十七、便秘

便秘는 大便이 멈추어져서 때로는 三～五日間에 한번 밖에 排泄할 수 없으며, 排泄할 때도 여간해서 便이 나오지 않아 매우 노력하여 겨우 排泄할 수 있다.

便秘는 각종 熱病에 걸렸을 때, 그 過程에서 일어나는 수가 있으며, 또한 單獨의 病으로서 일어나는 수도 있다.

習慣性의 便秘에 대하여 針灸치료는 효과적이다.

〈치료법〉

支溝와 照海를 取穴한다.

支溝를 捻轉進法으로 찌르고 照海에는 直刺로 神瀉法을 행하여 환자에게 酸痛, 저림, 팽창감이 날 때까지 針을 튼다. 그후 각 經穴에 三〇分間 留針한다.

十八、血便

血便이란 大便에 피가 섞여 있는 것이다. 血便에는 便前血과 便後血의 두 종류가 있다. 便前血은 피가 먼저 나오고 便이 뒤에 나온다. 血色은 붉고 혹은 混濁하여 排便後에도 개운치가 않고 肛門에 통증을 느낀다. 이 원인은 腸에 熱이 있기 때문이다. 便後血은 便이 먼저 나오고 피는 뒤에 나온다. 血色은 暗紫色이며 便은 무르고 아랫배가 아프다. 환자는 정신적으로 피로하여 活氣가 없다. 이 原因은 오랫동안 앓아서 환자의 몸이 쇠약해진데서 일어나는 것이다.

〈치료법〉

命門、天樞、長强、膈俞、腎俞를 取穴한다.

命門과 腎俞에 七壯, 膈俞에 十壯의 灸를 뜬다. 이어서 毫針으로 찌르고 두번 다시 上向으로 찌르고 灸를 十數壯 뜬다. 최후에 天樞에 灸를 十數壯 뜬다. 이 치료는 이틀에 한번 행한다.

肛門이 부어서 아플 때는 針 치료만 하고 灸는 禁한다.

十九、盲腸炎

主된 症狀은 아랫배의 오른쪽의 위치가 심하게 아파 누를 수도 없고 몸을 돌릴 수도 없다. 옆으로 누워 오른발을 구부리면 조금 편하게 되지만, 그 발을 똑바로 펴려고 하면 심하게 아프다.

現代醫學에서는 이 病을 闌尾炎이라 부른다.

〈치료법〉

闌尾・關元、足三里를 取穴한다. 毫鍼으로 闌尾와 足三里를 直刺하여 捻轉進法과 補瀉法을 행하고, 二十分～三十分間 留鍼을 하여 五分間에 一回 鍼을 튼다.

鍼을 놓은 뒤 食鹽을 구어서 뜨겁게 하여 베로 싸서 關元을 쓰다듬어 누른다. 식으면 다시 뜨겁게 하여 여러번 반복한다.

매일 前述의 치료법을 一～二回 행하여 病이 나을 때까지 계속한다.

腹痛이 심할 경우에는 天樞에 鍼의 치료를 加하고、구토를 할 경우에는 內關에 鍼을 더한다。以上은 모두 瀉法을 행하여 한 시간 留鍼을 하되 十五分間에 一回 鍼을 튼다。

病이 무거울 때는 曲澤、委中、厲兌를 點刺하여 피를 짜낸다。

病狀이 여전하여 好轉되지 않고 혹은 통증이 더욱 심하게 될 때는 재빨리 환자를 病院에 보내어 치료하지 않으면 안된다。

二十、關節炎

이 病의 症狀은 四肢의 근육이나 관절이 저리고 쑤시며 그 아픈 부분이 붉게 부은 것이 눈으로 볼 수 있다。疼痛의 자리는 일정한 경우도 있고 그때 그때 자리가 옮아질 때도 있다。氣候가 나쁘게 변할 때는 病도 무거워진다。관절이 붉게 부어서 아플 때 식히면(冷却) 좋아지는 따위의 病狀은 熱性關節炎이라 부른다。

主된 원인은 寒風에 쏘이거나 또는 오랫동안 濕氣가 많은 곳에 居住하여 습기에 침범되었을 때 일어난다。

〈치료법〉

아픈 部位에 따라 經穴을 選定한다.

1、 어깨의 통증:: 肩髃、 曲池、 外關을 取穴한다.

2、 팔꿈치의 통증:: 尺澤、 曲池、 外關.

3、 팔의 통증:: 陽池、 列缺、 支溝、 合谷、 液門

4、 손가락의 통증:: 合谷과 後溪.

5、 腰脊痛:: 身柱、 腎俞、 委中、 昆侖.

6、 넙적다리의 통증:: 環跳、 委中、 陽陵泉.

7。 무릎의 통증:: 犢鼻、 膝眼、 足三里와 陽陵泉에서 陰陵泉을 取穴하여 마주보고 있는 위치의 經穴로 뜯는다.

8、 복사뼈의 통증:: 解溪, 昆侖.

9、 발의 통증:: 大溪、 昆侖、 太冲.

이상의 각 經穴에 針과 灸를 倂用한다. 但 붉게 부어서 아픈 곳에는 針의 치료만 하고 灸는 禁한다.

二一、腰痛

腰痛은 主로 허리가 아프며, 감기, 寒氣, 습기 또는 捻挫등으로 因하여 일어난다.

〈치료법〉

1, 腎俞、委中、腰俞를 取穴、毫針으로 直刺한다. 瀉法을 행하여 三十分間 留針한다. 挫閃(捻挫) 또는 外傷에 의하여 腰痛을 일으켰을 때는 委中을 三稜針으로 點刺하여 피를 짜낸다. 疼痛이 복사뼈나 발에까지 미치는 경우에는 環跳에 針치료를 加하고, 허리와 등이 심하게 아픈 경우에는 人中에 針을 더한다.

2, 條山을 取穴、毫針으로 條口를 直刺한다. 針끝이 承山의 皮下에서 멈출때까지 틀면서 針을 찌르고 提揷法을 행하여 저림과 쑤시는 것이 허리까지 느껴지도록 틀면서 十分間 留針한다.

이 方法으로 팔의 통증도 치료된다.

二二、 胸脇痛

胸脇痛은 가슴께의 양 옆구리, 또는 한쪽에만 疼痛을 느끼는 病이다. 內部에 울혈이 있거나 발이 가무리쳐 넘어져서 근육이 틀리거나 해서 일어난다.

〈치료법〉

1、 內關을 取穴、 毫針으로 틀면서 찌르고、 三分間격 提挿法을 행하여 三十分間 留針한다

2、 魚際를 取穴魚際의 經穴 근처를 손가락으로 누르고、 아픈 자리를 찾아 내면、 거기를 毫針으로 六~八分 直刺하여 三十分間 留針한다.

3、 支溝、 太冲、 外關을 取穴한다. 毫針으로 補瀉法을 행하여 三十分間 留針、 통증이 멎으면 針을 뽑는다. 또한 발의 竅陰에 針치료를 加하여도 좋다.

이 치료는 하루에 한번 행한다.

二三、 遺尿

遺尿란 小便의 排泄이 자기 뜻대로 되지 않고、 모르는 사이에 싸버리는 病이다.

이 病은 두 종류로 나눌 수 있다. 잠을 자고 있는 동안 모르는 사이에 小便을 排泄한다.

이른바 夜尿症은 몸이 약한 아이에게 흔히 볼 수 있는 病이다. 小便이 잦으며 排泄할 때에 언제까지나 방울방울 떨어져 스스로 멈출 수 없는 소위 小便 不禁은 노인이나 病後로 몸이 쇠약한 사람에게서 볼 수 있는 病이다.

〈치료법〉

三陰交、大敦、百會、中極을 取穴한다. 毫針으로 補法을 行하고 한 시간 留針한다. 百會와 大敦에는 留針을 아니한다. 또한 大敦、百會、中極에는 針을 놓은 뒤에 灸를 加한다.

二四、脱肛

脱肛은 直腸이 肛門 밖으로 脱出하고、體內에는 收縮이 안되는 病이다. 신체가 허약、오랫동안 설사、또는 오랫동안의 기침 등이 主된 원인이다. 이 病은 아이나 노인에게 많이 보인다.

〈치료법〉

百會、長强은 取穴한다. 百會를 毫針으로 피부를 따라 찌른다. 長强穴에는 針끝을 上向

하여 斜刺한다. 鍼을 찌를 떼는 무겁게 挿入하여 가볍게 뽑는 手法을 반복하여 二十分～三十分間 留鍼한다. 마치면 灸의 치료를 加한다.

이 치료는 하루 건너 한번 행한다.

二五、 生理不順

女性의 生理는 정상적인 상태로는 대체로 二十八日만에 한 번 온다. 이것이 七日 以上 늦거나 二～三개月에 한번 밖에 오지 않을 경우를 月經後期라 하며, 또한 豫定日보다 七～八日 이상 빨리 오거나 또는 一개月에 두 번 오는 것을 月經先期라 하여, 어느 것이나 生理不順이다.

(1) 月經先期

이 症狀은 月經이 빨리 오고、 量도 많으며、 빛깔은 검거나 또는 紫黑色을 띄우며、 입이 마르고 찬음식을 찾는다. 아랫배가 아프고 乳房이 캥기어 신경이 날카로와져 화를 잘 내며 便秘끼가 있고 小便은 누른 색이다.

〈치료법〉

— 157 —

氣海、中極、血海、三陰交、太冲、脾兪를 取穴한다.

毫針으로 以上의 經穴을 찌르고, 捻轉進法과 瀉法을 행하여 二十分間 留針한다.

(2) 月經後期

이 症狀은 月經이 늦어지고 量도 적으며, 빛갈은 옅다. 顔色은 창백하게 되고 정신적으로 피로하여, 추위를 타며 아랫배는 冷하여 아프다. 머리는 개운치 않으며 情緒가 불안정하여 眩暈이 생기거나 腰痛을 일으킨다.

〈治療法〉

關元、命門、腎兪를 取穴한다. 毫針으로 捻轉進法과 補法을 행하고나서 十五分間 留針한다.

針의 치료가 끝나면 灸치료를 加한다.

二六、生理痛

이 症狀은 月經이 오는 전후에, 배꼽 아래에서 허리에 이르는 데까지 참을 수 없을만큼 심하게 아프며, 情緒는 불안정하게 된다.

冷飮食을 過食하거나 貧血하여 氣力이 쇠퇴하는데서 일어나는 것이다.

生理前과 生理中에 아랫배가 손으로 누를 수 없을만큼 심하게 아프며, 乳房도 캥기어 아프다. 生理後에는 뱃속이 아프지만 손으로 누르면 약간 나아진다. 生理痛을 치료하는데는 針灸가 가장 효과적이다. 但, 치료에 즈음하여 반드시 生理前 二~三日부터 시작하여 연속 三個月 정도 행해야 한다.

(1) 생리전 또는 생리기간 중에 배가 아프다.

〈치료법〉

內庭과 三陰交를 取穴한다. 毫針으로 우선 內庭을 찌르고 다음에 三陰交를 찌른다. 어느 것이나 瀉法을 행하여 二十分間 留針한다. 만약 통증이 그치지 않을 때는 合谷, 足三里關元、中極에 針치료를 加한다. 가벼운 경우에는 一~二回、重症인 것은 三~五回 치료하면 好轉된다.

(2) 생리 후에 배가 아프다

〈치료법〉

腎俞、命門、關元、足三里、三陰交를 取穴、각 經穴을 針으로 補法을 행한 뒤, 灸의 치료를 加한다.

— 159 —

二七、月經閉止

와야 할 생리가 오지 않는 것을 月經閉止라 한다.

정상으로 발육한 여성은 十四세 전후에 月經이 오는 것이 보통이지만 이것이 오지 않는 경우、 또는 계속해서 정상으로 오던 月經이 長期間에 걸쳐 오지 않게 되었을 경우 旣婚女性으로 임신하지 않았는데 갑자기 月經이 그치고 여러 가지 病이 생기곤 하는 것은 月經閉止이다.

病後나 産後의 貧血、 소화불량、 설사、 手足의 冷眩暈、 가슴의 두근거림、 정신적인 피로、 虛脫感 등의 症狀을 血枯經閉라 한다.

한편 화를 잘 내며、 찬음식을 過食하고 가슴에 壓迫感을 느끼며、 입이 쓰고 便秘를 하는 等의 症狀은 血滯經閉라 한다.

1、 血枯經閉

〈치료법〉

腎兪、 脾兪、 氣海、 足三里를 取穴、 針으로 補法을 행하여 灸의 치료를 加한다. 留針은 하지 않는다.

2、 血滯經閉

〈치료법〉

血府、足三里、三陰交、合谷을 取穴한다.

우선 血府에 毫針으로 捻轉進法과 瀉法을 행하여 三十分間 留針한다. 留針하고 있는 사이에 針을 비틀고 해서는 안된다. 針을 뽑고나서 五分間 정도 쉬고、다음에 三陰交、合谷에 針을 찔러 함께 三十分間 留針한다. 이 치료는 四日에 一回 行한다.

그밖에 膈兪、中極、行間、氣海、腎兪를 取穴해도 된다. 보통은 一回의 치료에 약간의 經穴을 取穴하여 前述의 經穴의 順序로 針의 치료를 하는 때가 많다.

二八、不正出血

女性이 性器에서 大量으로 出血하거나 持續的으로 出血하거나 혹은 뚝뚝 방울지듯이 出血하는 것을 不正出血이라 한다.

정신적으로 고민하거나、怒하거나 過勞하는 것과 寒氣에 음습 당하는 것이 主된 원인이 되어 일어난다.

산이 무너지듯이 힘세게 出血하는 것을 『崩』이라 하며、느리게 경사진 지붕으로 비가 세

듯이 出血하는 것을 「漏」라 한다。이 病은 四十代의 여성에게는 비교적 적다。

〈치료법〉

隱白과 大敦을 取穴한다。 毫針으로 이 두 經穴을 直刺하고 二十分間 留針하여 溫針灸를 뜬다。 가슴의 두근거림이나 眩暈이 있는 몸이 약한 환자에게는 命門、氣海、關元、中極에 灸의 치료를 加한다。

二九、難產

出産 예정일이 되어 陣痛이 와서 胎兒의 위치가 내리고 羊水가 나와 출산의 조건은 전부 갖추어졌는데도 불구하고 胎兒가 나오지 않는 것을 難産이라 한다。

胎兒가 너무 커서 産道가 좁은 경우、胎兒의 위치가 異常일 경우、産婦의 陣痛과 生身이 약하거나 하는 것이 主된 원인이다。

針灸로 치료할 수 있는 것은 胎兒의 위치의 異常과 微弱陣痛에만 限한다。

〈치료법〉

1、새끼발가락의 바깥쪽에 있는 掌關節의 뒤에 한 時間 간격으로 쑥條灸를 十五分間 뜨

고, 연속 세 시간 계속한다. 보통灸(쑥柱灸)를 떠도 된다.

2, 至陰、合谷、三陰交、太冲、昆侖을 取穴한다. 우선 至陰에 十分間灸를 뜨고 그후 十分지나 다시 十分間 뜬다. 이어서 毫針을 合谷에 비틀면서 천천히 찌르고、提挿法과 捻轉進法을 행하여 환자가 針感을 얻으면 瀉法을 행하고 三十分間 留針한다.

이 치료를 하여도 出産하지 못할 때는 太冲과 昆侖에 針으로 瀉法을 행하여 환자가 壓迫痛과 저린 針感을 느끼면 三十分間 정도 留針하여 五分간격으로 針을 틀어 左右의 經穴 각을 七回 틀고 針은 出産할 때까지 뽑지 않는다.

三十、産後의 貧血

出血多量 等으로 出産後 産婦가 갑자기 眩暈을 일으케 주저 앉아버리거나 가슴에 壓迫을 느끼고 구역질、구토를 하거나 重症이 되면 말을 할 수도 없게 되며 意識不明이 되기도 한다. 이것은 産後의 貧血에서 일어나는 症狀이다.

〈치료법〉
支溝、三陰交、足三里를 救穴한다. 우선 毫針으로 支溝와 三陰交에 補法을 행하여 三十

分間 留針한다. 이어서 足三里에 針의 치료를 하고 나서 灸를 뜬다. 환자가 식은 땀을 흘리며 그치지 않을 때는 氣海 關元에 灸의치료를 加하고 神闕에는 隔 鹽灸를 뜬다.

三一、產後의 便秘

出産할 때 出血多量 等으로 몸이 쇠약하여 大便의 排泄이 곤란하게 되고 며칠만에 한번 밖에 排便할 수 없는 症狀을 産後의 便秘라 한다.

〈치료법〉

外關、照海를 치료의 經穴로 取穴한다. 毫針으로 이 經穴에 補法을 행하여 三十分間 留 針한다.

三二、缺乳

出産後 젖(乳汁)이 적게 나온다. 또는 전혀 나지 않는 것을 缺乳라 한다. 이의 主된 원

인은 母體가 약하고 빈약하여 經絡이 통하지 않게 되기 때문이다.

1, 膻中을 取穴, 쑥條灸를 매일 一回, 二十分間 뜬다.

2, 膻中과 液門을 取穴한다. 비교적 굵은 針으로 膻中穴의 약간 아래를 針끝을 바로 위로 향하여 살갖을 따라 八分의 깊이로 捻轉進法으로 찌르고, 五分의 깊이까지 뺀다. 다음에 針끝을 오른쪽 위로 향하여 捻轉進法으로 八分의 깊이로 찔렀다가 五分의 깊이까지 뺀다. 그리하여 다시 針끝을 왼쪽 위로 향하여 八分의 깊이로 찔렀다가 五分의 깊이까지 뺀다.

어 方法을 세번 반복하면 針끝을 바로 위로 향하여 염지손가락으로 針을 오른쪽으로 틀면서 찌르면 醫師의 손가락에도 환자의 針感이 아래로 갈아 앉듯이 傳해 온다. 그렇게 되면 留針한다.

이어서 液門에도 針의 치료를 加하여 각각 十五分間 留針한다.

三三, 新生兒의 感染

出產後、新生兒가 배꼽의 탯줄을 끊었을 때、소독이 불완전하여 感染되어 일어나는 病으

— 165 —

로、온 몸에 경련을 일으케、입을 깨물고 젖을 빨지 않으며、무거울 때는 假死狀態까지 된다.

이 病은 出産後 四～六日間에 흔히 일어나므로 四六風이라고도 한다.

〈치료법〉

마늘을 잘게 쓸어 (혹은 갈아서)、신생아의 배꼽위에 얹고 쑥柱를 마늘 위에 놓고 灸로 뜬다. 아기의 입안에서 마늘 냄새가 날 때까지 灸를 계속하고 마늘汁을 한 방울 아기의 코에 떨어뜨린다.

三四、 小兒에게 쥐(경련)가 날 때

이 病은 小兒病의 一種으로 원인은 高熱이 나는 데에 있다. 손발에 경련을 일으키며 곳구멍을 벌룸거리고、입술이 쥐가 나서 캥긴다.

〈치료법〉

印堂、中冲、風池、昆侖、後溪、神門、內關、甲根을 取穴한다.

印堂을 毫針으로 捻轉進法을 행하여 甲根(손・발가락 二十個와 손발가락의 爪根의 中央

— 166 —

에서 一分 떨어진 곳)과 中冲을 三稜針으로 點刺하여 피를 낸다.

首筋이 굳어진 경우는 風池에 針을 加하고 全身에 경련을 일으켜 잇발을 악물고 人事不

省이 되어 있을 때는 昆侖에 針을 加한다. 手足에 경련을 일으킨 경우에는 後溪에 針을 加

하며, 不眠이나 情緒 不安定인 때는 內關과 神門에 針을 加한다.

이와같이 치료하여도 효과가 없을 때는 빨리 病院에다 救急을 의뢰한다.

三五、百日기침

한번 發作하면 몇 十번이나 계속하며 또 며칠동안이나 길게 끄는 것이 百日기침이다.

初期는 熱이 나고 코가 막히며 콧물이 나오다가 차차로 기침이 거듭되며, 그러는 중에

한숨에 몇 十번이나 기침을 하게 된다. 기침을 할 때는 등을 꼬부리고 혀를 내며 **토해내려**

고 하나 토해지지 않으며, 눈물과 콧물이 음습하고, 호흡을 할 때는 汽笛소리 같은 소리를

내고, 심할 때는 입과 코에서 피가 나오고 눈이 붓기도 한다.

〈치료법〉

少商、商陽、上穴을 取穴한다. 三稜針으로 點刺하여 피를 짜낸다. 針의 치료**는** 하루건너

한 번씩、 연속하여 행한다。 담(가래)에 피가 섞여 있을 때는 毫針으로 尺澤、風池、大椎、

肺俞、合谷、曲池의 全經穴에 치료를 한다。

身柱는 동시에 拔火罐 요법을 더하면 보다 효과적이다。

三六、 小兒설사

여름철에 小兒가 흔히 걸리는 病이다。 過食、非衛生的인 음식을 먹었을 때、 더위를 먹었을 때、 等이 원인이 되어 일어난다。 설사가 심하여、 하루에도 몇번이나 排便하며 구토、 腹痛이 겸할 때도 있다。

〈치료법〉

百會에 毫針으로、 針끝을 아래로 향하여、 沿皮刺(피부를 따라 가로로 찌른다)로 천천히 一~二分의 깊이로 찌르고、 한 시간 留針한다。

留針하고 있는 동안에 환자의 人指의 商陽에서 虎口(엄지와 人指의 股間)까지를 三十回、 推掌(누르고 주무리다)한다。 이어서 엄지의 손톱 뿌리에서 虎口까지를 차근차근 알뜰하게 七回 누른다。

三七、小兒疳疾

아이들에게 볼 수 있는 病으로 主된 원인은 營養不良이다. 症狀은 몸이 수척하여 약하고 배만 커서 굳어져 있다. 重症인 것은 배꼽이 돌기하고, 피부가 거칠어지며 머리털은 꼬부라져 엷게 되고 끊임없이 털이 빠진다. 식욕은 없고, 밤중에 곧잘 發熱하며, 울어도 눈물이 나지 않는다. 大便은 냄새가 심하고 小便은 탁하다.

〈치료법〉

四縫을 三稜針으로 두 손의 八穴을 點刺하여 하얀 액체를 짜낸다. 사흘에 한번 點刺하여 피를 날 때까지 계속한다.

설사를 併發하고 있는 환자에게는 中脘、天樞、足三里를 毫針으로 찌르며、찌르면 몇번 비틀어서 針을 곧 뽑는다.

三八、항아리손님(유행성 이하선염)

겨울에서 봄에 걸쳐 많이 볼 수 있는 전염병이다. 환자는 四歲~十五歲 정도의 아이들에게 특히 많으나 어른들에게도 때로는 感染하여 症狀은 아이들보다 무거울 때도 있다.

發病하면 양 턱 아래가 짓눌리듯이 괴롭고 아프며 重症일 때는 피부가 붉게 부어 오르고

熱이 나며 통증 때문에 음식을 씹을 수도 없게 된다. 양턱 아래의 浮症은 六~七日間 지나

면 사라진다.

〈치료법〉

風池、頰車、合谷、外關、曲池를 取穴한다。 毫針으로 捻轉進法과 瀉法을 行하여 十五分

間 留針한다。 치료는 매일 한 번 行한다。

三九、疔(부스럼)

이 부스럼은 外科의 分野에서 혼히 볼 수 있으며 머리나 四肢에 발생하는 수가 많다。 부

스럼이 表面은 작으나, 뿌리가 근육안에 깊게 뻗치고 있어서 疔이라 일컫고 있다.

初期는 옥수수 알처럼 희게 化濃하거나 患部 변죽이 붉게 부어서 아프거나 熱이 나거나

한다。 良性의 부스럼일 때는 表面이 짓눌려서 濃이 나와 통증은 없어지지만, 惡性인 것은

局部가 마비되어 表面이 패이고 드디어 毒이 온몸에 擴散되어 목숨에 관계되는 수도 있다.

그 밖에 붉은 실같은 줄이 (筋) 부스럼 위에 나타나는 것을 紅糸疔이라 한다.

〈치료법〉

身柱、合谷、委中을 取穴한다. 우선 三陵針으로 點刺하여 피를 약간 내고、곧 그 위에 拔火罐을 吸着시켜 十分이 지나면 뗀다. 손이나 발에 紅糸疔이 생겼을 경우는 患部에 한 가닥의 붉은 줄(筋)이 있으므로、그 줄에 二~三寸 간격으로 후비듯이 三稜針으로 點刺하여 피를 깨끗하게 짜낸다.

을 加한다. 손이나 발에 생겼을 때는 合谷에 針의 치료를 加하고、등에 생겼을 때는 委中에 針 부스럼이 얼굴에 생겼을 때는 合谷에 針의

四十、風疹

風疹은 피부에 콩알이나 혹은 조금 더 큰 불긋불긋한 것이 생겨 바람에 쏘이거나 하면 또 다시 생겨나는 病이다. 초기의 症狀은 피부가 가렵고 손을 닿으면 차차 붉게 부풀어 오르고、특히 밤에는 발작이 심하다.

〈치료법〉

1、後溪에 毫針으로 針끝을 손바닥의 중심을 향하여 천천히 틀면서 찌르고、저린 針感

이 나면 三十〜五十分間 留針한다.

2、 曲池、血海、委中을 取穴한다. 우선 血海에 毫針으로 틀면서 찌르고 三十分間 留針하여 針을 뽑을 때도 틀면서 뽑는다. 다음에 委中을 三稜針으로 點刺하여 피를 낸다. 이때 黃色의 液體가 나오면 曲池에 針과 灸의 치료를 더불어 加한다. 腹痛을 겸하는 경우에는 中脘과 氣海에 針의 치료를 加한다.

四一、 잘못 자서 생긴 통증

잠을 잘 때 자세가 나쁘거나 베개가 너무 높거나 너무 굳거나 혹은 감기가 들었을 때 일어나는 病이다. 이 症狀은 일어났을 때 통증 때문에 목을 돌릴 수가 없으며 때로는 손을 들 수 없을 때도 있다.

〈치료법〉

落枕、懸鐘을 取穴한다. 毫針으로 우선 落燭에 瀉法을 행한다. 이어서 懸鐘穴의 양쪽에 동시에 補瀉法과 提揷法을 행하여 二十分間 留針한다. 그밖에 後溪大椎에 針의 치료를 加하여도 좋다.

四二、 捻挫(挫閃)

중노동이나 운동을 하고 있을 때 일으키기 쉬운 負傷이다.

捻挫를 일으키기 쉬운 部位는 關節이 많으며, 患部를 누르면 쑤시고 아프다. 때로는 붉게 부어오르고 푸른 멍이되어 남을 수도 있다.

〈치료법〉

阿是穴(아픈 部位를 經穴로 한다)을 取穴한다. 아픈 患部 또는 는 곁을 毫針으로 찌르고 十分間 留針한다. 患部의 저림, 壓迫痛이 없어지면 針을 뺀다.

일반적으로 새 捻挫에는 針感이 있으면 針을 뽑고 留針은 않으나 오래된 捻挫에는 留針을 하는 동시에 灸의 치료도 加한다.

四三、 聾啞(귀머거리·벙어리)

귀먹어리·벙어리의 원인은 일반적으로 귀가 들리지 않기 때문에 말도 할 수 없게 된 것으로 先天性과 後天性으로 나누어진다.

先天的인 것은 나서 곧 귀가 들리지 않게 되어 따라서 말할 수도 없다. 後天的인 것은

— 173 —

高熱病 등으로 귀가 들리지 않게 되는 경우가 많다.

針의 치료 효과는 後天的인 것에는 비교적 효과가 있으나 先天的인 것에는 비교적 효과가 적다.

〈치료법〉

聽會、聽宮、翳風、外關、啞門、合谷、百會를 取穴한다.

위의 각 經穴을 毫針으로 捻轉進法과 瀉法으로 찌르고 三十分間 留針한다.

치료는 하루 건너 한번 씩 행하고, 보통 三十회 정도 계속한다. 그래도 효과가 없을 경우에는 다시 한번 더 三十回 加한다.

四四、鼻血(코피)

코피란 打撲 등의 外傷으로 出血하는 것이 아니라 갑자기 코피가 나오는 症狀을 말하며, 高熱 등이 主된 원인이다. 늘 出血하게 되면 眩暈、耳鳴이나 얼굴이 창백해지거나 全身虛脫 등의 症狀이 일어난다.

〈치료법〉

少商、百會를 取穴한다。 우선 三稜針으로 少商을 點刺하여 피를 짜내고、 百會에 쑥條灸를 十分間 뜬다。

四五、蓄膿症

이 원인은 머리가 충혈되어 열이 오르는 症狀에서 오는 수가 많다。 노리고 구린 콧물이 흘러나와 기침이나 두통을 併發한다

〈치료법〉

迎香을 取穴한다。

毫針으로 우선 內眼角의 약간 아래로 피부를 따라 針끝을 아래로 향하여 五分의 깊이로 찌르고、 이어서 迎香穴에 針끝을 위 안쪽을 향하여 五分의 깊이로 찌른다。 瀉法을 행하여 二十分間 留針한다。

혹은 合谷을 加하여 瀉法을 행하여도 좋다。 치료는 하루 건너 한번씩、 나을 때까지 계속한다。

四六、咽喉痛

감기가 들었을 때나 머리가 충혈되어 熱이 올랐을 때 咽喉痛이 일어난다. 보통으로는 熱은 없고, 목구멍이 조금 붉게 되어 아프고, 慢性이 되기 쉽다.

咽喉痛에 針灸치료는 특히 효과적이다.

〈치료법〉

合谷、少商、耳尖에 取穴한다. 우선 合谷에 毫針으로 針끝을 위로 향하여 강한 捻轉進法과 補瀉法을 행하여 二十分間 留針한다. 이어서 三稜針으로 少商과 耳尖을 點刺하여 피를 짜낸다. 太冲과 內庭에 針의 치료를 加하여도 된다.

四七、齒痛

熱이 나며, 胃의 상태가 나쁘거나 虫齒가 되거나 하면 齒痛이 일어난다. 針灸의 치료는 熱 때문에 흥분한 상태에서 오는 齒痛이나 胃의 상태가 좋지 않아 일어나는 齒痛에 가장 효과적이다. 치료를 加하는 것에 따라 통증은 곧 그친다.

〈치료법〉

1、 大杼에 毫針으로 천천히 捻轉進法을 행한다. 왼쪽 이가 아플 때는 왼쪽의 大杼를 찌르고, 오른쪽 이가 아플 때는 오른쪽 大杼를 찌른다. 針感(저림이나 압박감)이 느껴지면 三十分間 留針한다.

2、 行間에 毫針으로 針 끝을 뒤꿈치로 향하여 捻轉進法으로 一寸의 깊이로 찌른다.

3、 合谷과 頬車를 取穴한다. 우선 合谷에 毫針으로 針 끝을 위로 향하여 강한 捻轉進法으로 찌른다. 나른한 압박감이 頭部에까지 傳해지면 針끝을 皮下까지 뚫고, 다시 針을 아래로 향하여 찌른다. 이것도 같은 針感이 손끝에 傳해지면 針끝을 皮下까지 뚫고 위로 향하여 찌른다. 이것을 三回 반복한다. 이어서 頬車에 補瀉法을 행하여 二十~三十分間 留針한다.

치료는 하루 건너 한번 씩 한다.

앓는 齒牙가 윗쪽 잇발일 때는 內庭과 下關에 針의 치료를 加하고, 아랫이가 아플 경우에는 列缺、足三里、內庭에 鍼을 加하고 잇몸(치은)이 아플 때는 曲池、足三里에 鍼을 加한다.

外感(感染 등 외부에서의 원인)에 의하여 잇몸이 부어서 아플 때는 大椎와 外關에 瀉法

으로 행한다。

四八、急性流行性眼疾

急性 傳染 눈병이다。症狀은 돌연 붉게 부어 올라서 光線이 부시며、눈물도 스스로 그칠

수가 없으며、눈시울이나 눈꼬리에 노란 눈꼽이 고여、아침에 잠이 깨어도 눈을 뜰 수 없

게 되거나、眼球가 붉게 부어오르거나 한다。

〈치료법〉

1、三稜針으로 大椎와 大椎의 양쪽 五分 떨어진 곳을 點刺하여 피를 낸다。 그 위에 拔

火罐을 十分間、吸着했다가 벗긴다。

2、귀볼(耳頰) 뒷쪽에 있는 가늘은 紫色의 血管을 三稜針으로 點刺하여 피를 낸다。

3、合谷에 毫針으로 捻轉進法을 행하여 三十分間 留針한다。

마치면 三稜針으로 少商、商陽을 點刺하여 피를 낸다。 太衝에 針의 치료를 加하여도 된

다。

四九、 迎風流眼

이 病은 두 눈에 바람을 쏘이면, 눈물이 곧 나오며 겨울철에는 病狀이 무겁고, 여름철에는 약간 가벼워지지만 오래 가면 계절에 관계없이 무거워진다. 重症이 되면 눈시울이 쳐지고 눈이 기운 없이 늘어나고, 머리가 아프거나 비틀거리곤 한다.

〈치료법〉

風池를 取穴한다. 毫針으로 왼쪽의 風池를 찌를 때는 針끝을 오른쪽 눈의 방향을 향하여 찌르고, 오른쪽 風池를 찌를 때는 針끝을 왼쪽 눈의 방향으로 향하여 찌른다. 한 시간 留針한다.

눈물이 노상 흐르고 있는 경우에는 攢竹、 晴明、 迎香에 針의 치료를 加하면 좋다.

④ 누구나 쉽게 活用할 수 있는

應急手段과 治療

1) 初步的이면서도 施術하는 知識
2) 常用穴을 쉽게 理解시키는 穴位
3) 針灸로 治療하는 病 23種
4) 各種道具로 治療하는 常識
5) 快速針刺療法

챠 례

— 4 —

— 5 —

I, 鍼灸의 基本知識

中國醫藥學은 中國 사람들이 數千年 以來 病과 싸워온 經驗의 總括이다。그 풍부한 경험

과 理論 知識을 包括하고 있으며, 그것은 하나의 偉大한 寶庫이다。

中國醫藥學은 累積된 醫療 經驗이며、더구나 鍼灸療法은 간편하여 쓰기 쉽고、治療效果

가 비교적 良好한 特色을 갖추고 있다。

鍼과 灸는 두 종류의 치료 방법이다。金屬으로 만든 바늘을 人體의 穴位(註・以下 經穴

이라 함) 안에 찔러서 治病의 목적을 달성하는 것을 鍼이라고 하며、약쑥에 불을 붙여 人

體의 經穴 위에서 (註・피부에 직접 대지 않는다) 일정한 기간 동안 태워서 治病의 작용이

발휘되는 것을 灸라 한다。

이 두 종류의 방법을 往往 함께 응용되는 데에서 일반으로는 鍼灸라고 부르고 있다。

鍼과 灸의 用具는 다음에 紹介하는 바와 같이 매우 간단하다。

①鍼…鍼의 종류는 대단히 많으나、毫鍼、三稜鍼의 두 종류가 常用되고 있다。毫鍼의 굵

기는 보통 二六、二八、三〇、三一號의 네 종류로 나누어지며、三〇號가 가장 愛用되었으

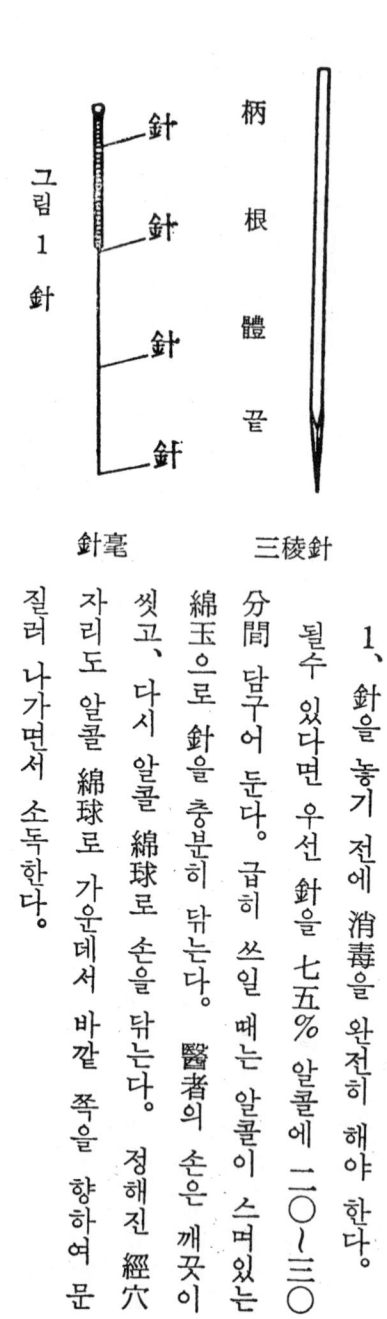

그림 1 針

며、 길이는 五分(약 一·七센치)、 一寸(약 三·三센치)、 一寸五分(약 五센치)、 二寸(약 六·七 센치)、 三寸(약 一○센치)으로 나누어진다。

一寸針=八자루、 一寸五分針=六자루、 三寸針=二자루를 갖추어 두면 충분하다。

②쑥條 (쑥條灸作成方法 참조) 약간、 (뜸질에 쓰는 약쑥을 권련 담배의 三倍 정도의 굵기로 만든 것)。

③七五% 알콜(혹은 良質의 燒酒)을 적신 脫脂線球(약솜 뭉친 것)、 乾燥한 脫脂線球、 쪽집게 한 個、 성냥 한 갑。

三稜針은 針끝이 三角形으로 된 것인데 한 자루 갖춘다。

柄
根
體
끝

針毫   三稜針

針
針
針
針

1、 針을 놓기 전에 消毒을 완전히 해야 한다。

될수 있다면 우선 針을 七五% 알콜에 二○~三○分間 담구어 둔다。 급히 쓰일 때는 알콜이 스며있는 綿玉으로 針을 충분히 닦는다。 醫者의 손은 깨끗이 씻고、 다시 알콜 綿球로 손을 닦는다。 정해진 經穴 자리도 알콜 綿球로 가운데서 바깥 쪽을 향하여 문질러 나가면서 소독한다。

— 10 —

經穴을 찾아내는 法

經穴을 찾아내는 방법은 대단히 많으나, 여기에서는 가장 많이 쓰이는 네 가지 종류를 소개한다.

〈第一種 · 等分抗量法〉(骨度法이라고도 한)

人體의 어느 部分을 일정한 等分으로 分割하여 찾아내는 방법이다.

예컨대 關元穴을 찾아내는 경우에는 배꼽에서 바로 밑의 恥骨(陰毛가 돋아난 곳의 가로로 된 뼈) 끝까지를 五等分하여 이 배꼽에서 아래로 三等分한 위치에 이 關元穴이 있다.

〈第二種 · 中指同身寸法〉

환자의 中指와 엄지손가락을 굽혀 한개의 輪狀(고리)을 만들고, 中指第二關節의 양쪽 끝 橫紋 사이의 距離를 一寸으로 換算하여, 經穴을 찾아내는 방법이다.

예를 들면, 上星穴을 찾아낼 때는 양 눈섭에서 위로 향하여 머리털이 난 끝까지 올라가, 다시 一中指同身寸(一寸) 올라간 곳이 이 經穴이다.

〈第三種 · 指量法〉

환자의 一橫指의 너비(人指 손가락 한 개의 幅)、二橫指(손가락 두 개의 너비)、四橫指

— 11 —

(손가락 네 개의 너비) 등으로, 재서(尺量해서) 찾아내는 方法이다.

예를 들면, 배꼽 중심에서 바로 아래, 四橫指로 關元穴을 찾아낸다.

〈第四種・個別 經穴의 經驗取穴法〉

예를 들면 환자의 양손의 엄지손가락과 人指의 股間을 교차하여, 한쪽 손의 人指로 다른 손의 팔 뒤의 높은 뼈의 가운데를 누르고, 人指의 끝이 닿은 곳에 經穴(列缺)을 찾아내는 방법이다.

中指同身寸、 指量法의 응용에 대해서는 以下 두 가지 點에 대해 주의해야 한다.

(1) 一中指同身寸指量法은 치료 받는 사람, 즉 환자의 손가락의 크기가 基準이다. 그러나 응용하기 위하여, 醫師의 손가락과 환자의 손가락의 길이 굵기에 큰 차이가 없으면, 직접 환자의 經穴을 가늠하여 取穴해도 된다. 만약, 體格이 너무 크거나 너무 작거나 혹은 小兒일 경우에는 醫師는 환자의 손가락의 길이, 굵기에 比例하여 적당하게 增減하여 환자의 經穴을 取穴해도 된다.

(2) 一橫指、二橫指(人指、中指 두 개의 幅)、四橫指(人指 以下의 네 개의 幅)라는 것은, 모두 人指의 중앙 關節의 위치로서 손가락을 나란히 맞춘 너비를 기준으로 한다.

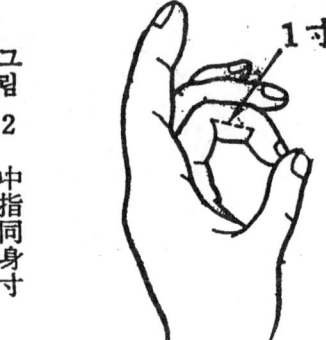

그림 2 中指同身寸

1寸

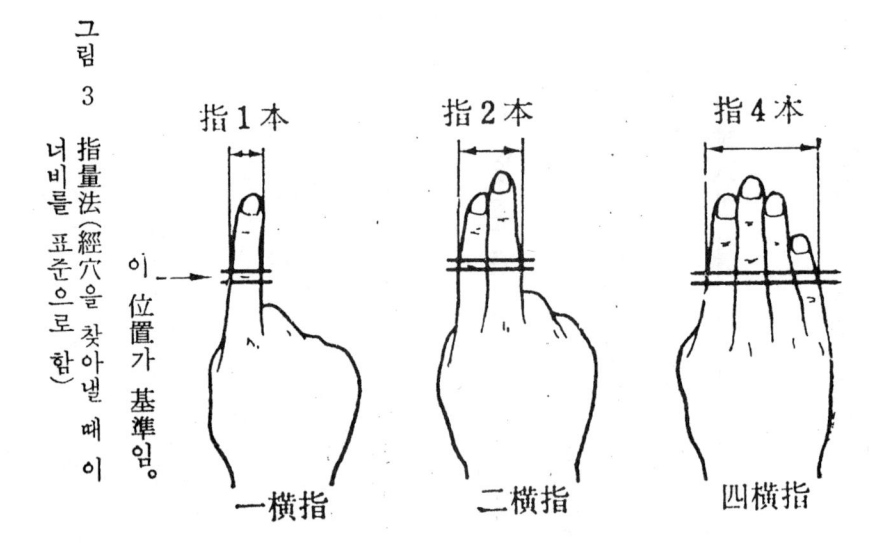

그림 3 指量法(經穴을 찾아낼 때 이 너비를 표준으로 함)

指1本

이 位置가 基準임.

一橫指

指2本

二橫指

指4本

四橫指

그림 4 進針法①

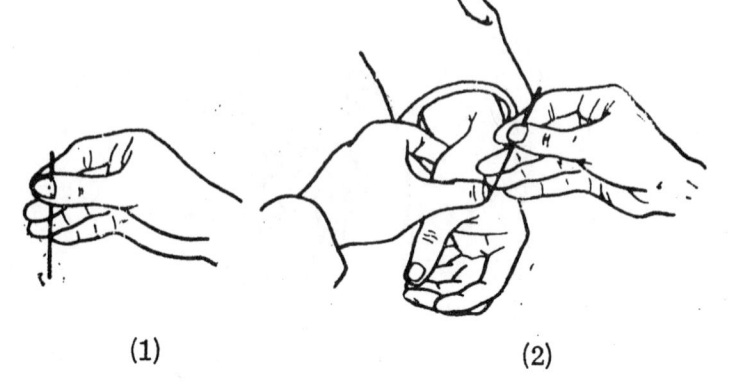

(1)　　　　　　　(2)

針을 놓는 法

毫針과 三稜針은 두 종류의 다른 針具이다. 따라서 찌르는 법도 같지 아니하다.

一, 毫針(註·보통 針이라고 일컬어지는 극히 가늘은 것)을 놓는 過程은, 進針(針을 찔러 넣는 법), 留針(針을 찌르고 나서 그대로 일정한 시간을 두는 것), 起針(針을 빼는 것의 三段階가 된다.

① 進針＝針을 찌를 때는 양손을 쓴다. 왼손의 엄지손가락 끝을 經穴 위에다 대고, 오른 손 엄지손가락, 人指의 두 손가락으로 針자루(針板)를 집어서, 針끝을 왼손 엄지 끝에 가까이 대고(접촉할 필요는 없다), 약간 壓力을 넣어, 동시에 針體를 비비듯이 비틀어서 經穴에 찔러 넣는다. 이 進針法은 短針에 적합하다.

왼손의 엄지와 人指를 알콜線球로 소독한 후、 針끝 부분을

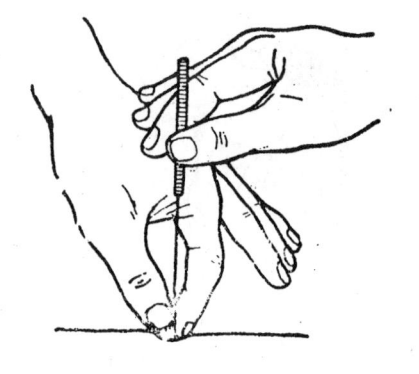

그림
5

進針法②

綿針

집고 (혹은 綿球로 針끝 부분을 싸서、 그 위를 엄지와 人指로 집는다)、經穴에 정확하게 맞추어 오른 손의 엄지、人指로 針자루를 잡고、왼손、엄지、人指를 아래로 누르면서 오른 손도 약간 壓力을 주면서 針體를 비튼다。이와 같이 해서 밀어 넣으면서、비틀면 針은 빠르게 筋肉 속으로 들어갈 수 있다。이와 같은 針刺法은 長針에 적합하다 (예컨대 環跳穴、엉덩이의 살이 두터운 곳의 經穴)。

살갗이 비교적 연한 부분、즉 腹部의 中脘、天樞 等의 經穴에 놓을 때는 다른 進針法을 쓰면 된다。왼손의 엄지와 人指로 經穴의 피부를 양쪽으로 밀어내어서 피부를 緊張시키고、오른손으로 針을 쥐고、약간 壓力을 주는 동시에 針體를 비틀고 徐徐히 進針을 한다(그림 6)。

이 밖에 있는 몇 개의 經穴은 피부 근육이 비교적 엷은 곳에 있기 때문에、예컨대 頭顔部의 印堂(眉間)、地倉(입술의 양쪽가) 등의 經穴에 놓을 때는 왼손의 엄지와 人指

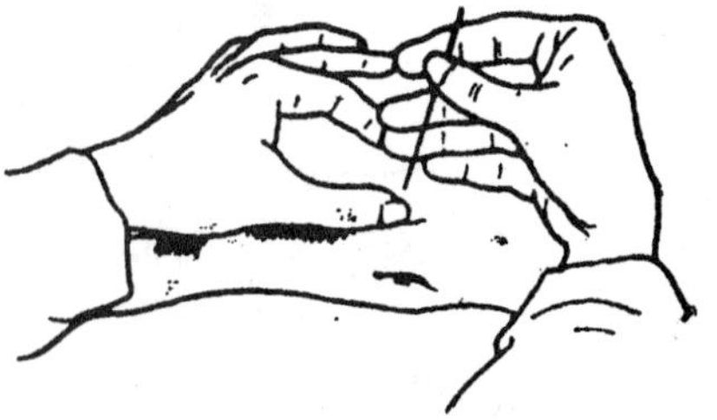

그림 7 進針法 ③

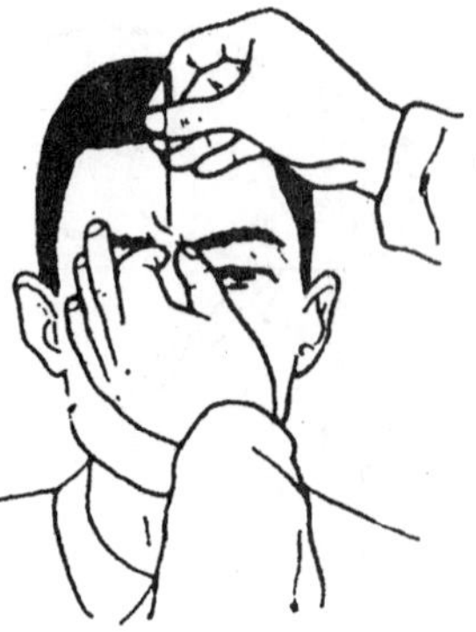

그림 6 進針法 ④

로 經穴의 피부를 집어 올려, 오른 손으로 針을 쥐고, 비스듬히 (斜面으로) 찌른다 (그림 7).

針을 놓는 데는 指力의 熟練이 要求된다. 熟練함으로 해서 비로소 환자의 疼痛이 輕減된다. 練習 방법은 草紙로 만든 매트를 찌르는 외에 (그림 8) 더욱 중요한 것은 스스로 針을 찌르는 감각을 체득하는 데는 자기의 몸에 針을 놓아 연습하는 일이다.

針을 놓는 데는 刺入部位에 적합한 세 가지 角度를 쓴다 (그림 9).

〈直刺〉 針體를 수직으로 찌른다. 筋肉이 두터운 곳의 經穴, 예컨대 足三里에는 直刺하여도 된다.

〈斜刺〉 針體를 비스듬히 찌른다. 筋肉이 비교적 엷은 곳의 經穴、예컨대 迎香穴 (콧망울 옆) 혹은 經穴의 深部에 중요한 內臟이 있는 경우 등에 적합하다.

〈橫刺〉 沿皮刺라고도 한다. 針體를 피부를 따라 찌른

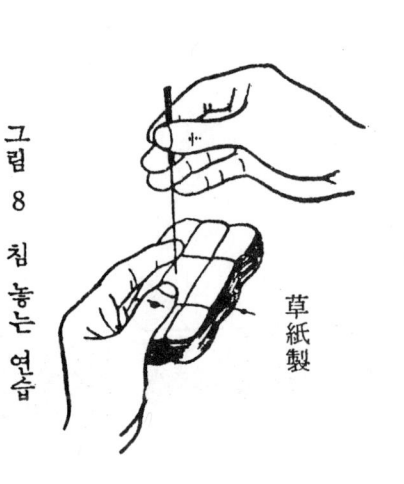

草紙製

그림 8 침 놓는 연습

다. 筋肉이나 피부가 엷은 곳의 經穴、예컨대 百會穴(머리의 頂上에 있다)등에 적합하다.

이 밖에 針을 찌르는 깊이에도 일정한 요구가 있다. 일반적으로 얇게 찌르는 것은 二~三分, 깊게 찌르는 것은 一~二寸 찌른다. 여기서 말하는 分과 寸은 市尺(보통 쓰는 자)의 分과 寸(푼, 치)이 아니다.

사용하는 毫針의 길이에 基本을 둔 것이다, 이를테면 깊이 五分이라 하는 것은, 一寸의 毫針으로써, 二分의 一 찌르고 一寸五分의 毫針으로서 三分의 一을 찌르는 것을 말한다. 但, 이것은 아주 엄격한 것이 아니라, 큰 차이가 없으면 괜찮다.

주의할 일은 어린이와 신체가 매우 여위어 약한 사람에 대해서는 얼마만큼 얇게, 살진 사람에게는 약간 깊게 하지 않으면 안된다. 예컨대, 大椎穴(脊椎 윗쪽에 있다)에 대하여 말한다면, 어린이와 病弱한 사람에게는 가장

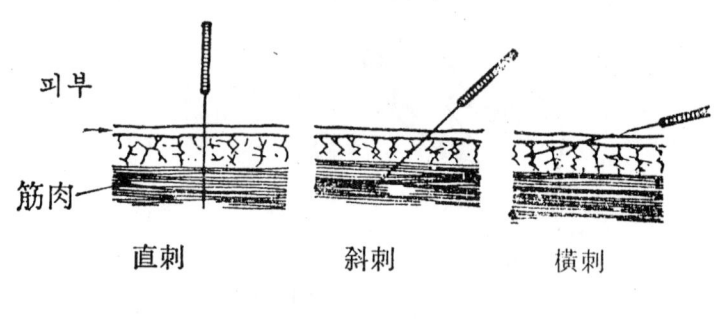

그림 9 침놓는 각도와 피부

피부

筋肉

直刺　　斜刺　　橫刺

깊어서 五分、 살진 사람에겐 八分 찌르는 것이 좋다。 腹部의 中脘(胃의 위에 있다)、 天樞(배꼽 옆)、 關元(배꼽 밑)의 세 經穴에 대해 말한다면、 어린이의 배가죽은 비교적 엷으므로 깊게 찌르지 말고、 보통 三~五分 찌르면 충분하다。

② 留針=針을 經穴에 찌른 뒤、 어느 時間을 지난 뒤에 針을 뽑아내는 것을 留針이라 한다。 針을 일정한 깊이까지 찌르고나서 약간 비틀어、 환자가 酸痛、 저림、 膨脹感을 느끼면 비틀기를 멈추고、 針을 經穴에 찌른채로 그냥 둔다。 보통 留針은 一〇~三〇分間 前後다 예컨대 어린이에게 針을 놓을 적에는 울부짖어 安靜이 안될 경우에는 留針은 하지 않아도 되며、 針을 몇번 비틀면 그것으로 족하다。

③ 起針＝留針이 끝나면 起針（針을 빼는 것）한다. 왼손 끝에 消毒綿球를 쥐고、針에 가까운 피부를 누르고 오른손으로 針을 집어 먼저 가볍게 몇번 비틀고、針을 약간 당겨 올려서 잠간 동안 머물렀다가 針을 徐徐히 뺀다. 그 뒤에는 消毒綿球로 가볍게 針자리를 주물러서 누른다. 起針할 때、성급하게、거칠게 針을 뽑아내어서는 안된다. 疼痛 또는 出血을 피하도록 하지 않으면 안된다.

二、三稜針（針 끝이 三角으로 되어 있다）：왼손으로 피부를 잡고、오른 손으로 針을 쥐고、經穴에 정확하게 재빨리 가볍게 찌르고、이내 拔針한 후 약간 피

그림
10
쑥條
만드는
法

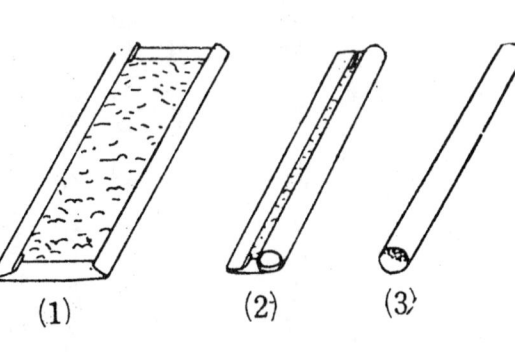

(1)　　　(2)　　　(3)

灸를 뜨는 法

灸에는 수많은 종류가 있으나、여기에 소개하는 것은 쑥條灸이다。

〈만드는 法〉 桑皮紙 혹은 草紙를 長方形으로 잘라 약쑥(건조한 약쑥을 돌절구〈石鉢〉에 빻아서 찌꺼기、雜物을 털어내고 絨狀으로 된 것을 쑥條라 한다。漢藥材商에서 팔고 있다) 約 六錢(錢은 重量의 單位로서 一錢은 약 三·七그램)을 종이 위에 고르게 펴고、작은 널판자 조각으로 쑥條를 두드려 平均으로 한다。종이 四方을 각각 約 半寸의 餘白을 남기고 말아 감는다。최후까지 감으면、손으로 문질러 단단하게 하고、종이 끝에 풀칠을 하면、완성된다。쑥條灸는 손가락 정도의 굵기로 한다(그림 10)。

〈뜨는 법〉 쑥條의 한쪽 끝에 불을 붙여、經穴을 향하

그림 11 뜨는 法

피부에 닿지 않고 一寸쯤 떠러짐

여 거리를 一寸(약 三·三센치) 전후의 높이에서 熱의 힘으로 태운다. (피부에 직접 접촉하면 안된다). 火傷을 입지 않고 상쾌감이 일어나야 한다. 만약, 시간이 약간 길고, 환자가 뜨거워할 때는 쑥條를 피부에서 약간 멀게 하여 다시 계속한다. 灸가 일정한 시간이 到達했을 때 피부의 표면에 때로는 붉은 圓狀이 나타난다. 그 뒤에 쑥條의 불을 끈다(그림 11).

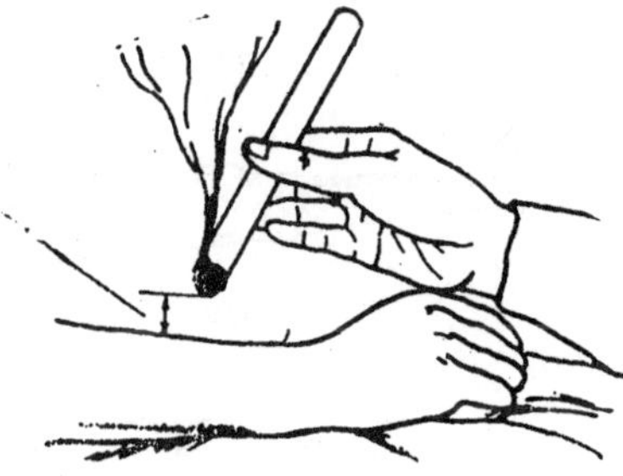

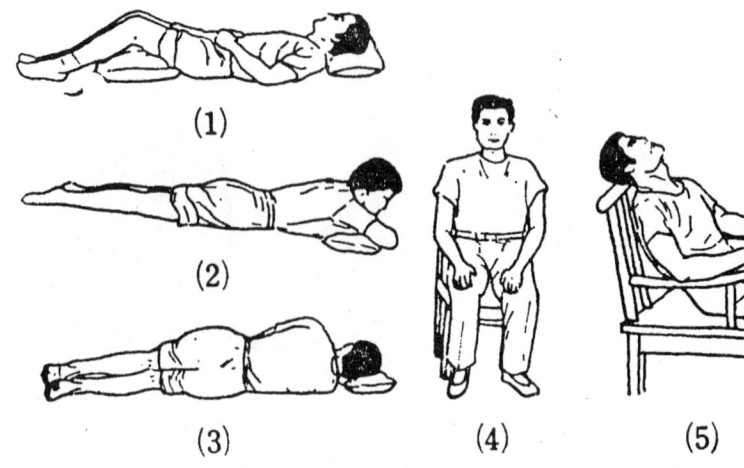

그림
12
針과
灸의
本位

(1)

(2)

(3)

(4)

(5)

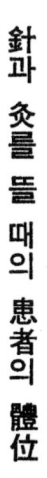

針과 灸를 뜰 때의 患者의 體位

針과 灸를 뜰 때, 환자는 편하고 自然스런 體位를 취하고 움직여서는 안된다.

腹部나 손발、頭顔部의 經穴에 針과 灸를 뜰 때는 보통 위를 보고 눕게 한다.

背部、발의 뒷면 등의 經穴은 환자를 엎드리게 한다.

臀部側面의 經穴일 때는 側身臥(옆으로 눕는다)가 좋다.

頭顔部、손발의 경우는 의자에 바르게 앉거나 또는 쳐다 보고서 받이에 의지하여도 된다(그림 12)。

針을 놓을 때의 注意事項

安全을 保障하기 위하여 針을 놓기 전에 먼저 針體에 녹이 쓸어 있지 않는가, 굽지 않았는가, 針끝이 正常인가 어떤가를 點檢해야 한다. 발견되었을 때는 다른 좋은 針과 바꾼다.

針을 놓을 때는 정신력을 집중하지 않으면 안된다. 이야기를 하면서 針을 놓는 것은 一切 삼가야 한다. 사람에 따라서는 血管이 비교적 굵어 때로는 經穴을 막고 있으므로 손가락으로 피부를 한 쪽으로 밀어부치고 血管을 피하여서 針을 놓으면 出血을 피할 수 있다.

몸이 너무 허약한 사람, 針에 적합하지 않는 慢性病(예컨대 重症의 心臟病)을 앓고 있는 사람은 모두 針을 놓아서는 안된다.

姙婦에 대해서도 충분하게 주의하지 않으면 안된다. 예를 들면 姙婦의 合谷(손등의 엄지와 人指 손가락 사이에 있다)、關元(배꼽 밑에 있다)、三陰交(안쪽 복사뼈 위에 있다)、崑崙(바깥쪽 복사뼈 뒤에 있다) 등의 각 經穴에는 針을 놓아서는 안된다.

환자가 외출에서 돌아왔을 때는 잠시 휴식시키며 또 환자가 시장할 때는 식사를 시킨 후에 針을 놓는다.

針・灸中에 發生하는 危險可能性이 있는 狀況 및 그 處理方法

針을 놓고 있을 때、때로는 眩暈、針이 꼬부라진다、針이 굽이진다、혹은 針이 빠지지 않는다。出血 및 灸의 火傷 等의 情況이 발생한다。이러한 情況에 부딪혀도 당황하여서는 안된다。다음 方法을 취하면 해결된다。

(1) 眩暈∷누워서 針을 놓으면 眩暈은 防止할 수 있다。예를 들면、針을 놓았을 때、환자가 갑자기 動悸(두근거림)、머리가 흔들거린다、식은땀이 난다、또는 顔色이 점점 창백하게 되는 것이 眩暈이며、무거울 때는 意識不明이 된다。처음으로 針을 놓는 사람、급하게 치료를 서둘은 사람、휴식을 취하지 아니하고 針을 놓은 사람、혹은 시장할 때 따위는 眩暈의 可能性이 있다。만약 眩暈이 발생했을 때는 환자가 당황하지 않도록 타이르고、먼저 針을 가볍게 뽑아내어 (앉아 있을 때는 환자를 눕힌다) 더운 물을 약간 마시게 하면 일반적으로 眩暈現象은 점차로 사라진다。

만약 眩暈의 現象이 비교적 무거울 때는 人中穴(註・입술 위、코 바로 밑에 있는 經穴)에 쑥 條灸로 뜨면 차차로 회복이 된을 針으로 찌르고、關元穴(註・배꼽 밑에 있는 經穴)에 쑥 條灸로 뜨면 차차로 회복이 된다。

— 24 —

(2) 針이 꼬부라졌을 때 : 針을 찌를 때 너무 힘을 주거나 혹은 針을 찌른 후 환자가 몸을 움직이면 針이 굽어진다. 이러한 때는 針자루가 굽어진 쪽을 따라 針을 뽑으면 된다.

(3) 針이 부러지다 : 針의 品質은 均等하지 않고、針體에 상한 흔적이나 破損된 곳이 있는지, 환자의 근육이 과도하게 긴장한데다 조심성없이 갑자기 몸을 움직였을 때는 針이 부러지는 사고를 이르킬 가능성이 있다. 이러할 때는 冷靜을 지니고 환자에게 針이 부러졌다는 것을 알릴 필요는 없다. 환자의 긴장을 풀고、本來의 자세를 움직이지 않도록 주의시키고 부러진 針의 情況을 자세하게 點檢한다. 針體가 조금 피부면에 남아 있을 때는 족집게로 뽑아 낸다.

만약 針이 부러진 곳이 피부와 平平하여 針體가 들어나지 않을 때는 왼손의 人指와 中指로 針穴의 周圍를 강하게 누르고 針을 피부의 표면으로 솟아나게 하여 족집게로 뽑아내면 된다. 만일 깊은 곳에 박히어 찾아낼 수 없을 때는 醫師의 手術에 의하여 뽑아내도록 해야 한다. 但 現在 사용되고 있는 毫針은 모두 스탠래스鋼으로 만들었으며、品質이 대단히 좋아서 부러지는 일은 극히 드물지만 역시 放心하거나 不注意를 하면 안된다.

이밖에 針을 찌를 때는 針뿌리까지 찔러 놓어서는 안되며、피부의 표면에 一部를 남겨두면、針이 부러져도 쉽게 뽑아낼 수 있다.

(4) 針을 놓은 뒤 뽑을 수 없다‥針을 찌를 때 비트는 것이 너무 강하면、 근육의 局部가 지나치게 긴장하여 針體가 근육에 끼여서 針이 빠지지 않을 때가 있다。 만약 이와 같은 일을 당했을 때는 무리하게 빼서는 안된다。 먼저 손가락으로 經穴의 周邊을 집든지 누르든지 하여서 다시 針을 가볍게 비틀면 徐徐히 뽑아낼 수가 있다。

(5) 出血‥針을 빼낸 후、 약간 出血할 때는 脫脂綿으로 눌러서 주므르면 피는 멈춘다’

(6) 灸의 火傷‥부푼 곳을 찔러 물을 빼고 약을 발라 化膿을 막는다。

Ⅱ、常用穴位를 찾아내는 法

穴位(經穴)란 針을 놓거나 또는 灸를 뜨는 자리이다. 人體에는 현재까지 이미 수백 개의 經穴이 발견되어 全身上下 어데든지 있다고 해도 좋다. 이 많은 經穴의 위치는 어디에 있는가? 어떻게 하면 비교적 정확하게 찾아낼 수가 있는가. 中國의 古語에 『世上無難事只怕有心人』이란 말대로 마음에만 있으면 뜻을 이룰 수 있다. 처음에는 名稱조차 기억하기 어렵겠으나 단단히 마음을 먹으면 안될 리 없다.

快速하게 針灸治療灸術을 파악하기 위해 우선 四十二個所의 常用 經穴을 紹介한다.

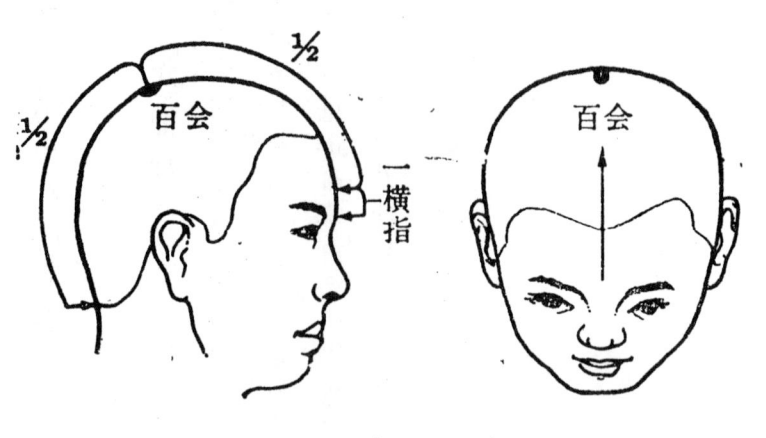

그림 13 百會穴

百會 (한 군데)

〔찾는 법〕

의자에 바로 앉게 하거나, 모로 눕게 한다.

☆ 이 經穴은 머리의 頂上에 있다. 양 눈섭의 중심(眉間)에서 위로 一橫指(人指 하나의 너비)의 위치에서 똑바른 머리 뒷쪽의 머리털이 돋아난 대까지를 연결하는 線의 가운데 (½)에 있다 (그림 13).

〈針〉 앞쪽을 향하거나 뒷쪽을 향하여 피부와 평행으로 橫刺한다. 二~三分

(主로 낫는 病) 頭痛、眩暈

○炙 = 쑥 條炙 五~十分間.

— 28 —

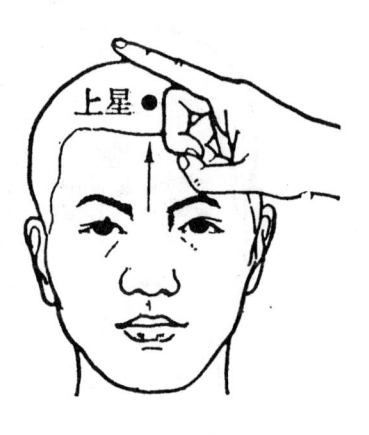

그림 14 上星穴

上　星 (한 군데)

[찾는 법]

의자에 正座시키거나 모로 눕게 한다.

☆ 眉間의 중심에서 위로 향하여, 머리털이 난
끝부분에서 一中指同心寸 위가 이 經穴이다.

(主로 낫는 病)　頭痛。

《針》　머리의 頂上을 향하여 피부와 평행으로
橫刺 二～三分

・灸＝쑥條灸 五～十分間。

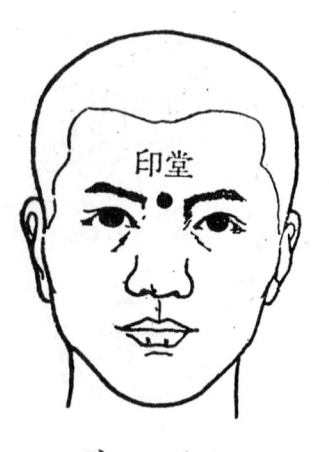

印堂

그림 15 印堂穴

印 堂 (한 군데)

〔찾는 법〕
의자에 正座시킨다。

☆이 經穴은 眉間의 중심에 있다(그림 15)。

(主로 낫는 病) 頭痛。

《針》 위에서 아래로 피부에 평행으로 橫刺、
三～五分。

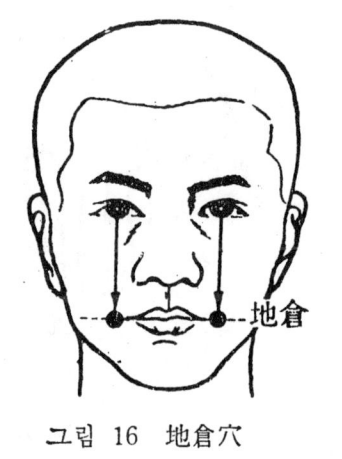

地倉穴

그림 16　地倉穴

地倉 (두 군데)

〔찾는 법〕

의자에 正座시켜、머리를 위로 들게 하여 의자에 기대게 하든지 또는 위로 보고 눕게 한다。

☆환자의 양쪽 눈을 앞으로 正視케하고、검은 자위의 중심에서 바로 아래 입의 양 끝의 延長線과 교차하는 두 군데가 이 經穴이다 (그림 16)

(主로 낫는 病) 中風。

《針》 입끝、外側으로 향하여 橫刺 三～五分。

・灸 五～十分間。

― 31 ―

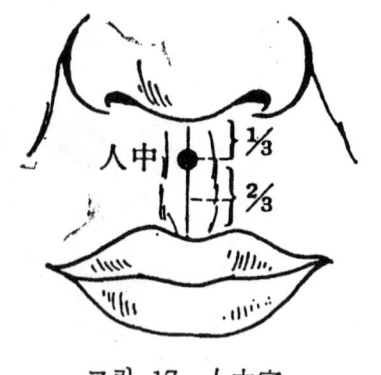

그림 17 人中穴

人 中 (한 군데)

〔찾는 법〕
의자에 正座시켜 머리를 위로 들게 하여 기대게 하거나 또는 위로 보고 눕게 한다.

☆코와 윗입술 사이의 중앙에 작은 홈이 있다. 醫學에서는 人中溝라 한다. 이 經穴은 人中溝의 三分의 一이 되는 곳에 있다(그림 17).

(主로 낫는 病) 突然卒倒의 救急.

〈針〉 아래에서 위로 향하여 斜刺 三～五分.

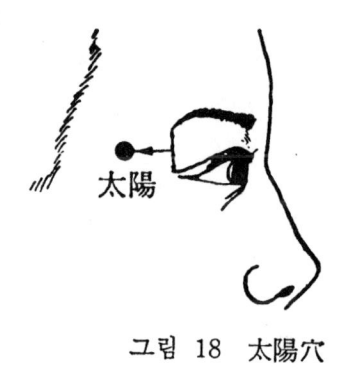

그림 18 太陽穴

太 陽 (두 군데)

〔찾는 법〕

의자에 正座시켜 머리를 위로 들게 하여 기대게 하거나 또는 모로 옆으로 눕게 한다.

☆눈섭의 끝과 눈꼬리 끝의 중간에서 뒤로 一橫指(人指 한 개의 幅)의 위치에 있는 오목한 곳이 이 經穴이다(그림 18).

(主로 낫는 病) 傳染性急性 눈병、頭痛、眩暈、中風。

〈針〉 直刺로 三~五分。 또는 三稜針으로 點刺(註・재빨리 가볍게 찌르고 곧 針을 뽑는다)하여 약간 피를 낸다.

— 3 3 —

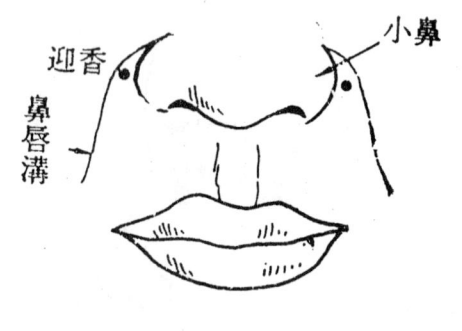

迎香 小鼻 鼻脣溝

그림 19 迎香穴

迎香 (두 군데)

[찾는 법]

의자에 正座시켜、머리를 들게하여 기대게 한
다。

☆콧방울(小鼻)의 兩側 아래로 향하여 左右
한 개씩의 홈(溝)이 있다。醫學에서는 鼻脣溝라
한다。이 홈의 윗부분과 콧방울의 가장 튀어 나
온 부분과의 중앙점이 이 經穴이다(그림
19)。

(主로 낫는 病) 코가 막힌다、中風。

《針》 아래에서 위로 향하여 斜刺 二~三分。

— 34 —

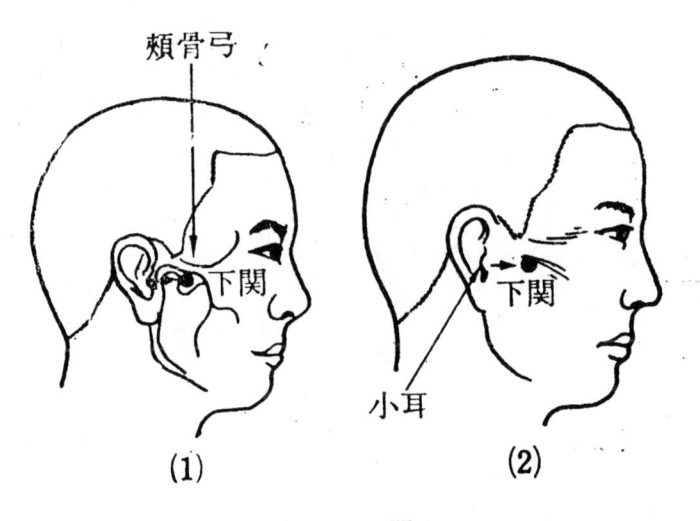

頰骨弓

下関

(1)

下関

小耳

(2)

그림 20 下關穴

下 關 (두 군데)

〔찾는 법〕

의자에 正座시키고、 입을 다물게 한다。

☆귀(小耳)의 앞쪽의 頰骨弓 아래의 오목한

곳 안에 이 經穴이다。 (이 자리는 입을 벌리면

오목한 곳이 올라온다) (그림 20)。

(主로 낫는 病) 齒痛 中風。

〈針〉 直刺로 三分。

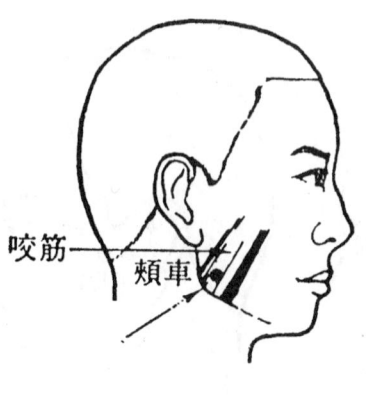

咬筋

頰車

下顎骨의 角

그림 21 頰穴

頰 車 (두 군데)

〔찾는 법〕

의자에 正座케 한다.

☆下頤의 모서리(턱뼈)에서 비스듬이 입가로 향하여、대략 一橫指의 위치에 이를 야무지게 물었을 때、한 덩어리의 筋肉(醫學에서 咬筋이라 한다)가 凸起한다. 이 筋肉위를 손가락으로 누르면 오목한 곳이 있어서 酸痛을 느끼는 위치가 이 經穴이다(그림 21)。

■針을 찔렀을 때는 이를 악물어서는 안된다。

(主로 낫는 病) 齒痛、中風。

《針》 입가로 향하여 橫刺、三~五分。

●炙 五~十分間。

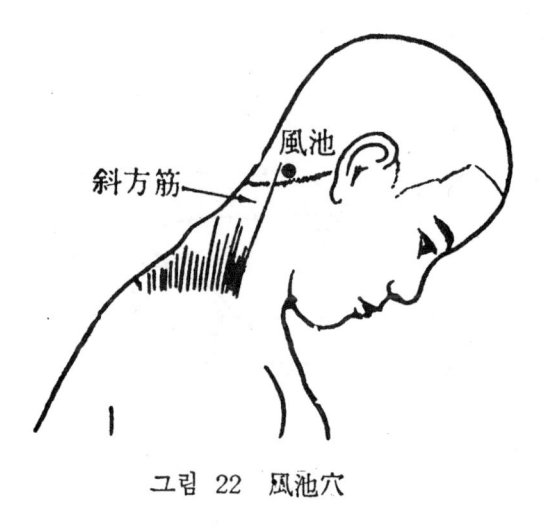

斜方筋

風池

그림 22 風池穴

風 池 (두 군데)

〔찾는 법〕

의자에 正座시키고 머리를 숙이게 한다.

☆목 後部에 굵은 筋이 있었는데 (醫學에서는 斜方筋이라 한다)이 굵은 筋의 兩側 오목한 곳의 안에 이 經穴이 있다(그림 22).

(主로 낫는 病) 감기, 두통, 眩暈.

〈針〉 오른쪽의 風池에 針을 놓을 때는 針 끝을 왼쪽 눈 방향으로 향하여 찌르며, 왼쪽 風池에 놓을 때는 오른쪽 눈의 방향으로 향하여 찌른다.

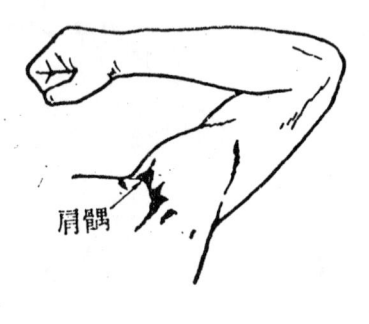

그림 23 肩髃穴

肩 (두 군데)

〔찾는 법〕

의자에 正座케 한다.

☆팔을 평평하게 들면, 肩關節 위에 두개의 오목한 곳이 생긴다. 그 오목한 곳의 胸側의 패인 곳에 이 經穴이 있다(그림 23).

■針을 놓을 때는 팔을 아래로 늘어뜨린다.

(主로 낫는 病) 어깨의 疼痛、半身不隨、小兒마비。

〈針〉 直刺로 一分~一寸。

○灸 五分~十分。

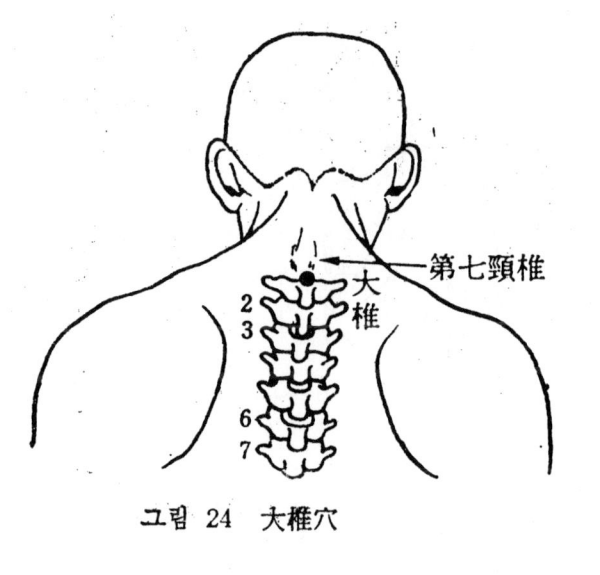

第七頸椎

大椎

2
3

6
7

그림 24 大椎穴

大 椎 (한 군데)

[찾는 법]

의자에 正座시켜서 머리를 숙이게 한다.

☆목 後部의 중심을 아래로 향하여 문지르고, 突起한 脊椎骨(醫學에서는 第七頸椎라 한다) 아래의 오목한 곳이 이 經穴이다(그림 24).

(主로 낫는 病) 감기, 말라리아, 發熱, 小兒마비, 잠을 잘못자서 생긴 통증.

《針》 直刺로 五~八分。

○灸 五~十分間

— 39 —

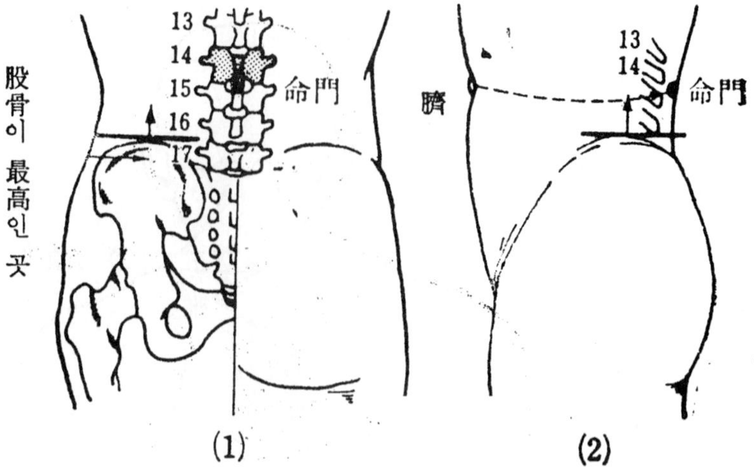

13
14
15
16
17
命門
股骨이 最高인 곳
臍
13
14
命門
(1) (2)

그림 25 命門穴

命門 (한 군데)

〔찾는 법〕

의자에 正座시키든가 엎드리게 한다.

☆두 개의 股骨(醫學에서는 髖骨이라 한)의 제일 높은 자리를 線으로 연결하여、脊椎와 교차하는 脊椎骨이 꼭 十六椎(醫學에서는 第四腰椎)인데 거기에서 위로 향하여、문질러、二椎째나 第十四椎가 된다。이 經穴은 第十四椎 아래의 패인 곳에 있다(그림 25①)。보통은 배꼽 바로 뒤에 해당한다(그림 25②)。

〈主로 낫는 病〉 腰痛、小兒마비。

〈針〉 直刺로 三~五分。

○灸 五~十分間。

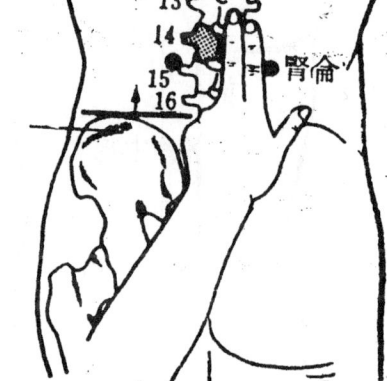

股骨과 最高자리

그림 26 腎俞穴

腎　俞 (두 군데)

[찾는 법]

의자에 正座시키거나 엎드리게 한다.

☆두 개의 股骨 (醫學에서 寬骨이라 함)의 제일 높은 곳을 線으로 연결하여, 脊椎와 교차하는 脊椎骨이 꼭 十六椎이며, 거기에서 위로 향하여 문질러서 二椎째가 第十四椎가 된다. 이 十四椎 아래의 패인 곳 (命門)의 左右 兩側에서 밖으로 향하여 二橫指의 위치에 이 經穴이 있다 (그림 26).

(主로 낫는 病) 腰痛、小兒마비。

《針》 위에서 아래로 향하여 斜刺 五~八分。

○灸 五~十分間。

— 41 —

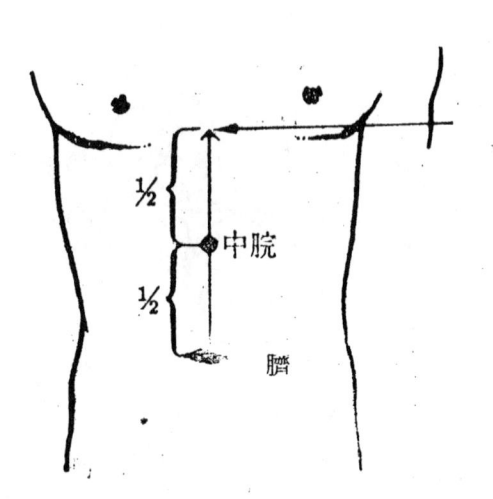

腹上部

그림 27　中脘穴

中　脘 （한 군데）

〔찾는 법〕　모로 눕는다.

☆가슴 윗쪽에서 배꼽 중심까지의 二分의 一의 위치가 이 經穴이다(그림 27).

(主로 낫는 病)　설사、胃痛、구토.

《針》　直刺로 六分～一寸.

○灸　五～十分間.

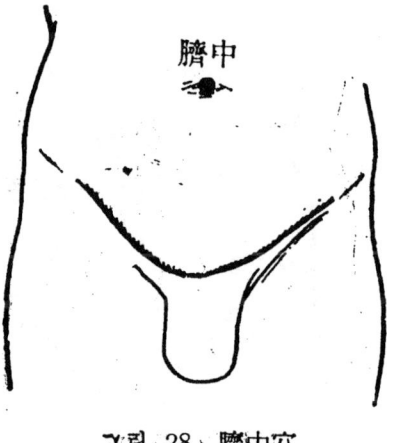

그림 28 · 臍中穴

臍 中 (한 군데)

〔찾는 법〕

모로 눕힌다.

☆ 이 經穴은 배꼽의 중심에 있다

(主로 낫는 病) 설사、 突然卒倒의 救急)

■ 針을 놓아서는 안된다.

○ 灸 艾條灸 十∼三十分間。

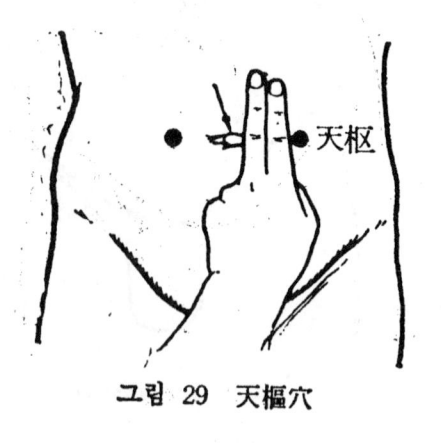

그림 29 天樞穴

天 樞 (두 군데)

〔찾는 법〕

모로(옆으로) 눕게 한다.

☆배꼽의 兩側、 左右 二橫指의 위치(그림 29)

主로 낫는 病) 赤痢、 설사、 胃痛、 腹痛、 月

經痛。

〈針〉 直刺로 五分~一寸。

○灸 쑥條灸 五~十分間。

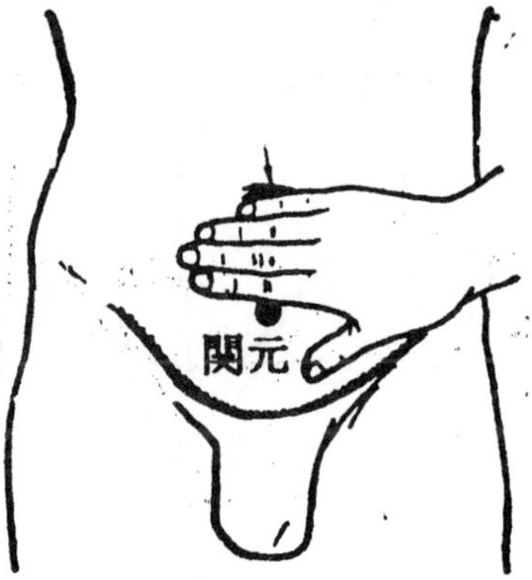

그림 30 關元穴①

關 元 (한 군데)

〔찾는 법〕

모로 눕힌다.

☆배꼽 중심에서 바로 아래로 四橫指(손가락 네 개의 너비)의 위치가 이 經穴이다(그림 30①)

또 하나의 찾아내는 方法으로, 배꼽 중심에서 바로 밑으로 恥骨 끝까지를 五等分하여, 배꼽에서 아래로 三等分한 자리가 이 經穴이다(그림 30②)。

(主로 낫는 病) 赤痢、腹痛、小便不通、夜尿症、月經痛、突然卒倒의 救急。

〈針〉 直刺、八分～一寸。

■針을 놓기 전에 排尿를 시킨다。

○灸 艾條灸 五～十分間。

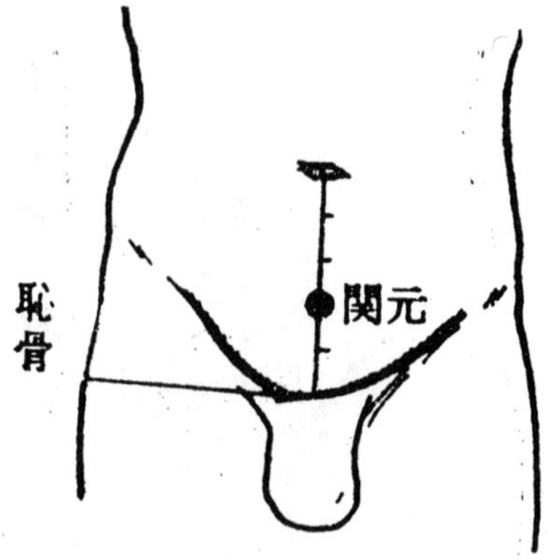

(2)

그림 30 關元穴②

■姙婦에게는 이 經穴에 針을 놓아서는 안된

다

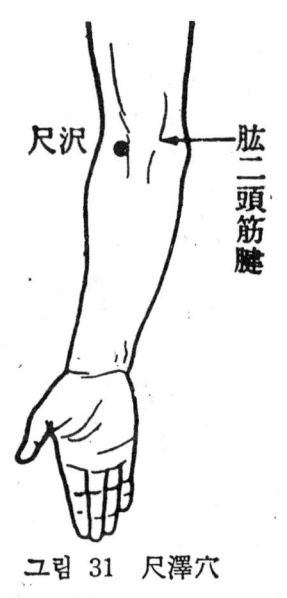

肱二頭筋腱

尺沢

그림 31 尺澤穴

尺 澤 (두 군데)

[찾는 법]

의자에 正座、손바닥을 위로 향하여 팔꿈치를
약간 굽힌다.

☆팔꿈치의 (內側) 의 굽혀지는 모서리의 중앙
을 더듬으면、굵은 한 줄기의 筋이 있다. 이 筋
은 筋의 엄지손가락 쪽이 이 經穴이다(그림
31)

(主로 낫는 病) 기침.

《針》 直刺로 三~五分。

○灸 五~十分間。

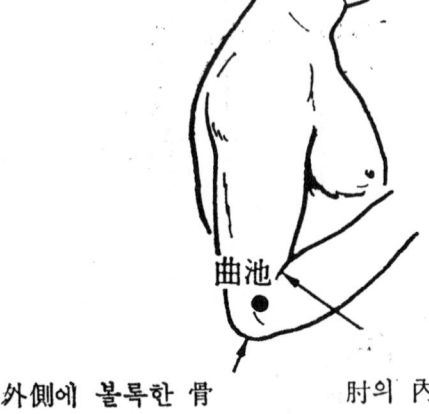

外側에 볼록한 骨　　　　肘의 內側橫紋의 先端

그림 32　曲池穴

曲池 (두 군데)

〔찾는 法〕

의자에 正座시키고 팔꿈치를 굽힌다.

☆팔꿈치 안쪽(內側)의 橫紋의 先端과 팔꿈치의 바깥쪽(外側)에 突出한 뼈(醫學上으로는 肱骨外上髁라 한다) 중간에 이 經穴이 있다(그림 32)。

(主로 낫는 病) 發熱、팔의 통증、팔꿈치關節의 筋이 틀어지다。半身不隨、小兒마비

〈針〉 直刺로 八～一寸二分。

○灸 쑥條灸 五～十分間。

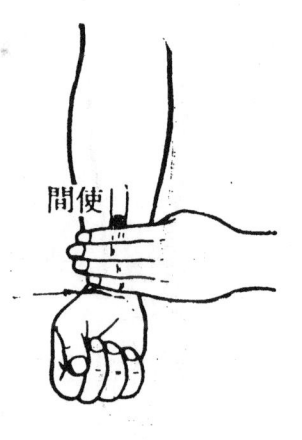

第一橫紋

間使

그림 33　間使穴

間 使 (두 군데)

〔찾는 법〕

의자에 正座, 손바닥을 위로 향하여 손을 쥔다.

☆손(주먹)을 쥐었을 때, 손목에 생기는 橫紋에 댄 손가락 쪽으로 부터 첫손가락째의 중앙에서 뒤로 향하여 四橫指의 위치에 두 줄의 筋이 있으니, 그 筋의 중앙이 이 經穴이다(그림 33).

(主로 낫는 病)　말라리아.

〈針〉　直刺 五~八分.

○灸　五分~十分間.

第一横紋

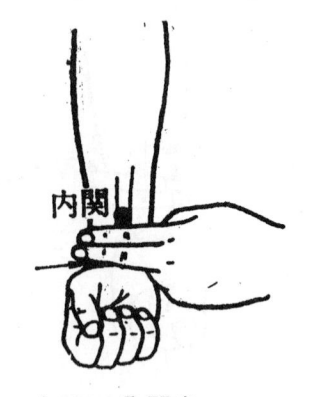

그림 34　內關穴

內關 (두 군데)

[찾는 법]

의자에 正座、손바닥을 위로 향하여 손을 쥔다。

☆손을 쥐었을 때、손목에 생기는 橫紋으로서 손가락 쪽에서 첫번째 손가락의 중앙에서 뒤로 향하여 二橫指牛의 위치에 두 줄의 筋의 중앙이 經穴이다 (그림 34)。

(主로 낫는 病)　胃痛、嘔吐。

《針》　直刺로 五～八分。

○灸　五～十分。

手首後側의 높은 骨

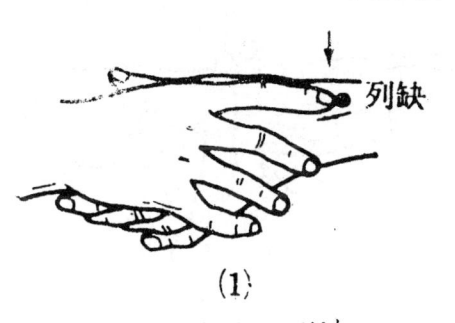

(1)

그림 35 列缺穴

列缺 (두 군데)

[찾는 법]

의자에 正座, 엄지 손가락 쪽을 위로 한다.

☆환자의 左右 양손의 엄지와 人指를 교차하여, 한쪽의 人指가 누르는 다른 손의 손목 後側의 높은 뼈(醫學에서는 橈骨莖突이라 한다)가 운데이며, 人指의 끝이 닿은 위치에 있는 오목한 곳이 이 經穴이다(그림① 35)。

또 하나의 찾아내는 방법은, 엄지손가락 後側 손목 關節의 패인 곳에서 뒤로 향하여, 손목의 높은 뼈와 對向한, 가운데의 二橫指의 위치에 조그맣게 패인 곳이 이 經穴이다(그림 35②)。

(主로 낫는 病) 頭痛。

〈針〉 팔꿈치 굽는 방향으로 향하여 橫刺、二

— 51 —

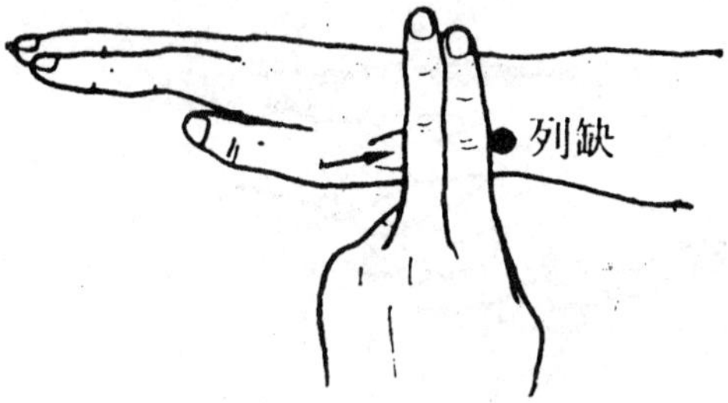

그림 35　列缺穴②

〜三分。

○灸　五〜十分間。

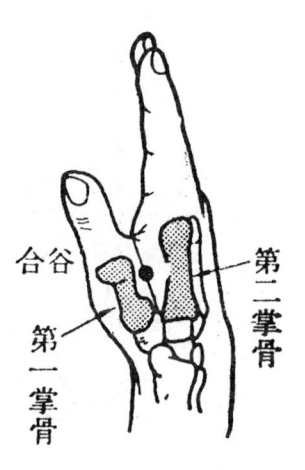

合谷
第一掌骨
第二掌骨

그림 36 合谷穴

合 谷 (두 군데)

〔찾는 법〕

의자에 正座, 엄지손가락쪽을 위로 한다.

☆엄지와 人指를 벌리어 그 손가락 股間과 兩又骨(第一掌骨과 第二掌骨이 接하는 곳)의 二分의 一의 위치가 이 經穴이다(그림 36).

(主로 낫는 病) 감기, 頭痛, 腹痛, 中風, 팔의 疼痛, 流行性急性눈병, 咽喉痛, 齒痛, 月經痛, 팔關節의 筋이 틀어짐, 半身不隨, 小兒마비 救急。

〈針〉 直刺 三～七分。

○灸 五～十分間。

■針을 찌를 때, 血管을 피하도록 주의할 것,

또 姙婦에게는 이 經穴에 針을 놓아서는 안된다。

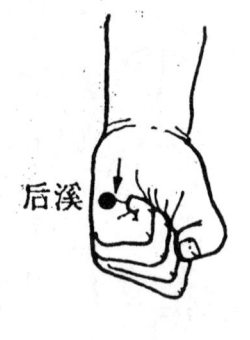

后溪

그림 37 後溪穴

後溪 (두 군데)

〔찾는 법〕

의자에 正座、손을 쥔다.

☆ 새끼손가락의 外側에 손바닥에서 이어져 있
는 깊은 주름살의 끝에 이 經穴이 있다(그림
37).

(主로 낫는 病) 말라리아、잘못 자서 생긴 통
증.

《針》 直刺로 五~八分.

○灸 五~十分間.

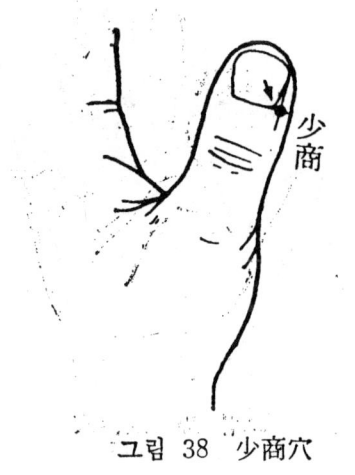

그림 38 少商穴

少商 (두 군데)

[찾는 법]

의자에 앉아 엄지를 쪽바르게 뻗친다.

☆엄지의 안쪽 손톱뿌리의 모서리에 있는 橫線과 손톱 가의 直線이 교차하는 점이 이 經穴이다 (그림 38).

(主로 낫는 病) 咽喉痛.

〈針〉 針끝을 약간 위로 향하여 찌른다. 一分.

일반적으로 三稜針으로 點刺하여 피를 약간 낸다. 速刺速拔

— 55 —

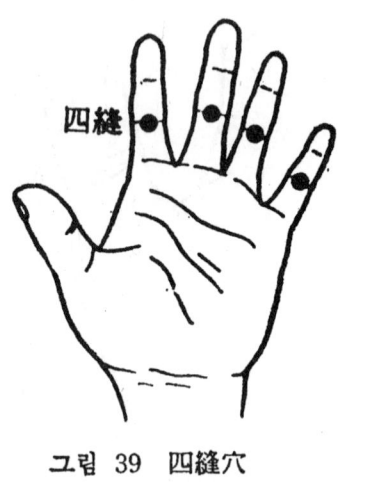

그림 39 四縫穴

四 縫 (左右 합하여 여덟 군데)

[찾는 법]

의자에 앉아 손바닥을 위로 向해 손가락을 편
다.

☆이 經穴은 人指、中指、藥指、새끼손가락의
손바닥쪽의 第一、第二關節의 橫紋의 중심에 있
다 (그림 39)。

(主로 낫는 病) 小兒疳疾。

《針》 毫針으로 가볍게 찔러、黃白色의 물을
낸다。 또는 찔러서 약간 피를 낸다。

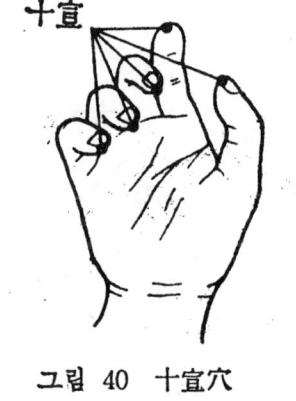

十宣

그림 40　十宣穴

十　宣 (左右 합하여 열 군데)

〔찾는 법〕

의자에 앉아 손바닥을 위로 한다.

☆이 經穴은 열 손가락 끝의 중앙으로서 손톱에서 쌀 한 알의 가로너비 정도 떨어진 위치에 있다(그림 40)。

(主로 낫는 病)　發熱、突然 卒倒의 救急

〈針〉　毫針이나 或은 三稜針으로 가볍게 點刺하여 피를 낸다。

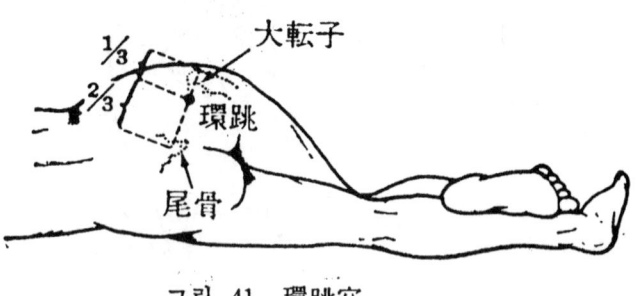

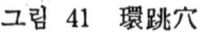

그림 41 環跳穴

環跳 (두 군데)

[찾는 법]

모로 (옆으로) 눕히고, 윗쪽에 있는 무릎을 굽히고, 밑에 있는 넓적다리와 발을 곧게 뻗친다.

☆臀部 (엉덩이) 側面의 거의 중앙을 찾으면, 제일 많이 튀어나온 큰 뼈가 있다 (醫學에서 大轉子最高突起라 한다) 이 가장 높은 點에서 尾骨위까지를 直線으로 연결하여 三等分하고, 大轉子에 가까운 三分의 一의 위치가 이 經穴이다. (그림 41).

(主로 낫는 病) 허리나 넓적다리의 疼痛, 半身不隨, 소아마비.

〈針〉 直刺로 一~二寸.

○灸 五~十分間.

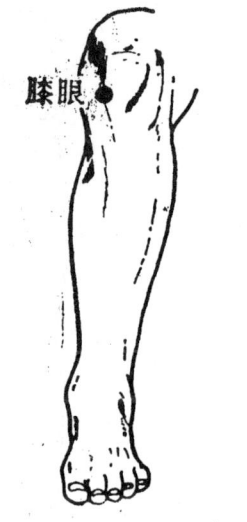

그림 42 膝眼穴

膝 眼 (左右 합하여 네 군데,

〔찾는 법〕

의자에 앉아 무릎을 굽힌다.

☆이 經穴은 무릎팍(무릎의 頂上) 밑、 左右
두 군데의 패인 곳 안에 있다(一名 이 經穴을
虎眼이라고도 함・그림 42)。

(主로 낫는 病) 넙적다리나 무릎의 疼痛、 소
아마비。

〈針〉 안으로 향하여 약간 斜刺、 四~六分。

○灸 十~十五分間。

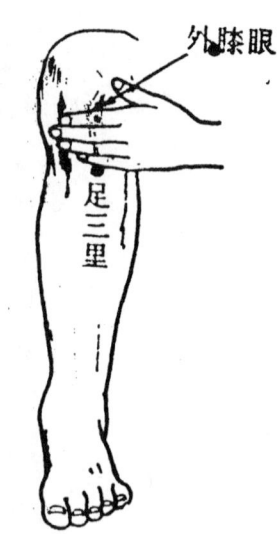

그림 43 足三里①

足의 三里 (두 군데)

〔찾는 법〕

의자에 正座, 무릎을 굽힌다. 혹은 옆으로 누워 무릎을 굽힌다.

☆무릎팍 밑의 두 군데 오목한 곳의 바깥쪽(外側)의 오목한 곳(外膝眼)의 가운데에서、바로 아래로 四橫指가 되는 點에서 다시 一橫指 바깥쪽으로 떨어진 위치가 이 經穴이다(그림 43①)。

또 하나 찾아내는 법은 脛骨(종아리) 앞쪽을 가운데에서 더듬어 가면 무릎팍 밑에 있는 돋아나온 뼈(脛骨粗隆)의 下緣(아랫쪽 끝)을 알 수 있다。어 下緣에서 外側으로 一橫指(人指 한 개의 너비) 떨어진 곳이 이 經穴이다(그림 43②)。

〔主로 낫는 病〕 眩暈、赤痢、설사、嘔吐、胃

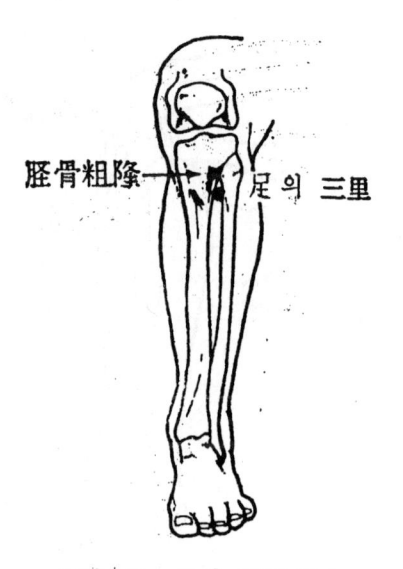

胫骨粗隆 → 足의 三里

그림 43 足의 三里穴②

痛、腹痛、小兒마비、小兒疳疾。

〈針〉 直刺로 八分〜一寸二分。

○灸 五〜十分。

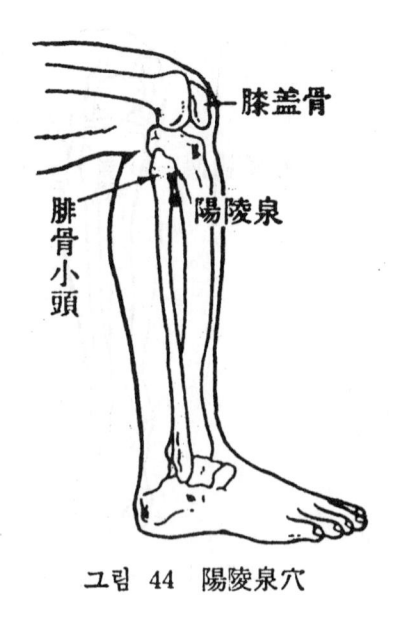

膝盖骨

陽陵泉

腓骨小頭

그림 44　陽陵泉穴

陽陵泉 (두 군데)

〔찾는 법〕

의자에 正座하여 무릎을 굽히거나, 옆으로 누 워 무릎을 굽힌다.

☆무릎 關節의 外側에 작고 둥근 뼈가 突出 하여 있다(醫學에서는 腓骨小頭라 한다) 이 뼈 에서 약간 종아리 쪽으로 치우친 아랫쪽의 오목 한 곳이 이 經穴이다(그림 44).

(主로 낫는 病) 넓적다리나 무릎의 疼痛、半 身不隨、소아마비.

〈針〉 直刺로 八分〜一寸.

○灸 五〜十分間.

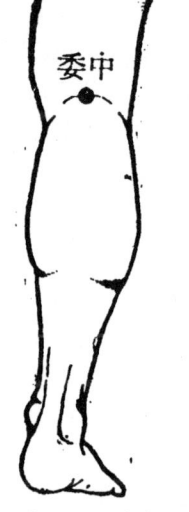

그림 45 委中穴

委 中 (두 군데)

〔찾는 법〕

엎드리게 한다。

☆이 經穴은 무릎 뒷쪽 (裏側) 이며、 굽히고 펼

때 생기는 橫紋의 중앙에 있다 (그림 45)。

(主로 낫는 病) 腰痛。

《針》 直刺로 七分~一寸。 혹은 三稜針으로

靜脈을 點刺하여 피를 낸다。

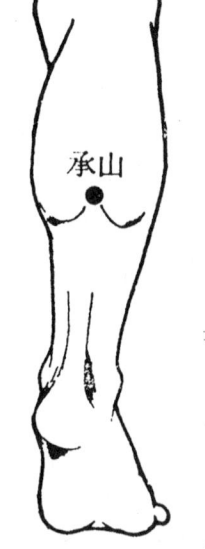

(1)

承山

(2)

½

承山

½

그림 46 承山穴

承 山 (두 군데)

〔찾는 법〕

엎드린다.

☆환자를 단단하게 엎어지게 하고, 발가락 끝을 바닥에 붙여서 힘을 주고난 후에 디디게 하면 종아리의 근육에 『人』字 모양이 생긴다. 이 人字의 갈라지는 곳이 이 經穴이다 (그림 46①).

또 하나 찾아내는 법은, 무릎의 뒷쪽 (裏側)의 굽히고 펴는 橫紋의 중앙 (委中)에서 아래로 線을 그어 外側의 복사뼈의 끝의 點까지의 直線의 二分의 一이 되는 위치가 이 經穴이다 (그림 46②)

— 64 —

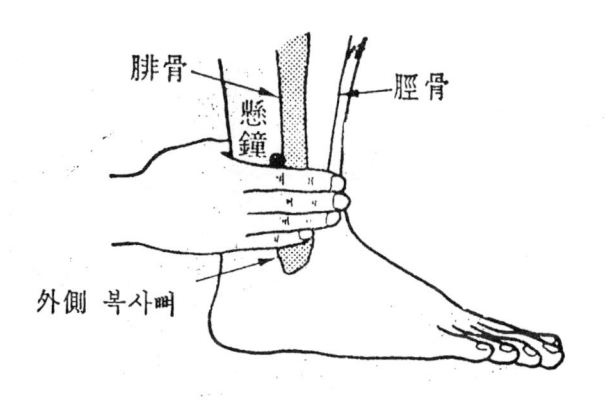

腓骨

脛骨

懸鐘

外側 복사뼈

그림 47 懸鐘穴

懸 鐘 (두 군데)

〔取穴法〕

의자에 正座, 무릎을 굽혀서 발을 늘어뜨리거나· 또는 옆으로 눕는다.

☆外側 복사뼈의 上端에서 위로 四橫指의 위치이며, 굵은 뼈(腓骨)의 後側 끝(緣) 위치가 이 經穴이다 (그림 47).

(主로 낫는 病) 넓적다리, 무릎, 다리의 疼痛、半身不隨、小兒마비。

〈針〉 直刺로 三~五分。

○灸・ 五~十分間。

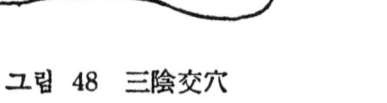

胫骨

三陰交

그림 48 三陰交穴

三陰交 (두 군데)

〔찾는 법〕

의자에 正座, 무릎을 굽히고 발을 들어뜨리거

나 옆으로 눕는다.

☆ 內側 복사뼈의 上端에서 위로 四橫指의 위치

이며 굵은 뼈 (脛骨)의 後側 끝(緣)이 이 經穴이

다 (그림 48)。

(主로 낫는 病) 月經痛、夜尿症、小便不通、

腹痛。

〈針〉 直刺로 五〜八分。

○灸 五〜十分間。

■姙婦에게는 이 經穴에 針을 놓으면 안된다。

— 66 —

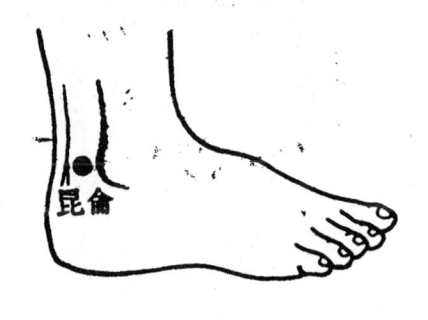

아끼래스腱

昆侖

그림 49 昆侖穴

昆侖 (두 군데)

〔찾는 법〕

옆으로 눕는다.

☆ 바깥쪽 복사뼈 끝과 뒤꿈치의 아끼래스腱과의 중간이 이 經穴이다 (그림 49).

(主로 낫는 病) 頭痛、 발목의 捻挫。

《針》 안쪽 복사뼈 끝을 향하여 斜刺로 五分。

○ 灸 五分~十分間。

■ 姙婦에게는 이 經穴에 針을 놓으면 안된다。

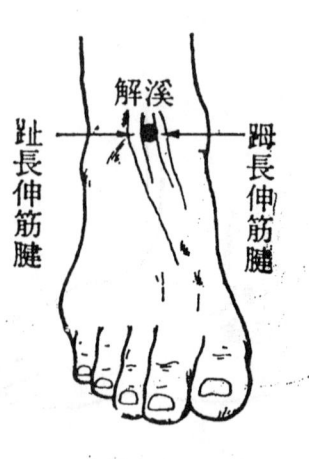

解溪

趾長伸筋腱   拇長伸筋腱

그림 50　解溪穴

解　溪 (두 군데)

[찾는 법]

옆으로 눕는다.

☆이 經穴은 발목 앞쪽(前側)에, 발등에서 종
아리로 통하고 있는 굵은 두 줄의 筋(趾長伸筋
腱과 拇長伸筋腱)의 중간의 오목한 곳에 있다
(그림 50)。

(主로 낫는 病) 발목의 捻坐、頭痛、小兒마
비、발목無力。

〈針〉 뒤꿈치 방향으로 향하여 直刺 三〜五分

○灸　五〜十分間。

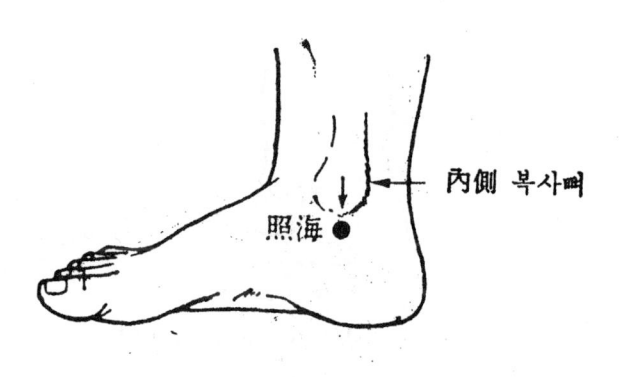

內側 복사뼈

照海 ●

그림 51 照海穴

照 海 (두 군데)

〔찾는 법〕

옆으로 눕는다.

☆안쪽 복사뼈 끝、 바로 아래에서 안쪽 복사뼈가 있는 오목한 곳에 이 經穴이 있다(그림 51)。

(主로 낫는 病) 咽喉痛、 足底內翻。

〈針〉 直刺로 三~五分。

○灸 五~十分間。

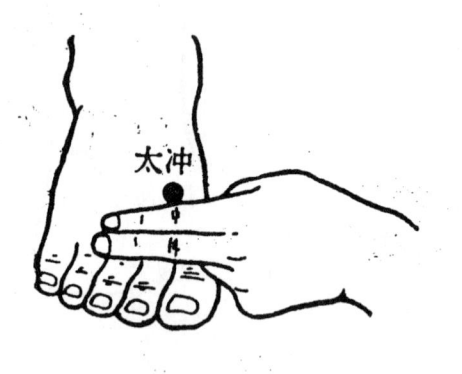

그림 52 太冲穴

太 冲 (두 군데)

〔찾는 법〕

옆으로 눕는다.

☆엄지발가락과 둘째발가락의 가랑이(股間)에

서 똑바로 위 二橫指의 위치가 이 經穴이다(그

림 52)。

(主로 낫는 病) 頭痛、眩暈、急性流行性 눈

병、咽喉痛、救急。

《針》 直刺 五分。

○灸 五~十分─。

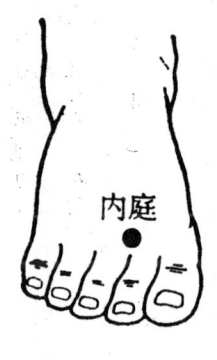

그림 53 內庭穴

內 庭

〔찾는 법〕

옆으로 눕는다。

☆두째 발가락과 세째 발가락의 股間의 가운
데에서 약 半指（人指 한 개 너비의 半） 뒷쪽에
이 經穴이 있다。（그림 53）

（主로 낫는 病） 齒痛、腹痛。

〈針〉 直刺로 三〜五分。

○灸 五〜十分間。

阿是穴

病이 있는 곳을 손으로 누르면 아픈 位置를 찾을 수 있다. 예를들며, 腰痛이면, 허리의 脊椎 兩側에 가장 아픈 곳이 있다 이 아픈 位置가 阿是穴이라는 經穴로서, 정해진 장소에 일정하게 있는 것이 아니다.

〈針〉 毫針으로 얕게 찌른다. 二~三分
■깊게 찌르면 안된다.
○灸 쑥(艾) 條灸 五分~十分間.

《單穴과 双穴》의 解說

■經穴의 이름 다음에 (한 군데, 두 군데)라고 되어 있는 것은, 人體의 經穴로 左右 한 개씩 있는 것을 双穴이라 한다. 예컨대 地倉穴은 입가 左右에 한 개씩 합하여 두 개다.

그런데 人體의 中心線上에 있는 經穴은 한 개 밖에 없어서 單穴이라 한다. 예컨대 百會穴은 머리 頂上에 있고 印堂穴은 眉間 中央에 있다. 以下 經穴의 이름 아래 한 군데 두 군데라고 쓰여 있는 것은 單穴·双穴의 차이이다.

III. 針과 灸로 治療하는 病

針과 灸로 치료하는 病은 대단히 많다。다음에 紹介하는 三十三種의 病을 針과 灸로 치료하는 방법도 모두 몇 千年 以來의 實踐의 結果 經驗을 總括하여 이루어진 것이다。

우리들이 그것을 익히게 되면 醫療業務를 할 수 있다。

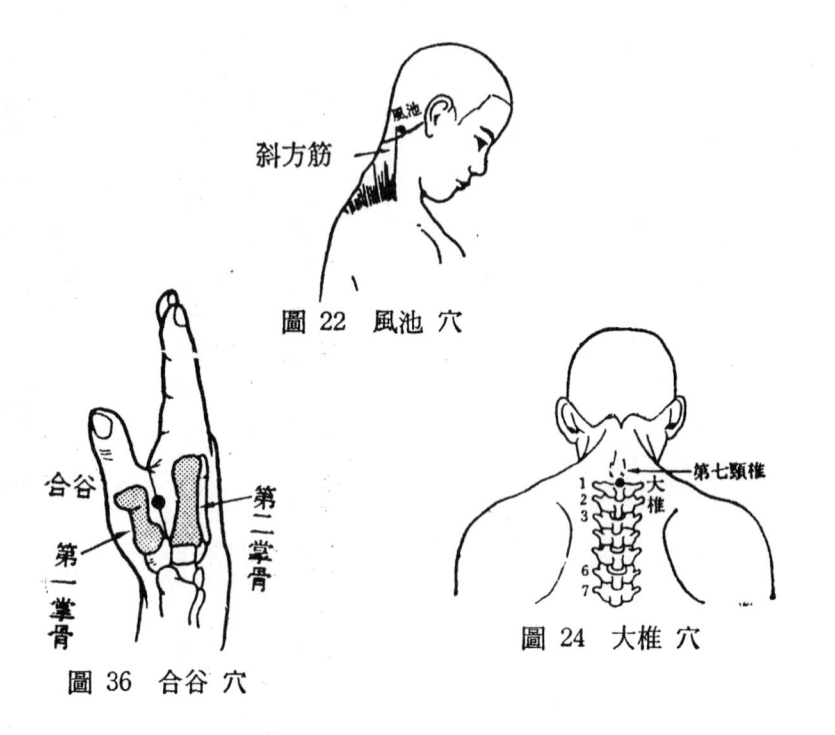

斜方筋

圖 22　風池 穴

合谷

第二掌骨

第一掌骨

圖 36　合谷 穴

第七頸椎

大椎

圖 24　大椎 穴

一、감기

감기는 一年 내내 볼 수 있는 病이다. 더구나 氣候가 갑작이 추워지거나 더워졌을 때 冷해지면 걸리기 쉽다. 감기에 걸리면 全身의 狀態가 나쁘게 되어, 寒氣가 나고 發熱을 하며, 頭痛, 코가 막히고 콧물이 나오며 재채기가 나온다. 목구멍이 아플 때도 있으며 기침이 나온다.

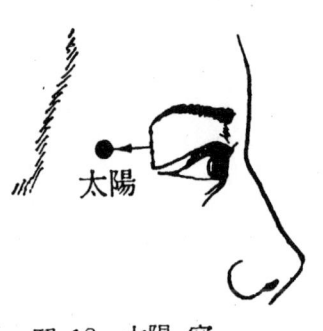

圖 18　太陽 穴

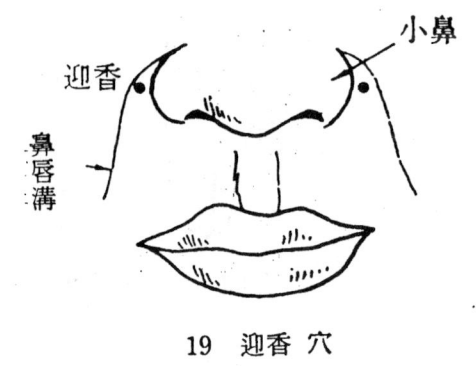

19　迎香 穴

〈치료법〉

寒氣가 나고 熱만 나는 감기에는 毫針으로 大椎、風池、合谷의 세 군데를 찌르고 각각 十~十五分間 留針한다.

頭痛까지 겹하는 것은 다시 太陽을 찌르고、코가 막힐 때는 迎香을 기침이 나오는 것에는 尺澤을 더 찌른다. 以上의 各 經穴에도 각각 十~十五分間 留針한다.

목구멍이 아플 때는 三角(稜)針으로 가볍게 少商을 點刺하여 피를 약간 낸다.

더운 물을 마시면 發汗을 도와 빨리 낫는다.

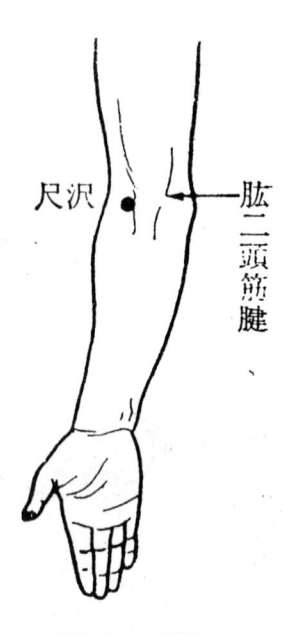

圖 31 尺澤 穴

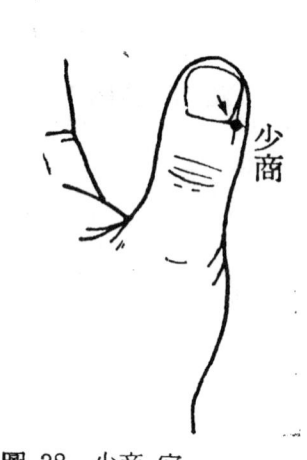

圖 38 少商 穴

〈예방법〉 日常、 손바닥으로 風池를 한번에 三十~六十回 마찰한다。

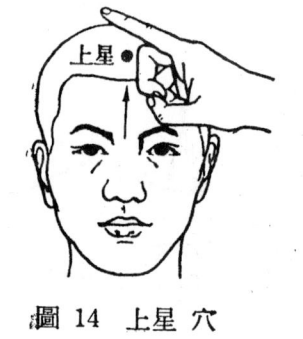

圖 36 合谷 穴

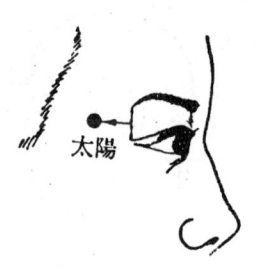

圖 18 太陽 穴

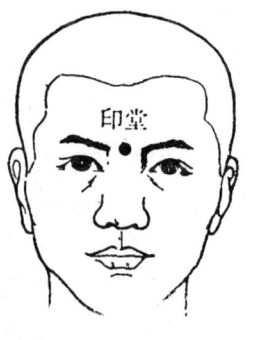

圖 14 上星 穴

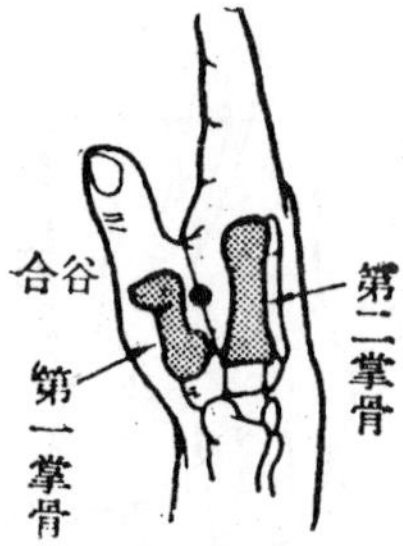

圖 15 印堂 穴

二、頭痛、眩暈

頭痛을 일으키는 원인은 대단히 많다。 감기가 들거나、 혹은 몸의 不調、 慢性病 따위는 모두가 頭痛을 일으킨다。 간단한 치료법은 다음에 가르키듯 아픈 곳을 구별하여 鍼을 놓는다。

眩暈는 보통 몸이 허약하여 일어난다。

— 77 —

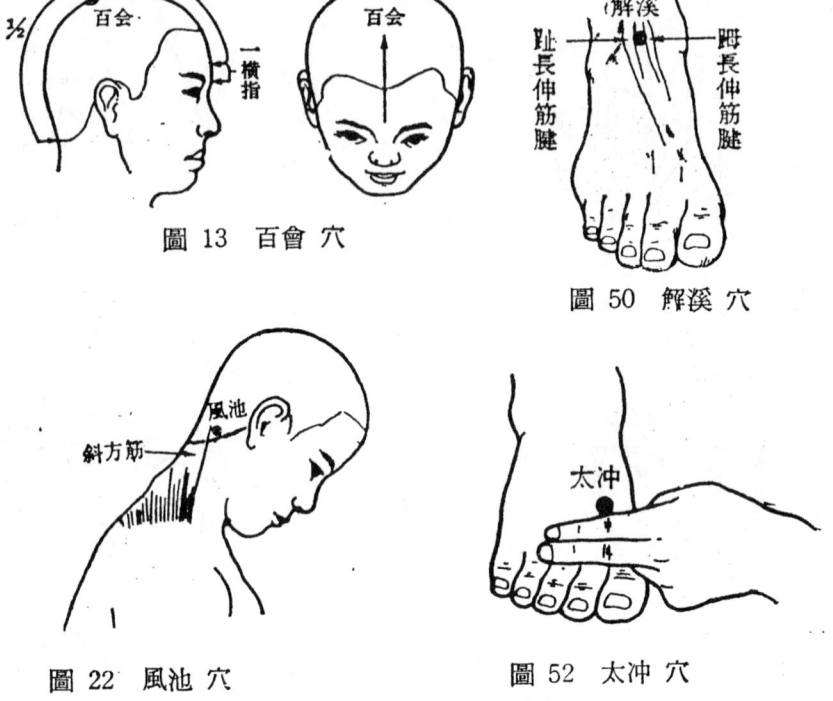

圖 13　百會 穴

圖 50　解溪 穴

圖 22　風池 穴

圖 52　太冲 穴

〈치료법〉

▼앞머리가 아픈 경우…太陽、合谷上星、印堂、解溪、세 군데를 더 놓는다.

▼머리의 頂天이 아픈 경우…百會 太冲을 찌른다.

▼偏頭痛…太陽、合谷、阿是를 찌르고 혹은 列缺을 더한다.

以上의 各經穴은 모두 十一~十五 分間 留針한다.

阿是의 각 經穴에 針을 놓고、혹은 太冲을 찌른다.

▼眩暈…百會、太陽、風池、足 三里、太冲의 다섯 군데에 針을 찌르고 혹은 동시에 足三里에 쑥 條灸를 十一~二十分間 하면 효과가

— 78 —

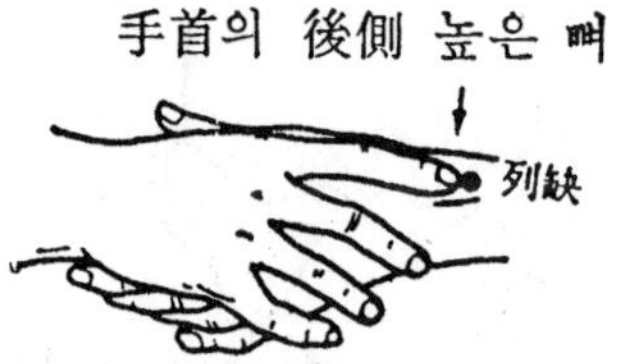

手首의 後側 높은 뼈

列缺

圖 35 列欠 穴

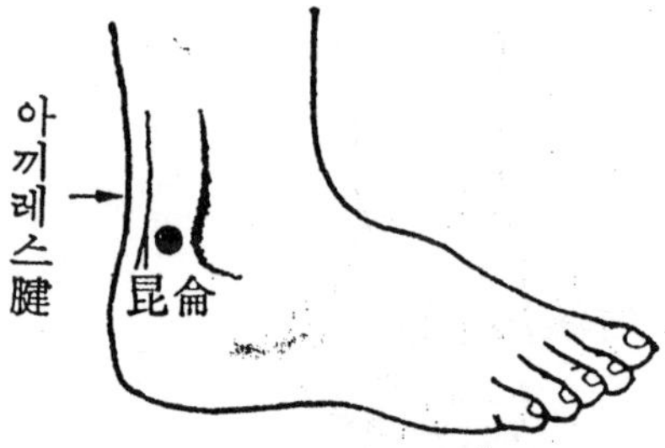

아끼레스腱

昆侖

圖 49 崑崙 穴

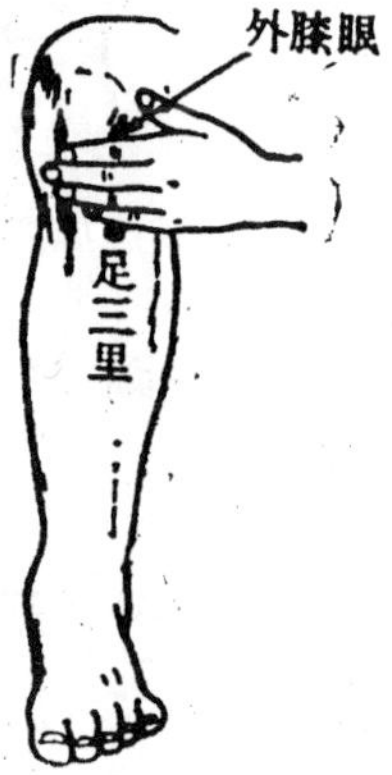

外膝眼

足三里

圖 43 足三里 穴(1)

있다.

▼後頭가 아픈 경우…風池、崑崙

의 두 군데를 찌르고 혹은 列缺을

더한다。 十〜十五分間 留針한다。

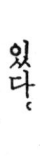

— 79 —

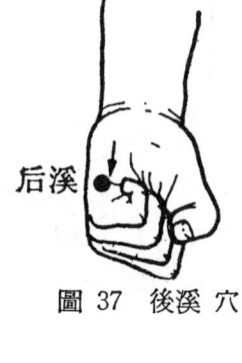

后溪

圖 37 後溪 穴

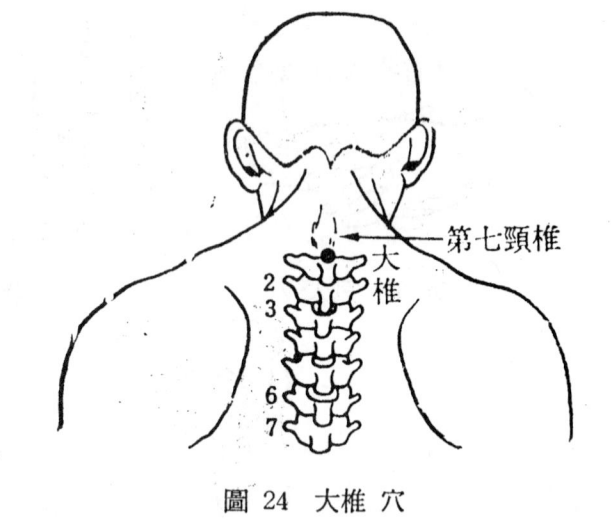

第七頸椎

大椎

2
3

6
7

圖 24 大椎 穴

三、 말라리아

말라리아는 가을에 볼 수 있다. 一種의 傳染病이며, 모기가 옮긴다.

먼저 寒氣가 나며, 심할 때는 덜덜덜 떨리고 약 三〇分쯤 지나서 다시 높은 熱이 난다. 頭痛, 메시꺼움, 嘔吐, 全身酸痛을 일으켜 二～三時間 지나면 온 몸에서 많은 땀이 흐르고 熱이 식기 시작한다. 熱이 식은 후에는 대단히 피로를 느낀다.

이 발작은 每回 일정한 시간에 일어나며, 하루에 한번 일어나는 수도 있고 二～三回 일어나는 수도 있다.

〈치료법〉

大椎・後溪 두 군데에 鍼을 놓고 또는 다시 間使를 加한다. 가장 좋은 것은 말라리아의 發作이

—80—

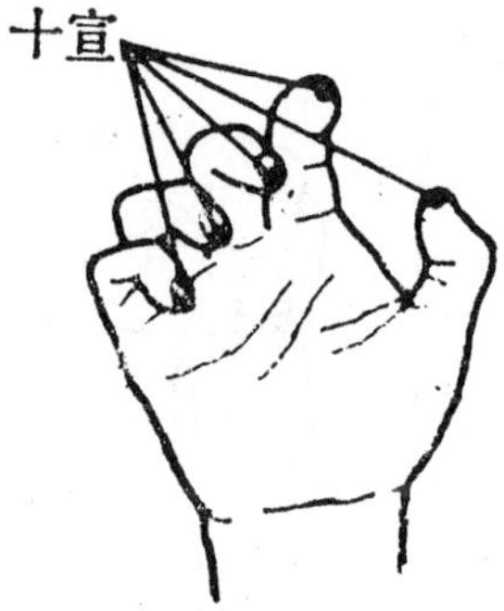

圖 40　十宣 穴

일어나기 한 시간 전에 鍼을 놓는 일이다.

鍼을 놓을 때도 약간 강하게 넣어 비틀고, 환자

가 酸痛、저림、팽창을 느낄 때 까지 계속한다.

各 經穴 모두 留鍼은 보통 三〇分 以上, 혹은

한 시간 前後로 하여 發作의 시간이 지나고 나서

鍼을 뽑는다.

發作 中에 혀끝이 赤紫色이 되어 熱이 매우 높

을 때는 毫鍼으로 十宣을 얕게 찌르고 약간 피를

짤아내면 된다.

〈예방법〉

모기의 발생을 없애고 모기에 물리지 않도록 예

방한다.

— 81 —

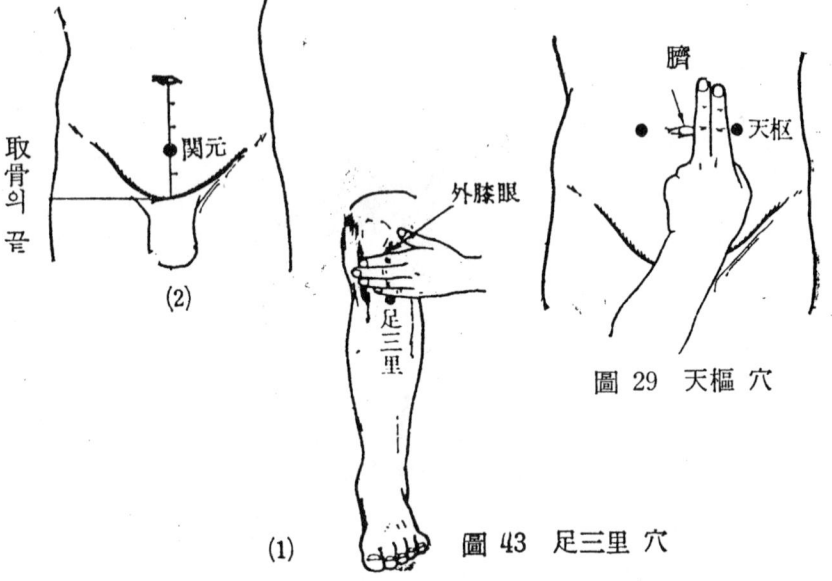

取骨의 끝

(2) 関元

外膝眼

足三里

(1) 圖 43 足三里 穴

臍 天枢

圖 29 天樞 穴

四、赤痢 (痢症)

赤痢는 여름과 가을에 많이 볼수 있는 一種의 腸의 傳染病이다.

感染이 되면, 아랫배가 아프고, 하루에 몇번씩 때로는 몇십 번씩 설사를 한다. 便이 나오는듯 하지만 便은 나오지 않는다. 나온 大便은 붉은 것도 있고, 흰 것도 있으며 물고기의 內臟같은 膿汁을 가진 것도 있다.

〈치료법〉

天樞、關元、足三里、세 군데에 鍼을 놓고 각 經穴 각각 二〇分間 留鍼한다. 大便이 흰 경우에는 留鍼과 同時에 天樞、關元의 두 經穴에 灸를 각각 五十分間 뜨지 않

— 82 —

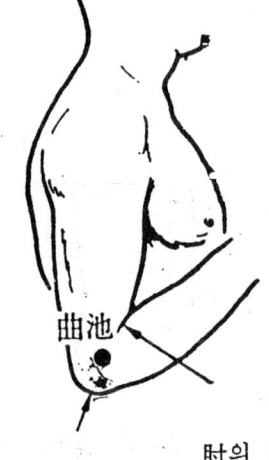

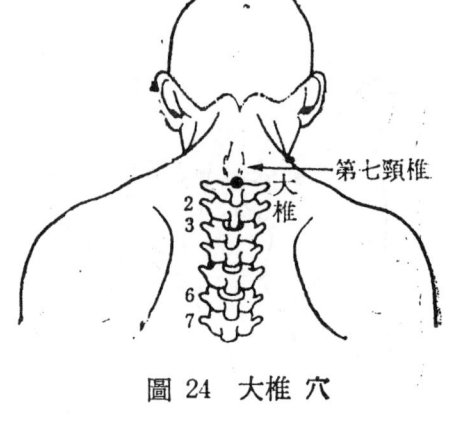

第七頸椎

圖 24 大椎 穴

肘의 內側橫紋先端

外側의 높은 뼈의 볼록부분

圖 32 曲池 穴

으면 안된다。

發熱했을 때는 다시 大椎、 曲池를 찔러 熱

을 내리게 해야 한다。

〈예방법〉

糞尿 處理를 잘한다。 腐敗한 음식이나 불

결한 것은 먹지 않는다。 식사 때 小量의 마

늘을 먹으면 예방이 된다。

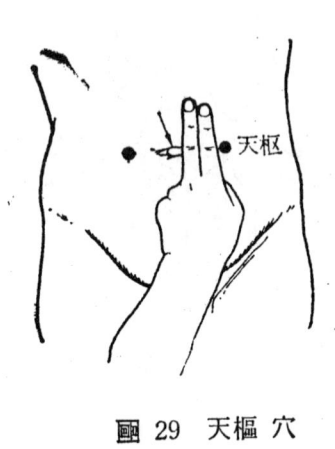

圖 29 天樞 穴

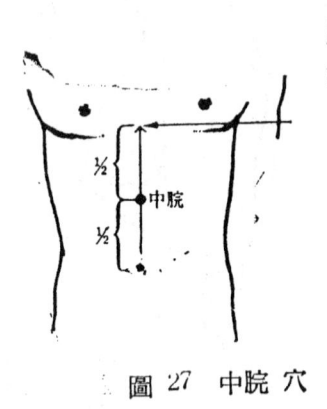

圖 27 中脘 穴

五、설 사(下痢)

설사는 불결한 음식을 먹거나、혹은 더운 것을 먹은 뒤、곧 찬 것을 먹는다든지、날 것을 차게 하여 너무 많이 먹거나 배를 冷하게 하였을 때에 일어난다.

〈치료법〉

中脘、天樞、足三里의 세 군데를 찌르고 각각 二〇分間 留針한다。腹痛이 심할 때는 다시 天樞에 쑥條灸를 十分間 뜬다.

〈예방법〉

臍中에 五分間정도、쑥條灸를 평상시에

— 84 —

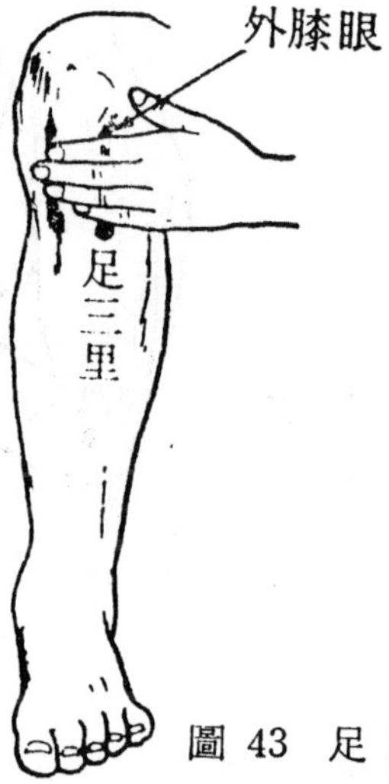

外膝眼

足三里

圖 43　足 三里(1)

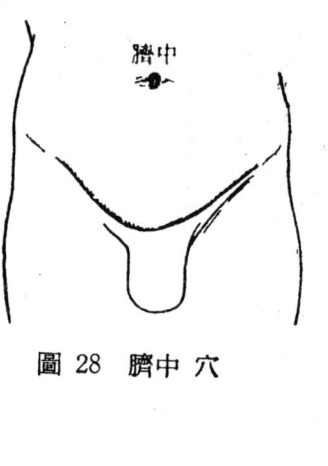

臍中

圖 28　臍中穴

도 뜬다。 음식물의 위생에 주의하며 잘 때

에는 배를 차게 하지 않을 것이다。

註·설사를 하고 토할 때는 嘔吐의 經穴

을 參照。

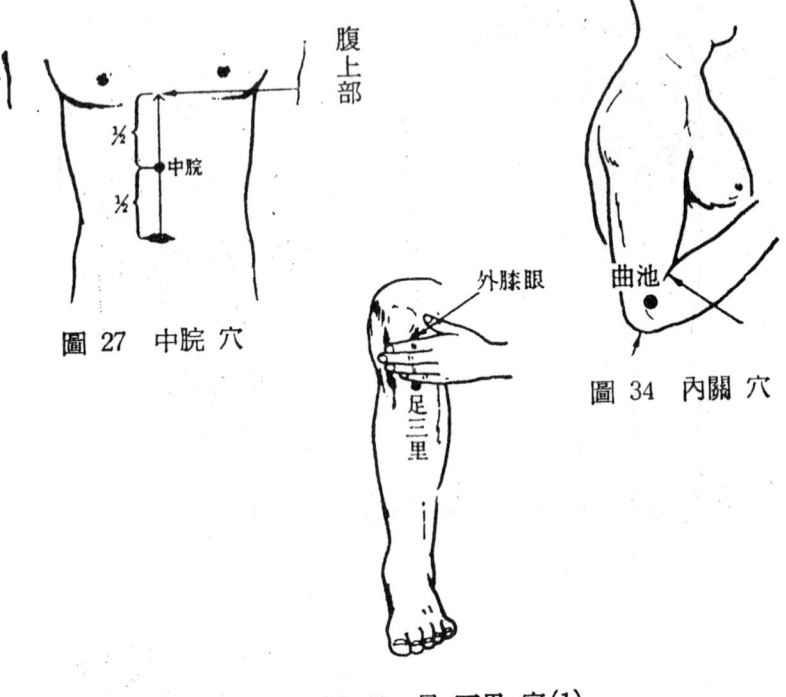

腹上部

½

中脘

½

圖 27　中脘 穴

外膝眼

足三里

圖 43　足 三里 穴(1)

曲池

圖 34　內關 穴

六、嘔 吐

嘔吐할 때에는 胃의 상태가 좋

지 않아 먼저 메슥메슥하여 나중

에는 먹을 것을 토해낸다. 수많

은 病이 구토를 일으키게 한다.

예컨대、胃腸의 病、더위먹었을

때、流行性腦脊椎髓膜炎 등이 있

다.

〈치료법〉

內關、中脘、足三里의 세군데

를 찌르고、각각 二○分間 留針

한다.

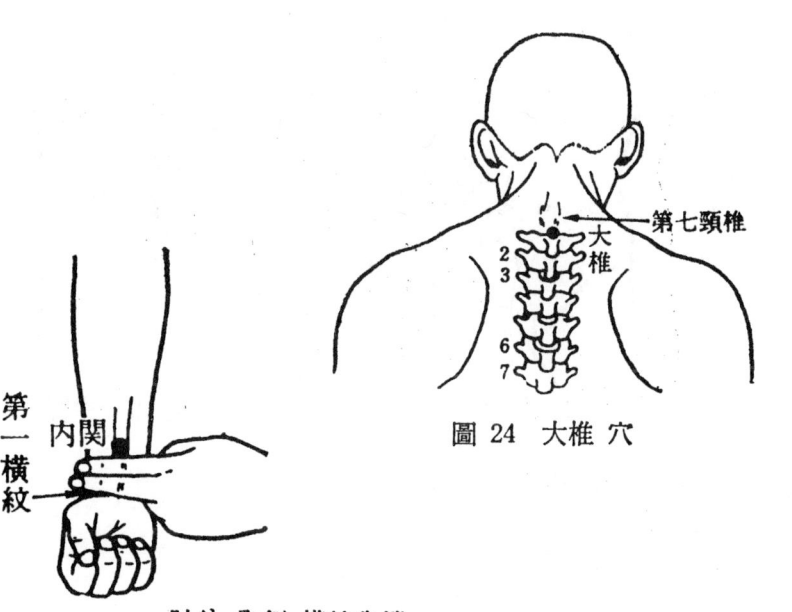

第七頸椎

大椎

2
3

6
7

圖 24 大椎 穴

第一橫紋

内関

肘의 内側 橫紋先端
外側의 높은 뼈의 볼록 부분

圖 32 曲池 穴

吐한 뒤 熱이 나와 입이 마를
때는 曲池、大椎의 두 經穴에도
찌른다。 만약 手足에 冷을 느끼
고、 입이 마르지 아니 할 때에는
關元에 쑥條灸를 十分間 뜬다。
針과 灸를 행하여도 好轉되지
않으면、 醫師의 診斷치료를 의뢰
한다。

— 87 —

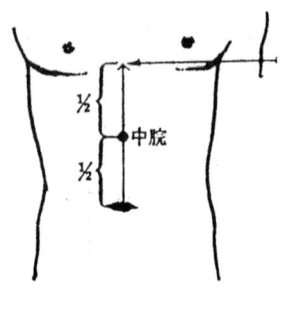

腹上部

圖 27 中脘 穴

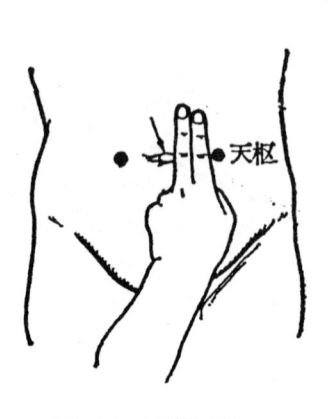

圖 29 天樞 穴

七、胃痛

胃病의 원인은 많이 있으나、比較的 많은 것이 飮食不適當이다。봄、겨울에 일어나기 쉽다。

太半이 食後나 또는 空腹일 때 아프고 배가 캥긴다。트름이 난다든지 酸液을 토하는 등의 症狀이 따른다。

〈치료법〉

中脘、天樞、발의 三里의 세 군데를 찌르고 혹은 內關을 加하여 각각의 經穴에 一○~三○分間 留針하여、五分마다 針을 비틀고、통증이 그치면 곧 針을 뽑는다。

일반적으로 胃가 아픈 곳을 손으로 누르면 통증이 어느 정도 갈아 앉는데、이럴 때

― 88 ―

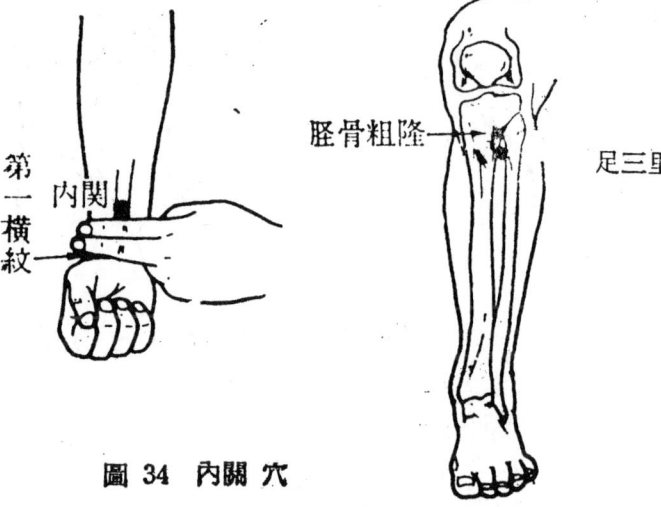

第一横紋　內関

胚骨粗隆　足三里

圖 34　內關 穴

는 鍼과 灸가 적합하다。 그러나 손으로 누

르면 통증이 다시 심하여져서 움직일래야

움직일 수 없을 때는 빨리 의사의 진단 치

료를 의뢰하지 않으면 안된다。

여느때 식사를 조심하여 지나친 空腹、過

食、찬것을 많이 먹는 따위는 피해야 한다。

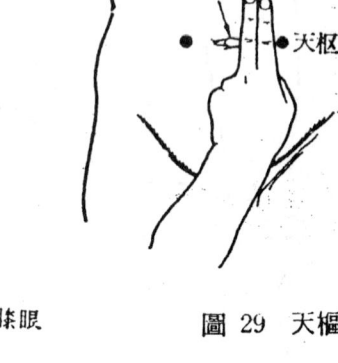

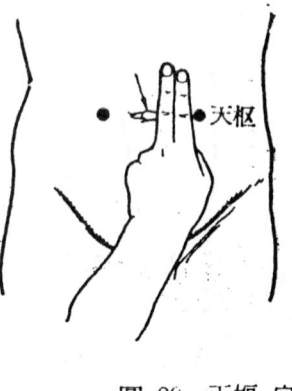

圖 29 天樞 穴

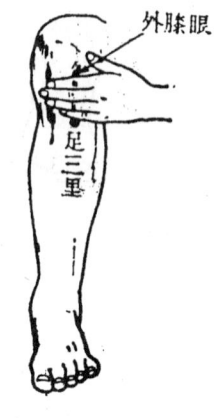

(1)　　　圖 43 足 三里 穴

八、腹痛

腹痛의 원인도 많이 있으니、설사 赤痢、回虫의 害、胃腸에 病이 있을 때 等 어느 것이나 腹痛을 일으킨다。

〈치료법〉

통증이 배꼽 주위에 있을 때는 天樞、발의 三里、두 군데에 針을 찌르고 각각 十~二〇分間 留針한다。

통증이 배꼽 下部 부근에 있을 때는 關元、三陰交의 두 군데를 찌르고 각각 十~二十分間 留針한다。손으로 아픈 배꼽 밑을 누르면 기분이 좋다。통증이 얼마간 가볍게 될 것

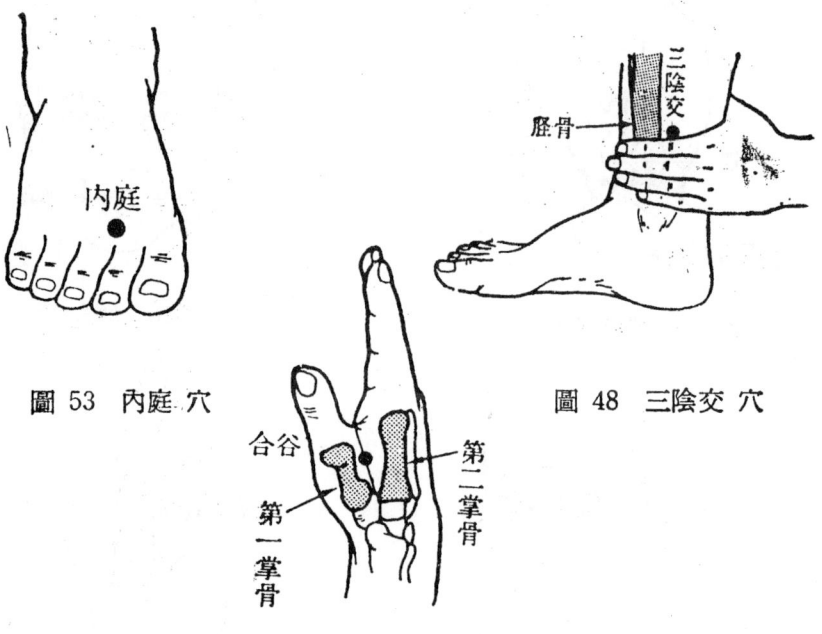

圖 53 內庭 穴

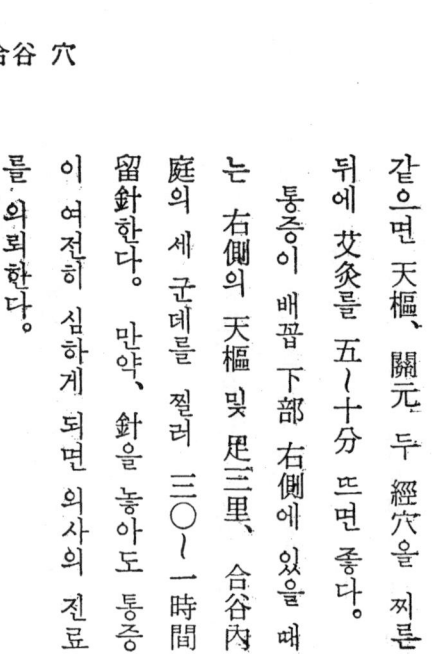

圖 48 三陰交 穴

合谷

第一掌骨

第二掌骨

圖 36 合谷 穴

같으면 天樞、關元 두 經穴을 찌른
뒤에 艾灸를 五~十分 뜨면 좋다.

통증이 배꼽 下部 右側에 있을 때
는 右側의 天樞 및 足三里、合谷內
庭의 세 군데를 찔러 三〇~一時間
留針한다. 만약、針을 놓아도 통증
이 여전히 심하게 되면 의사의 진료
를 의뢰한다.

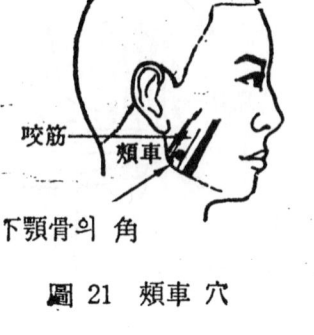

圖 21 頰車 穴

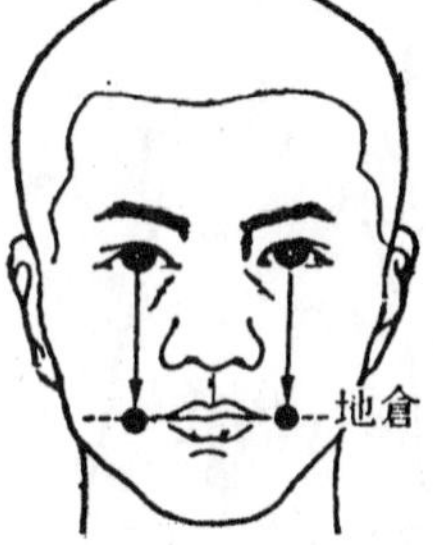

咬筋
頰車
下顎骨의 角

地倉

圖16 地倉 穴

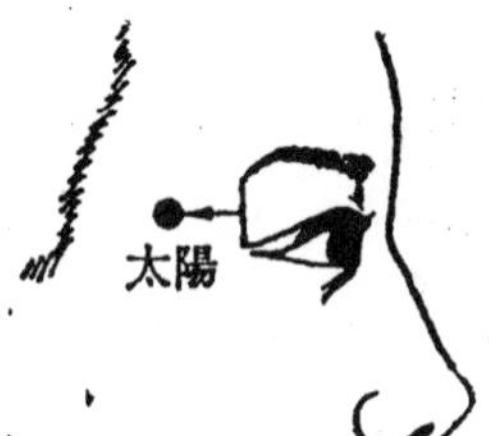

太陽

圖 18 太陽 穴

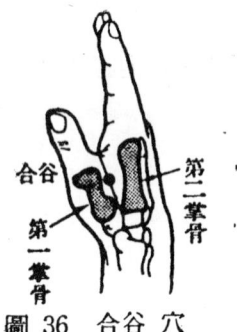

合谷
第二掌骨
第一掌骨

圖 36 合谷 穴

九、中風의 一症狀

땀을 흘린 후 바람에 쏘이어 차게 冷해졌을 때 갑작이 일어난다. 主된 症狀은 口角이 左向 또는 右向으로 비스듬히 비뚤어지고, 눈은 비스듬히 한쪽으로 향하여 감겨지지 않고, 입에서는 침이 흘러내린다.

〈치료법〉

地倉, 頰車, 合谷, 太陽의 네 군데를 찌르고 또는 下關, 迎香 두 곳을 加한다.

입과 눈이 오른 쪽으로 비뚜러진

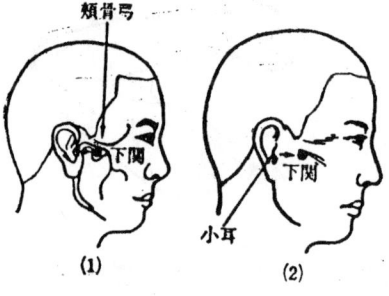

圖 20　下關 穴

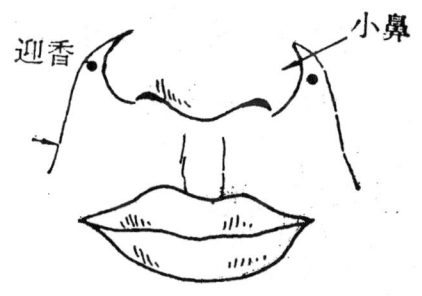

圖 19　迎香 穴

것은　左側의　地倉、頰車、下關、迎
香과　오른쪽의　合谷의　각　經穴에　針
을　찌른다。

입과　눈이　왼쪽으로　비뚜러진　것
은　오른쪽의　地倉、頰車、下關、迎
香과　左側의　合谷을　찌른다。

以上의　各　經穴은　각각　十~二十
分間　留針한다。

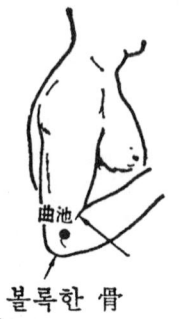

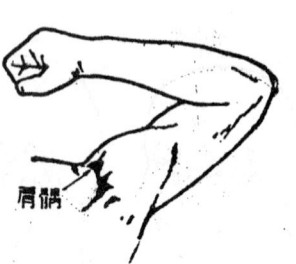

外側에 볼록한 骨　　肘의 內側橫紋　　　　圖 23　肩髃 穴

圖 32　曲池 穴

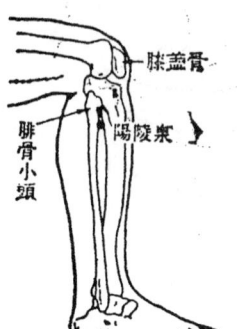

膝蓋骨

陽陵泉

腓骨小頭

圖 44　陽陵泉 穴

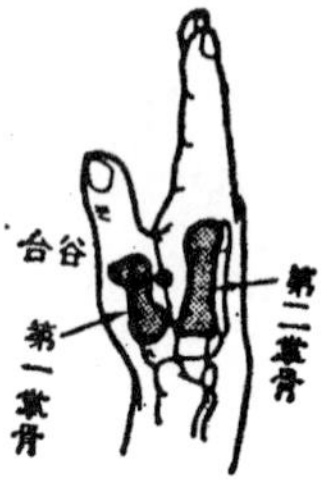

合谷　　　　第二掌骨

第一掌骨

圖 36　合谷 穴

十、半身不隨

半身不隨는 몸의 세로로 半을 생각대로 움직일 수 없는 病으로 보통 老年者에게 많다. 구체적으로는 病이 오른쪽 半身이라면 오른손을 들어 올릴 수 없으며 굽힐 수도 펼 수도 없고 물건을 쥘 수도 없다. 그리고 오른 쪽 발은 硬直하거나 無力하게 된다.

가벼운 것은 걷는 데에 지장이 있고, 무거운 경우에는 걸을 수도 없다.

〈치료법〉

右半身인 경우, 오른쪽의 肩髃

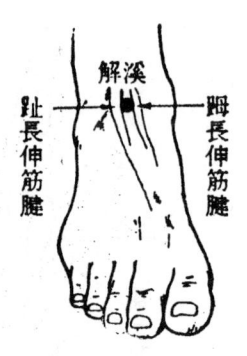

圖 50 解溪 穴

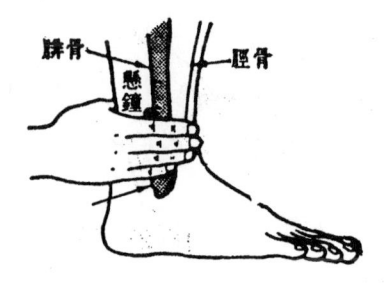

圖 47 懸鐘 穴

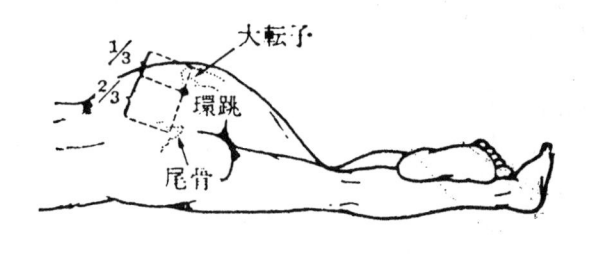

圖 41 環跳 .

曲池、合谷、陽陵泉、懸鐘의 다섯 군데를 찌르고 또는 環跳를 더 찌른다.

左半身인 경우, 위와 같이 왼쪽의 다섯 군데를 찌르고 環跳를 더한다.

발목이 無力한 때는 解溪를 더하여 찌른다.

以上의 각 經穴은 각각 三〇分間 留針한다.

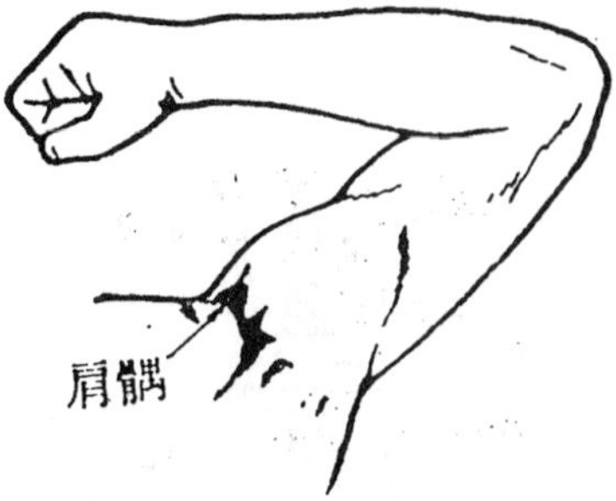

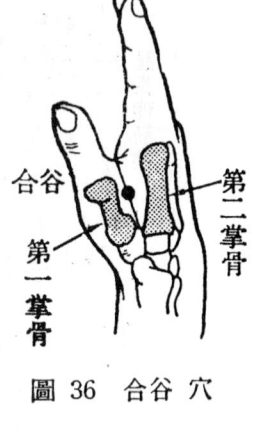

圖 23 肩髃 穴

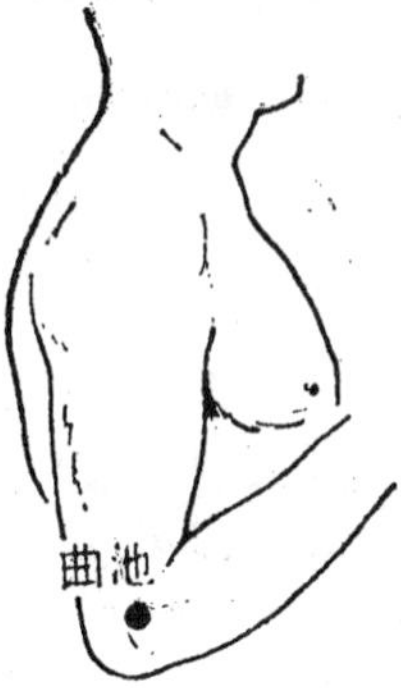

圖 32 曲池 穴

圖 36 合谷 穴

十一、關節痛

바람에 쏘이어 차거워지거나, 머
운 몸에 찬물을 덮어쓰는 등 갑작
스런 자극을 받으면 關節痛을 일으
키기 쉽다.

主된 症狀은 손과 발의 關節과
筋肉이 쿡쿡 쑤시며 (사람에 따라서
는 따끔따끔하게 아프다) 때로는 關
節이 발갛게 붓는다. 아픈 자리도
한 곳에 固定될 수도 있으나 여기
저기 옮길 수도 있다.

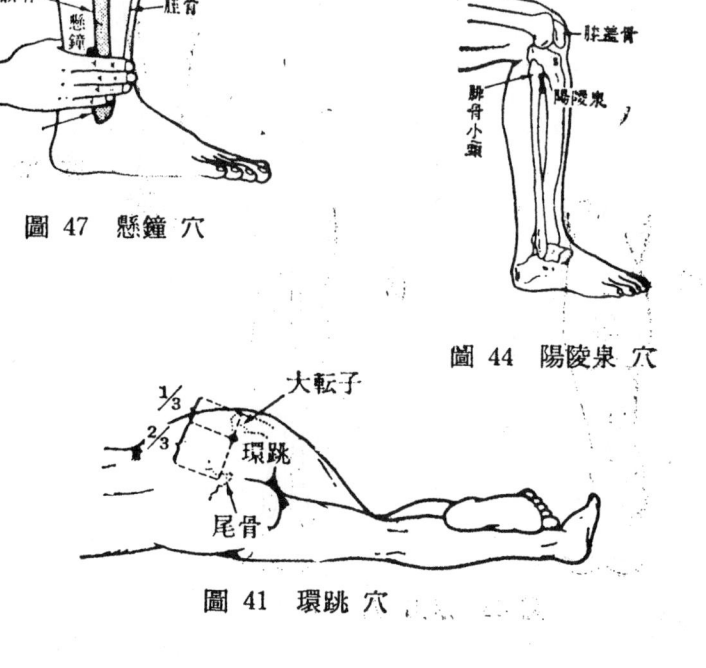

圖 47 懸鐘 穴

圖 44 陽陵泉 穴

圖 41 環跳 穴

〈치료법〉

上肢、下肢로 나누어 針과 灸로 치료한다.

上肢가 아플때＝曲池、合谷의 두 군데를 찌르고 또는 肩髃를 더 놓는다.

下肢가 아플 때는＝陽陵泉、懸鐘 두 군데를 찌르고 다시 環跳·膝眼·承山의 세 군데를 더 (加)하여 찌른다.

以上 여덟 經穴에 針을 놓은 뒤 어느 것이나 十五~二〇分間 留針하여도 된다.

아픈 關節을 따뜻하게 해 주었을 때 기분이 좋을 때는 針을 놓은 뒤

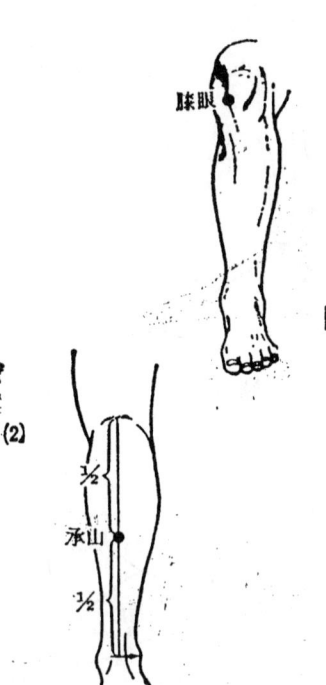

圖 42 膝眼 穴

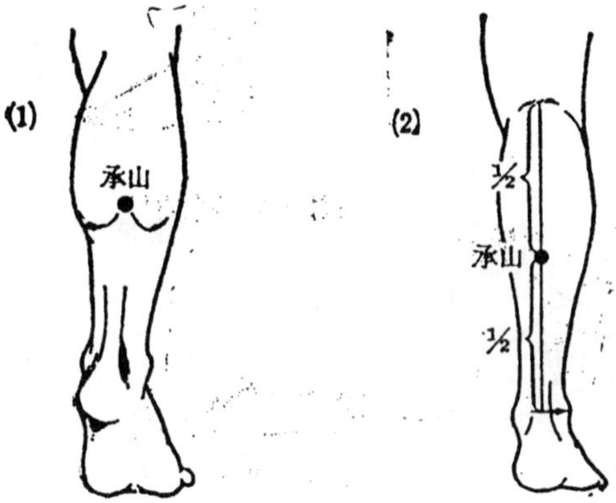

圖 46 承山 穴

(1)

承山

(2)

½

承山

½

에 艾條灸를 각 經穴에 五分間 뜨

면 좋다.

이 여덟 經穴 外에 阿是穴을 찔

러도 효과가 있다.

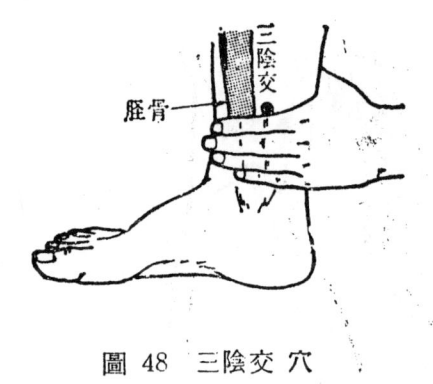

圖 48 三陰交 穴

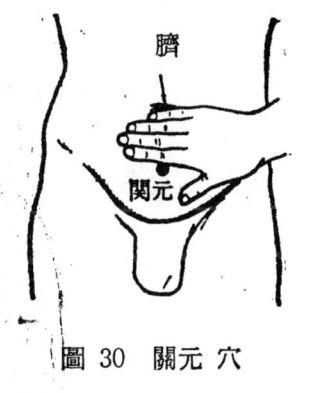

圖 30 關元 穴

十二、小便不通

尿閉症이라고도 한다. 대개는 다른 病에 의하여 일어난다. 넘어져 상처를 입었을 때, 큰 手術을 하고 난 뒤에 일어난다. 小便不通 때문에 아랫배가 캥기어 견딜수가 없게 되며, 심할 때는 통증이 일어난다.

〈치료법〉

關元、三陰交의 두 군데에 鍼을 놓고、 각각 十~十五分間 留鍼하여 二分마다 鍼은 가볍게 비튼다.

鍼을 놓은 뒤에도 의연히 排尿가 안되는 경우에는 빨리 의사의 치료를 의뢰하지 않으면 안된다.

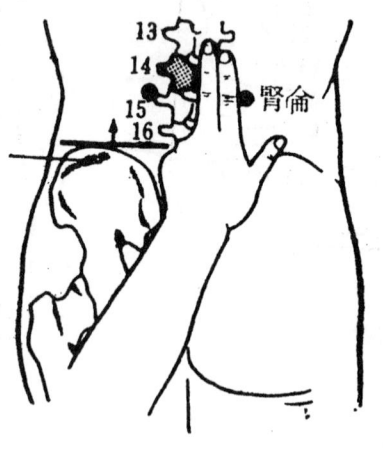

般骨의 最高자리

圖 26　腎俞 穴

十三、腰 痛

찬 바람에 쏘이거나、추위、습기 등의 氣候、몸을 움직일 때 비틀거나 하는 것이 원인이 되어 일어난다.

腰部가 아프고、무거울 때는 주저 앉는데도 몸을 움직이는 것도 곤란하게 된다.

〈치료법〉

腎俞를 찌르고、혹은 다시 命門、委中의 두 군데를 더하여 각각 十五～二十分間 留針을 한다.

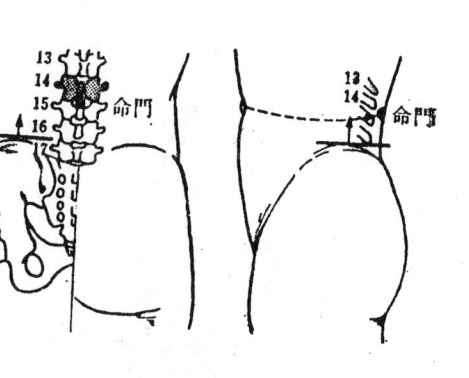

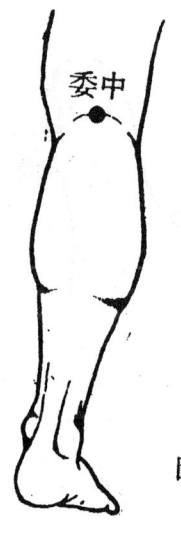

圖 25 命門穴

圖 45 委中穴

腰痛이 심하여 針을 놓아도 분명하지 않을 때는 針을 놓은 뒤 다시 각 經穴에 쑥條灸를 각각 五十分間 뜨면 좋다.

이 밖에 阿是穴을 찌른 뒤 다시 腎俞를 찌르고 十五～二十分間 留針하면 반드시 효과가 있다.

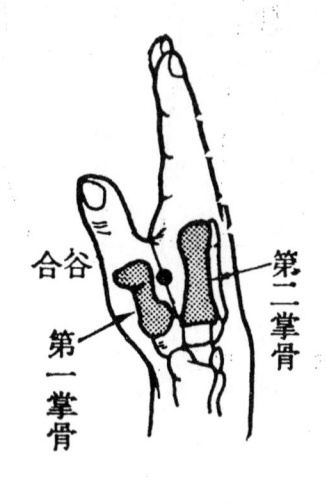

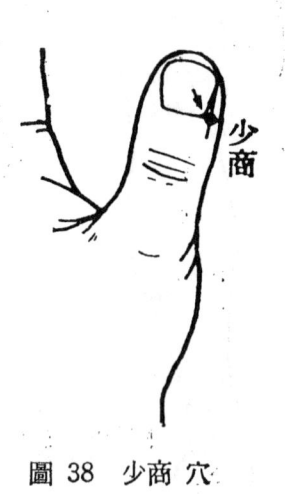

圖 36　合谷 穴　　　　　圖 38　少商 穴

十四、咽喉痛〈편도腺炎〉

감기가 걸려、熱이 났거나 했을 경우、이 症狀이 일어나기 쉽다.

환자를 햇빛 쪽으로 향하여 입을 벌리게 하고 『아——』하고 소리를 내게 하면、목구멍의 깊숙한 안쪽의 편도腺이 한쪽 또는 양쪽이 발갛게 부어 있는 것이 보인다. 보통 熱은 나지 않으나、때로는 높은 熱이 날때도 있다.

〈치료법〉

三角(稜)針으로 가볍게 少商을 찔

— 102 —

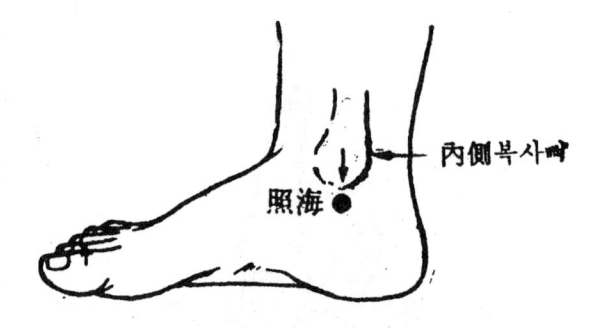

圖 51　照海 穴

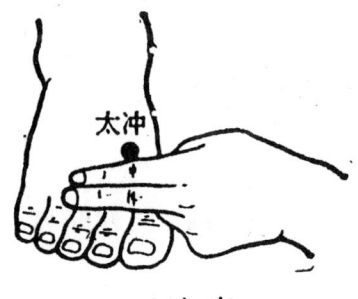

圖 52　太冲 穴

라 약간 피를 짤아내고 毫針으로 合
谷을 찌르고 또는 照海를 더하여
찔러 각각 十〜十五分間 留針한다。
또 少商을 얕게 찌르고、合谷、太
冲의 세 군데의 經穴을 찔러도 된
다。

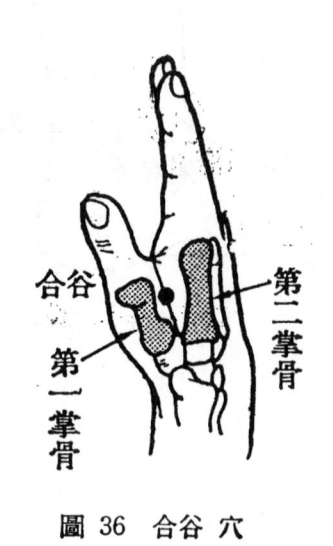

合谷
第一掌骨
第二掌骨

圖 36　合谷 穴

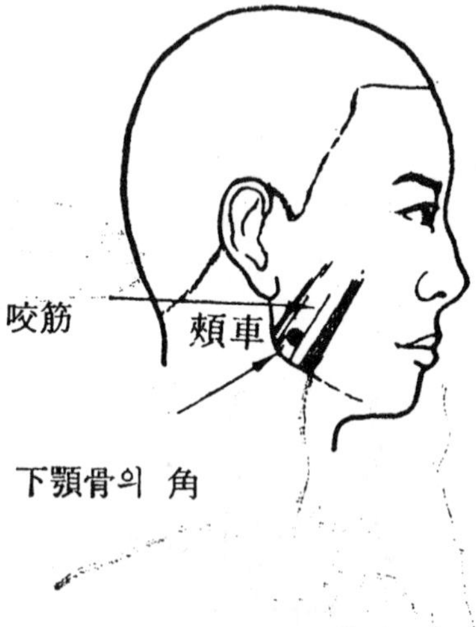

咬筋
頰車
下顎骨의 角

圖 21　頰車 穴

十五、齒痛

齒痛은 高熱이 나서 아플때와 虫齒로 아플 때가 있다. 여기서 말하는 치료법은 高熱로 아픈 경우이다.

〈치료법〉

頰車、合谷의 두 군데를 찔른다.

윗니가 아플 때는 下關、內庭의 두 군데를 찌르고 아랫니가 아플 때는 頰車、合谷 두 곳을 찌른다.

齒痛과 頭痛이 倂發했을 때는 太陽을 加하면 된다.

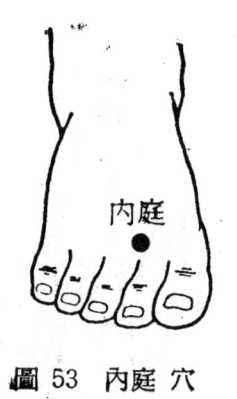

圖 53 內庭 穴

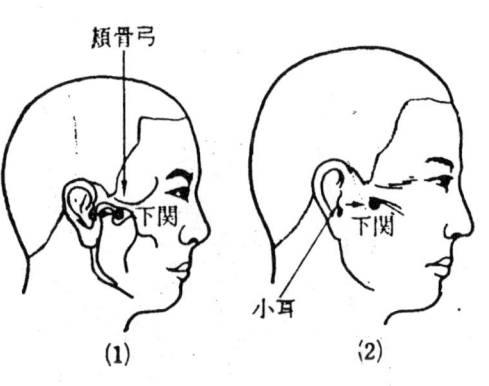

圖 20 下關 穴

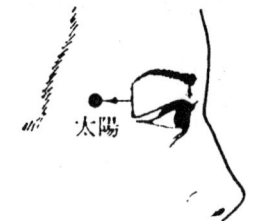

圖 18 太陽 穴

以上의 各 經穴은 十~二十分間 留針한다。 針이 끝나면, 김에 찐 수건으로 아픈 곳을 따뜻하게 하면 좋다。 바람에 쏘이는 것은 피하는 것이 좋다。

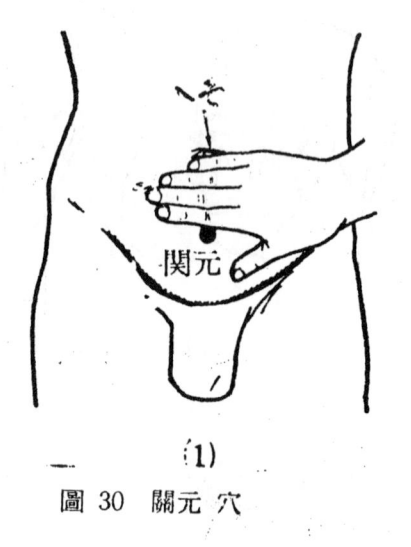

圖 30　關元 穴

(1)

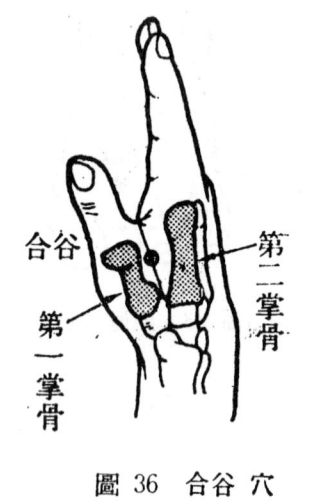

圖 36　合谷 穴

十六、月經痛

子宮의 發育不全 또는 炎症 때문에 일어나는 일이 많으며, 더구나 화를 잘 내는 여성에게 가장 나기 쉽다.

主된 症狀은 月經期間中、배가 심하게 아프고、때로는 허리까지 아플 때가 있다.

〈치료법〉

合谷、關元、天樞、三陰交의 네 經穴을 찌르고 각각 十五〜二十分間 留針한다.

腹痛이 비교적 무거울 때는 關元에 針을 놓은 뒤에 거기에 다시 灸를 五〜十分間 뜨면 효과적이다.

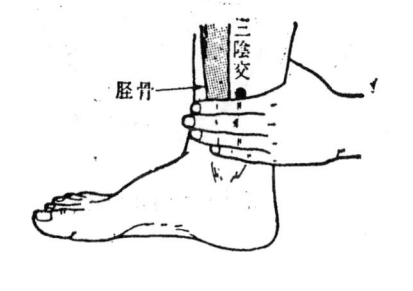

圖 48　三陰交 穴

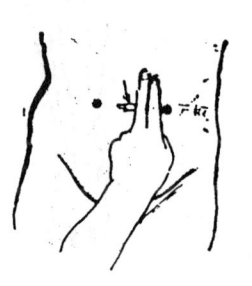

圖 29　天樞 穴

치료기간이 가장 좋은 때는 月經이 시작하기 三~四日 前이며 효과가 좋다.

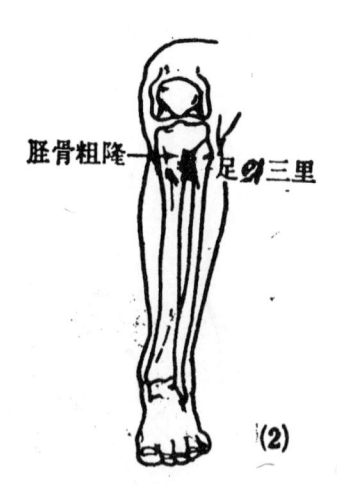

胫骨粗隆 — 足의三里 (2)

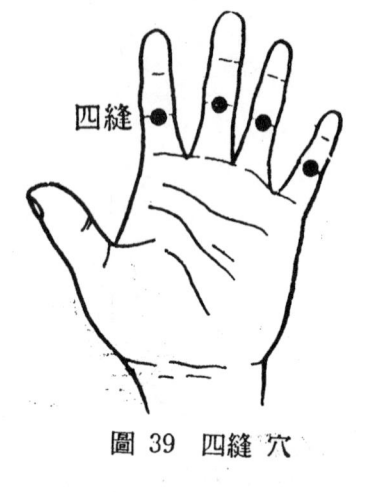

四縫

圖 39 四縫穴

十七、小兒疳疾

主된 症狀은 몸이 여위어서 약하고、배만 크고 딴딴하다。심한 것은 배꼽이 돋아나오고、피부가 거칠어지며 머리털도 오그라들어 엷은 데다가 끊임없이 빠진다。식욕이 없고、오후에는 곧잘 熱이 나며、눈물이 나지 않는 헛울음을 울고、숨에 특히 냄새가 나고 顔色이 나쁘며、몸은 점점 가늘게 여위어간다。

〈치료법〉

三角(稜)針으로 가볍게 四縫을 點刺하여 약간 노랑색의 물이나 하얀 물을 짤아내고、다시 毫針으로 足三里를 찌른다。

留針은 하지 않는다。

○등 주므르기를 하면 더욱 효과적이다。

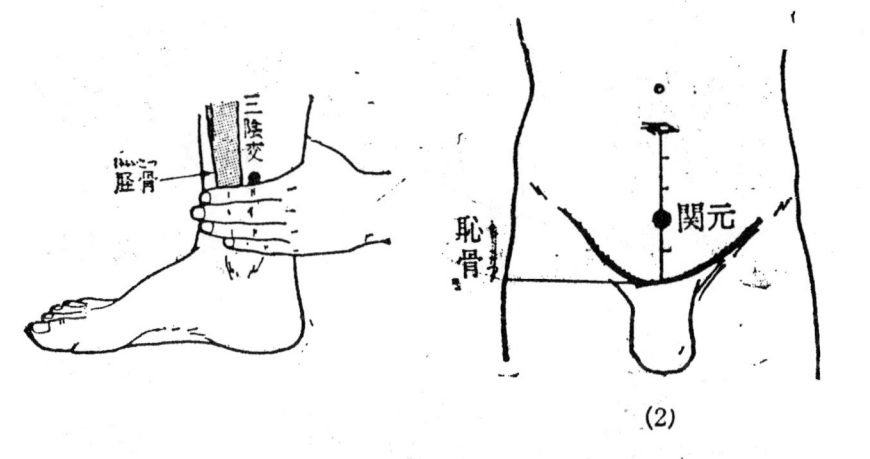

三陰交 穴

恥骨

脛骨

三陰交

関元

(2)

圖 48　三陰交 穴

十八、夜尿症

보통 十五세 이하의 아이들에게서 볼 수 있다. 가벼운 것은 하루 밤에 한 번, 심한 것은 하루밤에도 여러 번 싼다. 四歲 이하의 小兒의 경우 夜尿症은 正常的인 현상으로 病은 아니다.

〈치료법〉

關元、三陰交、의 두 군데에 針을 놓고, 각각 二十分間 留針한다. 무거운 경우는 동시에 關元에 艾條灸로 十分間 뜬다.

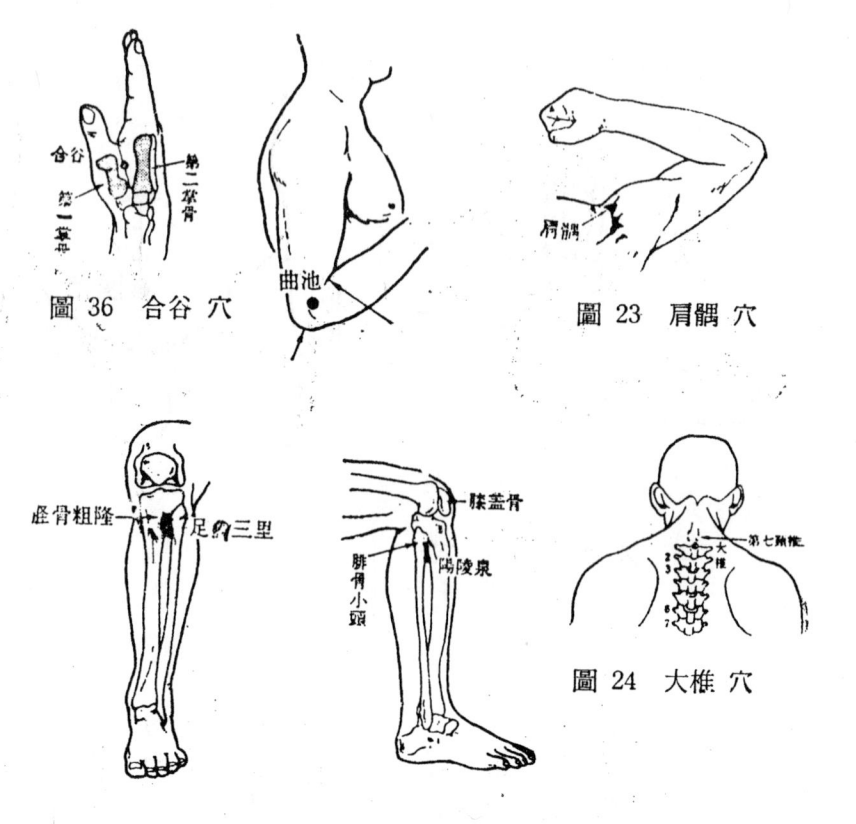

圖 36　合谷 穴

圖 23　肩髃 穴

圖 24　大椎 穴

十九、小兒마비

小兒마비는 一般으로 한살〜다섯 살의 小兒에게 많다. 어떤 종류의 高熱病 뒤에 보이는 後遺症이다 高熱 뒤에 上半身의 팔이나 下半身의 다리가 軟弱하여 無力하게 되고 각대로 굽힐 수도 펼수도 없으므로 움직이기가 곤란하며, 오랜 時日이 지나면 근육이 위축하여 심한 것은 骨格도 變形한다.

〈치료법〉

上肢와 下肢로 나누어 鍼을 놓는다. 上肢가 마비한 것은 肩髃、曲

— 110 —

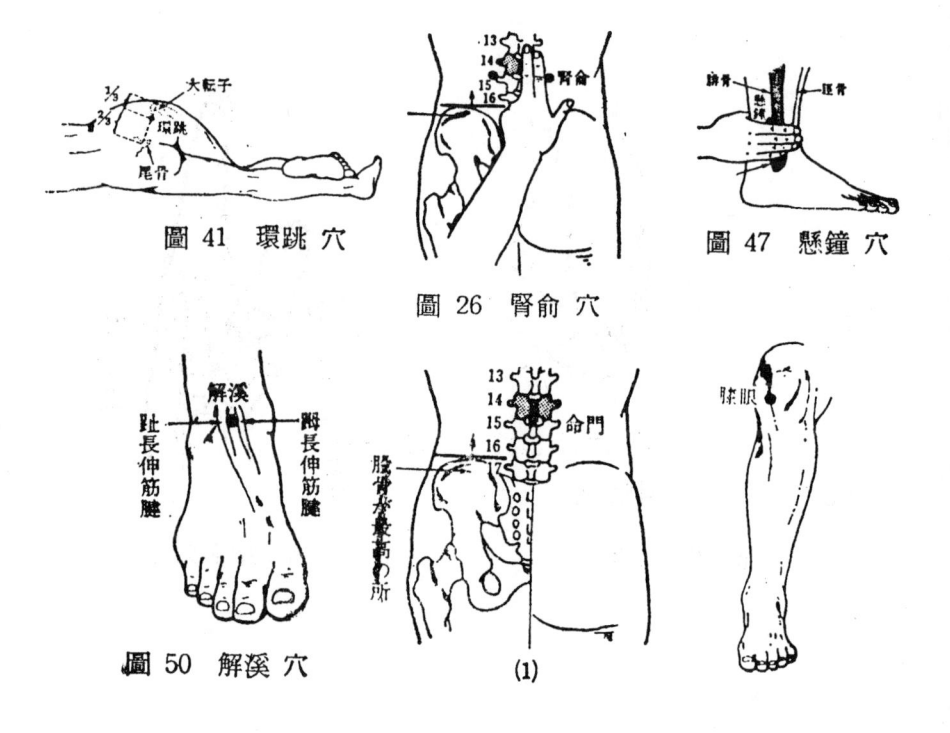

圖 41　環跳 穴

圖 26　腎兪 穴

圖 47　懸鐘 穴

圖 50　解溪 穴

(1)

池、合谷、大椎의 네 군데에 針을 놓는다.

下肢가 마비한 것은 陽陵泉、발의 三里、環跳、懸鐘、腎兪의 네 군데 또는 環跳、膝眼、命門、解溪의 네 군데를 더하여 針을 놓는다.

발밑 內翻의 것은 照海를 더하여 찌른다.

以上의 각 經穴에 針을 놓은 뒤、어느 것이나 十五~二十分 留針한다. 만일 小兒가 울면서 설치면 針을 찌른 뒤 가볍게 몇 번 비틀고 나서 곧 針을 뽑는다.

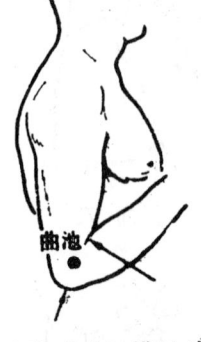

肘의 內側 橫紋의 先端

팔꿈치의 外側 볼록한 뼈

圖 32 曲池穴

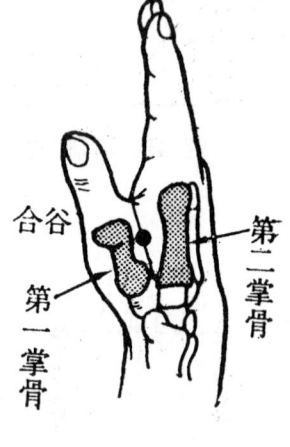

圖 36 合谷穴

二十、捻坐

捻坐는 作業中 혹은 日志生活 中에 힘을 주어 물건을 움직인다、들어 올린다、친다、할때에 조그만 부주의로 손과 발의 근육이 비틀어지거나 하여서 일어난다。

捻坐한 자리는 발갛게 되어 드디어 (靑紫色)으로 부어서 아프다。

〈치료법〉

팔의 關節의 경우＝合谷、阿是

팔꿈치 關節의 경우＝曲池、阿是

복사뼈 關節의 경우＝崑崙、阿是에

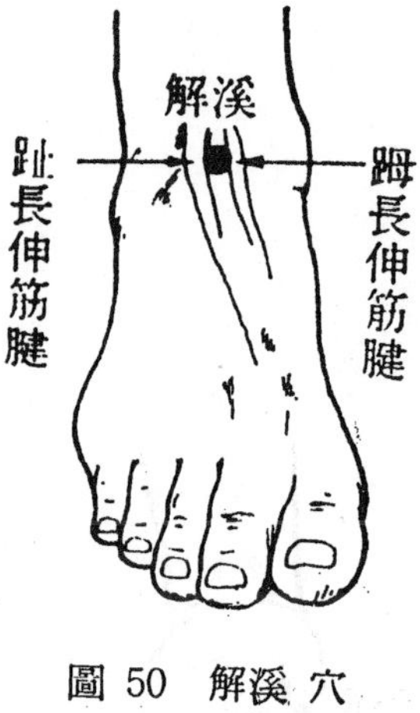

圖 50 解溪 穴

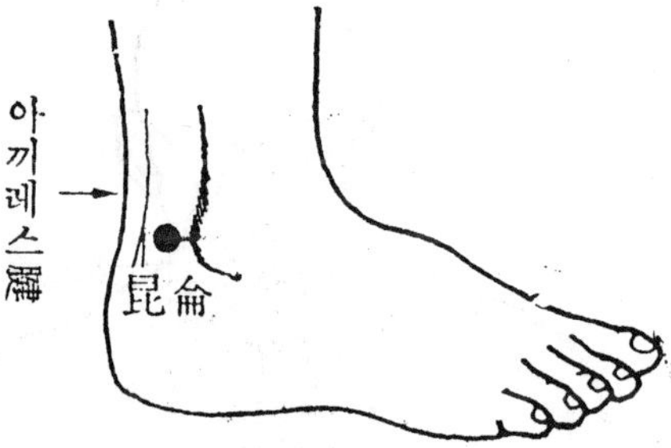

圖 49 崑崙 穴

針을 놓고 또는 解溪를 더(加)한다.

以上의 각 經穴에 각각 十~二十分間 留針한다.

註·어깨와 무릎의 捻坐일 경우에는 關節痛의 經穴을 參考로 한다. 腰部의 捻坐도 腰痛의 經穴을 參考로 한다.

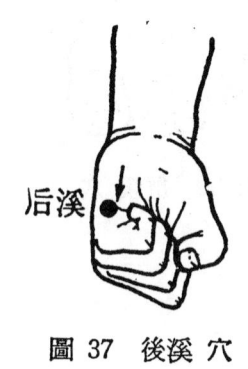

圖 37 後溪 穴

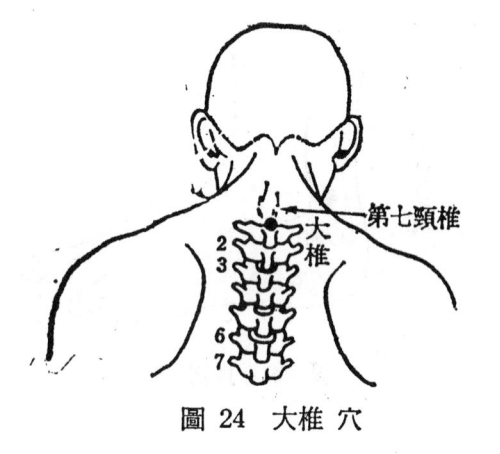

第七頸椎
大椎
2
3
6
7

圖 24 大椎 穴

二一、 잘못 자서 생긴 통증 (담)

睡眠中、 베개가 너무 높거나 너무 딴딴하게 굳거나 혹은 冷하거나 하면 잘못 자게 된다.

症狀은 목줄기가 굳게 무거워지고 左右로 목을 돌리는데도 아파서 움직이기 어렵다.

〈치료법〉

大椎、 後溪、 懸鐘、 阿是의 네 군데의 經穴에 針을 놓고 각각 二十分間 留針하여 二~三分間마다 한 번씩 비튼다.

— 114 —

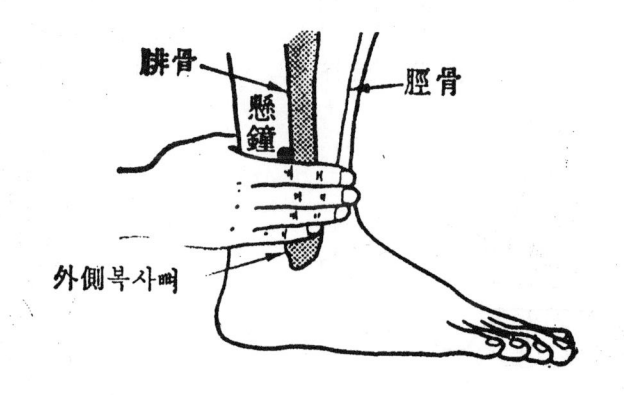

圖 47 懸鐘 穴

分間 쑥條灸를 뜬다.

때에 따라서는 後溪에만 針을 놓

아도 효과가 있다.

炎은 앞으을 따는 阿是에 五〜十

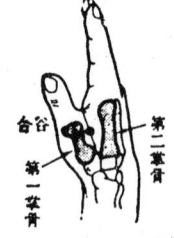

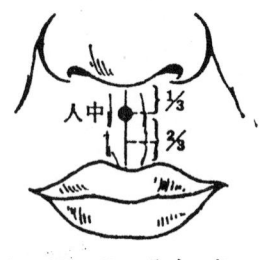

圖 36　合谷 穴　　　　　　圖 17　人中 穴

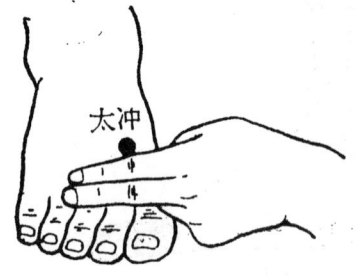

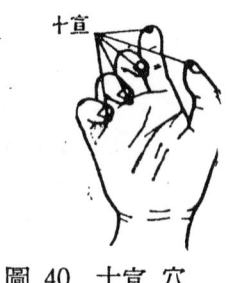

圖 52　太冲 穴　　　　　　圖 40　十宣 穴

二三、救急 조치

救急의 범위는 대단히 넓다. 여기에서 말하는 救急 할 수 있는 症狀은 여름의 더위먹은 때문에, 급한 걸음으로 거렀기 때문에 몸씨 성을 낸 때문에, 갑자기 卒倒하여, 顏色이 붉게 (혹은 파랗게) 되어 熱이 나고 손발이 차거워지며, 잇발을 악무는 상태가 된 것을 가리킨다.

〈치료법〉

人中、 合谷의 두 군데에 針을 놓고 또는 大冲을 더하고、 十~二十分間 留針하여 二~三分間마다 針을 비튼다. 熱이 났

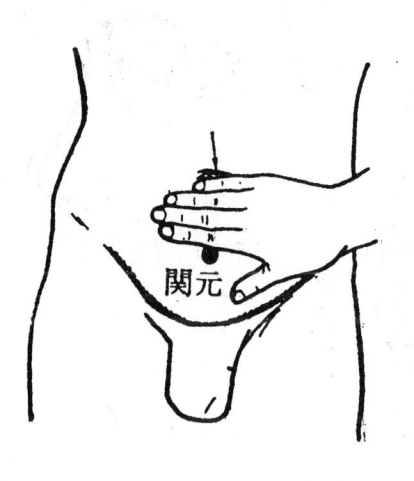

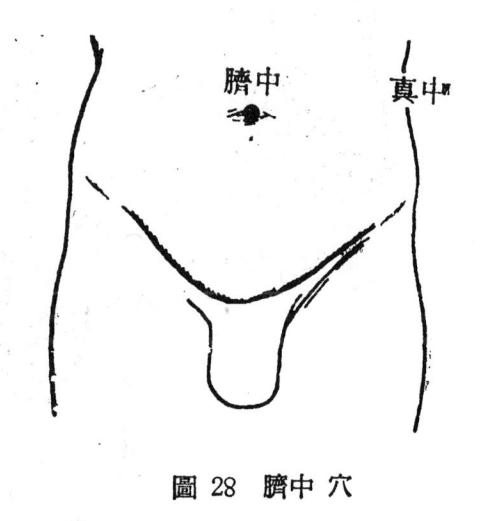

圖 28 臍中 穴

圖 30 關元 穴

놓아 十分間 留針한다.

間 艾條灸로 떠고, 그 뒤에 人中에 針을

는 먼저 臍中、關元의 두 곳에 五~十分

놀하고 끊임없이 식은 땀(冷汗)이 날 때

환자의 얼굴이 파랗게 되어 手足이 싸

게 찔러 피를 약간 낸다.

을 때는 다시 三角(稜) 針으로 十宣을 얕

— 117 —

太冲

圖 52　太冲 穴

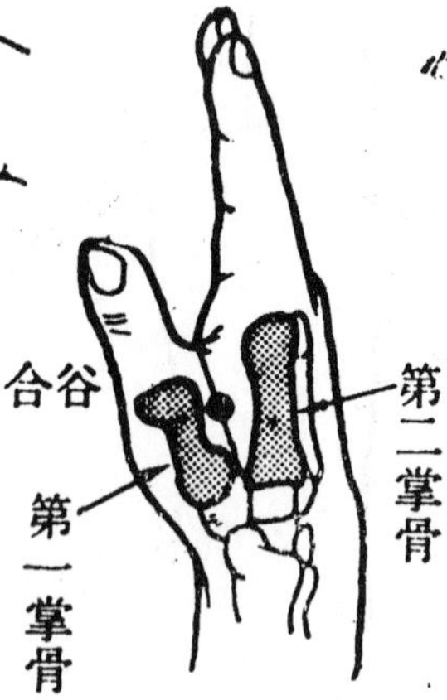

合谷

第二掌骨

第一掌骨

圖 36　合谷 穴

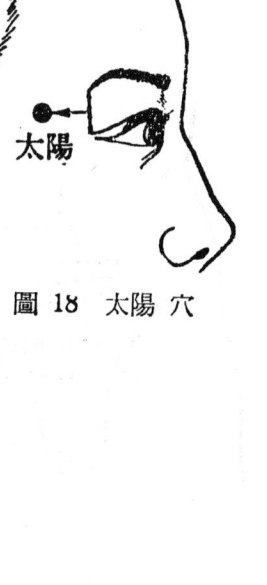

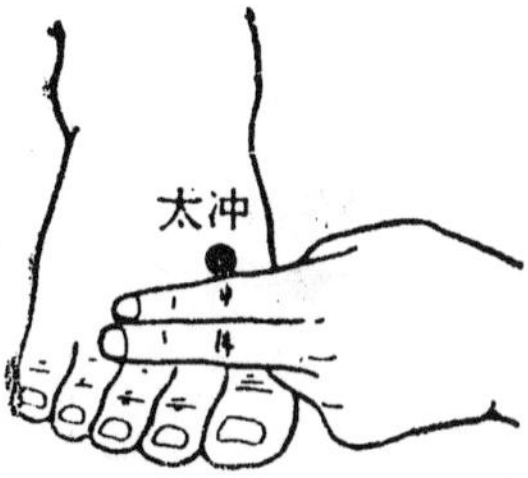

太陽

圖 18　太陽 穴

二三、急性傳染性 눈병

눈이 발갛게 부어서 아프고、빛이 눈부시고、눈꼽이 많이 끼고、눈물이 나온다。

〈치료법〉

三角（稜）鍼으로 太陽을 點刺하여 약간 피를 짤아내고 그 뒤에 毫鍼으로 合谷을 찌른다。또는 太冲을 加하여 그 經穴에 十~十五分間 留鍼한다。

〈예방법〉

손으로 눈을 문질러서는 안된다。매운 것을 먹는 것도 피한다。

解

軼

작은구멍

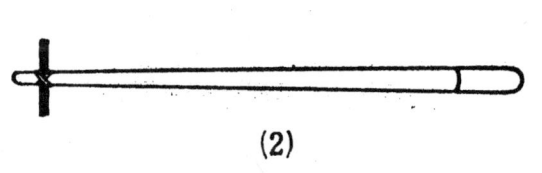

裁縫針 5本 내지 7本　　　　　竹著

(1)

(2)

그림 54 피부針

Ⅰ. 皮膚針

피부針이라는 것은 피부의 表面을 그림과 같은 도구로 가볍게 톡톡 두드려서 얕게 찔러서 치료하는 것을 말한다.

몸이 약한 사람이나, 針을 무서워하는 사람이나 아이들에게 적합하다.

一. 도구 만드는 법

대나무 젓가락을 한 자루 준비한다. 이것 가락 끝에 둥근 구멍을 뚫고 약간 굵은 鍼(裁縫針)을 다섯 내지 일곱 개를 묶어서 구멍에 넣고 鍼 끝을 고르게 간추려 젓가락에 단단하게 묶으면 완성된다. 針끝은 그다지 날카롭지 않아도 된다(그림 54).

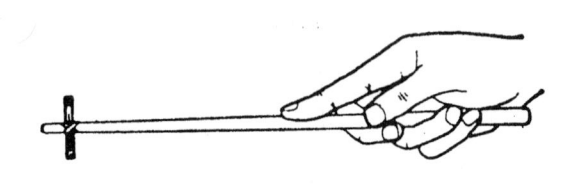

그림 55 피부침을 쥐는 法

二、 피부針을 놓는 法

針끝을 알콜로 소독한다。 자루를 쥐고 人指
는 곧게 펴서 젓가락을 누른다 (그림 55)。
두드리는 요령은 닭이 쌀을 쪼아 먹을 때처
럼 두드린다。 鍼 끝이 얕게 피부에 들어갈 정
도로 힘을 준다。 힘은 平均的으로 주어야 하
며、 鍼을 비스듬이 해서는 안된다。 또 긁어도
안된다。

出血하거나 환자가 심한 아픔을 느끼게 하
는 것도 피한다。

▼일반적으로 三내지 五回를 두드려서 피부
의 표면에 붉은 기색이 띄어지면 그친다。 하
루 건너 한 번이나 매일 한번 씩 한다。

三、 어떤 病에 효과가 있는가

頭痛、 眩暈、 胃痛、 關節痛、 腰痛、 月經痛、

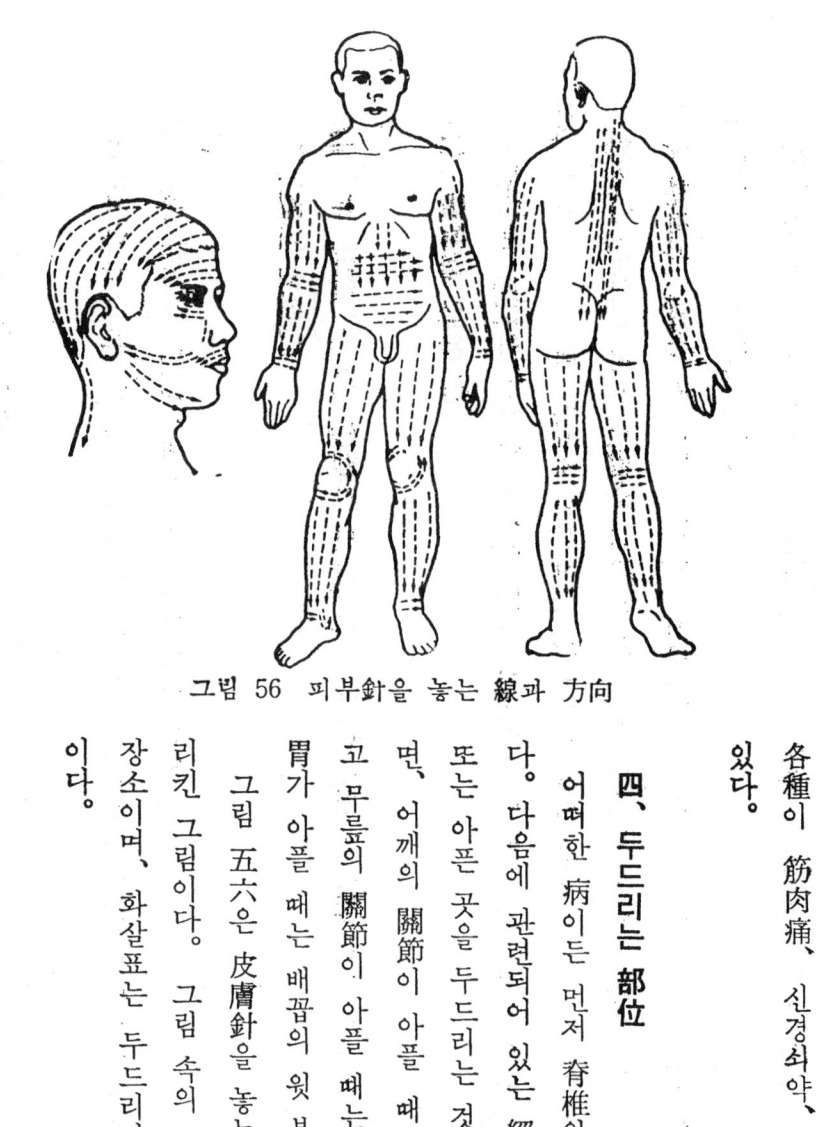

그림 56 피부針을 놓는 線과 方向

四、두드리는 部位

어떠한 病이든 먼저 脊椎의 兩側을 두드린다. 다음에 관련되어 있는 經穴을 두드린다. 또는 아픈 곳을 두드리는 것도 좋다. 예를 들면, 어깨의 關節이 아플 때는 어깨를 두드리고 무릎의 關節이 아플 때는 무릎을 두드리고 胃가 아플 때는 배꼽의 윗 부분을 두드린다.

그림 五六은 皮膚針을 놓는 線과 方向을 가리킨 그림이다. 그림 속의 點線이 두드리는 장소이며, 화살표는 두드리며 나아가는 방향이다.

各種이 筋肉痛、신경쇠약、不眠症에 효과가 있다.

Ⅱ、吸 角(吸鍾)

吸角이라는 것은 아픈 곳이나 經穴에 적당한 크기의 罐을 덮어 씌워서 罐 속의 空氣를 빼고, 罐을 피부에 吸着시켜서 치료하는 것을 말한다.

一、罐의 선택법

罐에는 陶器, 유리, 竹製가 있다. 만약 旣製品이 없으면 茶종 등으로 代用해도 된다.

二、吸角을 쓰는 法

吸着하는 部位의 크기에 맞추어 罐의 크기를 정한다. 타기 쉬운 종이를 圓筒狀으로 말아 성냥으로 불을 붙여 罐속에 넣어서 吸着하는 部位에 罐을 덮어 씌우면 吸着한다.

여기서 주의할 것은 火傷을 하지 않도록 罐 속에 넣은 불이 罐 둘레의 굴레에 닿이지 않도록 할것과、덮을 때、罐을 옆으로 기울게 해서 불이 붙은 종이가 피부에 직접 닿지 않도록 연구하지 않으면 않된다.

罐이 吸着되면 보통 十分間 그대로 둔다。 罐을 뗄 때는 손가락으로 罐 아가리가 密着하

— 124 —

간단하게 뗄 수 있다。

고 있는 피부를 가볍게 누르고、 다른 손으로 罐을 약간 기울이면 罐 속에 공기가 들어가

罐이 吸着되어 있는 部位가 높이 솟아 올라 때로는 피부가 黑紫色이 될 때가 있으나、 이

것은 正常的인 狀象으로 몇 시간 또는 하루 이틀 지나면、 저절로 사라진다。

三、 어떤 病에 효과가 있는가

吸角은 모든 病의 치료에 적합하나 여기서는 가장 常用되는 것만을 소개한다。

○허리나 넓적다리가 아플 때=아픈 곳에 吸着시킨다。

○關節이 아플 때=아픈 곳에 吸着시킨다。

○감기、 두통=太陽、 大椎 두 곳 經穴기 吸着시킨다。

○火眠=太陽에 吸着시킨다。

○胃痛=中脘에 吸着시킨다。

○捻坐=아픈 部位에 吸着시킨다。

四、 注意事項

① 吸着시켜 두는 시간은 너무 길게 하지 말 것이다。

너무 오래 吸着하면 水泡가 생기기 쉽다.

② 吸着하는 部位가 부스럼(종기) 등의 피부病에 걸려 있다는 사람이나 水腫환자는 吸着을 해서는 안 된다.

③ 부주의로 火傷을 입었을 때나 피부에 水泡가 생겼을 때는 물을 빼고 잘 소독을 하여 약을 발라서 곪지 않도록 손을 써둔다.

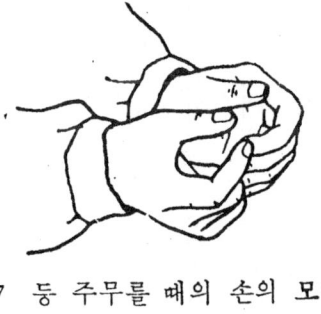

그림 57 등 주무를 때의 손의 모양

Ⅲ、등（背）주무르기

등 주무르기（안마）는 小兒疳疾을 치료할 수
가 있다. 어른에게는 不眠、眩暈、胃腸病等에
어느 程度의 치료 효과가 있다.

一、주무르는 법

아이일 경우는 저고리（上衣）를 벗긴다. 등
을 내고、바닥에 엎드리게 하고 양발을 곧게
펴서 근육을 풀어 준다. 작은 아이라면 어른
의 무릎 위에 엎드리게 한다.

주무르는 사람은 손바닥으로 아이의 등을
위에서 아래로 향하여 二〜三回 주무른다. 그
뒤에 양손을 半으로 젼 형태（그림 57）로 하여
人指의 등을 아이의 尾骨에 붙여 양손의 엄지

와 人指로 脊椎를 따라 피부를 집어 올려서는 놓고 놓아서는 집어 올리기를 되풀이하면서

大椎의 위치까지 계속한다.

이것은 一回로 하여 합하여서 三回를 한번으로 한다. 三回째 때 第十四椎(命門)、第十一

椎(第五椎) 곁에서는 힘을 조금 주어서 위로 밀어 올리고、腰眠의 위치에서는 엄지손가락

으로 三~五回를 다시 주무르고 마친다.

二、注意事項

① 배가 부를 때(滿腹)는 주무르지 않는다。

② 保溫에 주의하여 감기에 들지 않도록 한다。

③ 小兒痳疾과 胃腸 환자에게는 소화하기 쉬운 음식을 준다。

Ⅳ、快速針刺法

이 針刺法의 특색은、取穴、用針이 적고、進針이 빠르며、全혀 아프지 않는 일이다。 거기에다 進針이 깊고 透穴이 많다。 예를 들면、懸鐘은 三陰交와 통하고、合谷은 後溪와 통하며、地倉은 頰車와 통하는 등이며、자극력이 강하다。 留針은 하지 않는다。

구체적인 操作은 다음과 같다。

먼저 왼손의 엄지손가락의 손톱의나 또는 中指의 손톱으로 針자리를 누르고 오른손 엄지와 人指로 針을 쥐고、中指로 針體와 針끝을 받치고 針끝과 손가락 끝을 평평하게 하여 針을 쥔 손가락과 왼손의 손가락을 針體와 針끝에 접촉시켜、經穴의 자리를 快速하게 皮下까지 進針시켜 이것으로 無痛進針 혹은 全혀 無痛을 달성할 수가 있다。

針體가 皮下에 進入하여、일정한 깊이에 도달하면 먼저 잡아 일으키기와 찔러 넣기를 하여、만약 감각이 없으면 비틀어도 좋다。 酸痛、저림、팽창의 감각이 있을 때、곧 出針한다 (만약 감각이 분명치 않을 때는 잡아 일으키고、찔러 넣고、비틀에 돌리는 手法을 結合하여 사용하면 된다。 手法의 輕重은 환자의 상태를 보고 정하고、일반적으로는、强壯者에 대해서는 얼마쯤 강하게 할 필요가 있으며、體弱者에게는 얼마쯤 가볍게 한다)。

出針할 때는 針을 조금씩 비틀면서 빼내면 되며, 힘껏 빼어서는 안된다. 出針後는 針놓은 뒤를 壓迫하여 出血을 막는다.

■ 편 저 ■

박 종 갑

· 우석대학교 졸업
· 교육학 박사
· 대한 한방 침술 정통연구소 이사장(前)

정경침의 길잡이 종합판

쾌속침 치료 비법 정가 38,000원

2014年 4月 10日 인쇄
2014年 4月 15日 발행

편 저 : 박 종 갑
발행인 : 김 현 호
발행처 : 법문 북스
공급처 : 법률미디어

법문북스

152-050
서울 구로구 경인로 54길 4
TEL : (대표) 2636-2911, FAX : 2636~3012
등록 : 1979년 8월 27일 제5-22호
Home : www.lawb.co.kr

┃ISBN 978-89-7535-282-9 93510